실무중심

원무관리

3판

보무각

• 저자소개

김회창(동원대학교)
심길호(연성대학교)
박의수(대전보건대학교)
서정운(마산대학교)
방기현(동의과학대학교)
권용현(대구보건대학교)

실무중심 3판

원무관리

제3판 발행 2024년 3월 12일
초 판 발행 2021년 2월 26일

지은이 김회창 · 심길호 · 박의수 · 서정운 · 방기현 · 권용현
펴낸이 이호동
발행처 보문각
블로그 http://blog.naver.com/bomungak
e-mail bomungak@naver.com
주소 서울시 서초구 바우뫼로7길 8
등록번호 302-2003-00085
전화 02) 468-0457
팩스 02) 468-0458

값 33,000원

ISBN 978-89-6220-464-3 93510

머리말

원무관리는 병원의 사무활동 중 진료를 위한 환자들의 이용 및 수속절차와 진료수익관리 등 병원경영의 지원활동을 의미한다. 따라서 내원환자에게 편리한 이용절차와 품격 높은 서비스를 제공하고, 진료비관리를 효율적으로 수행하여 병원의 경쟁력을 강화하고, 병원의 경영목적을 달성할 수 있어야 한다. 또한 진료활동을 하고 있는 의사들이 내원환자에게 양질의 진료제공으로 의료의 질을 향상할 수 있도록 진료지원을 원활하게하고, 병상관리를 능률적으로 수행할 수 있도록 하여야 한다.

오늘날 병원의 원무관리는 의료정책의 변화, 수가산정의 복잡화, 의료환경의 급격한 변화, 고객의 기대수준 향상, 병원간 환자유치 및 서비스 경쟁의 심화 등으로 최신경영기법에 의한 병원관리가 필요하며, 특성화와 차별화된 전략수립과 홍보마케팅으로 대외경쟁력의 강화가 요구되고 있다. 병원에 내원하는 환자는 건강보험을 비롯하여 의료급여, 산재보험, 자동차보험 등 유형이 다양하므로 보험급여기준에 의한 체계적인 수급절차와 자격관리가 필요하다. 또한 우리나라의 의료수가 산정방식은 수가 한 종목당 값이 정해지는 행위별수가제를 채택하고 있어 수가산출과 진료비 심사청구방법이 복잡하기 때문에 진료행위에 대한 누락이 없도록 진료비관리를 할 수 있어야 한다.

본 교재는 교육부에서 현재 국가사업으로 추진하여 시행 중인 국가직무능력표준(National Competency Standard : NCS)을 기반으로 한 의료기관현장에서 직무를 효율적으로 수행하기 위하여 요구되는 지식 · 기술 · 태도 · 소양 등의 내용을 업무 수준별로 체계화하여 직무를 성공적으로 수행할 수 있도록 하는데 역점을 두어 집필하였다. 또한 해당 업무수행을 위한 필요지식을 습득 후 수행내용에 의거 체계적으로 학습할 수 있도록 실무위주로 집필하였다.

본 저자들은 그동안 서울아산병원 등의 의료기관에서 오랫동안 원무 · 보험 · 건강검진관리에 대한 실무경험과 강의경험을 바탕으로 보건행정 및 병원경영을 전공하는 학생들이 쉽게 이해를 하고 전문지식을 습득하여 졸업 후 의료기관에서 실무에 활용 할 수 있도록 교재를 집필하였다. 또한 의료기관의 원무팀(과) 및 보험심사팀(과)에 종사하는 직원들과 보건의료분야 학원에서 수강생들이 직무교재로 활용할 수 있도록 현장 실무위주로 집필하였다.

그리고 그동안 여러 병원의 경영진단 컨설팅 등에 참여해오면서 원무관리의 효율적 운영방안을 제시한 사항을 참고하여 환자의 자격관리와 미수금관리 및 진료행위에 대한 누락을 방지하고 병원의 수익증대에 도움이 되도록 주요사항을 보완하였다.

본 교재의 순서는 학술모듈개발에 의한 학습을 15단원으로 분류하여 맨 먼저 제1장 의료기관과 원무행정, 제2장 국민건강보험 및 자격관리, 제3장 의료수가 및 진료비 본인부담, 제4장 접수창구 및 외래관리, 제5장 응급실관리, 제6장 제증명관리, 제7장 입 · 퇴원 및 진료비관리, 제8장 진료비심사청구, 제9장 건강검진관리, 제10장 의료급여, 제11장 산업재해보상보험, 제12장 자동차보험, 제13장 의료분쟁관리, 제14장 요양병원 및 장기요양보험, 제15장 원무통계 및 진료실적 분석의 순서로 나열하고 필요지식과 수행내용 등으로 구성하였다. 특히 원무관리가 병원경영에 미치는 중요성을 인식하여 학습 중에서도 접수창구 및 외래관리, 입 · 퇴원 및 진료비관리, 진료비심사청구, 진료실적분석에 대하여 보다 더 비중을 두고 상세하게 이해가 쉽도록 서술하였다.

또한 본교재는 원무관리의 전문성과 업무의 효율성제고를 위하여 한 학기 수업 후 다음 학기에 실습교육에 적극 활용할 수 있도록 각 부문별로 실무사례를 삽입하여 교재를 집필하였다. 특히 최신법령과 기준 및 고시내용을 참고하여 교재집필에 활용하였으며, 병원행정사 및 건강보험사, 보건의료정보관리사, 보건직공무원 준비 등 시험 대비를 할 수 있도록 하였다. 아무쪼록 이 책을 이용하시는 분들께서는 원무관리에 많은 도움이 되기를 바라며, 이 책의 편집을 계기로 미진한 부분은 매년 수정 보완하여 훌륭한 교재가 될 수 있도록 노력해 나가려고 한다. 그리고 교재집필에 자문과 도움을 주신 서울아산병원의 원무행정 관리자 및 성남정병원 육성수 행정부원장님, 참조은병원 전현구본부장님, 병원행정 NCS 학습모듈개발 연구에 같이 참여한 각 대학 교수님께 감사드리며, 출판을 위해 성심성의를 다해 주신 이호동사장님과 직원들에게 감사말씀을 전한다.

저자 일동

Contents

◆ 학습 개요

원무관리는 병원의 사무활동 중 진료를 위한 환자들의 이용 및 수속절차와 진료수익 관리 등 병원경영의 지원활동을 의미한다. 따라서 내원환자에게 편리한 이용절차와 품격 높은 서비스를 제공하고, 진료비관리를 효율적으로 수행하여 병원의 경쟁력을 강화하고, 병원의 경영목적을 달성할 수 있어야 한다. 또한 진료활동을 하고 있는 의사들이 내원환자에게 양질의 진료제공으로 의료의 질을 향상 할 수 있도록 진료지원을 원활하게하고, 병상관리를 능률적으로 수행할 수 있도록 하여야 한다.

따라서 원무관리는 병원의 사무활동 중 진료를 위한 환자들의 수속절차상의 문제와 그에 따른 진료비관리 및 진료지원업무 등을 의미하며 더 구체적으로는 병원의 사무활동 중 총무, 인사, 교육, 홍보, 마케팅, 재무, 회계, 경리, 구매, 시설관리를 제외한 환자와 직접적으로 관련이 되는 병원의 이용절차와 진료지원 및 진료비에 관한 병원의 고유한 관리업무라고 할 수 있다.

오늘날 병원의 원무관리는 의료정책의 변화, 수가산정의 복잡화, 의료환경의 급격한 변화, 고객의 기대수준 향상, 병원간 환자유치 및 서비스 경쟁의 심화 등으로 최신 경영기법에 의한 병원관리가 필요하며, 특성화와 차별화된 전략수립과 홍보마케팅으로 대외경쟁력의 강화가 요구된다. 그리고 병원에 내원하는 환자는 건강보험을 비롯하여 의료급여, 산재보험, 자동차보험 등 유형이 다양하므로 보험급여기준에 의한 체계적인 수급절차와 자격관리가 필요하다. 또한 우리나라의 의료수가 산정방식은 수가 한 종목당 값이 정해지는 행위별수가제를 채택하고 있어 수가산출과 진료비 심사청구방법이 복잡하기 때문에 진료행위에 대한 누락이 없도록 진료비관리를 효율적으로 관리할 수 있어야 한다.

◆ 학습목표

원무관리의 효율적인 관리로 서비스 향상에 따른 내원환자의 증가로 수익을 창출하고 병원경영의 효율성을 제고하는데 있다.

첫째, 보건복지부에서 고시한 요양급여기준과 병원의 이용절차에 따른 환자의 자격을 보험 유형별로 관리하여 고객의 기대수준의 향상과 내원고객이 불편하지 않도록 한다.

둘째, 의료진이 진료업무를 원활하게 수행할 수 있도록 서비스향상과 진료지원체계를 구축한다.

셋째, 외래(접수, 수납) 및 입.퇴원과 재원환자관리 업무를 합리적으로 수행하여 환자증가에 따른 병원의 수익 창출이 향상될 수 있도록 한다.

넷째, 병원의 의료수가를 환자 유형별로 관리하고 직원교육을 통하여 제공한 진료행위에 대하여 산정(적용)착오가 없도록 진료비관리를 할 수 있다.

다섯째, 진료실적 분석을 통한 문제점을 개선하여 수익증대에 따른 병원경영의 효율성을 제고할 수 있도록 한다.

◆ 원무행정관리자의 요건

(1) 기본요건

원무관리업무는 병원의 진료지원활동을 수행하고 있어 의료 및 보건에 대한 제반 전문지식은 물론, 특히 병원 이용자인 고객과 개설자 및 의료진의 3자 관계를 원활하게 상호 조정할 수 있는 기본적인 요건을 갖추어야 효율적인 업무를 수행할 수가 있으며 요건은 다음과 같다.

(1) 의료 및 보건에 대한 기본적인 지식 (2) 진료와 간호 등 병원업무에 대한 기본적인 지식 (3) 진료과, 상병명, 의학용어, 약품명 및 수술명 등에 대한 기본적인 의학적 지식 (4) 각종 의료보장제도에 대한 이론 및 정보처리능력 (5) 보건의료관련법규에 대한 지식 (6) 보건의료정책을 포함한 병원 내 · 외부의 환경분석과 전략의 개발 (7) 원무기획 및 마케팅 능력 (8) 환자관리 및 민원처리능력 등을 겸비하여야 한다.

(2) 요구되는 지식 · 기술 · 태도

원무관리에 필요한 전문지식의 습득과 업무의 효율성제고를 위한 지식□기술□태도는 다음과 같다.

지식	기술	태도
• 관련 법령에 의한 자격관리	• 컴퓨터 활용능력	• 밝은 표정과 상냥한 태도
• 응대 서비스 및 보험급여관리	• 처방전달시스템(OCS)	• 의료진과 원활한 의사소통
• 기초의학지식 및 의료정보	• 사무관리 능력	• 문제해결능력과 인내심
• 의료수가 및 진료과목 특성	• 고객관리 능력	• 문제해결 및 성실한태도

◆ 선수학습 및 핵심용어

① 병원의 원무관리의 직무를 원활하게 수행하기 위한 선수학습으로는 의료법, 국민건강보험법, 산업재해보상보험법, 자동차손해배상보장법, 보건의료법규, 건강보험실

무, 의학용어, 해부생리학, 병리학, 의료정보실무, 의료정보D/B 관리, 병원 및 보건통계, 병원코디네이터에 대한 이해능력과 전문지식습득이 필요하다.

② 원무관리의 직무를 원활하게 수행하기 위한 핵심용어로는 원무관리, 원무행정, 의료기관, 요양기관, 건강보험, 의약분업, 의료전달체계, 요양급여, 보험급여, 행위급여, 상급종합병원, 전문병원, 응급의료기관, 의료정보시스템(OCS, EMR, PACS), 고객관리, 개인정보보호, 의료수가, 행위별수가제, 포괄수가제, 상대가치점수, 환산지수, DRG 및 신포괄수가제, 진료비본인부담률, 본인부담산정특례, 비급여, 일반병상, 상급병상, 보험유형, 진료예약, 외래, 신환, 초진, 재진, 의무기록 열람, 입퇴원, 입원수속, 병상관리, 재원, 진료비지불보증, 미수금, 의료분쟁, 진료행위료, 심사청구, 심사기준, 보건의료정보, 이의신청, 건강검진, 의료급여, 산재보험, 자동차보험, 원무통계, 환자진료실적 등 이해와 직무수행능력이 필요하다.

◆ **교육훈련 대상 및 이수시간(예시)**

본 학습교재의 목차를 고려 학습의 대상과 이수 시간은 다음과 같이 편성하였다.

학습	교육훈련 대상 및 이수시간(hour)	
	전문대학(주 3시간)	대학교(주 3시간)
1. 의료기관과 원무행정	3	3
2. 국민건강보험 및 수급자격관리	3	3
3. 의료수가 및 진료비 본인부담	3	3
4. 접수창구 및 외래관리	5	5
5. 응급실관리	2	2
6. 제증명 및 개인정보관리	3	3
7. 입퇴원 및 진료비관리	5	5
8. 진료비심사청구	3	3
9. 건강검진관리	3	3
10. 의료급여관리	3	3
11. 산업재해보상보험	3	3
12. 자동차보험	3	3
13. 의료분쟁관리	2	2
14. 요양병원 및 장기요양보험	2	2
15. 원무통계 및 진료실적관리	2	2
계	45	45

제1장

의료기관과 원무행정

1-1 | 의료기관 분류

학습목표

1. 의료기관과 요양기관을 운영주체별로 분류할 수 있다.
2. 상급종합병원과 전문병원의 지정요건과 역할을 구별할 수 있다.

1. 보건의료와 의료

(1) 보건의료와 의료

보건의료(health care)란 보건의료기본법 제3조에서 국민의 건강을 보호, 증진하기 위하여 국가, 지방자치단체, 보건의료기관 또는 보건의료인 등이 행하는 모든 활동이라고 규정하고 있으며, 의료(medical care)란 의료법이 규정하고 있는 의료인에 의해 행하여지는 진단, 치료, 간호 등의 임상활동이라 규정하고 있어 보건의료와는 서로 다른 의미이다. 또한 의료는 "의학을 인간에게 적용하는 실천적 기술"이며, 의학(medicine)이란 "인간의 생명을 자연과학적으로 규명하고자 하는 학문"이라고 할 수 있다. 전통적인 의료는 신체적인 질병에 역점을 두고 개개인의 생명을 유지하며 건강을 증진시키는 데 기여하여 왔으나 의학이 발달함에 따라 의료의 내용이 치료위주에서 벗어나 예방과 재활 및 건강증진으로 과학화되었다.

(2) 보건의료법상 관련용어

① 보건의료

국민의 건강을 보호, 증진하기 위하여 국가, 지방자치단체, 보건의료기관, 보건의료인 등이 행하는 모든 활동을 말한다.

② 보건의료서비스

국민의 건강을 보호, 증진하기 위하여 보건의료인이 행하는 모든 활동을 말한다.

③ 보건의료인

보건의료관계법령이 정하는 바에 의하여 자격, 면허 등을 취득하거나 보건의료서비스에 종사하는 것이 허용된 자를 말하며, 의료법에 의한 의료인은 보건복지부장관의 면허를 받은 의사, 치과의사, 한의사, 간호사, 조산사가 있다.

④ 의료기관

의료인이 공중 또는 특정 다수인을 위하여 의료, 조산업을 하는 곳으로서 의료법상 의료기관의 종류에는 병원급 의료기관(병원, 치과병원, 한방병원, 요양병원, 정신병원, 종합병원), 의원급 의료기관(의원, 치과의원, 한의원), 조산원이 있다.

⑤ 보건의료기관

보건의료인이 공중 또는 특정 다수인을 위하여 보건의료서비스를 행하는 보건기관, 의료기관, 약국, 그 밖에 대통령령으로 정하는 기관을 말한다.

⑥ 공공보건의료기관

국가, 지방자치단체, 기타 공공단체가 설립 운영하는 보건의료기관을 말한다.

⑦ 보건의료자원

보건의료자원이란 국민에게 보건의료서비스를 제공하기 위하여 필요한 모든 자원이라 할 수 있다. 보건의료자원에는 인적자원(보건의료인력)과 물적자원(보건의료시설 및 보건의료장비), 지적자원(보건의료정보 및 보건의료기술)이 있다.

⑧ 보건의료정보

보건의료와 관련한 지식 또는 부호 · 숫자 · 문자 · 음성 · 음향 · 영상 등으로 표현된 모든 종류의 자료를 말한다.

2. 요양기관 및 의료기관 분류

(1) 국민건강보험법상 요양기관

① 의료법에 따라 개설된 의료기관(병원급 의료기관(병원, 치과병원, 한방병원, 요양병원, 정신병원, 종합병원), 의원급 의료기관(의원, 치과의원, 한의원)), 조산원) 10종 ② 약사법에 의하여 등록된 약국 및 한국희귀 · 필수의약품센터 ③ 지역보건법에 의한 보건소, 보건의료원 및 보건지소 ④ 농어촌 등 보건의료를 위한 특별조치법에 의하여 설치된 보건진료소가 있다.

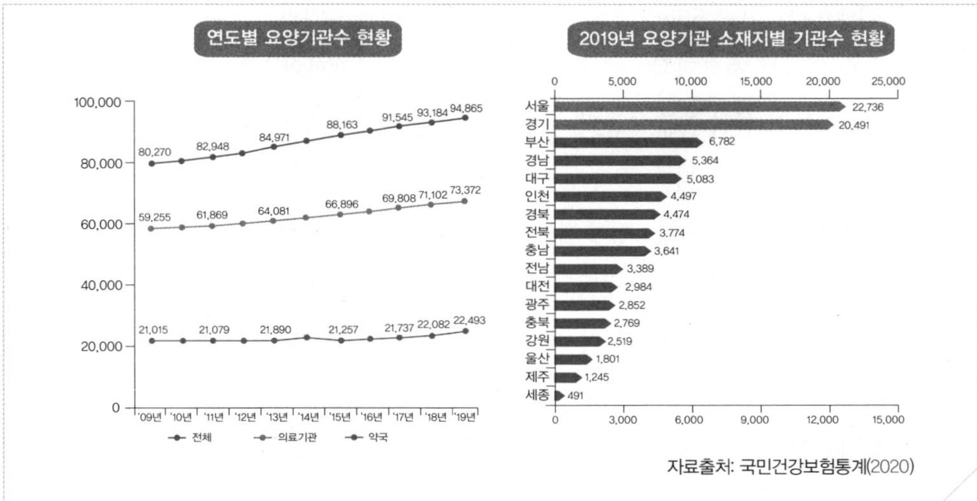

그림 1-1 요양기관 종류별 현황

(2) 의료법에 따른 의료기관의 구분

① 의원급 의료기관

의사, 치과의사, 한의사가 주로 외래환자를 대상으로 각각 그 의료행위를 하는 의료기관으로서 의원, 치과의원, 한의원이 있다.

② 조산원

조산사가 조산과 임산부 및 신생아를 대상으로 보건활동과 교육 · 상담을 하는 의료기관을 말한다.

③ 병원급 의료기관

의사, 치과의사 또는 한의사가 주로 입원환자를 대상으로 의료행위를 하는 의료기관으로서 그 종류는 병원, 치과병원, 한방병원, 요양병원, 정신병원, 종합병원이 있다. 단, 병원 · 치과병원 · 한방병원 및 요양병원은 30개 이상의 병상(병원 · 한방병원만 해당) 또는 요양병상(요양병원만 해당하며, 장기입원이 필요한 환자를 대상으로 의료행위를 하기 위하여 설치한 병상을 말함)을 갖추어야 하며, 치과병원은 병상 수에 제한이 없다.

④ 종합병원

㉮ 종합병원은 다음 각 호의 요건을 갖추어야 한다.

㉠ 100개 이상의 병상을 갖추고 있어야 한다.

㉡ 100병상 이상 300병상 이하인 경우에는 내과 · 외과 · 소아청소년과 · 산부인과 중 3개 진료과목, 영상의학과, 마취통증의학과와 진단검사의학과 또는 병리과를 포함한 7개 이상의 진료과목을 갖추고 각 진료과목마다 전속하는 전문의를 두어야 한다.

㉢ 300병상을 초과하는 경우에는 내과, 외과, 소아청소년과, 산부인과, 영상의학과, 마취통증의학과, 진단검사의학과, 병리과, 정신건강의학과 및 치과를 포함한 9개 이상의 진료과목을 갖추고 각 진료과목마다 전속하는 전문의를 두어야 한다.

㉯ 종합병원은 ㉠, ㉡ 또는 ㉢에 따른 진료과목(필수진료과목) 외에 필요하면 추가로 진료과목을 설치 · 운영할 수 있다. 이 경우 필수진료과목 외의 진료과목에 대하여는 해당 의료기관에 전속하지 아니한 전문의를 둘 수 있다.

⑤ **상급종합병원**

㉮ 다음 각 호의 요건을 갖춘 종합병원 중에서 중증질환에 대하여 난이도가 높은 의료행위를 전문적으로 하는 종합병원을 상급종합병원으로 지정

㉠ 20개 이상의 진료과목을 갖추고 각 진료과목마다 전속하는 전문의를 둘 것

㉡ 전문의가 되려는 자를 수련시키는 기관일 것

㉢ 보건복지부령으로 정하는 인력 · 시설 · 장비 등을 갖출 것

㉣ 질병군별 환자구성 비율이 보건복지부령으로 정하는 기준에 해당할 것

㉯ 보건복지부장관은 상급종합병원을 지정을 하는 경우 ㉮항 각 호의 사항 및 전문성 등에 대하여 평가를 실시하여야 한다.

㉰ 보건복지부장관은 상급종합병원으로 지정받은 종합병원에 대하여 3년마다 평가를 실시하여 재지정하거나 지정을 취소할 수 있다.

㉱ 보건복지부장관은 평가업무를 관계 전문기관 또는 단체에 위탁할 수 있다.

㉲ 상급종합병원 지정 · 재지정의 기준 · 절차 및 평가업무의 위탁 절차 등에 관하여 필요한 사항은 보건복지부령으로 정한다.

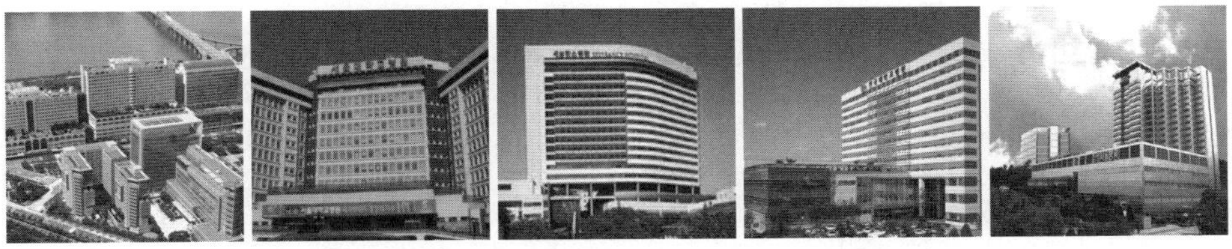

그림 1-2 서울소재 상급종합병원

표 1-1 의료기관의 분류

구분		내용
종합병원	종합병원	– 100병상 이상 300병상 이하인 경우에는 내과 · 외과 · 소아청소년과 · 산부인과 중 3개 진료과목, 영상의학과, 마취통증의학과와 진단검사의학과, 병리과를 포함한 7개 이상의 진료과목을 갖추고 각 진료과목마다 전속하는 전문의를 갖춘 의료기관 – 300병상을 초과하는 경우에는 내과, 외과, 소아청소년과, 산부인과, 영상의학과, 마취통증의학과, 진단검사의학과, 병리과, 정신건강의학과 및 치과를 포함한 9개 이상의 진료과목을 갖추고 각 진료과목마다 전속하는 전문의를 갖춘 의료기관 – 상급종합병원은 중증질환에 대하여 난이도가 높은 의료행위를 전문적으로 하는 종합병원으로서 보건복지부령이 정하는 시설. 인력. 장비 및 진료과목 등 전문성이 강화된 기준을 갖춘 의료기관(필수진료과목(9개) 포함 20개 이상의 전문과목 각 과목마다 전문의 1인 이상)
병원	병원(병원, 치과병원, 한방병원)	– 의사, 치과의사, 한의사가 주로 입원환자를 대상으로 의료행위를 하는 의료기관(30개 이상의 입원병상 시설을 갖추어야 하며 단, 치과병원은 병상 수에 제한받지 않음)
	요양병원	– 의사, 한의사가 그 의료를 행하는 곳으로서 요양환자 30인 이상을 수용할 수 있는 요양병상을 갖추고 주로 장기요양을 요하는 입원환자를 대상으로 의료행위를 하는 의료기관(장애복지법 제58조 제1항 제2호에 따른 의료재활시설로서 요건을 갖춘 의료기관 포함) – 입원대상은 노인성질환, 만성질환자 및 외과적 수술 후 또는 상해 후의 회복기간에 있는 자로서 주로 요양을 필요로 하는 자. 다만, 정신질환자(노인성치매 제외) 및 감염병 환자 등은 입원 대상으로 하지 아니함 (의료법시행규칙 제36조의 ①항, ②항, ③항)
의원	의원	의사, 치과의사, 한의사가 주로 외래환자를 대상으로 각각 그 의료행위를 하는 의료기관(병상을 갖출 필요는 없으나, 29개 병상 미만으로 운영할 수 있음)
	치과의원	
	한의원	
조산원		조산사가 조산과 임산부 및 신생아를 대상으로 보건활동과 교육 · 상담을 하는 의료기관

3. 운영주체에 따른 의료기관의 분류

의료기관의 종류는 설립형태에 따라 분류하지만, 이를 크게 민간의료기관과 공공의료기관으로 구분할 수 있다.

표 1-2 공공의료기관과 민간의료기관

구분	내용
공공의료기관	국가 및 지방공사 등이 개설한 의료기관을 의미하며 설립주체가 국가 및 지방자치단체인 국·공립병원에는 국립대학병원, 국립병원, 시립병원, 지방의료원 등이 있으며, 공공병원은 전국에 약 229개 병원(2021년 12월 31일기준)이 운영되고 있다.
민간의료기관	학교법인, 사단법인, 재단법인, 의료법인, 사회복지법인 등이 설립한 법인병원과 개인이 개설한 개인병원이 있다. 또한 같은 민간의료기관에서도 병원의 성격, 관련 법률, 법인 운영형태, 세제혜택 등에서 차등화 되어 있으며, 각 법인마다 관계되는 법률이 다르고, 그에 따른 운영주체가 다르게 나타나고 있다.

(1) 설립운영주체에 따른 의료기관의 분류

의료기관의 설립·운영주체에 따라 국(공)립병원과 사립병원으로 분류하며 아래와 같이 구분된다.

① 국(공)립병원(Public Hospital)

국가 또는 지방자치단체, 공공단체에서 설립. 운영하는 병원을 말하며 국립중앙의료원, 경찰병원, 국립교통재활병원, 국립정신병원, 지방의료원, 시·도립병원 등이 있다.

㉮ 지방의료원

지방의료원의 설립 및 운영에 관한 법률에 의해 설립된 병원(서울특별시서울의료원 외 34개)이다.

㉯ 특수법인병원

특별법에 의해 설립된 병원으로 서울대학교병원, 부산대학교병원, 전남대학교병원, 보훈병원, 원자력병원, 적십자병원 등이 있다.

② 사립병원(Private Hospital)

민간법인 또는 개인이 설립·운영하는 병원을 말하며 그 종류로는 학교법인병원, 재단법인병원, 사단법인병원, 사회복지병원, 회사법인병원, 의료법인병원, 개인병원 등이 있다.

㉮ 학교법인

사립학교법에 근거하여 설립된 병원으로 사립대학교 부속병원의 형태로 운영되는 연세대의료원, 고려대의료원, 경희대의료원, 한양대의료원 등이 있다.

㉯ 사단법인

일정한 목적을 위해 회원으로 구성된 집단이 운영하는 병원을 말하며 부산해양병원, 목포노동병원 등이 있다.

㉰ 재단법인

일정한 목적을 위하여 바쳐진 재산으로 설립된 법인으로 재산이 실질적 주체이며 법률상의 권리로 설립 · 운영하는 병원으로 아산재단 소속 병원(서울아산병원 등) 및 종교단체병원 등이 해당된다.

㉱ 사회복지법인

사회복지사업법에 의해 설립된 병원이며 삼성서울병원, SRC재활병원 등이 있다.

㉲ 회사법인

의료기관 개설 특례규정에 따라 회사 소속의 직원이나 종업원 및 가족의 건강관리를 목적으로 설립된 병원이다.

㉳ 의료법인

의료업을 시행할 목적으로 설립한 법인이 운영하는 병원으로 개인병원에 비해 각종 세제 혜택(세금경감, 재산세, 취득세, 상속세 등 비과세)이 주어지고 있다.

㉴ 개인병원

상법상 개인사업자로 등록되어 영리기업과 마찬가지로 세금(소득세)이 부과되는 개인병원으로서 병원의 분류상 제일 많은 비중을 차지하고 있다.

㉵ 의료소비자 생활협동조합병원(의료생협병원)

소비자생활협동조합법에 따라 조합원 자격이 있는 설립동의자 500명 이상, 설립동의자의 총출자금액 1억 원 이상, 설립동의자 1인당 출자금액 5만 원 이상 등 보건 · 의료조합 설립요건을 갖춘 생협법인이 시 · 도지사의 인가를 받아 설립하는 병원이다.

지역주민들의 출자로 설립되는 주민참여형 의료기관이기 때문에 질병예방 · 보건활동 · 노인복지 등과 같은 주치의 서비스 제공을 주로 맡고 있다.

▣ 전국의 요양기관 현황

표 1-3 전국 요양기관 현황 (단위: 개소)

구분	계	의료기관								약국
		상급종합병원	종합병원	병원	요양병원	의원	치과	한방	보건기관 등	
2019년	94,865	42	314	1,489	1,577	32,491	18,202	14,760	3,497	22,493

자료출처: 국민건강보험통계(2020)

▣ 전국의 시 · 도별 대학병원(양방)현황

표 1-4 전국의 시 · 도별 대학병원(양방)현황

지역	병원명
서울	서울대학교병원, 연세대학교세브란스병원(신촌, 강남), 고려대학교병원(안암, 구로), 서울아산병원, 삼성서울병원, 강북삼성병원, 경희대학교병원, 강동경희대학교병원(강동), 한양대학교병원, 가톨릭대학교성모병원(서울,여의도, 은평),중앙대학교병원,이화여대병원(목동, 마곡), 한림대성심병원(강남, 강동, 한강), 순천향대학교병원, 건국대학교병원, 인제대 백병원(서울, 상계), 포천중문의대 차병원, 서울대학교 시립보라매병원, 서울을지병원 등
인천/경기	서울대학교 분당병원, 아주대학교병원, 한양대구리병원, 인하대병원, 순천향대학부천병원, 가천의대 길병원(인천, 동인천) 동국대병원(일산), 일산백병원, 가톨릭대병원(성가, 성빈센트, 성바오로, 의정부성모, 성모자애), 가톨릭관동대 국제성모병원, 한림대성심병원(안양, 동탄), 고려대안산병원, 포천중문의대 분당차병원, 원광대산본병원, 용인동백세브란스병원, 의정부을지대병원 등
강원	강원대학교병원, 한림대 춘천성심병원, 연세대 원주기독병원, 강릉아산병원 등
대전/세종/충남	충남대학병원(대전, 세종), 건양대학병원, 순천향대학천안병원, 단국대병원(천안), 가톨릭대학교 대전성모병원, 을지대학병원(대전) 등
충북	충북대학교병원, 건국대학교 충주병원 등
광주/전남	전남대학교병원, 전남대학교 화순병원, 조선대학교병원 등
전북	전북대학교병원, 원광대학병원, 전주예수병원 등
대구/경북	경북대학교병원, 경북대학교칠곡병원, 영남대학교병원, 계명대학교 동산병원(대구, 경주), 대구가톨릭대병원, 동국대병원(경주, 포항), 순천향대구미병원, 포천중문의대 구미차병원 등
부산/경남	부산대학교병원, 부산대학교양산병원, 동아대학교병원, 인제대학백병원(부산, 해운대), 고신대학교복음병원, 울산대학교병원, 경상대학교병원, 창원경상대학교병원, 삼성창원병원 등
제주	제주대학교병원

㈜ 상기 대학병원은 변경될 수 있음.

▣ 국(공)립병원(Public Hospital) 및 기초자치단체 설립 운영병원

국가 또는 지방자치단체, 공공단체에서 설립. 운영하는 병원을 말하며 국립대학병원, 국립중앙의료원, 경찰병원, 국립암센터, 국립정신병원, 지방의료원, 시 · 도립병원 등이 있다.

㉮ 지방의료원

각 지역별(소재지)로 현재 35개 의료원이 있다.

표 1-5 지방의료원 현황

지역	기관명
서울	서울의료원
인천/경기	인천광역시의료원, 경기도수원병원, 경기도안성병원, 경기도파주병원, 성남시의료원, 경기도 의정부병원, 경기도이천병원, 경기도포천병원
강원	강릉의료원, 삼척의료원, 속초의료원, 원주의료원, 영월의료원
대전/충남	공주의료원, 천안의료원, 서산의료원, 홍성의료원
충북	청주의료원, 충주의료원
광주/전남	목포의료원, 강진의료원, 순천의료원
전북	군산시의료원, 남원의료원, 진안군의료원
대구/경북	대구의료원, 김천의료원, 안동의료원, 포항의료원, 울진군의료원
부산/경남	부산의료원, 마산의료원
제주	제주의료원, 서귀포의료원

㉯ 특수법인병원

특별법에 의해 설립된 병원으로 서울대학교병원, 부산대학교병원, 전남대학교병원, 보훈병원(중앙, 부산, 대구, 대전, 광주), 원자력병원(서울, 부산 동남권), 적십자병원(서울, 인천, 상주, 통영, 거창, 영주) 등이 있다.

㉰ 보건복지부 외 산하 의료기관

국립중앙의료원, 국립서울병원, 국립공주병원, 국립목포병원, 국립소록도병원, 국립부곡병원,국립나주병원, 국립마산병원, 국립춘천병원, 국립재활원 등이 있다.

㉱ 특수질환 및 특수대상 중심병원

국립교통재활병원, 시립장애인치과병원, 시립서북병원, 시립어린이병원, 도립재활병원(4), 시도립정신병원(12), 시도립노인병원(33), 노인병원(기초자치단체운영: 45), 군병원(20) 등이 있다.

(2) 의학교육 기능의 범위에 따른 구분

병원의 또 다른 기능인 교육실시 여부에 따른 분류로서 대학병원(University Hospital), 수련병원(Training Hospital), 비수련병원(Non-Training Hospital)으로 구분한다.

(3) 제공하는 의료서비스에 따른 구분

① 일반병원(General Hospital)

다양한 질병, 다양한 인구집단의 환자에게 여러 종류의 진료서비스를 제공하는 병원을 말한다.

② 특수병원(Speciality Hospital)

특수질병, 특정장기, 특정인구집단이나 장기요양 대상의 질환을 가지고 있는 환자를 진료하는 병원을 말한다.

(4) 이윤추구(영리성)에 의한 구분

병원이 추구하는 목적에 있어 영리성 유무에 따른 분류 방법으로서 영리병원(Profit Hospital), 비영리병원(Non-for-Profit Hospital), 자선병원(Voluntary Hospital)으로 분류할 수 있다. 영리병원의 설립에 관한 사항은 의료시장의 개방 등으로 제주특별자치도는 외국인만 진료하는 조건으로 2018년 12월 국내 제1호 영리병원 설립(녹지국제병원)을 허가받았으나 외국인만 대상으로 하는 진료한정 등의 사유로 개설허가 3개월 이내에 진료를 개시하지 않아 개설허가가 취소되었다. 영리병원은 영리를 목적으로 하는 의료법인은 투자자로부터 자본을 투자 받아 병원을 운영하고 이를 통해 발생한 수익을 투자자에게 다시 돌려주는 주식회사 형태의 병원을 일컫는다. 이는 비영리병원에 대응되는 개념인데, 현행 의료법은 의료기관을 설립할 수 있는 자로, 의사와 비영리법인만을 인정하고 있다.

표 1-6 설립구분별 요양기관현황(2019) (단위: 기관)

계	국립	공립	학교법인	특수법인	종교법인	사회복지	재단법인	의료법인	생활협동	사회적협동	개인	군병원
94,865	93	3,683	141	16	3	76	184	1,316	150	41	88,862	41

자료출처: 국민건강보험통계(2020)

4. 의료전달체계 및 소재지별 분류

(1) 의료전달체계에 따른 분류

① 1단계 및 2단계 진료

의료전달체계는 의료자원의 효율적 공급과 대형병원의 집중현상방지 및 의료기관간의 균형적 발전을 도모하기 위해 시행하고 있으며, 건강보험은 1단계 및 2단계 진료체계로 운영되고 있으며, 의료급여는 1단계(1차)−2단계(2차)−3단계(3차) 진료체계로 운영되고 있다.

② 특수진료

특수진료는 일반병원에서 진료가 어렵거나 격리 또는 장기간 진료가 필요한 정신질환, 결핵, 나병, 암, 재활치료, 심장질환 등과 같은 특수한 진료를 전문으로 시행하는 의료기관으로 전문요양기관이 담당하고 있으며, 1단계 진료에 해당한다.

(2) 소재지별 병원 분류

병원의 소재지를 기준으로 ① 대도시 지역병원(Metropolitans Hospital) ② 중소도시 지역병원(Other cities Hospital), ③ 읍 · 면 지역병원(Rural Areas Hospital)으로 분류하고 있으며, 대도시지역에는 서울특별시 및 6대 광역시, 중소지역에는 대도시를 제외한 기타 시 · 읍면지역에는 군을 포함하고 있다. 한국보건산업진흥원 등에서 소재지별 병원을 분류하여, 경영분석자료로 활용하고 있다.

5. 응급의료기관 분류

(1) 응급의료기관

응급의료에 관한법률(제2조)에 의한 응급의료기관이란 의료법 제3조에 따른 의료기관 중에서 이 법에 따라 지정된 ① 중앙응급의료센터 ② 권역응급의료센터 ③ 전문응급의료센터 ④지역응급의료센터 ⑤ 지역응급의료기관을 말한다.

응급의료기관은 전국에 약 411개 기관이 지정되어 있으며, 응급의료기관 지정현황 및 응급의료에 관한 정보사항은 응급의료포털 E−Gen(http:/www.e−gen.or.kr) 사이트를 검색하면 자세한 정보를 알 수 있다. 또한 응급실관리에 관한 사항은 학습4 외래

업무수행하기(응급실 접수 및 수납)에 명시되어 있다.

표 1-7 응급의료기관의 구성 체계

종별	수	지정권자	주요 역할
중앙응급의료센터	1	보건복지부장관	응급의료체계 관리총괄
권역응급의료센터	41	보건복지부장관 (시 · 도지사와 협의)	권역 내 최종 응급진료기관, 중증응급환자 진료
전문응급의료센터	–	보건복지부장관 (시 · 도지사와 협의)	전문응급진료기관
지역응급의료센터	131	시 · 도지사	응급환자 진료
지역응급의료기관	239	시장 · 군수 · 구청장	경증응급환자 및 야간 · 휴일의 일반환자 진료

자료출처 : 보건복지통계연보 (2023)

① 응급의료기관의 예비병상수 및 평가

㉮ 응급의료기관이 법 제33조의 규정에 따라 확보하여야 하는 예비병상의 수는「의료법」제33조제4항에 따라 허가받은 병상 수의 100분의 1 이상(병 · 의원의 경우에는 1병상 이상)으로 한다.

㉯ 보건복지부장관이 법 제17조제1항의 규정에 따라 실시하는 응급의료기관등에 대한 평가는 서면평가와 현지평가로 구분하여 실시한다고 명시되어 있다. 따라서 응급의료기관 종별 기능의 적정을 기하고 응급의료 질적 수준을 향상시키기 위해 2003년 부터 응급의료기관을 대상으로 매년 평가(적정 인력 · 시설 · 장비 등 인프라 구비 · 가동 현황)를 실시하고 있으며, 그 결과에 따라 응급의료 인프라 개선 비용 및 운영비를 지원하고 있다.

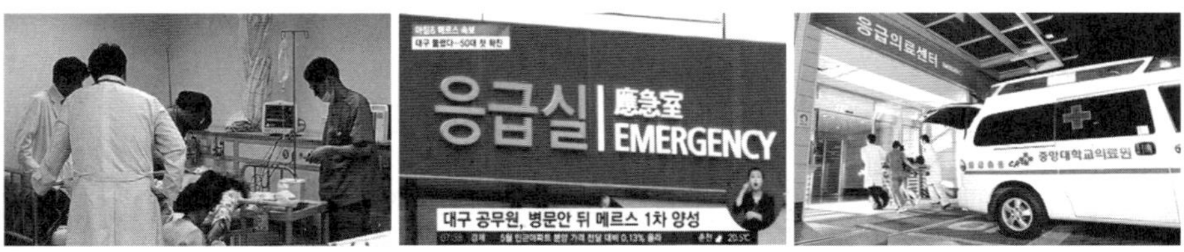

그림 1-3 응급의료센터

② 응급의료시설의 설치기준

응급의료기관으로 지정받지 아니한 의료기관이 응급의료시설을 설치 · 운영하고자 하는 경우에는 시설 · 인력 · 장비 등의 기준을 갖추어 별지 제9호서식에 의한 응급의료시설 설치신고서를 관할 시장 · 군수 · 구청장에게 제출하여 "응급의료시설설치신고필증"을 교부받아서 운영하면 된다.

6. 병원의 이해

(1) 병원의 정의

병원(hospital)이란 지역사회 주민들의 질병이나 불의의 사고, 분만 또는 사망 등에 대하여 진료와 예방의 의료서비스를 제공하기 위한 인력, 시설 및 의료기기와 장비들의 집합체를 의미한다고 정의하고 있으며, 미국 병원협회에서는 병원을 조직화된 의료 및 전문요원, 병상을 포함한 연구시설, 의료서비스, 그리고 지속적인 간호서비스를 통하여 환자에 대한 진단과 치료를 하는 시설이라 정의하고 있는데 이는 의료의 기능을 위주로 한 개념이라 할 수 있다. 그리고 세계보건기구(WHO)에서는 "병원은 조직화된 의료 인력과 입원병상을 포함한 시설을 갖추고 계속적인 간호서비스를 포함한 진단과 치료 등의 의료서비스를 환자에게 제공하는 장소이다. 또한 지역사회주민들에게 치료와 예방을 종합하는 완전한 보건의료를 제공하고, 가족의 건강증진은 물론 가정환경 개선의 노력까지 포함하는 보건의료를 제공하고 보건의료관계 종사자들의 훈련과 의료에 관련된 사회적 · 의학적 연구중심기관이다" 라고 정의하고 있다. 이러한 개념을 종합해 보면 병원은 지역사회 주민들을 위해 의료서비스를 제공하고 질병의 치료와 예방, 의료 관련자의 교육 및 의학연구를 수행하는 기관으로 정의할 수 있다.

(2) 병원의 기능

병원의 기능은 주로 의료서비스제공, 교육, 연구, 지역사회봉사 등이다.

① 의료서비스 기능

병원의 고유 기능이자 핵심기능은 의료서비스, 즉 입원 및 외래서비스를 제공하는 것이다. 의료서비스는 진단, 치료, 예방과 재활, 재가진료, 호스피스 완화의료, 장기진료,

요양, 낮병원(낮병동), 수술 등으로 구분된다. 또한 의료서비스는 제공형태별로 외래환자서비스와 입원환자서비스로 구분된다.

② 교육기능

의과대학생, 수련의, 전공의 등의 교육과 병원의 전문 인력에 대하여 교육을 담당하고 있으며, 또한 병원이 보유하고 있는 인적자원의 능력을 향상시키고 계발해 나가는 과정에서 교육은 의학발달 뿐만 아니라 병원의 발전을 위해서도 필수적이다.

③ 연구기능

병원은 의료서비스를 기본적으로 제공하는 것 외에도 의학발전과 환자들에게 보다 나은 의료서비스를 제공하기 위하여 지속적인 연구가 이루어져야 한다. 임상진료현장에서 축적되는 지식과 동물실험과 임상실험 등을 통하여 보다 나은 의료서비스와 지식 개발을 하는 것은 병원이 담당하여야 하는 주요한 임무이다.

④ 지역사회봉사 기능

병원은 지역사회와 유기적인 관계를 가져야 한다. 지역사회에서 보건의료서비스를 제공하는 중추적인 기능도 담당하여야 하지만, 지역사회가 가지고 있는 보건의료 문제를 해결하기 위해 적극적인 봉사활동을 수행하는 것은 매우 중요한 기능으로 인식되고 있다. 병원이 지역사회주민의 질병예방, 재활, 건강증진, 등의 기능을 수행은 물론 보건문제에 대해 관심을 가지고 지역사회 기관과 유기적인 협조를 하며, 지역사회 주민들의 보건의료와 관련된 의식을 제고하는 것은 장기적 관점에서 병원과 지역사회를 함께 발전시키는 동력이 될 것이다.

(3) 병원조직의 특성

병원 조직의 특성은 ① 자본집약적이면서 노동집약적인 경영체이며 ② 진료, 교육, 연구 등 다양한 사업목적을 가지고 있으며 ③ 유기적이고 복잡한 전환과정을 거쳐 서비스를 제공하는 기관이며 ④ 생산된 서비스의 품질관리나 업적평가가 용이하지 않으며 ⑤ 관리체계와 진료체계가 이원화 되어 있으며 ⑥ 직종이 다양하고 전문 인력의 구성이 높으며 ⑦ 직종 간 이질성과 직종별 집단의 높은 응집력을 가지고 있으며 ⑧ 여성인력의 비중이 높은 등이 있다.

(4) 병원의 구성인력

병원의 직종은 일반적으로 아래와 같이 분류하지만, 병원의 조직과 기능 및 업무수행에 따라 분류를 달리하는 경우도 있다.

표 1-8 병원의 직종 분류

직 종	내 용
의사직	전문의, 전임의, 일반의, 전공의(인턴, 레지던트) 등
간호직	간호사, 전문간호사, 간호조무사 등
약무직	약사, 약무보조원 등
보건직 (의료기사직)	의료기사(임상병리사, 방사선사, 치과위생사, 치과기공사, 물리치료사, 작업치료사), 안경사, 응급구조사 등
사무직	일반사무(기획, 경영관리, 홍보, 총무, 인사, 법무, 원무, 보험, 예산, 회계, 재무, 경리, 물류, 구매, 자재, 검진, 사서, 부대사업 등)에 종사하는 직원
연구직	연구업무에 종사하는 직원(임상의학 연구소 등)
기술직	의료공학기사, 전기기사. 기계기사, 열관리기사, 냉동기계기사, 고압가스 화학기사, 고압가스 취급 기능기사, 환경기사, 소방설비기사, 위험물 취급기능사, 정보처리기사, 산업안전기사 등은 주로 기술직으로 분류
기능직	조리원, 배선원, 미화원, 세탁원, 수선원, 승강원, 재봉사, 운전기사, 영선 및 수리보수원, 경비원, 보안원, 진료보조원 등은 주로 기능직으로 분류
기타 전문직	보건의료정보관리사, 사회복지사 등이 있지만 병원의 조직과 기능에 따라 보건직(또는 의료기사직)에 포함 또는 사무직으로 분류하고 있으며, 영양사는 보건직에 포함되거나 또는 영양직으로 별도 구분함

(5) 병원의 의료정보시스템

의료정보는 환자의 진료과정에서 수집된 정보를 의미하며, 이 자료들로부터 연구분석된 정보들을 의료현장에서 생성되는 모든 정보를 말한다. 의료정보란 진료정보, 건강관리정보(검진데이터), 의료지식을 정보처리기술과 네트워크를 활용하여 저장, 공유, 검색 및 전달함으로써 환자의 진료와 처방에 사용하는 모든 과정을 의미하며, 처방전달시스템(OCS), 전자의무기록시스템(EMR), 영상정보시스템(PACS), 원격의료시스템 등과 같은 의료종합시스템 등을 모두 포괄하는 개념이다. 병원정보시스템(Hospital Information System: HIS)은 병원을 비롯한 의료기관을 경영하는데 있어 핵심적인 역할을 수행하는 것으로 보다 합리적인 병원경영을 위해서 컴퓨터를 활용하는 정보처리 및 통신시스템의 통합적인 집합이다.

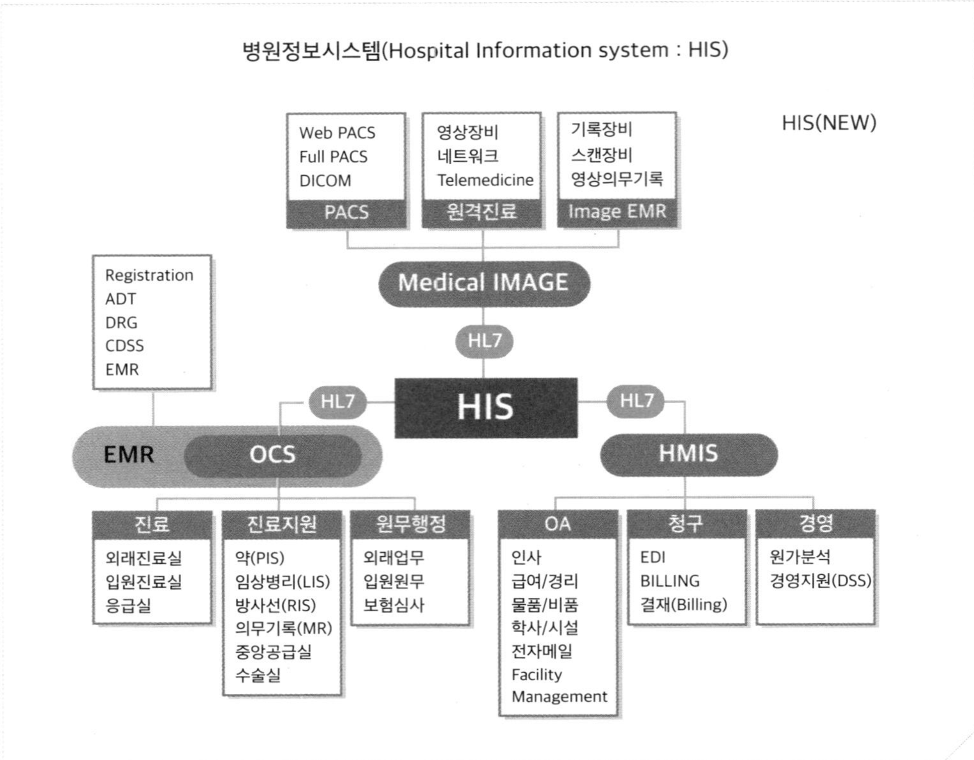

그림 1-4 병원의 의료정보시스템

① 병원정보시스템(Hospital Information System)은 1960대부터 개발되었으며, 병원 내 의료 및 행정 업무를 관리하기 위한 시스템이다. 병원 내 진료현황부터 의약품관리 및 재무관리를 포함하기 때문에 매우 복잡하게 구성되어 있으며, 내부적으로 다음 시스템들의 결합으로 구성된다.

㉮ 임상정보시스템(CIS), ㉯ 재무정보시스템(FIS), ㉰ 연구실정보시스템(LIS), ㉱ 간호정보시스템(NIS), ㉲ 약국정보시스템(PIS), ㉳ 의료영상저장전송시스템(PACS), ㉴ 방사선정보시스템(RIS), ㉵ 처방전달시스템(OCS), ㉶ 전자의무기록(EMR), ㉷ 광역의료정보시스템(WAMIS) 등이 있다.

서울아산병원 의료정보시스템(OCS) 새로운 시스템 구축사례(태블릿)

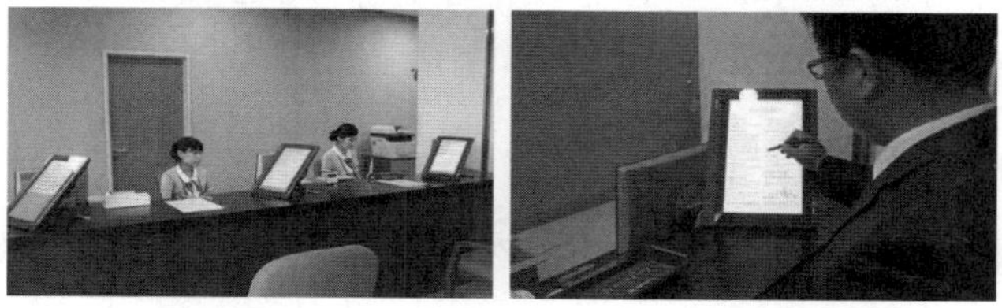

그림 1-5 서울아산병원 의료정보시스템(OCS) 새로운 시스템 구축사례

② 병원경영정보시스템(Hospital management Information system : HMIS)은 진료 업무를 지원하고 병원 내 각종 경영활동에 필요한 정보를 제공하여 합리적인 의사결정을 지원하는 기능을 수행하는 정보시스템이다.

(6) 병원의 진료과목 및 약어

의료법(시행규칙 제41조)에 의하여 다음과 같이 26개 진료과목으로 구성되어 있다.

① 진료과목

㉮ 내과(Internal Medicine : IM)

내과(內科)는 장의 기관에 생긴 병을 외과적 수술 없이 고치는 의술의 한 부문이나 병원 부서를 말한다. 내과의 분과로는 소화기(위, 대장, 간질환 등), 순환기(심장), 호흡기, 내분비(당뇨, 갑상선, 골다공증 진료 등), 신장, 혈액종양, 알러지, 류마티스, 감염 등이 있다. 내과에서는 소화기 내시경이나 심도자술 같은 기술도 있지만 주로 약물치료를 한다.

㉯ 외과(General Surgery : GS)

건강에 이상이 생긴 환자들에게 내과적 약물 요법이 아닌 수술을 통하여 외상, 염증, 종양 등을 치료하는 진료과이다.

㉰ 흉부외과(Chest Surgery : CS)

흉부외과(胸部外科)는 가슴 안의 기관, 특히 심장과 허파에 관한 질병을 다루는 외과 분야이다.

㉱ 신경외과(Neuro Surgery : NS)

신경외과(神經外科)는 뇌 · 척수를 비롯한 모든 신경계의 외과적 질환을 취급하는 분야이다.

㉤ 정형외과(Orthopedic Surgery : OS)

근골격계(사지, 척추, 그리고 그 부속기)의 형태와 기능을 내과적, 외과적, 그리고 물리학적 방법으로 치료하는 진료과이다.

㉥ 성형외과(Plastic Surgery : PS)

일반적인 미용성형뿐만 아니라, 선천적 기형 및 후천적으로 받은 외상에 대해 조직의 이식 등 외과적 수기를 써서 기능을 회복시킬 뿐만 아니라, 되도록이면 정상적인 모양으로 고치거나 만들어 내는 진료과이다.

㉦ 산부인과(OBestetrics & GYnecology : OB & GY)

모든 여성을 대상으로 결혼, 임신, 분만, 산욕, 폐경, 불임 및 여성의 자궁, 난소, 난관, 기타 자궁부속기 등에 이상이 있는 질환을 가진 환자를 진단하고 약물요법 및 수술요법으로 치료하고 관리하는 진료과이다. 대학병원은 전문의의 세부 전문분야에 따라 산과(임신, 분만, 산욕 등), 부인과(자궁, 난소, 난관, 기타 자궁부속기 질환)로 나누어 진료를 담당하기도 한다.

㉧ 소아청소년과(Pediatric and Adolescent Medicine : PED)

신생아기로부터 청소년기에 발생하는 질병(외과계 질병 제외)을 진단하고 치료하는 진료과이다.

㉨ 안과(OPhthalmology : EYE)

안구 및 안구를 싸고 있는 그리고 눈물 기관을 포함하는 질환을 진단하고 약물 요법 및 수술 요법으로 치료하고 관리하는 진료과이다.

㉩ 이비인후과(Ear Nose & Throat : ENT)

이비인후과란 코, 부비동, 머리, 경부, 인후두, 구강 및 타액선, 기관, 식도, 갑상선의 각종 질환을 다루는 진료과로 다양한 치료와 외과적 수술, 인공와우 이식, 두경부암에 대한 치료 등을 시행하는 진료과이다.

㉪ 피부과(Dermatology : DER)

아토피 피부염, 건선, 백반증, 접촉피부염, 알레르기 질환, 모발질환, 피부종양, 유전성질환, 색소성질환, 여드름, 피부노화 등 광범위한 피부 질환들을 다루고 있는 진료과이다.

㉰ 비뇨의학과(Urology : Uro)

요로계(신장, 요관, 방광, 요도)와 남성 생식기계 질환을 수술이나 시술 등으로 외과적으로 치료하는 진료과이다.

㉱ 신경과(Department of Neurology : NR)

뇌와, 척수, 여기서 갈라져 나오는 신경가지(말초신경) 및 근육에 발생하는 질환을 진단하고 내과적으로 치료하는 진료과이다.

㉲ 재활의학과(Rehabilitation Medicine : RM)

질환 또는 외상에 의한 뇌졸중, 척추손상, 사지 절단 등의 비교적 심한 장애를 갖고 있는 환자뿐만 아니라, 각종 통증으로 인하여 평소 생활에 불편함을 느끼고 있는 모든 환자의 신체기능을 최대한으로 회복시켜 타인의 도움 없이, 최소한의 도움으로 독립적이고 질적인 삶을 영위할 수 있도록 도와주는 진료과이다.

㉮ 마취통증의학과(Anesthesiology & pain Medicine : AN)

마취통증의학과는 급성 통증(수술 후 통증), 만성 통증을 조절하며 수술 시 전신 마취, 부분 마취, 진정 시행, 수술 외 처치에 필요한 진정이나 마취 등을 시행하는 진료과이다.

㉯ 진단검사의학과(Laboratory Medicine : LM)

일반혈액검사, 일반화학검사, 혈액응고, 응급검사 등 주요 검사를 365일 24시간 신속히 제공하고 있어 응급환자 및 입원 환자 진료에 도움을 주고 혈액유전학 검사, 약물유전학 검사, 종양유전학 검사, 항 혈소판약제 저항성검사, HLA Sequence–based typing 등의 검사를 시행하는 진료과이다.

㉰ 병리과(Pathology : Path)

임상의사의 진료에 있어 필수적인 조직 검사 및 세포 검사 진단을 내리는 진료과이다.

㉱ 가정의학과(Family Medicine : FM)

1차 의료를 담당하는 전문 과목으로 연령, 성별, 질병에 구애받지 않고 지속적이고 포괄적인 의료를 제공하는 진료과이다.

㉲ 핵의학과(Nuclear Medicine : NM)

원하는 목적에 맞는 방사성 추적자를 체내에 주입하여 그 분포를 영상화하는 체내검사, 채취된 혈액에서 측정하고자 하는 혈청 성분을 방사성 동위원소를 이용하여 검사하는 체외검체검사, 방사성 동위원소를 이용하여 갑상선 암이나 골 전이암을 치료하는 방사성 동위원소 치료를 시행하는 진료과이다.

㈓ 응급의학과(Emergency Medicine : EM)

응급증상 및 이에 준하는 증상, 응급증상으로 진행될 가능성이 있다고 응급의료종사자가 판단하는 증상이 있는 응급환자에게 양질의 응급의료를 제공하는 진료과이다.

㈔ 정신건강의학과(Psychiatry : PSY)

뇌신경 전달물질의 불균형으로 인한 사고, 감정, 행동의 이상으로 초래되는 정신질환 및 증상을 진단, 치료하는 진료과이다.

㈕ 예방의학과(Preventive Medicine : PM)

의과 대학에서, 각종 질병의 발생 원인을 규명하여 그 예방을 연구하는 학문을 전공으로 하는 학과이다.

㈖ 직업환경의학과(Occupational & Environmental Medicine : OE)

근골격계 질환, 환경성 질환, 중금속 중독 진단, 산업보건, 직업병, 직업 관련성 질환을 진단하고 산업보건 및 직업환경을 측정하는 진료과이다.

㈗ 영상의학과(Radiology : RI)

X-ray, 초음파, CT, MR 등 영상의학적 기기들을 이용하여 질병의 진단, 치료 방법의 결정, 치료경과를 판정하고 이러한 영상의학적 기기들을 이용하여 조직검사, 색전술, 조영술 등의 시술을 시행하는 진료과이다.

㈘ 결핵과(Tuberculosis : TB)

결핵과 관련된 환자의 진단 및 전문치료를 담당하는 진료과이다.

㈙ 방사선종양학과(Radiation Onconlogy : RT)

암으로 진단받은 환자를 세밀히 진찰하고 각종 검사결과를 분석한 후 방사선 치료가 필요한지 결정하여, 방사선치료의 전반적인 사항을 관리 감독하는 진료과이다.

② 병원의 진료과목 의학용어 및 약어

진료과(약어)	의학용어	진료과(약어)	의학용어
내과(IM)	Internal Medicine	신경과 (NR)	Neurology
외과(GS)	General surgery	정신건강의학과(PS)	psychiatry
신경외과(NS)	Neuro surgery	응급의학과(EM)	Emergency Medicine
정형외과(OS)	Orthopedic surgery	재활의학과(RM)	Rehabilitation medicine
흉부외과(CS)	Chest surgery	영상의학과(RI)	Radiology
성형외과(PS)	Plastic surgery	방사선종양학과(RO)	Radiation Onconlogy
가정의학과(FM)	Family medicine	마취통증의학과(AN)	Anesthsiology
이비인후과(ENT)	Ear & nose & throat	핵의학과(NM)	Nuclear medicine
안과(OPH)	Opthalmology	진단검사의학과(LM)	laboratory medicine
치과(DNT)	Dentistry	병리과(Path)	pathology
소아청소년과(PED)	Pediatrics	마취통증의학과(AN)	Anesthesiology & pain Medi-cine
산부인과(OBGY)	Obsterics & Gynecology	결핵과(TB)	Tuberculosis
피부과(DER)	Dermatology	예방의학과(PM)	Preventive Medicine
비뇨의학과(URO)	Urology	직업환경의학과(OE)	Occupational & Environmental Medicine

• 내과 분과 약어

진료과(약어)	의학용어	진료과(약어)	의학용어
소화기내과(GI)	Gastrointestinal Medicine	류마티스내과(RH)	Rheumatology
심장내과(CIR)	Cardiology	혈액종양내과(HO)	Hematology Oncology
호흡기내과(RES)	Respiratory Medicine	감염내과(IF)	Infectious disease
신장내과(NH)	Nephrology	내분비내과(ED)	Endocrinology & Metabolis
알레지내과(A)	Allergy		

(7) 전문센터 및 특수클리닉

병원의 전문 진료 및 특수질환의 치료를 위해 진료 각과와 협진체계를 구축하여 전문센터와 특수클리닉을 운영하고 있다. 운영의 효율성요소로는 특수질환 진료에 대한 이용편리와 신속한 진료 및 치료기간 단축, 병원의 특성화사업 및 대외 경쟁력강화 기여 등이 있다. 전문센터와 특수클리닉은 병원의 규모와 기능, 진료능력, 시설 및 의료장비

보유, 특수성에 따라 개설된 센터와 특수클리닉은 다르나 일반적으로 운영되는 센터와 클리닉은 아래와 같다.

① 전문센터

센터는 2개과 이상의 협진체계로 이루어지며, 암, 응급의료, 건강증진, 뇌혈관 또는 뇌신경, 심혈관, 척추/관절, 뇌졸중, 국제진료(외국인진료), 소화기내시경, 대장항문, 임플란트, 스포츠건강의학, 장기이식, 재활센터 등이 있다.

② 특수클리닉

1개과 이상의 진료과가 지정된 일정에 특수질환을 진료하는 형태로서 당뇨, 갑상선, 고혈압, 치매, 척추, 관절, 뇌신경, 호흡기, 천식, 비만, 금연, 난청, 대장항문, 인공신장, 전립선, 여성건강, 스트레스심리상담, 요실금클리닉 등이 있다.

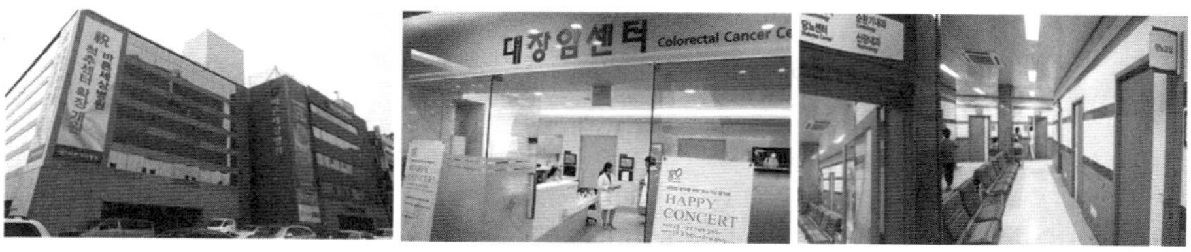

그림 1-6 병원의 전문센터

(8) 상급종합병원 및 전문병원

① 상급종합병원(Role of Tertiary Hospitals)

의료법 제3조의4 제1항에 의해 보건복지부장관이 지정하는 병원으로서, 종합병원 중 중증질환에 대하여 난이도가 높은 의료행위를 전문적으로 하는 종합병원을 말한다. 상급종합병원(제5기, 2024년~2026년)은 전국 11개 권역으로 전국에 47개 병원이 지정되어 운영되고 있다. 지정된 상급종합병원은 건강보험 행위료 가산율 30%를 적용받게 된다.

■ 상급종합병원의 지정요건은 다음과 같다.

㉮ 보건복지부령으로 정하는 20개 이상의 진료과목을 갖추고 각 진료과목마다 전속하는 전문의를 둘 것

㉯ 법 제77조제1항에 따라 전문의가 되려는 자를 수련시키는 기관일 것

㉰ 보건복지부령으로 정하는 인력 · 시설 · 장비 등을 갖출 것

㉣ 질병군별(疾病群別) 환자구성 비율이 보건복지부령으로 정하는 기준에 해당할 것
 - 보건복지부장관은 상급종합병원으로 지정받은 종합병원에 대하여 3년마다 평가를 실시하여 재지정하거나 지정을 취소할 수 있다.

표 1-9 상급종합병원 지정 현황(지정기간 제5기 2024. 1. 1.~ 2026년 12. 31)

진료권역	상급종합병원 지정 기관명
서울권(14)	강북삼성병원, 건국대학교병원, 경희대학교병원, 고려대학교의과대학부속구로병원, 삼성서울병원, 서울대학교병원, 연세대학교의과대학강남세브란스병원, 연세대학교의과대학세브란스병원, 이화여자대학교의과대학부속목동병원, 재단법인아산사회복지재단서울아산병원, 중앙대학교병원, 학교법인고려중앙학원고려대학교의과대학부속병원(안암병원), 학교법인가톨릭학원가톨릭대학교서울성모병원, 한양대학교병원
경기 서북부권(4)	가톨릭대학교인천성모병원, 순천향대학교부속부천병원, 의료법인길의료재단길병원, 인하대학교의과대학부속병원
경기 남부권(5)	가톨릭대학교성빈센트병원, 고려대학교의과대학부속안산병원, 분당서울대학교병원, 아주대학교병원, 한림대학교성심병원
강원권(2)	강릉아산병원, 연세대학교원주세브란스기독병원
충북권(1)	충북대학교병원
충남권(3)	단국대학교의과대학부속병원, 충남대학교병원, 학교법인건양교육재단건양대학교병원
전북권(2)	원광대학교병원, 전북대학교병원
전남권(3)	전남대학교병원, 조선대학교병원, 화순전남대학교병원
경북권(5)	경북대학교병원, 계명대학교동산병원, 대구가톨릭대학교병원, 영남대학교병원, 칠곡경북대학교병원
경남동부권(6)	고신대학교복음병원, 동아대학교병원, 부산대학교병원, 양산부산대학교병원, 인제대학교부산백병원, 학교법인울산공업학원울산대학교병원
경남서부권(2개)	경상국립대학교병원, 학교법인성균관대학삼성창원병원
11개 진료권역	47개 의료기관

㈜ 지정기간 만료 후 재 지정시는 변경될 수 있음.

② 전문병원(Special Hospital)

의료법 제3조의5에 의해 보건복지부장관이 지정하는 병원으로서 병원급 의료기관 중 특정 진료과목이나 특정 질환 등에 대하여 난이도가 높은 의료행위를 하는 병원을 말한다. 전문병원(제5기 1차년도, 2024년~2026년)은 전국에 94개 병원이 지정 운영되고 있다.

■ 전문병원의 지정요건은 다음과 같다.

㉮ 특정 질환별 · 진료과목별 환자의 구성비율 등이 보건복지부령으로 정하는 기준에 해당할 것

㉯ 보건복지부령으로 정하는 수 이상의 진료과목을 갖추고 각 진료과목마다 전속하는 전문의를 둘 것

– 보건복지부장관은 전문병원으로 지정받은 병원에 대하여 3년마다 평가를 실시하여 재지정하거나 지정을 취소할 수 있다.

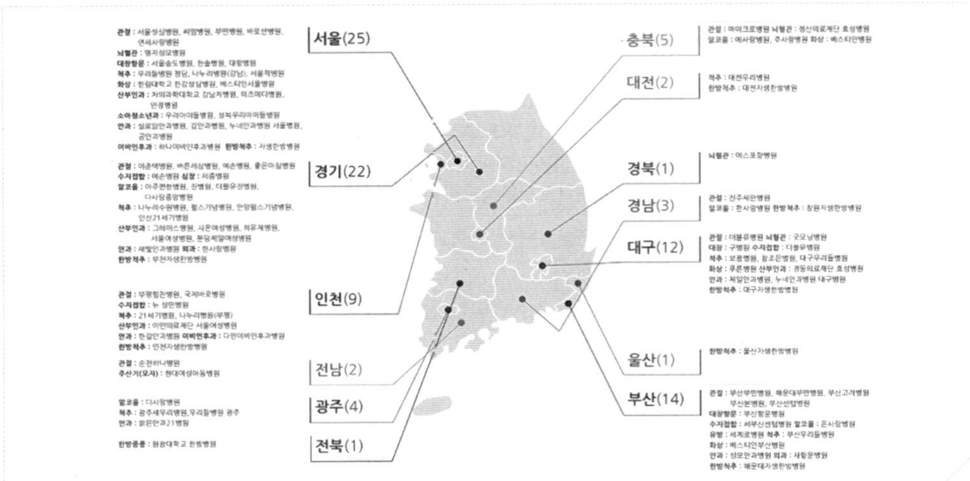

그림 1-7 전국 전문병원 지정 지역분포도

■ 전문병원의 지정분야 및 절차는 다음과 같다.

표 1-10 전문병원 지정분야

지정 분야	양 방(18)	한 방(3)
질 환	관절, 뇌혈관, 대장항문, 수지접합, 심장, 알코올, 유방, 척추, 화상, 주산기	한방중풍, 한방척추
진료과목	산부인과, 소아청소년과, 신경과, 안과, 외과, 이비인후과	한방부인과

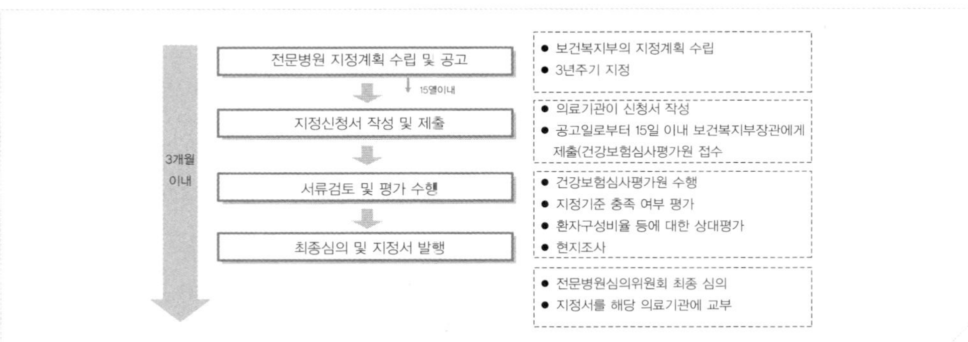

그림 1-8 전문병원의 지정절차

표 1-11 전문병원 지정현황(지정기간 제4기 2021.1.1.~2023.12.31.)

시 · 도	지정분야	기관명칭	세부지역	비고
서울	관절	서울성심병원	서울 동대문구	
		씨엠병원	서울 영등포구	
		부민병원	서울 강서구	
		바로선병원	서울 도봉구	
		연세사랑병원	서울 서초구	
	뇌혈관	명지성모병원	서울 영등포구	
	대장항문	서울송도병원	서울 중구	
		한솔병원	서울 송파구	
		대항병원	서울 서초구	
	척추	우리들병원	서울 강남구	
		나누리병원	서울 강남구	
		서울척병원	서울 성북구	
	화상	한림대학교 한강성심병원	서울 영등포구	
		재단법인 베스티안서울병원	서울 강남구	
	산부인과	차의과대학교 강남차병원	서울 강남구	
		미즈메디병원	서울 강서구	
		인정병원	서울 은평구	
	소아청소년과	의료법인 우리아이들병원	서울 구로구	
		성북우리아이들병원	서울 성북구	
	안과	실로암안과병원	서울 강서구	
		건양의료재단 김안과병원	서울 영등포구	
		누네안과병원	서울 강남구	
		공안과병원	서울 강동구	
	이비인후과	하나이비인후과병원	서울 강남구	
	한방척추	자생한방병원	서울 강남구	
부산	관절	의료법인 부민병원	부산 북구	
		의료법인 해운대부민병원	부산 해운대구	
		의료법인 부산고려병원	부산 남구	
		부산 본병원	부산 사하구	
		의료법인 부산센텀병원	부산 수영구	
	대장항문	의료법인 부산항운병원	부산 동래구	

<table>
<tr><td rowspan="8"></td><td>수지접합</td><td>의료법인 서부산센텀병원</td><td>부산 사상구</td></tr>
<tr><td>알코올</td><td>온사랑병원</td><td>부산 금정구</td></tr>
<tr><td>유방</td><td>사단법인 세계로병원</td><td>부산 동래구</td></tr>
<tr><td>척추</td><td>부산우리들병원</td><td>부산 동래구</td></tr>
<tr><td>화상</td><td>재단법인 베스티안 부산 병원</td><td>부산 북구</td></tr>
<tr><td>안과</td><td>의료법인 성모안과병원</td><td>부산 해운대구</td></tr>
<tr><td>외과</td><td>새항운병원</td><td>부산 연제구</td></tr>
<tr><td>한방척추</td><td>재단법인 해운대자생한방병원</td><td>부산 해운대구</td></tr>
<tr><td rowspan="12">대구</td><td>관절</td><td>더블유병원</td><td>대구 달서구</td></tr>
<tr><td>뇌혈관</td><td>굿모닝병원</td><td>대구 남구</td></tr>
<tr><td>대장항문</td><td>의료법인 구병원</td><td>대구 달서구</td></tr>
<tr><td>수지접합</td><td>더블유병원</td><td>대구 달서구</td></tr>
<tr><td rowspan="3">척추</td><td>보광병원</td><td>대구 달서구</td></tr>
<tr><td>참조은병원</td><td>대구 달서구</td></tr>
<tr><td>우리들병원</td><td>대구 중구</td></tr>
<tr><td>화상</td><td>푸른병원</td><td>대구 중구</td></tr>
<tr><td>산부인과</td><td>의료법인 효성병원</td><td>대구 수성구</td></tr>
<tr><td rowspan="2">안과</td><td>제일안과병원</td><td>대구 동구</td></tr>
<tr><td>누네안과병원</td><td>대구 중구</td></tr>
<tr><td>한방척추</td><td>대구자생한방병원</td><td>대구 중구</td></tr>
<tr><td rowspan="8">인천</td><td rowspan="2">관절</td><td>의료법인 부평힘찬병원</td><td>인천 부평구</td></tr>
<tr><td>국제바로병원</td><td>인천 미추홀구</td></tr>
<tr><td>수지접합</td><td>의료법인 뉴 성민병원</td><td>인천 서구</td></tr>
<tr><td>척추</td><td>21세기병원</td><td>인천 남동구</td></tr>
<tr><td>산부인과</td><td>의료법인 서울여성병원</td><td>인천 미추홀구</td></tr>
<tr><td>안과</td><td>의료법인 한길안과병원</td><td>인천 부평구</td></tr>
<tr><td>이비인후과</td><td>다인이비인후과병원</td><td>인천 부평구</td></tr>
<tr><td>한방척추</td><td>재단법인 인천자생한방병원</td><td>인천 남동구</td></tr>
<tr><td rowspan="3">광주</td><td>알코올</td><td>다사랑병원</td><td>광주 서구</td></tr>
<tr><td>척추</td><td>광주새우리병원</td><td>광주 서구</td></tr>
<tr><td>안과</td><td>밝은안과21병원</td><td>광주 서구</td></tr>
<tr><td rowspan="2">대전</td><td>척추</td><td>대전우리병원</td><td>대전 서구</td></tr>
<tr><td>한방척추</td><td>재단법인 대전자생한방병원</td><td>대전 서구</td></tr>
<tr><td>울산</td><td>한방척추</td><td>재단법인 울산자생한방병원</td><td>울산 남구</td></tr>
</table>

경기	관절	의료법인 이춘택병원	경기 수원시
		바른세상병원	경기 성남시
		예손병원	경기 부천시
		좋은아침병원	경기 구리시
	수지접합	예손병원	경기 부천시
	심장	의료법인 세종병원	경기 부천시
	알코올	아주편한병원	경기 수원시
		진병원	경기 부천시
		더블유진병원	경기 부천시
		다사랑중앙병원	경기 의왕시
	척추	나누리수원병원	경기 수원시
		의료법인 윌스기념병원	경기 수원시
		의료법인 안양윌스기념병원	경기 안양시
		안산21세기병원	경기 안산시
	산부인과	그레이스병원	경기 고양시
		시온여성병원	경기 수원시
		허유재병원	경기 고양시
		서울여성병원	경기 부천시
		분당제일여성병원	경기 성남시
	안과	의료법인 새빛안과병원	경기 고양시
	외과	의료법인 한사랑병원	경기 안산시
	한방척추	재단법인 부천자생한방 병원	경기 부천시
충북	관절	의료법인 마이크로병원	충북 청주시
	뇌혈관	의료법인 효성병원	충북 청주시
	알코올	예사랑병원	충북 청주시
		주사랑병원	충북 청주시
	화상	재단법인 베스티안병원	충북 청주시
전북	한방중풍	원광대학교 한방병원	전북 익산시
전남	관절	순천하나병원	전남 순천시
	주산기(모자)	의료법인 현대여성아동 병원	전남 순천시
경북	뇌혈관	에스포항 병원	경북 포항시
경남	관절	진주세란 병원	경남 진주시
	알코올	한사랑병원	경남 김해시
	한방척추	재단법인 창원자생한방병원	경남 창원시

(9) 병원경영지원회사 및 네트워크병원

① 병원경영지원회사(Management Service Organization : MSO)

병 · 의원들의 지분투자로 설립되는 주식회사형태로서 의료행위와 관계없는 병원경영전반(구매, 인력관리, 진료비청구, 마케팅, 홍보 등)에 대한 서비스를 제공하는 회사를 지칭한다. 대부분 단순 프랜차이즈 수준에 머무르고 있는 국내와 달리 미국 등에서는 MSO가 외부자본을 유치해 병원시설임대, 경영위탁 등의 서비스를 제공하고 그 대가로 수수료를 받아 투자자에게 배분한다. 대표적인 MSO 모델로는 미국의 HMO(health Main tenance Organization: 건강관리 의료단체)를 들 수 있는데, HMO는 의료기관의 다양화와 전문화에 따른 의료관리의 필요성에 따라 가격협상, 정보화구축, 경영효율화를 목적으로 의료기관 간 네트워크 구축을 목적으로 만들어졌다.

② 네트워크병원

네트워크라고 용어를 사용하는 병원들은 다양한 결합 형태를 보이고 있으며, 크게 세 가지 유형으로 구분할 수 있다.

첫째, 의료인이 지점을 개설한 후 발생한 매출을 본점에 보낸 후 이 중 적절한 금액을 돌려주는 형태이다.

둘째, 브랜드명을 같이 사용하는 프랜차이점 형태다. 이 의료기관은 개설자가 병원의 모든 운영을 책임지게 된다. 예치과나 하나이비인후과 그룹이 대표적인 사례이다.

셋째, 여러 명의 의사가 여러 개의 의료기관을 동업 운영하는 조합형태이다. 예를 들어 5명의 의사가 10개의 의료기관에 조금씩 지분을 갖고 같은 명칭을 사용하고 공동마케팅을 하는 형태이다.

또한 네트워크 병, 의원의 강점은 광고홍보 · 정보공유 · 경영성과 · 비용절감(공동구매) · 협력진료 · 고객만족 등이다. 그리고 규모가 큰 네트워크병원들은 병원경영지원회사(MSO)를 설립하여 운영하기도 하며, 네트워크병원들은 MSO의 역할이 지금보다 더 커지고 설립이 활성화될 것으로 기대하고 있다.

표 1-12 네트워크 병 · 의원 현황(예시)

구분	네트워크 병 · 의원 현황
병원	힘찬, 우리들, 연세사랑, 튼튼, 21세기, 척병원, 세바른, 좋은병원(부산) 등
피부과	오라클, 이지함, 고운, 리더스, 리뉴미, 차앤박, 미소가인, 하얀나라 등
내과	속편한, 속시원, 류마, 한사랑, 드림 등
비뇨기과	서울비뇨, 골드만, 맨파워, 메디포맨, 맨남성, 라임, 길맨 등
안과	예본, 밝은성모, 밝은눈, 누네, 드림, 성모 등
이비인후과	하나, 두리, 열린성모 등
산부인과	리즈, 로앤, 미애로, 쉬즈엘, 애플, 고은빛 등
통증의학과	화인, 지인, 참벗, 채움 등
성형외과	노블레스, 드림, 아이미, 메트로 등
치과	모아, 고운미소, 예, 유디, 사과나무, 로덴, 롱플란트, 아름다운치과 등
한의과	자생, 함소아, 편강, 맑은 숲, 청담아이누리 등
건강진단	서울의과학연구소(SCL), 한국의학연구소(KMI), 한국건강관리협회 등

7. 의료기관 부대사업 · 외국인환자 유치사업

(1) 의료기관의 부대사업

의료법 제49조 제1항 제7호에서 "휴게음식점영업, 일반음식점영업, 이용업, 미용업 등 환자 또는 의료법인이 개설한 의료기관 종사자 등의 편의를 위하여 보건복지부령으로 정하는 사업"을 말한다. 부대사업을 할 경우는 서류를 첨부하여 관할 시 · 도지사에게 신고(별지 제22호 서식)하여야 한다.

■ 의료기관의 부대사업은 다음과 같다.

① 휴게음식점영업, 일반음식점영업, 제과점영업, 위탁급식영업

② 소매업 중 편의점, 슈퍼마켓, 자동판매기영업 및 서점

②의 2. 의류 등 생활용품 판매업 및 식품판매업(건강기능식품 판매업은 제외). 다만, 의료법인이 직접 영위하는 경우는 제외한다.

③ 산후조리업

④ 목욕장업

⑤ 의료기기 임대 · 판매업. 다만, 의료법인이 직접 영위하는 경우는 제외한다.

⑥ 숙박업, 여행업 및 외국인환자 유치업

⑦ 수영장업, 체력단련장업 및 종합체육시설업

⑧ 장애인보조기구의 제조 · 개조 · 수리업

⑨ 다음의 어느 하나에 해당하는 업무를 하려는 자에게 의료법인이 개설하는 의료기관의 건물을 임대하는 사업

가. 이용업 및 미용업　　나. 안경 조제 · 판매업　　다. 은행업
라. 의원급 의료기관 개설 · 운영(의료관광호텔에 부대시설로 설치하는 경우로서 진료과목이 의료법인이 개설하는 의료기관과 동일하지 아니한 경우로 한정한다).

(2) 외국인환자 유치사업

국제적인 경쟁력을 지닌 우리나라의 우수한 의료기술로 글로벌 헬스케어 시장을 선도하고, 이를 차세대 국가 발전의 원동력으로 삼기 위해 정부가 선정한 신성장 동력산업의 하나이다. 외국인환자 유치사업에 대한 정보는「의료 해외진출 및 외국인환자 유치 지원에 관한 법률」과 "외국인환자유치 정보시스템 홈페이지(medical korea. khidi. or.kr)를 활용하면 된다.

2019년 한 해 동안 한국을 방문해 진로를 받은 외국인환자는 49만 7,464명이었으며, 이 가운데 외국인환자 수 기준 상위 6개국은 중국, 일본, 미국, 러시아, 몽골, 베트남 순으로 나타났다.

외국인 진료 의료기관은 국가별 환자안내에 대한 기본 대화 요령(영어, 중국어, 일어, 러시아어, 월남어, 몽골어, 아랍어 등)을 제작하여 환자 접수 시 활용하는 것이 필요하다.

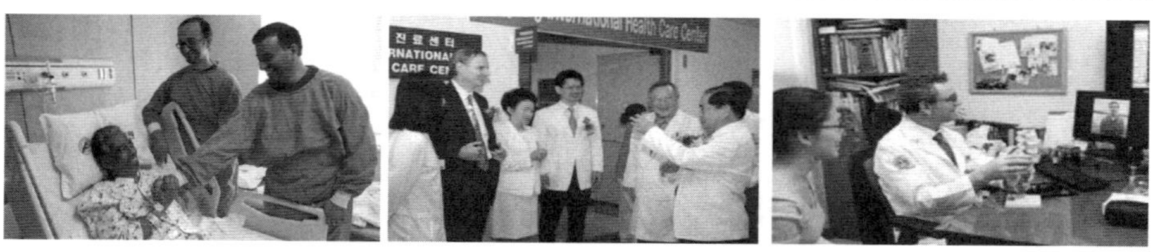

그림 1-9 해외환자 진료

외국인환자 유치 의료기관 등록신청서

<table>
<tr><td colspan="6">■ 의료 해외진출 및 외국인환자 유치 지원에 관한 법률 시행규칙[별지 제3호서식] 〈개정 2020. 10. 8.〉</td></tr>
<tr><td colspan="6">외국인환자 유치의료기관 등록신청서</td></tr>
<tr><td colspan="6">※ 색상이 어두운 칸은 신청인이 적지 않습니다.</td></tr>
<tr><td>접수번호</td><td></td><td>접수일</td><td></td><td>처리기간</td><td>20일</td></tr>
<tr><td rowspan="3">신청인</td><td>의료기관 명칭</td><td></td><td>전화번호</td><td colspan="2"></td></tr>
<tr><td>의료기관 주소</td><td></td><td>외국인환자 유치
진료과목</td><td colspan="2"></td></tr>
<tr><td>대표자 성명</td><td></td><td>대표자
생년월일</td><td colspan="2"></td></tr>
<tr><td colspan="6">「의료 해외진출 및 외국인환자 유치 지원에 관한 법률」 제6조제1항 및 같은 법 시행규칙 제5조 제1항에 따라 외국인환자 유치의료기관 등록을 신청합니다.</td></tr>
<tr><td colspan="6">년 월 일</td></tr>
<tr><td colspan="3">신청인</td><td colspan="3">(서명 또는 인)</td></tr>
<tr><td colspan="2">시 · 도지사</td><td colspan="4">귀하</td></tr>
<tr><td>첨부서류</td><td colspan="4">가. 「의료법 시행규칙」 제25조 및 제27조에 따른 의료기관 개설신고증명서 또는 의료기관 개설허가증 사본 1부
나. 「의료 해외진출 및 외국인환자 유치 지원에 관한 법률」 제6조제1항제1호 및 같은 법 시행령 제4조에 따른 진료과목별 전문의의 명단 및 자격증 사본 각 1부
다. 「의료 해외진출 및 외국인환자 유치 지원에 관한 법률」 제6조제1항제2호 및 같은 법 시행규칙 제4조제1항에 따른 의료사고배상책임보험 또는 「의료사고 피해구제 및 의료분쟁 조정 등에 관한 법률」 에 따른 의료배상공제조합에 가입하였음을 증명하는 서류 1부
라. 사업운영계획서 1부</td><td>수수료
없음</td></tr>
<tr><td colspan="6">시 · 도지사는 외국인환자 유치의료기관이 「의료 해외진출 및 외국인환자 유치 지원에 관한 법률」 제24조제1항의 각 호의 어느 하나에 해당하는 경우에는 그 등록을 취소할 수 있습니다.</td></tr>
<tr><td colspan="6">210㎜×297㎜[백상지(80g/㎡) 또는 중질지(80g/㎡)]</td></tr>
</table>

1-2 | 의료기관 개설 및 신고

학습목표

1. 의료기관의 개설 및 변경현황을 관련기관에 신고할 수 있다.
2. 의료기관의 관리에 관한 제반 법률에 대하여 알 수 있다.

1. 의료기관 개설 및 변경 신고

(1) 의료기관 개설

① 의원 · 치과의원 · 한의원 또는 조산원을 개설하려는 자

보건복지부령으로 정하는 바에 따라 시장 · 군수 · 구청장에게 신고하여야 한다.

② 종합병원 · 병원 · 치과병원 · 한방병원 · 정신병원 · 요양병원의 개설

보건복지부령으로 정하는 바에 따라 시 · 도지사의 허가를 받아야 한다.

③ 의료기관을 개설할 수 있는 자

의사는 종합병원 · 병원 · 요양병원 · 의원을, 치과의사는 치과병원 · 치과의원을, 한의사는 한방병원 · 요양병원 · 한의원을, 조산사는 조산원을 개설할 수 있다.

④ 부속 의료기관 개설

부속의료기관은 개설이 가능한 의료인, 국가나 지방자치단체, 비영리법인, 기타 법률에 정해진 기관이외의 자가 그 소속 직원, 종업원, 그 밖의 구성원(수용자 포함)이나 그 가족의 건강관리를 위하여 부속 의료기관을 개설할 수 있는 개설특례 조항이다.

⑤ 비영리 의료법인 설립과 전환

의사, 한의사, 치과의사, 조산사가 아닌 일반인이 의료기관을 개설하여 운영하기 위해서는 의료법인이나 비영리법인을 설립하여 병원을 개설하는 것이 가능하다.

법인은 법률의 규정에 의함이 아니면 성립하지 못하며 법인은 그 주된 사무소의 소재지에서 설립 등기를 함으로써 성립할 수 있다. 따라서 법인은 영리법인과 비영리법인으로 나누고 비영리법인은 민법규정에 의하여 성립된다. 의료업을 영위하는 비영리법인은 민법상의 재단 및 사단법인, 종교법인, 사회복지법인 등과 같은 전형적으로 유사한 경영목적을 가지고 있는 공익목적 및 비영리목적을 수행하는 기업체라 볼 수 있다.

▣ **의원 및 병원개설 시 신고(허가)서류**

㉮ 의원개설 시 신고 서류

의원 · 치과의원 · 한의원 또는 조산원을 개설하려는 자는 의료기관 개설신고서를 시장. 군수. 구청장에게 신고하여야 한다.

㉯ 병원개설시 허가 서류

종합병원 · 병원 · 치과병원 · 한방병원 또는 요양병원의 개설 허가를 받으려는 자는 의료기관개설 허가 신청서를 첨부하여 시 · 도지사에게 제출하여야 한다.

표 1-13 병원개설시 허가 서류

서류
개설하려는 자가 법인인 경우 : 법인허가설립 허가증 사본, 정관 및 사업계획서
개설하려는 자가 의료인인 경우 : 면허증사본과 사업계획서
건물평면도 및 그 구조설명서
진료과목 및 진료 과목별 시설. 정원 등의 개요 설명서

(2) 요양기관 현황 및 변경신고

요양기관을 처음 개설할 경우에는 관할 시, 군, 구청에 먼저 신고를 한 후 건강보험심사평가원에 신고를 하여야 한다.

병원의 현황 및 변경 신고 담당부서에서는 건강보험심사평가원에 신고하기 전 업무관련 부서(총무팀, 인사팀, 구매팀, 물류팀, 간호부, 교육연구부 등)를 방문하여 변경사항이 있는지 신고 전 병원 내부 현황을 조사한 후 자료를 수집한다. 신고요령은 다음과 같다.

① 요양기관은 건강보험법 제47조에 따라 요양급여비용을 최초로 청구하는 때에 요양기관의 시설 · 장비 및 인력 등에 대한 현황을 시행규칙 제12조1항에 따른 건강보험심사평가원의 요양기관포털서비스에 신고한다.(현황 및 변경신고는 보건복지부에서 고시한 별지 제14~16호 서식 사용)

② 요양기관은 제1항에 따라 신고한 내용이 변경된 경우에는 그 변경된 날부터 15일 이내에 보건복지부령으로 정하는 바에 따라 건강보험심사평가원에 신고하여야 한다.

요양기관 현황신고서 [별지 제14호서식]

※ 바탕색이 어두운 란은 신고인이 적지 않습니다.

※ 「국민건강보험법 시행규칙」 제12조제4항에 따라 본 서식의 [일반현황](①,②,⑤), [시설현황], [진료과목현황]의 사항에 대해 시장 · 군수 · 구청장에게 신고하거나 시 · 도지사가 허가 · 등록한 경우에는 건강보험심사평가원에도 제출한 것으로 간주되므로, 나머지 [일반현황](①의 사업자등록번호 또는 고유번호,③,④), [시설현황]의 세부 사항, [업무분야별 운영현황], [인원현황], [의료인 등 인원 현황]에 해당하는 내용만 기재합니다. (1쪽/3쪽)

지역코드	접수번호	접수일	처리기간	즉시
요양기관 기호		※ 표시과목		

[일 반 현 황]

①요양기관	사업자등록번호 또는 고유번호		
	명칭	개설 신고(허가)일	개설신고(허가)번호
	소재지		연락처 (전화) (팩스)
	종류 (요양병원인 경우에는 [ ]일반 [ ]정신병원 [ ]장애인 의료재활시설 중 해당 구분에 ∨표 합니다)		
②개설자 (대표자)	성명	주민등록번호	면허번호
	전문의 자격종류	전문의 자격번호	연락처 (집) (휴대전화)
	주소		전자우편주소
③요양급여비용 수령 금융기관	금융기관명	계좌번호	예금주	④청구S/W업체명

⑤설립 구분	01 국립	02공립				03법인										04 개인	05 군 병원	06 기타
		[ ] 시도립	[ ] 시군구립	[ ] 지방 의료원	[ ] 기타 공립	[ ] 학교 법인	[ ] 특수 법인	[ ] 종교 법인	[ ] 사회 복지 법인	[ ] 사단 법인	[ ] 재단 법인	[ ] 회사 법인	[ ] 의료 법인	[ ] 소비자생활 협동 조합	[ ] 사회적 협동 조합			

1. 종류란에는 요양기관의 해당 종류기호를 적습니다.
   [종류기호] 01종합병원 02병원 03치과병원 04한방병원 05요양병원 06의원 07치과의원 08한의원 09조산원 10보건소 11보건의료원 12보건지소 13보건진료소
2. 설립 구분란에는 해당 구분코드 또는 [ ]에 ∨표 합니다).
3. 입원환자 간호관리료 등급, 입원환자 식대 및 중환자실 관련 현황통보서 등은 보건복지부장관이 고시하는 바에 따라 별도로 제출합니다.

[시 설 현 황]

입원병실

구분		계 (a+b+c+d+e)	일반입원실 (a) 상급 1인	상급 2인	상급 3인	상급 호스피스 1인	일반 1인	일반 2인	일반 3인	일반 4인	일반 5인	일반 6인 이상	일반 호스피스 1인	일반 호스피스 2인		일반 호스피스 4인	외국인 전용
실제 기준	병실																
	병상																
입원료 기준	병실																
	병상																

구분		정신과폐쇄(b) 상급 1인	상급 2인	상급 3인	일반 1인	일반 2인	일반 3인	일반 4인	일반 5인	일반 6인 이상
실제 기준	병실									
	병상									
입원료 기준	병실									
	병상									

구분		중환자실 (c) 성인 일반병상	성인 격리병상 음압	성인 격리병상 비음압	소아 일반병상	소아 격리병상 음압	소아 격리병상 비음압	신생아 일반병상	신생아 격리병상 음압	신생아 격리병상 비음압	격리병실 (d) 음압공조 1인	음압공조 다인	음압기계 1인	음압기계 2인	음압기계 다인	비음압 1인	비음압 2인	비음압 다인	무균치료실 (e) 1인	무균치료실 다인	의료법 신고(허가) 총병상
실제 (입원료) 기준	병실																				병실
	병상																				병상

특수진료실 등

구분	계	분만실	신생아실	수술실	회복실	응급실 일반병상	응급실 격리병상 음압	응급실 격리병상 비음압	인공 신장실	물리 치료실	강내 치료실	방사선 옥소	낮 병동	조혈모 세포 처치실	혈액 은행	임상 검사실	모자동실	조제실	탕전실
병실														유 [ ] 무 [ ]	유 [ ] 무 [ ]	유 [ ] 무 [ ]	유 [ ] 무 [ ]	유 [ ] 무 [ ]	유(내[ ],외[ ]) 무(원외공동 이용[ ],무[ ])
병상																			

1. 「의료법 시행규칙」 별표 4 또는 보건복지부장관이 별도로 정하는 시설규격에 적합하여야 합니다.
2. 입원병실에는 「의료 해외진출 및 외국인환자 유치 지원에 관한 법률」제6조 및 제10조에 따른 외국인환자를 위한 병실 · 병상수와 「응급의료에 관한 법률」 제33조에 따라 응급의료기관이 응급환자를 위해 확보해야하는 예비병상을 포함하여 기록합니다.
3. 격리실은 전염성 환자, 면역이 억제된 환자 및 화상 환자 등을 수용할 수 있는 시설을 말합니다.
4. 입원병실의 병실 · 병상수에는 특수진료실의 병실 · 병상수가 포함되지 않도록 구분하여 기록합니다.
5. 실제기준 상급병실 · 병상수는 입원료 기준 상급병실 · 병상수와 동일하게 기록하고, 실제기준 일반병실 · 병상수는 입원료 기준 일반병실 · 병상수를 물리적인 인실로 구분하여 기록합니다.
6. 입원료기준 병실 · 병상의 인실 구분은 요양급여비용 청구 시 산정하는 입원료를 기준으로 구분하며, 6인이상 병실을 운영하는 경우는 보건복지부장관이 정하는 바에 따라 별도로 제출합니다.

「국민건강보험법 시행규칙」 제12조제1항에 따라 위와 같이 요양기관 현황을 신고합니다.

년 월 일

개설자(대표자) (서명 또는 인)

건강보험심사평가원 원장 귀하

210㎜×297㎜[백상지 80g/㎡]

2. 병원관리 관련 법규

(1) 사회보장 및 보건의료 관련 법규

① 사회보장기본법

사회보장에 관한 국민의 권리와 국가 및 지방자치단체의 책임을 정하고 사회보장정책의 수립 · 추진과 관련 제도에 관한 기본적인 사항을 규정함으로써 국민의 복지증진에 이바지하는 것을 목적으로 한다.

② 의료법

모든 국민이 수준 높은 의료 혜택을 받을 수 있도록 국민의료에 필요한 사항을 규정함으로써 국민의 건강을 보호하고 증진하는 데에 목적이 있다. 이 법에서 “의료인”이란 보건복지부장관의 면허를 받은 의사 · 치과의사 · 한의사 · 조산사 및 간호사를 말한다. 따라서 의료인은 종별에 따라 맡은 임무를 수행하여 국민보건 향상을 이루고 국민의 건강한 생활 확보에 이바지할 사명을 가진다.

③ 보건의료기본법

보건의료기본법은 보건의료에 관한 국민의 권리 · 의무와 국가 및 지방자치단체의 책임을 정하고 보건의료의 수요와 공급에 관한 기본적인 사항을 규정함으로써 보건의료의 발전과 국민의 보건 및 복지의 증진에 이바지하는 것을 목적으로 한다.

④ 국민건강보험법

국민의 질병 · 부상에 대한 예방 · 진단 · 치료 · 재활과 출산 · 사망 및 건강증진에 대하여 보험급여를 실시함으로써 국민보건 향상과 사회보장 증진에 이바지함을 목적으로 한다.

건강보험은 국민의 건강증진을 기하기 위한 사회보장제도의 일환으로 국민의 질병 · 부상에 대한 예방 · 진단 · 치료 · 재활과 출산 · 사망 및 건강증진에 대하여 현물 또는 현금으로 급여를 제공하는 보험제도로서 법률에 의한 가입의 강제, 소득에 비례한 보험료의 차등부담, 부담보험료에 관계없이 균등한 보험급여 등을 그 특성으로 한다.

⑤ 의료급여법

생활이 어려운 사람에게 의료급여를 함으로써 국민보건의 향상과 사회복지의 증진에 이바지함을 목적으로 한다. 의료기관 및 약국 등은 의료급여법 제2조에서 정한 의료급여수급권자에 대한 진료, 조제 또는 투약 등을 담당하는 의료급여기관이 된다.

⑥ 산업재해보상보험법

산업재해보상보험 사업을 시행하여 근로자의 업무상 재해를 신속하고 공정하게 보상하며, 재해근로자의 재활 및 사회 복귀를 촉진하기 위하여 이에 필요한 보험시설을 설치 · 운영하고, 재해 예방과 그 밖에 근로자의 복지 증진을 위한 사업을 시행하여 근로자 보호에 이바지하는 것을 목적으로 한다. 이 법에 의한 보험사업은 고용노동부장관이 관장한다.

⑦ 자동차손해배상보장법

자동차의 운행으로 사람이 사망 또는 부상하거나 재물이 멸실 또는 훼손된 경우에 손해배상을 보장하는 제도를 확립하여 피해자를 보호하고, 자동차사고로 인한 사회적 손실을 방지함으로써 자동차운송의 건전한 발전을 촉진함을 목적으로 한다. 병원은 국토교통부장관이 고시로 정한 자동차보험 진료수가기준에 의하여 요양급여를 제공하고 진료수가를 청구한다.

⑧ 노인장기요양보험법

고령이나 노인성 질병 등의 사유로 일상생활을 혼자서 수행하기 어려운 노인 등에게 제공하는 신체활동 또는 가사활동 지원 등의 장기요양급여에 관한 사항을 규정하여 노후의 건강증진 및 생활안정을 도모하고 그 가족의 부담을 덜어줌으로써 국민의 삶의 질을 향상하도록 함을 목적으로 한다.

⑨ 건강검진기본법

국가건강검진에 관한 국민의 권리 · 의무와 국가 및 지방자치단체의 책임을 정하고 국가건강검진의 계획과 시행에 관한 기본적인 사항을 규정함으로써 국민의 보건 및 복지의 증진에 이바지함을 목적으로 한다.

⑩ 지역보건법

지역보건법은 보건소 등 지역보건의료기관의 설치 · 운영 및 지역보건의료사업의 연계성 확보에 필요한 사항을 규정함으로써 보건행정을 합리적으로 조직 · 운영하고, 보건시책을 효율적으로 추진하여 국민보건의 향상에 이바지함을 목적으로 한다.

⑪ 모자보건법

모자보건법은 모성(母性) 및 영유아(幼兒)의 생명과 건강을 보호하고 건전한 자녀의 출산과 양육을 도모함으로써 국민보건 향상에 이바지함을 목적으로 한다.

⑫ 국민건강증진법

국민건강증진법은 국민들이 건강에 대한 가치와 책임의식을 함양하도록 건강에 관한 바른 지식을 보급하고 스스로 건강생활을 실천할 수 있는 여건을 조성함으로써 국민의 건강을 증진함을 목적으로 한다.

⑬ 의료기사 등에 관한 법률

이 법은 의료기사, 보건의료정보관리사 및 안경사의 자격 · 면허 등에 관하여 필요한 사항을 정함으로써 국민의 보건 및 의료 향상에 이바지함을 목적으로 한다. 이 법에서 "의료기사"란 의사 또는 치과의사의 지도 아래 진료나 의화학적(醫化學的) 검사에 종사하는 사람을 말하며(임상병리사. 방사선사, 물리치료사. 작업치료사, 치위생사, 치기공사) "보건의료정보관리사"란 의료 및 보건지도 등에 관한 기록 및 정보의 분류 · 확인 · 유지 · 관리를 주된 업무로 하는 사람을 말하며, "안경사"란 안경(시력보정용에 한정)의 조제 및 판매와 콘택트렌즈의 판매를 주된 업무로 하는 사람을 말한다.

⑭ 약사법

이 법은 약사(藥事)에 관한 일들이 원활하게 이루어질 수 있도록 필요한 사항을 규정하여 국민보건 향상에 기여하는 것을 목적으로 한다.

(2) 의료관리와 관계된 법규

① 응급의료에 관한 법률

이 법은 국민들이 응급상황에서 신속하고 적절한 응급의료를 받을 수 있도록 응급의료에 관한 국민의 권리와 의무, 국가 · 지방자치단체의 책임, 응급의료제공자의 책임과 권리를 정하고 응급의료자원의 효율적 관리에 필요한 사항을 규정함으로써 응급환자의 생명과 건강을 보호하고 국민의료를 적정하게 함을 목적으로 한다.

② 감염병의 예방 및 관리에 관한 법률

이 법은 국민 건강에 위해(危害)가 되는 감염병의 발생과 유행을 방지하고, 그 예방 및 관리를 위하여 필요한 사항을 규정함으로써 국민 건강의 증진 및 유지에 이바지함을 목적으로 한다.

감염관리위원회 및 감염관리실의 설치는 종합병원 및 병원(150개 병상 이상)을 운영하는 의료기관의 장은 병원감염 예방을 위하여 설치 · 운영하여야 한다.

③ 혈액관리법

이 법은 혈액관리업무에 관하여 필요한 사항을 규정함으로써 수혈자와 헌혈자(獻血者)를 보호하고 혈액관리를 적절하게 하여 국민보건의 향상에 이바지함을 목적으로 한다.

④ 전문의 수련 및 자격인정 등에 관한 규정

이 영은「의료법」제77조제1항 및 제4항에 따라 전문의의 수련, 자격 인정 및 전문과목에 관하여 필요한 사항을 규정함을 목적으로 한다.

⑤ 마약류관리에 관한 법률

이 법은 마약 · 향정신성의약품(向精神性醫藥品) · 대마(大麻) 및 원료물질의 취급 · 관리를 적정하게 하고, 마약류 중독에 대한 치료 · 예방 등을 위하여 필요한 사항을 규정함으로써 그 오용 또는 남용으로 인한 보건상의 위해(危害)를 방지하여 국민보건 향상과 건강한 사회 조성에 이바지함을 목적으로 한다.

⑥ 의료기관 회계기준 규칙

규칙은 의료법 제62조에 따라 의료기관의 개설자가 준수하여야 하는 의료기관 회계기준을 정함으로써 의료기관회계의 투명성을 확보함을 목적으로 한다. 의료기관 회계기준의 준수대상은 의료법 제62조제2항에 따라 의료기관 회계기준을 준수하여야 하는 의료기관의 개설자는 100병상 이상의 병원급 의료기관의 개설자를 말한다.

⑦ 장기 등 이식에 관한 법률

이 법은 장기등의 기증에 관한 사항과 사람의 장기 등을 다른 사람의 장기등의 기능회복을 위하여 적출(摘出)하고 이식(移植)하는 데에 필요한 사항을 규정하여 장기등의 적출 및 이식을 적정하게 하고 국민보건을 향상시키는 데에 이바지하는 것을 목적으로 한다.

⑧ 의료사고 피해 구제 및 의료분쟁 조정 등에 관한 법률

이 법은 의료분쟁의 조정 및 중재 등에 관한 사항을 규정함으로써 의료사고로 인한 피해를 신속 · 공정하게 구제하고 보건의료인의 안정적인 진료환경을 조성함을 목적으로 한다.

⑨ 개인정보 보호법

이 법은 개인정보의 처리 및 보호에 관한 사항을 정함으로써 개인의 자유와 권리를 보호하고, 나아가 개인의 존엄과 가치를 구현함을 목적으로 하며, "개인정보"란 살아 있는 개인에 관한 정보로서 성명, 주민등록번호 및 영상 등을 통하여 개인을 알아볼 수 있는 정보(해당 정보만으로는 특정 개인을 알아볼 수 없더라도 다른 정보와 쉽게 결합하여 알아볼 수 있는 것을 포함)를 말한다.

⑩ 전공의의 수련환경 개선 및 지위 향상을 위한 법률

이 법은 전공의의 수련환경 개선 및 지위 향상을 위하여 필요한 사항을 규정함으로써 전공의의 권리를 보호하고 환자안전과 우수한 의료인력의 양성에 이바지함을 목적으로 한다.

1-3 | 의약분업

학습목표

1. 의약분업제도를 이해하고 관리와 관련 업무를 수행할 수 있다.

1. 의약분업

(1) 정의

의약분업이란 의사 또는 치과의사가 진단, 처방하고 약사가 의사의 처방에 따라 의약품을 조제하는 제도이다. 즉 환자의 치료에 사용되는 의약품을 전문의료인인 의사가 환자의 증상을 진단해 가장 적합하게 처방한 후 약사 역시 처방전에 따라 전문적으로 의약품을 조제. 판매하는 것으로 질 높은 의료서비스를 제공하기 위해 2000년 7월 1일부터 도입된 제도이다.

(2) 의약분업의 기본원칙

① 의사는 전문의약품과 일반의약품을 처방할 수 있으며, 약사는 의사의 처방전에 의하여 전문의약품과 일반의약품을 조제하여야 한다.

② 의사는 외래환자에 대하여 원외처방전을 발행하여야 하며, 약국의 약사만이 원외처방전을 조제할 수 있다.

③ 약국개설자는 의사의 처방전에 의하여 조제하는 경우를 제외하고는 전문의약품을 판매할 수 없으나, 일반의약품은 의사의 처방전에 의하지 아니하고 판매할 수 있다.

(3) 일반의약품과 전문의약품

① 일반의약품(Over-the-counter drug, OTC 약품)은 의사, 치과의사의 처방에 의하지 않고 환자가 직접 선택할 수 있는 의약품으로서(약사법 제2조), 보건복지부장관과 협의하여 식품의약품안전처장이 정하여 고시하는 기준에 해당하는 의약품을 말한다.

㉮ 오용 · 남용될 우려가 적고, 의사나 치과의사의 처방 없이 사용하더라도 안전성 및 유효성을 기대할 수 있는 의약품

㉯ 질병 치료를 위하여 의사나 치과의사의 전문지식이 없어도 사용할 수 있는 의

약품

㉰ 의약품의 제형(劑型)과 약리작용상 인체에 미치는 부작용이 비교적 적은 의약품

② **전문의약품**(POM, prescription only medicine, 처방약)은 일반의약품이 아닌 의사의 처방전에 따라서만 조제하여 판매할 수 의약품을 말한다.

㉮ 약리작용 또는 적응증으로 볼 때 의사 또는 치과의사의 전문적인 진단과 지시 · 감독에 따라 사용되어야 하는 의약품

㉯ 투여경로의 특성상 의사 또는 치과의사의 지시 · 감독에 따라 사용되어야 하는 의약품

㉰ 용법 · 용량을 준수하는데 전문성이 필요하거나 혹은 환자에 따라 적절한 용법 · 용량의 설정이 필요하여 의사 또는 치과의사의 전문적인 지시 · 감독에 따라 사용되어야 하는 의약품

㉱ 부작용이 심하여 의사 또는 치과의사의 지시 · 감독에 따라 사용되어야 하는 의약품으로서 심각한 부작용의 발현 빈도가 높거나 정상 상용량 범위 안에서 사용하더라도 부작용 발현의 빈도가 높은 의약품

㉲ 습관성 및 의존성이 있는 의약품

㉳ 내성(내성, resistance)이 문제가 되는 의약품

㉴ 약물의 상호작용이 상당한 정도로 존재하여 심각한 부작용이 발생할 수 있거나 약효의 현저한 감소를 가져올 수 있는 의약품

㉵ 마약, 한외마약, 향정신성의약품, 독약, 극약에 해당하는 의약품

㉶ 오남용의 우려가 있어 사회적 문제를 야기하는 의약품

식품의약품안전청장이 신약으로 지정하는 의약품(다만, 외국에서 유효성 · 안전성이 충분히 입증된 경우를 제외한다)

(4) 의약분업대상

의약분업은 외래환자를 대상으로 의사의 전문적인 진단이 필요한 전문의약품에 대해서만 실시한다. 두통약, 종합감기약 등 일반의약품은 의약분업에서 제외되며 입원환자, 응급환자 및 의료기관 또는 약국이 없는 지역과 재해지역에서 진료하는 환자, 병역의무중인자, 교정시설, 소년보호시설 등에 수용된 자, 감염병예방 및 관리에 대한 법률 의

하여 1급 감염병 등 격리수용자, 파킨슨병, 한센병, AIDS환자 등은 의약분업대상에서 제외 하였다.

(5) 의약분업의 실시대상기관 및 대상환자

① 대상기관 및 지역

㉮ 대상기관은 보건소와 보건지소를 포함한 모든 의료기관이다. 모든 의료기관의 의사는 외래환자에게 원외처방전을 발행하여야하며, 의료기관의 조제실에서 조제업무에 종사하는 약사는 원외처방전이 교부된 환자에게 의약품을 조제할 수 없으나 다음의 경우에는 의료기관에서 직접조제가 허용된다.

㉯ 대상지역은 일부예외지역을 제외한 전국의 모든 지역이다.

② 대상 예외기관 및 지역

㉮ 예외기관

㉠ 의약분업 예외지역의 의료기관 및 보건소

㉡ 한방의료기관(단, 한방의료기관에서 양방(洋方)진료를 받을 경우는 의약분업적용)

㉢ 동물병원

㉣ 의약분업 예외지역의 약국

㉤ 재해지역의 약국

㉯ 의약분업 예외 지역

㉠ 의료기관 또는 약국이 개설되어 있지 않은 읍 · 면 지역 및 도서지역

㉡ 의료기관과 약국이 개설되어 있으나, 의료기관과 약국이 실 거리(도보 또는 교통편을 이용한 실제거리)로 1.5km 이상 떨어져 있는 등 해당 지역 주민이 의료기관과 약국을 함께 이용하기 어렵다고 인정되는 지역은 시 · 도지사가 예외지역의 범위에 포함시킬 수 있음

㉢ 공단지역 내에 개설된 부속의료기관과 인근 약국간 거리가 실 거리로 1km 이상 떨어져 있어 해당 공단의 종사자가 부속의료기관과 약국을 함께 이용하기 어렵다고 시 · 도지사가 인정하는 공단지역

㉣ 재해 발생 지역 등이 있다.

③ 대상환자

㉮ 모든 외래환자(건강보험. 의료급여. 산재보험. 자동차보험. 일반환자)

㉯ 외국인 경우에도 국내거주 및 체류하는 환자

㉰ 외국보험사에 소속된 한국선원 등이다.

(7) 의약분업실시대상 예외(제외)환자

① 입원환자 및 응급환자

의료기관에 입원 중인 환자, 응급의료에 관한 법률 제2조1항에 관련된 응급증상 및 응급증상에 준하는 증상환자

② 정신분열증, 조울증, 등으로 자신 또는 타인을 해할 우려가 있는 정신질환자

③ 의료기관 또는 약국이 없는 지역 및 재해지역에서 진료하는 환자

④ 병역의무 중인 자와 교정시설, 소년보호 시설 등에 수용중인 자

⑤ 장애인 복지 법에 의한 1, 2급 장애인

⑥ 감염병관리에 관한 볍률에 의한 감염병(제1급감염병), 파킨슨병, 나병, AIDS, 장기이식 후 치료를 받는 환자

⑦ 사회복지시설(노인, 아동, 장애시설 등)에 입소한 자. 단, 사회복지시설 수용자가 인근 의료기관을 내원하여 진료를 받을 경우에는 의약분업이 적용된다.

⑧ 결핵치료환자(보건소 및 결핵협회 부속의원에 한함)

⑨ 노숙자, 부랑아, 행려환자 및 농촌활동 등 사회봉사활동에서의 투약

⑩ 산업재해에 의한 진폐증환자

⑪ 한국보훈복지의료공단법, 국가유공자 등 예우 및 지원에 관한 법령에 의한 상이등급 1급 내지 3급 해당자 및 고엽제 후유증환자 지원 등에 관한 법령에 의하여 진료비 전액을 국가가 부담하는 환자 등이다.

(8) 의약분업 대상의약품 및 예외품목

① 대상의약품

일부예외를 제외한 국내에서 제조, 수입하는 모든 전문의약품을 의약분업대상 의약품으로한다. 건강보험대상이 아닌 의약품을 투약 받아야 하는 외래환자도 의약분업대상이다.

② **대상예외품목**

대상예외 품목으로는 모든 주사용제제, 진단(검사용)의약품, 감염병예방접종약, 희귀의약품, 의료기관 조제실 제제약품, 마약, 방사선의약품, 신장투석액 및 이식정, 투약시에 기계.장치를 이용하거나 시술이 필요한 의약품, 검사를 위하여 필요하거나 수술 및 처치에 사용되는 의약품, 예외의약품과 함께 사용하는 의약품 등이 있다.

(9) 원외처방 및 조제

의사의 처방전발행 의사는 의약분업 대상환자에 대하여 원외처방전을 발행하여야하며, 처방전에는 대한약전에서 정한 명칭, 일반명, 또는 제품명으로 처방할 수 있으며 알아보기 쉽도록 정자로 기재하여야 한다. 의사의 처방기간은 원칙적으로 제한이 없으므로 처방전 사용기간은 의사가 기재하며, 원외처방전 발행 시 의사는 처방전을 환자보관용 1부와 약국보관용 1부 등 2부를 환자에게 교부한다.

<table>
<tr><td colspan="8">처 방 전 의료법 시행규칙 [별지 제9호서식]
[ ] 건강보험 [ ] 의료급여 [ ] 산업재해보험 [ ] 자동차보험 [ ] 기타(　　)</td></tr>
<tr><td colspan="7">※ [ ]에는 해당되는 곳에 “V”표시를 합니다.</td><td></td></tr>
<tr><td colspan="8">요양기관기호 :</td></tr>
<tr><td colspan="2">발급 연월일 및 번호</td><td colspan="2">년 월 일 - 제 호</td><td rowspan="3">의료
기관</td><td>명 칭</td><td colspan="2"></td></tr>
<tr><td rowspan="2">환자</td><td>성 명</td><td colspan="2"></td><td>전화번호</td><td colspan="2">( ) -</td></tr>
<tr><td>주민등록번호</td><td colspan="2">-</td><td>팩스번호</td><td colspan="2"></td></tr>
<tr><td rowspan="2">질병
분류
기호</td><td rowspan="2"></td><td rowspan="2">처방
의료인의
성명</td><td colspan="2" rowspan="2">(서명 또는 날인)</td><td>면허종류</td><td colspan="2"></td></tr>
<tr><td>면허번호</td><td colspan="2">제 호</td></tr>
<tr><td colspan="8">※ 환자가 요구하면 질병분류기호를 적지 않습니다.</td></tr>
<tr><td colspan="2">처방 의약품의 명칭</td><td>1회 투약량</td><td>1일 투여횟수</td><td>총 투약일수</td><td colspan="3">용 법</td></tr>
<tr><td colspan="2"></td><td></td><td></td><td></td><td colspan="3" rowspan="3">매 식(전, 간, 후)
시 분 복용</td></tr>
<tr><td colspan="2"></td><td></td><td></td><td></td></tr>
<tr><td colspan="2"></td><td></td><td></td><td></td></tr>
<tr><td colspan="5">주사제 처방명세([ ]원 내 조제, [ ]원 외 처방)</td><td colspan="3" rowspan="2">조제 시 참고 사항</td></tr>
<tr><td colspan="2"></td><td></td><td></td><td></td></tr>
<tr><td>사용기간</td><td>발급일부터 (　)일간</td><td colspan="6">사용기간 내에 약국에 제출하여야 합니다.</td></tr>
<tr><td colspan="8">의약품 조제 명세</td></tr>
<tr><td rowspan="4">조제
명세</td><td>조제기관의 명칭</td><td colspan="3"></td><td colspan="3" rowspan="2">처방의 변경 · 수정 · 확인 · 대체 시 그 내용 등</td></tr>
<tr><td>조제약사</td><td colspan="3">성명 (서명 또는 인)</td></tr>
<tr><td>조제량(조제일수)</td><td colspan="3"></td><td colspan="3"></td></tr>
<tr><td>조제연월일</td><td colspan="3"></td><td colspan="3"></td></tr>
</table>

1-4 | 원무관리 업무

학습목표 | 1. 원무관리에 대한 제반 행정관리 업무를 수행할 수 있다.

1. 원무관리의 개념

1) 정의

원무관리(院務管理)란 병원의 사무활동 중 진료를 보다 신속하고 편리하게 받을 수 있도록 진료 수속절차와 진료비 관리 및 의료진의 진료지원업무를 관리 할 수 있는 능력을 의미한다. 즉 원무관리란 내원환자의 예약, 접수, 수납 및 입 · 퇴원 수속, 병상관리, 재원환자관리, 진료비관리, 의료분쟁관리 등을 수행하는 진료 지원기능을 포함한 모든 업무에 관한 전반적인 관리 활동이라고 할 수 있다. 또한 조직의 업무와 관련하여 일어나는 내용을 기록, 계산, 분류, 분석하고 활동에 필요한 자료를 수집, 처리, 분석, 전달하는 일련의 정보처리활동이라고 정의할 수 있다. 따라서 광의의 원무관리와 협의의 원무관리 및 통상적 의미의 원무관리는 다음과 같이 설명할 수 있다.

(1) 광의의 원무관리

① 병원의 의료행정 및 생산성 향상을 위한 마케팅 활동으로서 병원의 경영목적 달성을 위하여 합리적으로 수행할 수 있게 하는 활동이다.

② 병원내의 모든 기능부분을 정보전달에 의해 결합함으로써 종합적인 기능이 발휘될 수 있도록 연결기능을 수행한다.

③ 각 기능의 업무가 합리적으로 수행되어 능률이 향상되도록 계획, 조직, 지휘, 조정 · 통제하는 제반 활동으로 병원의 모든 의료행정을 총괄한다.

(2) 협의의 원무관리

병원의 사무활동 중 환자들이 진료를 보다 편리하게 받을 수 있도록 제반 수속절차에 관련된 업무와 그에 따른 진료비 관리 및 의료진의 진료지원 업무를 관리하는 업무를 말한다. 따라서 본 학습교재에서도 원무관리의 내용은 외래 및 입원 진료를 받는 과정에서 수행되는 접수, 진료비 계산, 수납, 예약, 의료보장제도 적용, 재원환자관리, 진료비 청구, 병실 관리와 같이 병원 이용자가 병원에 도착하여 진료를 받고 귀가할 때까지의 제반 행정 업무인 협의의 원무관리에 주안점을 두게 될 것이다.

(3) 통상적 의미의 원무관리

병원의 사무활동 중 환자들이 진료를 보다 신속하고 편리하게 받을 수 있도록 제반 수속절차를 위한 진료체계와 진료와 관련한 진료비관리 및 의료진의 진료지원업무를 관리하는 협의의 원무관리를 의미한다.

(4) 원무관리의 업무영역

원무관리(院務管理)란 병원의 사무활동 중 진료를 위한 환자들의 수속절차와 진료비 관리 및 진료지원업무를 말하며, 즉, 병원의 사무 중 환자관리와 진료비의 관리업무를 의미한다. 원무관리의 영역을 그림으로 나타내면 다음과 같다.

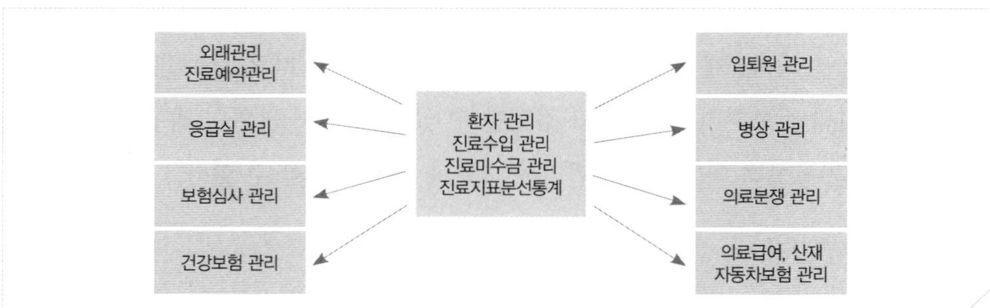

그림 1-10 원무관리 영역

① 원무관리(팀)의 업무

원무관리업무			
1	초 · 재진 접수 및 수납	9	원무행정 관리업무
2	진료예약 및 일정관리	10	진료실적 및 원무통계
3	진료비 환불업무	11	산재, 자보 자격관리 및 진료비 지급 보증업무
4	입 · 퇴원 및 재원환자관리		
5	제증명서 발급 및 관리	12	응급실 접수 · 수납 및 대지급금 신청
6	병상배정 및 운영업무	13	계약기관관리(진료협약, 위탁검사)
7	환자민원 및 의료분쟁관리	14	DRG 관리(신포괄수가제 포함)
8	진료수익 및 미수금관리	15	의무기록관리 및 의무기록통계

② 보험심사(팀)의 업무

보험관리업무			
1	의료수가 및 코드관리	8	위탁검사청구확인업무
2	건강보험심사평가원 신고업무	9	수진내역조회 및 회신
3	진료비 자체심사 및 청구	10	진료과별 수가항목개발
4	입원(재원)환자 사전심사	11	보험인정기준 홍보(진료/간호부서 등)
5	직원 보험교육	12	전산 장애시 대처방안 수립실천
6	진료비심사(삭감) 내역분석 및 이의신청	13	빈도 높은 질환별 진료비 비교분석
7	보험청구 미수금관리업무(월별 통계분석)	14	보험행정 관리업무

2) 원무관리의 발전 및 필요성

(1) 규모의 대형화

외래위주의 진료기능에 입원진료기능의 추가로 환자수용시설이 확대되고, 환자수의 증가에 따라 업무량 및 직원수의 증가로 업무의 분업화 및 전문화로 조직화와 통제가 필요하게 되었다. 따라서 의료기관의 규모가 커질수록 접수, 수납, 진료비관리, 입원수속, 퇴원수속, 환자관리, 응급실 관리 등의 업무가 분업화, 전문화 되고 있다. 이에 따라 환자진료와 진료비에 관한 업무가 일반관리업무에서 분리되어 별도의 진료비 관리 및 청구가 이루어지면서 원무부서의 필요성과 효율적 관리가 요구되고 있다. 또한 병원의 규모에 있어서 1990년대 이전에는 대형병원이 주로 1,000병상 이하였으나 서울아산병원이 개원이후 1990년대 후반에 이르러 1,000병상 이상인 대형병원들이 지속적으로 증가하고 있는 추세이다.

(2) 의료의 발전과 조직의 복잡화 · 전문화

의료의 종적분화로 진료능력 수준이 고도화되었고, 진료과목의 다양화와 업무의 전문화로 간호 및 진료지원 부문에서 병원사무가 분리되었다. 오늘날의 의료산업은 나날이 눈부신 발전을 거듭하고 있으며, 그 발전은 의료기술의 첨단화 뿐만 아니라 분야별 전문성이 강조되는 세분화가 급속하게 진행되고 있다는 것을 의미한다. 즉 의료의 분화 및 발전은 진료 능력의 수준을 구별하는 종적(수직) 분화와 인체 조직의 부위나 대상에 따라 진료를 담당하는 임상과의 분과 또는 전문가가 세분되는 횡적(수평) 분화의 두 가지 방향으로 추진된다고 할 수 있다. 외과분야의 경우, 단순한 종양을 절제하는 수준에서 간이나 신장과 같은 장기를 이식할 수 있는 능력을 보유하는 수준으로, 산부인과의 경우는 자연분만을 위주로 하는 병원이 인공수정 기술을 확보하는 수준으로 발전하는 것 등이 종적 분화의 예라고 할 수 있다. 최근에는 첨단장비를 활용한 로봇트수술도 일부에서 시행하고 있다. 또한, 횡적 분화란 내과 분야가 소화기, 호흡기, 심장, 내분비, 신장, 혈액, 종양, 감염, 알러지내과 등으로 세분화되거나, 소아청소년과(소아, 소아심장, 소아외과 등) 및 치과진료의 세분화(치주질환, 보철, 임플란트, 교정 등) 등으로 각각 구분되어 발전하는 현상을 말한다. 또한 병원의 조직도 전 국민 건강보험실시 이후 전문화되고 병원의 업무기능이 매우 복잡한 순환과정을 거치게 되었다.

(3) 사회보장제도의 확대

사회보장제도의 적용확대로 법령에 의한 환자 및 진료비관리 업무처리가 복잡해졌을 뿐만 아니라 업무량의 증가로 의료사무의 확대 및 별도 전문 관리체계의 필요성이 증대되었다. 즉, 다양한 의료보장제도가 도입되면서 자격관리로부터 진료비 계산, 수가의 적용이나 본인부담금 산정 및 심사청구업무가 보장 유형 별로 구분될 뿐만 아니라 작성하고 제출, 보관해야 할 관련 서류의 종류가 다양하고 확대된 요양제도의 내용을 고객이 만족하도록 적용하기 위해서는 담당자는 의료관련 법규나 의료정보에 관한 전문적 지식을 지녀야만 하게 된 것이다.

이와 같이 다양한 의료보장제도가 도입되고 수혜 범위가 확대되면서 업무절차와 내용을 개선하는 동시에 경영효율성 향상을 달성하기 위한 신속하고 탄력적인 대응 노력이 요구되는 의료환경의 변화가 병원경영 영역에 있어 원무관리의 중요성을 더욱 증대시킨 요인이 되었다.

(4) 의료수요의 증가

우리나라의 의료수요가 급격하게 늘어난 것은 크게 경제발전에 의한 의료접근성 확대와 평균수명 연장 및 노인인구 증가 등 세 가지를 그 이유로 들 수 있다. 또한 1960년대 부터 경제발전이 거듭되어 국민의 소득수준이 향상되고 1989년에 전 국민 건강보험이 확대 실시되면서 의료기관의 이용자가 급격히 증가되기 시작하고, 의료기관을 방문하는 진료 횟수도 증가하였다. OECD의 보건통계에 따르면 2018년 우리 국민의 연간 외래진료 횟수는 1인당 16.9회로 OECD 회원국 중 가장 높았으며, 일본이 12.6회로 2위를 차지하였다. 또한 입원환자의 평균재원일수는 연간 19.1일로 일본에 이어 2번째로 길었다.(OECD평균 외래 6.8회, 재원 8.1일)

(5) 대형병원 출현 및 병원간 서비스 경쟁심화

의료기술의 발전과 확대된 의료보장 제도 및 의료수요의 폭발적 증가는 서로서로 영향을 미치는 요인으로 작용되어 결과적으로 대규모 병원이 출현하게 된 배경이 되었다.

1980년대 말까지 대형병원은 대부분 서울에 소재한 대학부속병원으로 그 규모도 400병상에서 800병상 정도였으나, 1989년 서울아산병원과 1994년 삼성서울병원이 개원한 이래 2000년대에 들면서 기존의 대학병원뿐만 아니라 전국 각지에 걸쳐 많은 병원이 초대형 규모로 증축하고 시설환경이 쾌적해지면서 병원 간 서비스 경쟁이 더욱 심화되기 시작하였다.

(6) 병원정보통신기술의 발전

병원과 관련된 정보통신기술의 발달도 원무의 발전에 크게 기여하였으며, 병원정보시스템이 OCS, PACS, EMR, 원격의료시스템 등으로 구축되면서 업무의 표준화를 촉진시켰다.

(7) 의료의 질 관리 강화 및 의료기관평가 실시

국민의 건강관리에 대한 인식과 의료서비스 수준의 향상으로 내원고객에게 양질의 진료제공과 고객만족도 향상을 위해 보건복지부 및 건강보험심사평가원 등에서 의료기관평가를 실시하고 있으며, 평가 종류에는 ① 의료기관인증평가 ② 요양급여적정성평가 ③ 응급의료기관평가 ④ 의료의 질 평가 ⑤ 병원신임평가 등이 있다. 따라서 평가 후 평가결과를 공개하고 우수의료기관에 대해서는 인센티브를 제공하고 있다.

3) 원무관리의 대상과 역할 및 요건

원무관리자는 이용자인 고객과 의료진 및 개설자 등 모든 이해관계자를 대상으로 원활한 업무를 수행하면서 각 이해관계자에게 최대한 만족을 제공할 수 있도록 상호 조정하는 역할을 수행하여야 한다. 따라서 환자에게 적정한 진료비를 지불하게 하고 그에 상응하는 진료를 편안하게 받게 하며, 개설자에게는 경영목적을 달성할 수 있게끔 적정

수익을 확보하고, 의료진에게는 진료업무를 원활하게 수행할 수 있도록 지원하고 있다. 원무관리자의 기본적인 요건으로는 ① 진료와 간호 등 병원업무에 대한 기본적인 지식 ② 병명이나 약품명, 수술명, 의무기록 등에 대한 기본적인 의학지식 ③ 각종 의료보장제도에 대한 이론 및 정보처리능력 ④ 보건의료정책을 포함한 제도에 대한 분석과 전략개발 ⑤ 의료관계법규에 대한 제반지식 ⑥ 의료환경변화에 대한 대응능력 ⑦ 진료실적분석능력 ⑧ 원무기획과 홍보 및 마케팅 수행능력 ⑨ 의료서비스개선능력 ⑩ 민원처리능력 등을 갖추어야 한다.

4) 원무관리의 중요성

일반적으로 원무(院務)라는 용어는 병원사무(病院事務)의 줄임 말로 이해되고 있으므로 원무관리의 본질을 이해하기 위해서는 사무(office-work)와 관리(management)의 개념에 관한 정확한 이해를 필요로 하게 된다.

우리나라에서 원무관리의 중요성이 부각되기 시작한 것은 각종 사회보험(건강보험, 의료급여, 산재보험, 자동차보험)의 실시와 1989년 전국민 건강보험이 확대 실시된 이후라고 할 수 있다. 병원경영에 있어 원무관리가 중요한 이유는 총체적 질 관리(total quality management : TQM)나 마케팅 등과 같은 경영기법을 기반으로 하여 환경의 변화를 수용함으로써 경쟁우위를 확보하고 고객만족을 실현시키는 구체적 방안을 조직에 확산시키는 전략적 관리역량의 중요성이 원무관리 과정에 반영되어야 하기 때문이다. 따라서 원무관리 분야가 병원경영에 있어 필수적인 전문 분야로 인식되는 중요한 이유는 경영환경이 복잡해지고 악화될수록 병원조직의 경쟁력은 원무관리자의 역량과 역할에 크게 의존할 수밖에 없는 상황이 조성된 것으로 설명할 수 있다.

5) 환자의 내원 구분 및 유형

(1) 내원 구분

특정병원에 있어서 병원을 이용한 경험여부에 따라 다음과 같이 분류한다.

① 신환(처음 오신 분)

특정병원에 과거 이용경험이 없이 처음 병원을 이용하는 경우이다. 과거에 이용한 경험이 전혀 없으므로 새로운 등록번호(진찰권번호)를 부여하고 의무기록지도 처음으로 작성한다. 보험진료비 청구 구분에는 초진에 해당된다. 반대 개념을 구환이라 한다.

② 초진

특정상병으로 특정 진료과에서 처음 진료를 받는 경우에 산정된다. 한 개의 상병으로 완치된 후 동일상병으로 재발되어 내원하는 경우나 2개과 이상을 동시에 진료하거나 분과가 되어 있는 종합병원의 경우에는 각각 초진으로 산정할 수 있다.

③ 재진

특정 진료과나 타 진료과에서 상병이 완치 되지 않고 2회 이상 지속적으로 진료를 받는 경우에 산정된다.

(2) 환자종류(유형)별 구분

환자유형은 건강보험환자, 의료급여환자, 산재보험환자(공무상재해보험환자 포함), 자동차보험환자, 일반환자, 외국인환자 등으로 구분한다.

2. 원무관리의 내용과 기능

1) 원무관리 내용

환자가 지닌 질병과 제공되는 의료서비스의 종류에 따라 원무관리 분야가 담당하는 행정업무의 순서, 업무가 수행되는 장소, 접점 대상 등 업무특성이 달라질 수 있으나, 크게는 의사가 환자 진료를 위해 처방한 지시 내용인 검사, 처치, 촬영 등을 시행하는 해당 장소와 근무자에게 처방내역을 정확하게 전달하는 기능과 전달된 정보에 따라 소정의 진료비를 수납하는 기능을 기본적인 축으로 한다고 할 수 있다. 원무관리의 주요 내용은 아래와 같다.

(1) 창구대응 업무

환자와 직접 접촉하여 진료접수, 진료비수납 등 즉시 처리하는 업무이다.

(2) 창구지원 업무

창구대응 업무가 원활하게 수행되도록 지원하며, 미수금 및 보험심사청구업무 등 사후관리를 하는 업무이다.

(3) 전반관리 업무

원무행정전반에 걸쳐 병원경영의 목표에 맞도록 운영 조정하며, 진료수가의 관리 및 자료의 분석을 통한 원무정책과 기획을 수립하는 업무이다.

G병원은 'One-stop 원무 서비스'를 시행하여 병원을 찾는 고객들로부터 호응을 받고 있다.

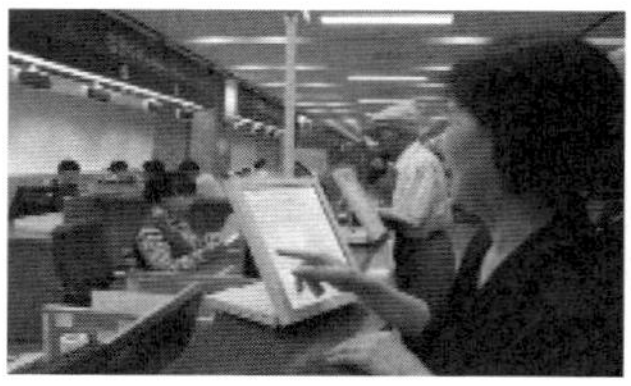

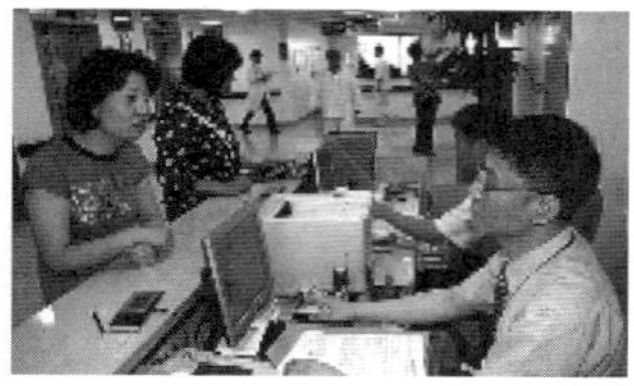

그림 1-11 원무업무 서비스

2) 원무관리 세부 업무 내용

원무관리 세부 업무 내용은 외래접수 및 수납업무, 입 · 퇴원업무, 진료수가관리, 진료비 및 미수금관리, 제증명관리, 재원환자관리, 진료비심사청구, 원무통계 및 진료실적 분석, 의료분쟁관리업무, 기타 원무행정 등으로 구분할 수 있다.

표 1-14 원무관리 세부업무의 내용

구분	업무명
외래	• 초진 · 재진 접수 및 수납 · 외래 진료예약 • 보험 유형별(건보, 의료급여, 산재, 자보, 일반) 환자 자격관리 • 인적사항 정정 및 수정 · 외래 처방내역 확인 또는 전산입력 • 외래 진료비 계산 및 계산서 발급 · 진료의뢰서 접수 및 관리 • 진료실적(환자수, 외래수입) 일보 작성 · 외래 진료일정관리 • 산재보험 및 자동차보험, 요양관리 · 신체감정에 관한 업무 • 진단서 및 제 증명서 발급 · 수탁검사 관련 업무 · 환자정보사항관리 • 진료시간표(현황판) 관리 · 수진 절차 안내 및 관련 서류 작성 / 발급 • 환자의료정보관리에 관한 사항 • 공문서 처리 · 기타 일반서무에 관한 사항 등
입 · 퇴원수속 및 병상관리	• 병상운영 및 계획 수립 · 입(예약) · 퇴원 수속 • 입원서약서 확인 · 검토 · 보완 · 병실배치 및 이동 • 보장유형별 수급자격의 확인 · 입 · 퇴원환자 등록 및 기록관리 • 입 · 퇴원 일보(환자 및 수입) 작성 · 입 · 퇴원 확인서(증명서) 발급 • 입원 진료비 계산 및 수납 · 구급차 운영 · 야간 원무업무 • 응급센터 접수 · 수납 및 환자관리 · 영안실 입 · 출관 수속
진료수가 관리	• 진료수가 master관리 • 진료수가 코드 생성 및 관리 • 요양급여기준 및 수가관리 • 처방내역 보관 및 관리 등

재원환자관리	• 재원 환자의 보장유형별 자격 및 요양관리 • 재원환자 진료비 회수 및 문제환자 파악 • 본인부담산정특례 및 호스피스환자 관리 • 민원 및 문제환자 상담 · 조정 • 채권보전에 관한 업무 • 입원진료와 관련한 문서의 보관 및 관리 • 의료분쟁 조정 및 소송 관련 업무 • 재원환자 진료비 사전심사(조정,입력) 등
진료비 심사청구	• 진료비심사 청구(외래, 입원) • 자료보완 및 재청구 • 진료비 삭감내역 분석 • 이의신청, 재심청구 • 진료비 관련 각종 통계 작성 및 분석 • 보험제도 관련 정보수집 및 홍보, 자문 • 보험 관련 사항의 교육 • 유권해석 요청 및 유관기관과의 협조 • 의료정보 master관리(상병명 및 코드) • 진료재료 구입 증빙자료(소명자료) 정리 및 제출 • 진료비 사후관리(수진내역)에 대한 업무 등
미수금 관리	• (외래/입원) 진료미수금 청구 및 회수 • 진료계약 체결 및 계약기관 관리 • 진료비 조정(삭감) 처리에 관한 업무 • 개인 미수 채권의 추적관리 • 채권 회수와 관련된 법률 행위 • 미수금 대손 처리에 관한 업무 등
건강검진	• 건강검진 예약, 접수 및 수납 • 검진프로그램 관리 • 검진홍보 및 마케팅 • 검진통계 및 실적분석
의료 및 보험제도 운영	• 응급의료체계(응급의료에 관한 법률) • 의약분업 관리 • 건강보험(국민건강보험법) • 산재보험(산업재해보상보험법) • 의료급여(의료급여법) • 공무상 요양(공무원 및 사립학교 교직원 연금법) • 자동차보험(자동차 손해배상보장법)
원무통계 및 진료실적	일, 월별 초진 및 재진환자통계, 외래입원률, 병상이용률, 병상회전율, 평균진료비, 평균재원일수, 응급환자통계, 과별 진료수익, 진료행위별 수익비율, 연령별 이용통계, 지역별 이용통계 등

3) 원무업무의 이해관계자

원무업무를 수행하는 과정에서 원무관리자는 병원(설립자), 의사 및 환자 등의 중요한 이해관련자와의 접촉을 피할 수 없을 뿐 아니라 그들이 원하는 바를 정확히 파악해야만 업무목표를 효과적으로 달성할 수 있는 것이다.

(1) 병원(설립자)

병원은 지역사회 주민의 질병이나 불의의 사고, 분만 또는 사망 등과 관련한 진료와 예방의 의료서비스를 제공하는 인적자원을 비롯한 시설, 의료기기 및 장비의 집합체라고 할 수 있다. 또한, 병원은 환자의 질병을 치료할 뿐 아니라 의료의 발전을 위한 연구와 의학을 공부하는 학생과 수련의를 대상으로 교육활동을 수행하는 조직이다.

(2) 환자

의료서비스의 대상으로 진료를 받기 위해 병원을 이용하는 사람으로 이해할 수 있으며, 고객만족을 추구하는 경영 패러다임을 기반으로 하면 양질의 서비스와 편안하고 쾌적한 환경을 선택의 기준으로 하여 의료공급자와 구별하고 선택권을 행사하는 고객(customer)이라고 정의할 수 있다.

4) 원무 기능과 담당자에게 요구되는 소양

(1) 지식 · 기술 · 태도. 소양

원무관리에 필요한 전문지식의 습득과 업무의 효율성제고를 위한 지식 · 기술 · 태도는 다음과 같다.

표 1-15 원무접수/수납직원의 업무수행에 필요한 지식, 기술, 태도

지식	기술	태도
· 관련 법령에 의한 자격관리 · 응대 서비스 및 보험급여관리 · 기초의학지식 및 의료정보 · 의료수가 및 진료과목 특성	· 컴퓨터 활용능력 · 처방전달시스템(OCS) · 사무관리 능력 · 고객관리 능력	· 밝은 표정과 상냥한 태도 · 의료진과 원활한 의사소통 · 문제해결능력과 인내심 · 문제해결 및 성실한태도

(2) 원무행정 관리자의 기본요건

원무업무는 병원의 진료지원활동을 수행하고 있어 의료 및 보건에 대한 제반 전문지식은 물론, 특히 병원 이용자인 고객과 개설자 및 의료진의 3자 관계를 원활하게 상호조정할 수 있는 기본적인 요건을 갖추어야 효율적인 업무를 수행할 수가 있으며 요건은 다음과 같다.

① 의료 및 보건에 대한 기본적인 지식 ② 진료와 간호 등 병원업무에 대한 기본적인 지식 ③ 진료과, 상병명, 의학용어, 약품명 및 수술명 등에 대한 기본적인 의학적 지식

④ 각종 의료보장제도에 대한 이론 및 정보처리능력 ⑤ 보건의료관련법규에 대한 지식 ⑥ 보건의료정책을 포함한 병원 내 · 외부의 환경분석과 전략의 개발 ⑦ 원무기획 및 마케팅 능력 등이다.

(3) 원무 기능과 이해관계

시설과 각종 장비를 갖춘 병원(설립자)이 의료서비스(상품)를 환자(고객)에게 제공하는 과정이 원활하게 진행될 수 있게 하는 업무가 원무이므로 원무업무의 기능 또는 원무부서의 역할은 그 과정에 관련되는 주요 이해당사자인 병원(설립자), 의료진, 환자가 원하는 바를 충족시키는 과정에서 발생될 수도 있는 상반된 이해관계를 원만하게 조정함으로써 모두가 최대 만족을 느끼게 하기 위한 활동이라고 할 수 있다.

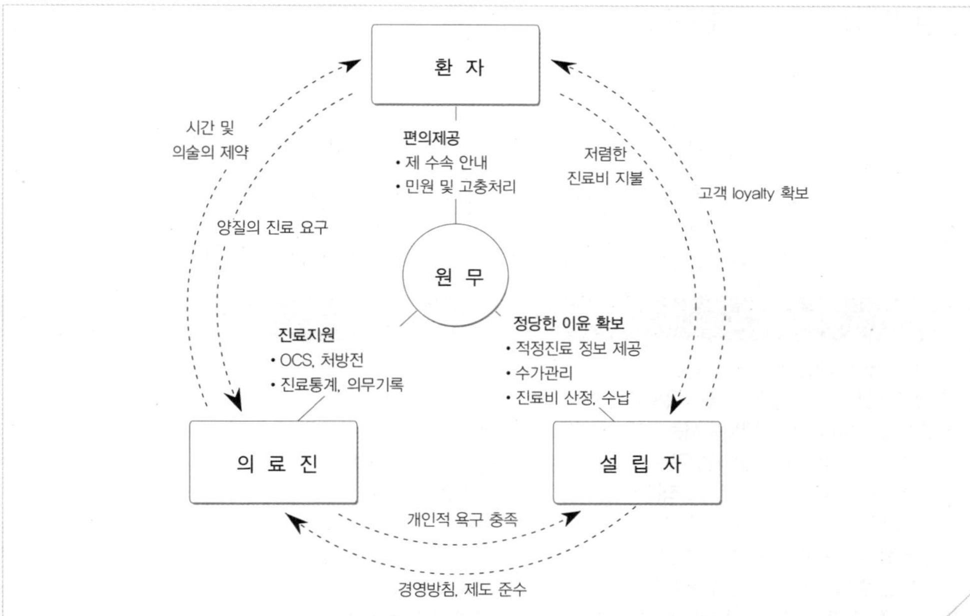

그림 1-12 원무 기능과 이해관계

5) 원무관리업무와 연관된 의료정보시스템

경영환경이 원무분야에 요구하는 것은 변화를 정확히 예측하여 그에 따른 탄력적이고 신속한 대응 방안을 수립하고 추진하는 과정이 효과적으로 연계될 수 있도록 업무와 관련된 제반 여건을 개선하는 것이라고 할 수 있다. 이를 충족시키기 위해 우선 해결되어야 하는 목표는 업무전반을 전산화하여 신속하고 정확한 업무가 수행되도록 해야 한다. 처방과 검사지시, 결과보고 및 수납 등 진료지원의 기능은 OCS(Order Communication System: 처방전달시스템)를 구축하고, 진료비 청구는 EDI(Electronic Data Interchange: 전자문서 교환방식)으로, 진료기록은 EMR(Electronic Medical Record: 전자의무기록), 방사선을 포함한 의료영상 자료는 PACS(Picture archiving Communication System: 의료영상 저장전송 체계), 인사회계 및 일반 관리 분야의 정보는 ERP(Enterprise Resource Planning: 전사적 자원 관리) 등과 같은 다양한 방법을 이용할 수 있으므로 병원환경과 재무능력, 이용자의 편리성 등을 감안하여 병원에 적합한 정보시스템을 구축하는 것이 필요하다.

6) 원무행정 및 원무통계 관리

(1) 원무행정관리

원무행정은 원무관리업무를 효율적으로 수행하기 위한 제반행정관리업무로서 원무행정관리, 공문서 접수 및 대민업무, 신고 및 보고업무, 진료지원업무, 원무통계관리, 진료실적관리 등이 있다. 원무행정관리사항으로는 다음과 같은 사항 등이 있다.

원무행정 관리사항
① 원무행정관리에 필요한 각종 양식(서식)을 준비한다. ② 원무행정관리에 필요한 결재 목록표를 작성 실행한다. ③ 중요한 원내문서 및 대외문서는 기안 후 결재를 득한다. ④ 보건소 및 심평원 등 신고업무는 지연되지 않도록 한다. ⑤ 일별, 주간, 월별, 연간 진료실적통계를 작성(경영진에게 보고)한다. ⑥ 진료일정 및 진료 스케줄을 관리한다. ⑦ 원무행정과 관련된 서류는 보존년도를 준수한다(일반서류, 계산서, 급여 관련 서류 등 5년 보관). ⑧ 의료분쟁 발생시는 원인을 분석하여 대처방안을 수립(보고)한다. ⑨ 병원(진료)안내 홍보 브로슈어를 관리하고 지속적으로 수정 보완한다. ⑩ 진료업무가 원활하게 수행될 수 있도록 진료지원체계를 구축한다. ⑪ 진료비 환불사례를 월별 분석하여 대처방안을 수립하여 최소화해 나간다.

자료출처: S병원 및 J병원 경영진단보고서(김회창)

(2) 원무통계관리

통계는 일정기간 동안의 업무결과나 경영실적을 숫자로 표현한 정보로 조직의 이해관련자에게 보고할 내용에 관한 자료나 조직의 내부관리를 위한 수단 또는 경영자의 합리적 의사결정을 지원하는 데 필요한 경영정보를 제공하는 중요한 자료로 활용된다. 따라서 원무관리자는 원무업무와 관련한 다양한 통계자료를 주기적으로 추출하여 진료실적과 의료수익의 증감추세와 원인을 분석하고 그 원인에 따라 자원 활용도와 경영성과를 높일 수 있는 방안을 강구하는 역할을 수행해야 한다. 병원의 규모나 통계활용의 필요성에 따라 사용하는 지표의 숫자는 다소 다를 수 있지만 일반적으로 외래담당자가 많이 사용하는 통계자료의 종류는 다음과 같다.

① 수진형태, 내원형태, 진료과, 의사, 요일, 일자, 시간대, 검사실로 구분된 예약환자수

② 수진형태, 내원형태, 수가유형, 진료과, 의사, 기간(연간, 월간), 요일, 일자, 검사실, 수가항목, 이용경로, 거주지역로 구분된 수진 환자수

③ 예약수진자(내원, 전화, 진료후, 인터넷, 팩스) 및 부도율

④ 발생액, 수납액(현금, 신용카드, 이체계좌별), 구분사유에 따른 미수금, 감면액, 환불액에 대한 수진형태, 내원형태, 수가유형, 진료과, 의사, 기간(연간, 월간), 일자, 환자, 검사실, 수가항목, 수납직원, 거래처로 구분된 의료수익 통계라) 환경 및 시설관리 병원시설은 청결을 바탕으로 편안하고 쾌적한 환경에서 의료서비스가 제공될 수 있도록 관리되고 유지되어야 한다.

(3) 환경 · 시설관리 및 병원안내 홍보자료

병원시설은 청결을 바탕으로 편안하고 쾌적한 환경에서 의료서비스가 제공될 수 있도록 관리되고 유지되어야 한다. 또한 내원고객이 병원진료이용에 참고가 되도록 각종 홍보자료를 접수대기창구 및 진료과 환자대기실 등에 비치한다.

(4) 환자 관리 : 창구직원 환자(고객) 응대요령

창구직원은 일반적인 사무능력, 의료에 관한 지식, 의료보장제도에 관한 지식, 진료수가에 산정에 관한 지식 및 원무관리에 관한 충분한 이론적 지식을 겸비하여야 하며 내원고객에게 응대 시 밝은 표정과 상냥한 말솜씨로 성실하게 응대하여야 한다.

제1장. 실전대비 요약정리 사항 및 예상문제

의료기관과 원무행정

1. 국민건강보험법상 요양기관 및 의료법상 의료기관의 분류
2. 응급의료기관의 분류와 지정권자 및 지정요건. 평가
3. 병원의 진료과목의 특징과 약어
4. 상급종합병원과 전문병원의 지정요건 및 역할. 평가
5. 의료기관의 개설 및 변경 시 현황 신고사항
6. 의약분업의 정의와 대상 및 예외(제외)환자
7. 원무 및 보험관리의 주요업무 내용과 기능

제2장

국민건강보험 및 수급자격관리

2-1 | 국민건강보험 및 보험급여 유형

학습목표 | 1. 건강보험급여의 유형과 관리운영체계에 대하여 알 수 있다.

1. 건강보험의 개념

(1) 국민건강보험

국민건강보험제도는 생활상의 질병 · 부상에 대한 예방 · 진단 · 치료 · 재활과 출산 · 사망 및 건강증진에 대하여 보험급여를 실시함으로써 국민보건 향상과 사회보장을 증진하는 보험의 원리를 이용하여 의료비의 지출부담을 국민건강보험 가입자 모두에게 분산시켜 국민생활의 안정을 도모하기 위한 사회보험으로서 사보험과는 다른 특성이 있다.

(2) 적용현황

1989년 7월 1일부터 전 국민의료보험이 실시되어 모든 국민이 건강보험과 의료급여에 의하여 의료보장을 받고 있다. 적용인구는 2022년 말 현재 전 국민의 97%인 5,141만 명이 국민건강보험제도의 적용을 받고 있으며, 나머지 3%인 152만 명이 기초생활보장 대상자 등으로 의료급여제도에 편입되어 있다. 건강보험의가입자는직장가입자및지역가입자로구분되며, 모든사업장의 근로자 및 사용자와 공무원 및 교직원은 직장가입자가 되며,직장가입자 및 그 피부양자를 제외한 농어촌주민, 도시 자영업자 등은 지역 가입자가 된다.

표 2-1 의료보장 적용 현황 (단위 : 천 명, %)

구분		적용인구	구성비
계		52,932	100.0
건강보험	소계	51,410	97.1
	직장	36,633	(71.3)
	지역	14,777	(28.7)
의료급여		1,522	(2.9)

자료출처 : 국민건강보험통계연보(2022)

(3) 건강보험의 역사

우리나라의 건강보험의 발전과정을 살펴보면 1959년 보건사회부 의정국 주관 아래 "건강보험제도 도입을 위한 연구회" 발족을 그 효시로 보고 있다. 1963년 헌법이 개정되면서 국민의 인간다운 생활을 할 권리, 국가의 사회보장 증진 노력, 생활능력이 없는 국민의 국가 보호 및 보건에 관한 국가의 보호가 포함되었다. 같은 해에 "사회보장에 관한 법률", "산업재해보상보험법", "의료보험법" 등이 제정되었다. 그리고 1977년부터 새로 개정된 의료보험법이 적용되면서 500인 이상의 사업장에 강제적용하기 시작하였으며, 또한 공 · 교 의료보험법이 제정되면서 사회보험으로서의 기본적인 요건을 갖추기 시작하였다. 1988년 1월부터 농 · 어촌 지역의료보험 실시되었고, 1989년 7월부터는 도시지역까지 확대되면서「전국민 의료보험시대」가 열리게 되었다.

초기에 의료보험은 직장의료보험조합, 지역의료보험조합, 공무원 및 사립학교 교직원 의료보험조합으로 분리 운영되었으나 1998년 공 · 교 의료보험과 지역의료보험으로 통 합되었다. 2000년에는 국민건강보험법이 시행되면서 직장의료보험까지 완전 통합되었으며 의료보험이 건강보험으로 변천되었다. 2003년도에는 직장건강보험재정과 지역건강보험의 재정이 통합되어 실질적인 조직과 재정의 완전통합시대가 열리게 되었다. 또 한 2008년 7월부터 노인장기요양보험이 실시되고, 2011년부터는 사회보험의 보험료징수가 통합이 되어 국민건강보험공단에서 업무를 담당하고 있다.

2. 건강보험급여

(1) 보험급여

보험급여란 가입자 및 피부양자의 질병 · 부상에 대한 예방 · 진단 · 치료 · 재활과 출산 · 사망 및 건강증진에 대하여 법령이 정하는 바에 따라 공단이 현물 또는 현금 형태로 제공하는 서비스를 말한다. 현물급여는 가입자 및 피부양자에게 요양기관을 통하여 직접 의료서비스를 제공하는 것으로 요양급여와 건강검진이며, 현금급여에는 요양비, 본인부담금보상금, 장애인 보장구 급여비 등이 있다.

① 현물급여와 현금급여

㉮ 현물급여 : 요양기관(병 · 의원)등으로부터 본인이 직접 제공받는 의료서비스

일체로 요양급여와 건강검진이 있다.

㉯ 현금급여 : 질병이나 출산으로 인해 일을 중단함으로써 봉급을 받지 못하는 경우 이를 보전해 주는 것으로 가입자 및 피부양자의 신청에 의하여 공단에서 현금으로 지급되며 요양비, 본인부담보상금, 장애인보장구급여비 등이 있다.

② 법정급여와 부가급여

㉮ 법정급여 : 법에 명시된 보험에서 보장이 가능한 급여로, 그 종류는 요양급여, 건강검진, 요양비, 장애인보장구급여를 말한다.

㉯ 부가급여: 요양급여외에 대통령령으로 정하는 바에 따라 임신 · 출산진료비, 장제비, 상병수당, 그밖의 급여를 의미한다.

③ 선별급여와 방문요양급여

㉮ 선별급여 : 요양급여를 결정함에 있어 경제성 또는 치료효과성 등이 불확실하여 그 검증을 위하여 추가적인 근거가 필요하거나, 경제성이 낮아도 가입자와 피부양자의 건강회복에 잠재적 이득이 있는 등 대통령령으로 정하는 경우에는 예비적인 요양급여인 선별급여로 지정하여 실시하는 것을 말한다.

㉯ 방문요양급여 : 가입자 또는 피부양자가 질병이나 부상으로 거동이 불편한 경우 등 보건복지부령으로 정하는 사유에 해당하는 경우에는 가입자 또는 피부양자를 직접 방문하여 건강보험법 제41조에 따른 요양급여를 실시하는 것을 말한다.

(2) 보험급여의 종류

우리나라에서 현재 시행하고 있는 건강보험급여는 국민건강보험법에서 정하고 있는 법정급여와 대통령령에 의한 부가급여로 구분되며 다음과 같다.

표 2-2 보험급여의 종류

구분	급여종류	종별	지급대상
요양급여	법정급여	현물급여	가입자, 피부양자
건강검진	법정급여	현물급여	가입자, 피부양자
요양비	법정급여	현금급여	가입자, 피부양자
장애인보장구 급여비	법정급여	현금급여	등록된 가입자, 피부양자
본인부담상한액	법정급여	현물급여	가입자, 피부양자
임신 · 출산진료비	부가급여	현물급여	가입자, 피부양자

① **요양급여**

㉮ 가입자와 피부양자의 질병, 부상, 출산 등에 대하여 다음 사항의 요양급여를 실시한다.

㉠ 진찰 · 검사 ㉡ 약제(藥劑) · 치료재료의 지급 ㉢ 처치 · 수술 및 그 밖의 치료 ㉣ 예방 · 재활 ㉤ 입원 ㉥ 간호 ㉦ 이송(移送)

㉯ 제1항에 따른 요양급여의 방법 · 절차 · 범위 · 상한 등의 기준은 복지부령으로 정한다.

㉰ 보건복지부장관은 제2항에 따라 요양급여의 기준을 정할 때 업무나 일상생활에 지장이 없는 질환, 그 밖에 복지부령으로 정하는 사항은 요양급여의 대상에서 제외할 수 있다.

② **건강검진**

건강검진은 질병의 예방과 조기발견 및 조기치료를 위해 실시하고 있으며 국가에서 현재 시행하고 있는 건강검진은 일반건강검진, 의료급여생애전환기검진, 암검진(6대암), 영유아건강검진 있다.

③ **부가급여**

국민건강보험공단은 이 법에서 정한 요양급여 외에 대통령령으로 정하는 바에 따라 임신 · 출산 진료비, 장제비, 상병수당, 그 밖의 급여를 실시할 수 있다.

④ **요양비**

국민건강보험공단은 가입자나 피부양자가 보건복지부령으로 정하는 긴급하거나 그 밖의 부득이한 사유로 요양기관과 비슷한 기능을 하는 기관으로서 보건복지부령으로 정하는 기관에서 질병 · 부상 · 출산 등에 대하여 요양을 받거나 요양기관이 아닌 장소에서 출산한 경우에는 그 요양급여에 상당하는 금액을 보건복지부령으로 정하는 바에 따라 가입자나 피부양자에게 요양비로 지급한다.

3. 건강보험자격 취득 및 상실

(1) 자격의 취득

가입자는 국내에 거주하게 된 날에 직장가입자 또는 지역가입자의 자격을 얻는다. 다만, 다음 각 호의 어느 하나에 해당하는 사람은 그 해당되는 날에 각각 자격을 얻는다.

① 수급권자이었던 사람은 그 대상자에서 제외된 날

② 직장가입자의 피부양자이었던 사람은 그 자격을 잃은 날

③ 유공자등 의료보호대상자이었던 사람은 그 대상자에서 제외된 날

④ 보험자에게 건강보험의 적용을 신청한 유공자 등 의료보호대상자는 그 신청한 날

(2) 자격의 변동 시기

가입자는 다음의 어느 하나에 해당하게 된 날에 그 자격이 변동된다.

① 지역가입자가 사업장의 사용자로 되거나, 근로자 등으로 사용된 날

② 직장가입자가 다른 적용대상사업장의 사용자로 되거나 근로자 등으로 사용된 날

③ 직장가입자인 근로자 등이 그 사용관계가 끝난 날의 다음 날, 적용대상사업장에 휴업 · 폐업 등에 따른 사유가 발생한 날의 다음 날

④ 지역가입자가 다른 세대로 전입한 날

(2) 자격의 상실

가입자는 다음 각 호의 어느 하나에 해당하게 된 날에 그 자격을 잃는다.

자격상실 시기
1. 사망한 날의 다음 날 2. 국적을 잃은 날의 다음 날 3. 국내에 거주하지 아니하게 된 날의 다음 날 4. 직장가입자의 피부양자가 된 날 5. 수급권자가 된 날 6. 건강보험을 적용받고 있던 사람이 유공자 등 의료보호대상자가 되어 건강보험의 적용 배제신청을 한 날

(4) 부당이득의 징수

① 공단은 속임수나 그 밖의 부당한 방법으로 보험급여를 받은 사람 · 준요양기관 및 보조기기 판매업자나 보험급여 비용을 받은 요양기관에 대하여 그 보험급여나 보험급여 비용에 상당하는 금액을 징수한다.

② 사용자나 가입자의 거짓 보고나 거짓 증명(건강보험증이나 신분증명서를 양도 · 대여하여 다른 사람이 보험급여를 받게 하는 것을 포함), 요양기관의 거짓 진단 또

는 준요양기관이나 보조기기를 판매한 자의 속임수 및 그 밖의 부당한 방법으로 보험급여가 실시된 경우 공단은 이들에게 보험급여를 받은 사람과 연대하여 제① 항에 따른 징수금을 내게 할 수 있다.

(5) 급여의 정지

보험급여를 받을 수 있는 사람이 다음 각 호의 어느 하나에 해당하면 그 기간에는 보험급여를 하지 아니한다. 다만, 제②호 및 제③호의 경우에는 제60조(현역병 등에 대한 요양급여비용 등의 지급)에 따른 요양급여를 실시한다.

① 국외에 체류하는 경우

② 「병역법」에 따른 현역병(지원에 의하지 아니하고 임용된 하사를 포함), 전환복무된 사람 및 군간부후보생에 해당하게 된 경우

③ 교도소, 그 밖에 이에 준하는 시설에 수용할 경우

4. 건강보험 관리운영체계

(1) 건강보험 적용 및 관리운영 체계

국민건강보험은 보건복지부, 국민건강보험공단, 건강보험심사평가원에 의하여 관리운영 되고 있다. 보건복지부는 건강보험사업의 관장자로서 건강보험관련 정책을 결정하고 건강보험 업무 전반을 총괄하고 있다. 국민건강보험공단은 건강보험의 보험자로서 가입자 자격관리, 보험료의 부과 · 징수 및 보험급여비용 지급 등의 업무를 수행하고 있다. 그리고 건강보험심사평가원은 요양기관으로부터 청구된 요양급여 비용을 심사하고 요양급여의 적정성을 평가하고 있다. 건강보험의 적용체계와 운영체계는 다음과 같다.

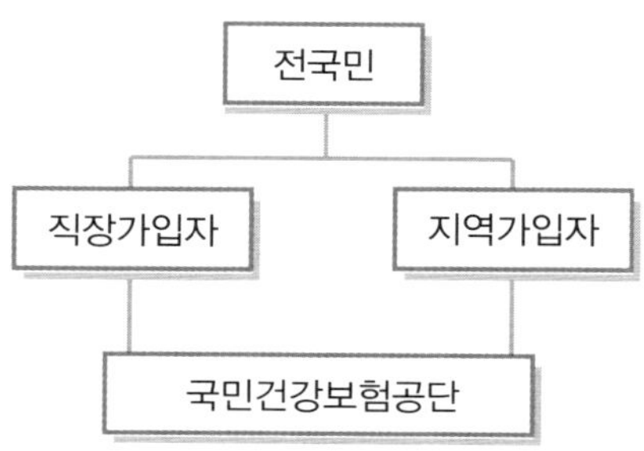

그림 2-1 건강보험의 적용체계

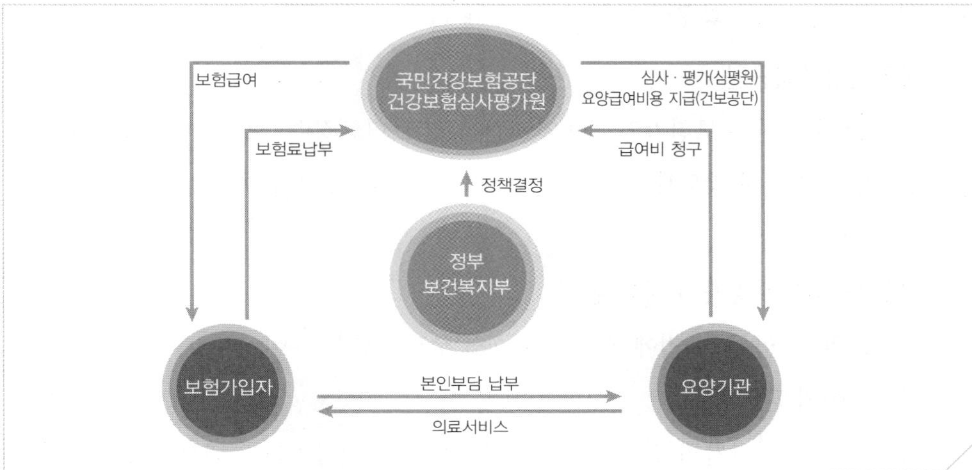

그림 2-2 국민건강보험 관리 운영체계

① 재원조달 체계

사회보험방식에 의하여 운영되고 있는 우리나라 건강보험은 가입자 및 사용자로부터 징수한 보험료와 국고 및 건강증진기금 등 정부지원금을 그 재원으로 하고 있다. 보험료는 임금근로자가 대상인 직장가입자의 경우에는 소득비례 정률제가 적용되고 있으며, 농 · 어민과 도시자영자 등 지역가입자의 경우에는 대상범위가 광범위할 뿐 아니라, 소득의 형태가 다양하고 정확한 소득파악에 어려움이 있어 소득비례 정률제 대신 보험료부과 점수(소득, 재산, 생활수준 등의 등급별 점수의 합)에 점수당 단가를 곱하여 산정한 금액을 적용하고 있다.

② 보험급여 체계

건강보험의 급여형태는 의료 그 자체를 보장하는 현물급여와 의료비의 상환제도인 현금급여 두 가지 형태가 있으며, 우리나라는 현물급여를 원칙으로 하되 현금급여를 병행하고 있다. 현물급여에는 가입자 및 피부양자의 질병 · 부상 · 출산 등에 대한 요양급여 및 건강검진이 있고, 현금급여에는 요양비, 장애인보장구 급여비 등이 있다. 가입자 또는 피부양자가 요양급여를 받는 때에는 그 진료비용의 일부를 본인이 부담하여야 하며, 그 내용은 입원의 경우 진료비 총액의 20%를 외래의 경우에는 요양기관 종별에 따라 30~60%를 차등 적용하고 있다.

(2) 국민건강보험공단 및 건강보험심사평가원 업무

① 국민건강보험공단

국민건강보험공단은 보험가입자의 자격관리 및 보험료징수, 보험급여비용지급 등을 담당하고 있으며(본사 강원도 원주소재, 6개 지역본부와 178개 지사로 운영) 세부업무는 다음과 같다.

㉮ 가입자 및 피부양자의 자격 관리
㉯ 보험료와 그 밖에 이 법에 따른 징수금의 부과 · 징수
㉰ 보험급여의 관리
㉱ 가입자 및 피부양자의 질병의 조기발견 · 예방 및 건강관리를 위하여 요양급여 실시 현황과 건강검진 결과 등을 활용하여 실시하는 예방사업으로서 대통령령으로 정하는 사업
㉲ 보험급여 비용의 지급
㉳ 자산의 관리 · 운영 및 증식사업
㉴ 의료시설의 운영
㉵ 건강보험에 관한 교육훈련 및 홍보
㉶ 건강보험에 관한 조사연구 및 국제협력
㉷ 이 법에서 공단의 업무로 정하고 있는 사항
㉸ 「국민연금법」, 「고용보험 및 산업재해보상보험의 보험료징수 등에 관한 법률」, 「임금채권보장법」 및 「석면피해구제법」에 따라 위탁받은 업무
㉹ 그 밖에 이 법 또는 다른 법령에 따라 위탁받은 업무
㉺ 그 밖에 건강보험과 관련하여 보건복지부장관이 필요하다고 인정한 업무 등을 담당하고 있다.

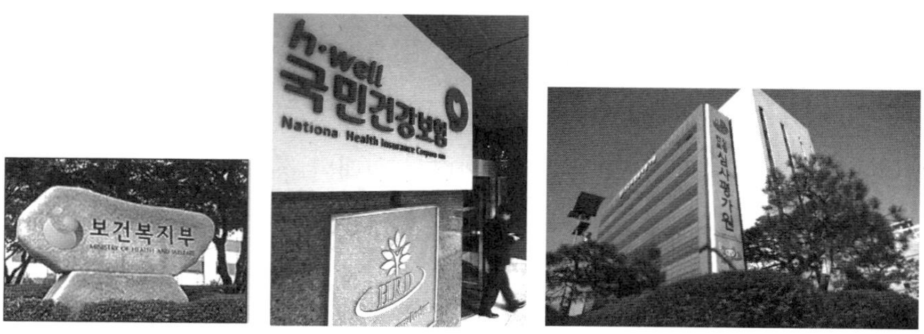

그림 2-3 보건복지정책 및 건강보험관리 기관

② 건강보험심사평가원

건강보험심사평가원은 요양급여비용을 심사하고 요양급여의 적정성을 평가하며(본원은 강원도 원주소재, 10개 본부로 운영) 세부업무와 관장기준은 다음과 같다.

㉮ 요양급여비용의 심사

㉯ 요양급여의 적정성 평가

㉰ 심사기준 및 평가기준의 개발

㉱ ㉮~㉰까지의 규정에 따른 업무와 관련된 조사연구 및 국제협력

㉲ 다른 법률에 따라 지급되는 급여비용의 심사 또는 의료의 적정성 평가에 관하여 위탁받은 업무

㉳ 건강보험과 관련하여 보건복지부장관이 필요하다고 인정한 업무

㉴ 그 밖에 보험급여 비용의 심사와 보험급여의 적정성 평가와 관련하여 대통령령으로 정하는 업무 등을 담당하고 있다. 건강보험심사평가원의 업무흐름도는 다음과 같다.

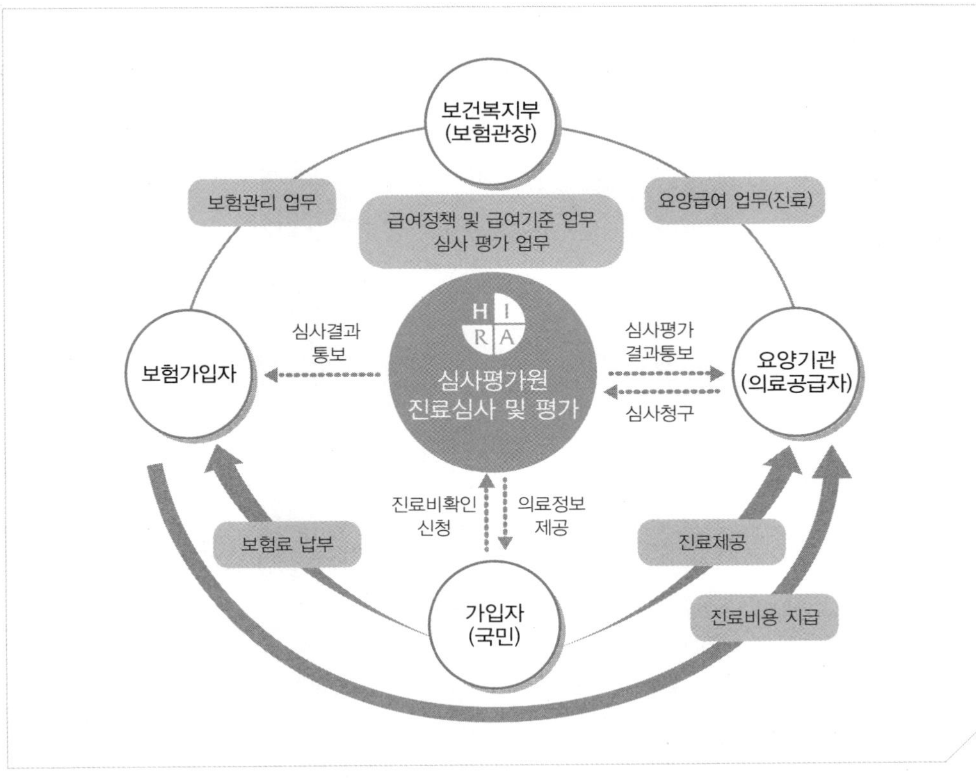

그림 2-4 건강보험심사평가원의 업무흐름

(3) 건강보험 진료비 지불체계

제3자 지불형(직접서비스형)으로 피보험자가 평소에 보험료를 납부하고 필요시 요양기관에서 요양급여를 받는 방식이다. 이 형태는 보험자와 피보험자 외의 요양기관이 참여하는 제3자 지불방식을 취하게 된다. 즉, 수진자는 본인일부부담액만 진료기관에 납부하고 그 이외의 금액은 보험자가 부담하는 유형이다. 이 제도는 우리나라를 비롯하여 일본, 독일 등 사회보험 방식을 적용하는 나라에서 주로 사용한다.

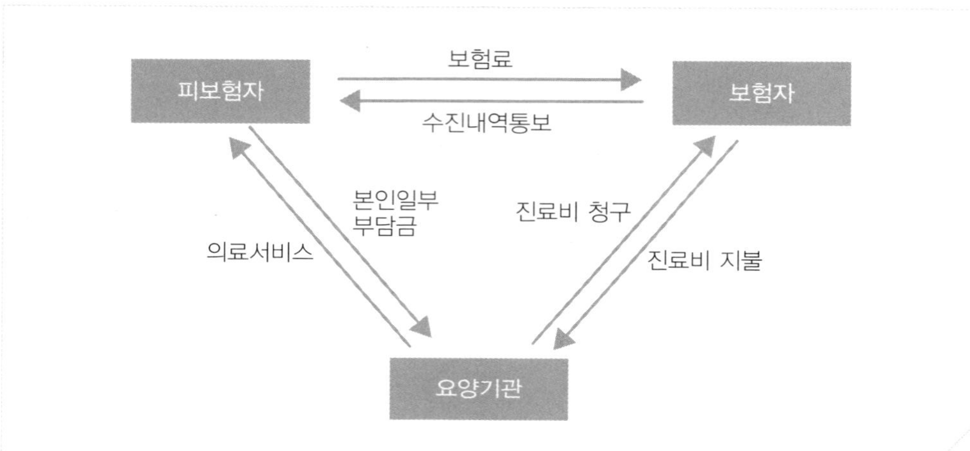

그림 2-5 제3자 지불제형

2-2 | 의료전달체계 및 요양급여 신청

학습목표 | 1. 건강보험의 요양급여 관리기준에 의한 수급자의 자격을 관리할 수 있다.

1. 의료전달체계

1) 의료전달체계의 개념

(1) 의료전달체계

의료전달체계(health care delivery system)란 용어를 우리나라에서 처음으로 쓰기 시작한 것은 1970년 초반으로 이즈음에 우리나라는 4차 경제개발 5개년 계획을 세우고 있었으며, 이 계획을 수립하는 과정에서 우리정부는 국민의 건강과 보건부문에 관하여 주목하기 시작하였다. 그 후 보건의료전달체계에 관한 모형을 개발하는 등 본격적인 연구 · 검토가 활발해져, 1989년 7월 1일부터 전국민 건강보험을 계기로 전국적으로 의료전달체계가 시행되고 있다.

① 의료전달체계란 사회적 자원인 의료자원에 대한 국민들의 보편적 접근성을 보장하고, 의료자원의 효율적 이용을 도모하여 궁극적으로 국민의 총 의료비를 절감하기 위해 도입된 제도이다.

② 의료전달체계는 "국민 모두에게 동등한 수준의 의료를 동등한 접근도(接近度)를 유지하면서 제공하고, 제한된 의료자원을 효율적으로 활용하여 국민의 건강증진을 도모하는 데에 중요한 의미를 갖는다."고 하였다.

(2) 의료전달체계 도입 목적

① 의료기관의 기능구분

② 단계적 진료체계의 확립

③ 환자의뢰체계 도입 등을 통한 의료의 지속성 확보 및 적정 진료 보장

④ 의료자원의 지역 간 균형 분포 유지

⑤ 지역 내 의료충족도 개선

⑥ 의료이용의 편의도와 형평성 도모

⑦ 지역 간 의료기관의 종별 배치와 균형발전을 통한 의료공급효율의 향상

⑧ 대형병원 이용의 집중화 현상 방지

⑨ 의료비 절감과 의료재정의 안정화 등에 있다.

(3) 의료전달체계의 필요성

① 의료기술의 향상

기술 진전에 따른 개발비 증가는 의료비 부담을 가중시키는 원인이 되고 있으며, 국민에게 최신의 의료 서비스, 최고의 의료 서비스를 받게 하려는 욕구를 증대시키고, 의료 제공자로 하여금 무절제한 의료기술 적용을 유도하고 있기 때문이다.

② 의료인력의 전문화

의사의 전문의 비율과 전문간호사 비율이 계속 증가하고 있고, 세부 전공 분화양상은 가속되고 있으며, 또한 전문화된 인력일수록 그에 맞는 시설과 장비를 갖춘 곳에서 전문영역에 맞는 적합한 의료 활동을 해야 한다.

③ 의료시설과 인력의 불균형적 분포

우리나라의 대도시는 선진국 못지않은 시설 규모와 기술을 자랑할 수 있지만, 농촌지역의 양적. 질적 면모는 크게 뒤떨어져 있어, 국민이 쉽게 의료이용을 할 수 있도록 의료인력과 시설의 활용을 극대화할 수 있는 전달체계가 필요하다.

④ 제 3자 지불제도의 도입 확산

건강보험이나 민간보험제도의 도입으로 환자들이 일시에 직접 지불하는 의료비가 감소함에 따라 급 · 만성질환자의 의료이용이 많아지고 있으며, 또한 동일 질병으로 여러 의료기관을 이용하는 의료현상도 가중되고 있어 제 3자 지불제도의 도입은 의료수요체계 뿐만 아니라, 의료공급체계에도 지대한 영향을 미쳐 이에 대한 관리방안이 필요하기 때문이다.

⑤ 제한된 의료자원의 효율적인 제고

우리가 사용할 수 있는 자원은 한정적이고, 의료수요는 급증하며, 의료인력은 고급화. 전문화되어 투자비용이 점점 커지는 현실 속에서 의료비가 증가하는 문제를 완화하기 위해 효율적인 자원관리 방안이 모색되어야 한다.

⑥ 의료비의 급증

의료인력의 고급화. 전문화, 의료시설 및 인력의 불균형 분포, 새로운 의료기기 개발 및 의학기술 발달, 제3자 지불제도의 도입 등과 밀접한 연관이 있으며, 또한 교육수준이 높아지고 생활수준이 향상될수록 의료수요는 증가하고, 인구의 노령화는 질병 양상의 변화로 생활습관병 질환이 차지하는 비율이 늘어나, 건강보험의 재정 압박 요인에 영향을 주고 있다.

(4) 건강보험 및 의료급여 의료전달체계

의료전달체계는 의료자원의 효율적 공급과 대형병원의 집중현상방지 및 의료기관간의 균형적 발전을 도모하기 위해 시행하고 있으며, 건강보험은 1단계 및 2단계 진료체계로 의료급여는 1단계(1차)–2단계(2차)–3단계(3차) 진료체계로 운영되고 있다. 따라서 건강보험은 상급종합병원에서 2단계 진료시(요양급여신청 시) “요양급여의뢰서(별지4호서식) 또는 건강진단결과서”를 제출하여야 하며, 의료급여는 진료체계(단계)에 따라 “의료급여의뢰서(별지제3호 서식)”를 제출하여야 한다.

2. 요양급여 절차 및 신청

1) 요양급여 절차

(1) 건강보험 요양급여 절차

① 요양급여는 1단계 요양급여와 2단계 요양급여로 구분하며, 가입자 또는 피부양자(가입자)는 1단계 요양급여를 받은 후 2단계 요양급여를 받아야 한다.

② 제 ①항의 규정에 의한 1단계 요양급여는 「의료법」 제3조의4에 따른 상급종합병원을 제외한 요양기관에서 받는 요양급여(건강진단 또는 건강검진을 포함)를 말하며, 2단계 요양급여는 상급종합병원에서 받는 요양급여를 말한다.

③ 제①항 및 제②항의 규정에 불구하고 가입자 등이 다음에 해당하는 경우에는 상급종합병원에서 1단계 요양급여를 받을 수 있다.

상급종합병원에서 1단계 요양급여를 받을 수 있는 경우
1. 응급의료에 관한 법률 제1호에 해당하는 응급환자인 경우 2. 분만의 경우 3. 치과에서 요양급여를 받는 경우 4. 장애복지법 제32조에 따른 등록 장애인 또는 단순 물리치료가 아닌 작업치료 · 운동 치료 등의 재활치료가 필요하다고 인정되는 자가 재활의학과에서 요양급여를 받는 경우 5. 가정의학과에서 요양급여를 받는 경우 6. 당해 요양기관에서 근무하는 가입자가 요양급여를 받는 경우 7. 혈우병환자가 요양급여를 받는 경우

④ 가입자 등이 상급종합병원에서 2단계 요양급여를 받고자 하는 때에는 상급종합병원에서의 요양급여가 필요하다는 의사소견이 기재된 건강진단. 건강검진결과서 또는 별지 제4호 서식의 요양급여의뢰서를 건강보험증 또는 신분증명서(주민등록증, 운전면허증 및 여권)와 함께 제출하여야 한다.

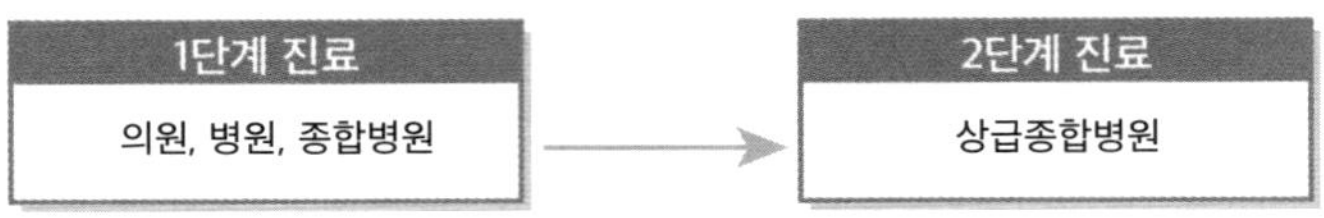
1단계 진료
의원, 병원, 종합병원
2단계 진료
상급종합병원

2단계 진료시 요양급여의뢰서 또는 건강진단결과서 제출

그림 2-6 건강보험환자 요양급여절차

㉮ 건강보험 요양급여의뢰서

[별지 제4호서식]	요양급여의뢰서			(건강보험용)
건강보험증번호(사업장기호)				
가입자 또는 세대주	성 명		주민등록(관리)번호	
환 자	성 명		주민등록(관리)번호	
주 소	(전화 :)			
상 병 명			상병분류기호	
진 료 기 간	. . . ~. . .		진료구분	1. 입원 2. 외래
환 자 상 태 및 진 료 소 견 (구체적으로 기술)	(뒷면 계속)			

국민건강보험요양급여의기준에관한규칙 제6조제3항의 규정에 의하여 위와 같이 요양급여를 의뢰합니다. 년 월 일 요양기관 기 호 : 소재지 : 대표자 : [인] 담당의사 성명 : (서명 또는 인) 요양기관대표자 귀하
주 : 1. 이 요양급여의뢰서는 요양급여를 행함에 있어 적절한 요양급여를 위하여 다른 요양기관으로 의뢰하는 경우에 담당의사로부터 무상으로 교부됩니다. 2. 환자상태 및 진료소견란에는 현증상, 검사, 투약 등 주요진료내용을 구체적으로 기재하기 바라며, 해당란이 부족한 때에는 뒷면을 활용하기 바랍니다.

210mm×297mm
(일반용지 60g/㎡(재활용품))

㉯ 의료전달체계 미이행 시 처리요령

건강보험 및 의료급여의 경우 상급종합병원 요양급여 신청 시 의료전달체계 미이행 시는 진료비 부담은 전액 수진자가 부담(100 : 100)한다. → 원무접수직원은 접수/수납 시 환자에게 설명하고 전액본인부담 코드를 입력한다.

(2) 의료급여 요양급여 절차(체계)

의료자원의 효율적 활용과 대형병원으로의 환자 집중현상 방지, 의료급여 기금의 재정안정화를 기하기 위하여 1단계-2단계-3단계 체계로 운영하고 있다. 따라서 의료급여 수급권자가 의료급여를 받고자 하는 경우에는 먼저 제1차 의료급여기관, 제2차 의료급여기관, 제3차 의료급여기관의 순서로 단계적으로 이용하여야 하며, 반드시 "의료급여의뢰서"(별지 제3호 서식)를 발급받아 단계별로 제출해야 한다. 의료급여의뢰서는 그 발행일로부터 7일 이내(공휴일 제외)에 의료급여기관에 제출하여야 한다.

또한 의료급여 수급권자는 「의료급여법 시행규칙」 제3조의 규정에 따라, 제1차 의료급여기관 → 제2차 의료급여기관 → 제3차 의료급여기관에서 단계적으로 진료를 받을 수 있다. 제1차 의료급여기관은 「의료법」에 따라 시장 · 군수 · 구청장에게 개설 신고한 의료기관, 보건소 · 보건의료원 및 보건지소, 약국이 포함되며, 제2차 의료급여기관은

「의료법」에 따라 시 · 도지사가 개설 허가한 의료기관을 말하며, 제3차 의료급여기관은 보건복지부장관이 지정하는 상급종합병원이다.

■ 의료급여기관의 이용절차는 다음과 같다.

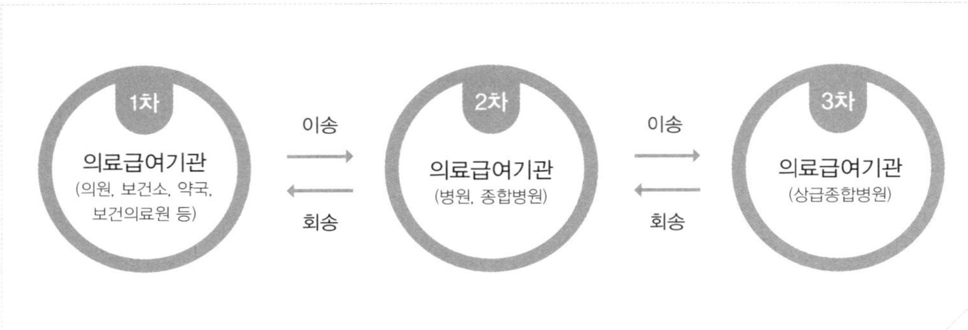
1차
의료급여기관
(의원, 보건소, 약국, 보건의료원 등)
이송
회송
2차
의료급여기관
(병원, 종합병원)
이송
회송
3차
의료급여기관
(상급종합병원)

그림 2-7 의료급여기관 이용절차

2) 요양급여 신청 및 의뢰

(1) 건강보험 요양급여 신청

① 요양급여 신청

㉮ 가입자 등이 요양기관에 요양급여를 신청하는 때에는 건강보험증 또는 신분증명서를 제출하여야 한다. 이 경우 가입자 등이 요양급여를 신청한날(가입자 등이 의식불명 등 자신의 귀책사유 없이 건강보험증 또는 신분증명서를 제시하지 못한 경우에는 가입자 등임이 확인된 날로 한다)부터 14일 이내에 건강보험증 또는 신분증명서를 제출하는 경우에는 요양급여를 신청한 때에 건강보험증 또는 신분증명서를 제출한 것으로 본다.

㉯ 제1항에도 불구하고 가입자등이 건강보험증 또는 신분증명서를 제출하지 못하는 경우에는 가입자등 또는 요양기관은 「국민건강보험법」 제13조에 따른 국민건강보험공단에 자격확인을 요청할 수 있으며, 요청을 받은 공단은 자격이 있는지의 여부를 확인하여 건강보험자격확인통보서(별지 제1호서식)에 의하거나 전화, 팩스 또는 정보통신망을 이용하여 지체없이 해당 가입자등 또는 요양기관에 통보하여야 한다.

㉰ 제2항에 따라 자격확인을 통보받은 경우에는 자격확인을 요청한 때에 건강보험증 또는 신분증명서를 제출한 것으로 본다.

㉱ 요양기관은 건강보험증 또는 신분증명서를 제출하지 못하는 가입자등이 손쉽게 공단에 자격확인을 요청할 수 있도록 공단의 전화번호 등을 안내하거나 요양기관의 진료접수창구에 이를 게시하여야 한다.

<table>
<tr><td colspan="6">[별지 제1호서식] 건강보험자격확인통보서</td></tr>
<tr><td>수신기관(자)명</td><td colspan="2"></td><td colspan="2">자격확인요청일</td><td></td></tr>
<tr><td>건강보험증번호
(사업장기호)</td><td colspan="2"></td><td colspan="2">사업장명칭</td><td></td></tr>
<tr><td rowspan="2">가입자
(세대주)</td><td colspan="2">성명</td><td colspan="3">주민등록(관리)번호</td></tr>
<tr><td colspan="2"></td><td colspan="3"></td></tr>
<tr><td colspan="6">자격확인내역</td></tr>
<tr><td>성명</td><td>주민등록번호</td><td>자격취득일</td><td colspan="2">자격상실일</td><td>급여정지사유 및 기간</td></tr>
<tr><td></td><td></td><td></td><td colspan="2"></td><td></td></tr>
<tr><td colspan="6">국민건강보험요양급여의 기준에 관한규칙 제3조제2항의 규정에 의하여 위와 같이 건강보험자격이 (있음, 없음)을 통보합니다.

년 월 일

국민건강보험공단이사장 [인]</td></tr>
</table>

② **요양급여의 의뢰**

㉮ 요양기관은 가입자 등에게 적절한 요양급여를 행하기 위하여 필요한 경우에는 다른 요양기관에게 요양급여를 의뢰할 수 있다.

㉯ 제1항의 규정에 의하여 요양급여를 의뢰받은 요양기관은 가입자 등의 상태가 호전되었을 때에는 요양급여를 의뢰한 요양기관이나 1단계 요양급여를 담당하는 요양기관으로 가입자 등을 회송할 수 있다.

㉰ 요양기관이 제1항의 규정에 의하여 요양급여를 의뢰하는 경우에는 "요양급여의뢰서(별지 제4호 서식)"를, 제2항의 규정에 의하여 가입자등을 회송하는 경우에는 "요양급여회송서(별지 제5호 서식)"를 가입자 등에게 발급하여야 한다. 이 경우 요양기관은 의뢰 또는 회송받은 요양기관의 요청이 있는 때에는 진료기록의 사본 등 요양급여에 관한 자료를 제공하여야 한다.

(2) 의료급여 요양급여신청

① 의료급여의 절차

수급권자가 의료급여를 받으려는 경우에는 제1차 의료급여기관에 의료급여를 신청해야 한다. 다만, 다음 각 호 중 ㉮~㉵까지의 어느 하나에 해당하는 경우에는 제2차의료급여기관 또는 제3차 의료급여기관에 의료급여를 신청할 수 있고, ㉶~㉻까지의 어느 하나에 해당하는 경우에는 제2차 의료급여기관에 의료급여를 신청할 수 있다.

㉮ 응급환자인 경우

㉯ 분만의 경우

㉰ 결핵질환, 희귀난치성질환 또는 중증질환을 가진 사람이 의료급여를 받으려는 경우

㉱ 제2차 의료급여기관 또는 제3차 의료급여기관에서 근무하는 수급권자가 그 근무하는 의료급여기관에서 의료급여를 받으려는 경우

㉲ 등록한 장애인이 보조기기를 지급받으려는 경우

㉳ 등록한 장애인이 장애인구강진료센터에서 의료급여를 받으려는 경우

㉴ 감염병의 확산 등 긴급한 사유가 있어 보건복지부장관이 정하여 고시하는 기준에 따라 의료급여를 받으려는 경우

㉵ 국가건강검진을 받은 사람이 결핵질환의 확진검사에 대하여 의료급여를 받으려는 경우

㉶ 단순물리치료가 아닌 작업치료ㆍ운동치료 등의 재활치료가 필요하다고 인정되는 사람이 재활의학과에서 의료급여를 받으려는 경우

㉷ 한센병환자가 의료급여를 받으려는 경우

㉸ 등록한 장애인이 의료급여를 받으려는 경우(㉳의 경우는 제외)

㉹ 섬ㆍ벽지에 해당하는 지역의 의료급여수급권자가 의료급여를 받으려는 경우

㉺ 상이등급을 받은 사람이 의료급여를 받으려는 경우

㉻ 15세 이하의 아동이 의료급여를 받으려는 경우

(3) 산재보험 요양급여 신청

산재보험환자가 요양급여를 받으려는 자는 소속 사업장, 재해발생 경위, 그 재해에 대한 의학적 소견, 그 밖에 고용노동부령으로 정하는 사항을 적은 서류(별지 호 산재요양급여 신청서)를 첨부하여 근로복지공단에 요양급여 신청을 하여야 한다. 이 경우 요양급여 신청의 절차와 방법은 고용노동부령으로 정한다. 산재병원은 근로복지공단 직영병원(10개 기관)과 지정병원(약 5,450개)이 있다.

① 요양급여의 신청(산업재해보상보험법 제41조)

제40조제1항에 따른 요양급여를 받으려는 자는 소속 사업장, 재해발생 경위, 그 재해에 대한 의학적 소견, 그 밖에 고용노동부령으로 정하는 사항을 적은 서류를 첨부하여 공단에 요양급여의 신청(별지 제2호 서식)을 하여야 한다. 이 경우 요양급여 신청의 절차와 방법은 고용노동부령으로 정한다.

② 요양급여의 신청요령

㉮ 요양급여를 받으려는 자는 소속 사업장, 재해발생 경위, 그 재해에 대한 의학적 소견, 그 밖에 고용노동부령으로 정하는 사항을 적은 서류를 첨부하여 공단에 요양급여의 신청을 하여야 한다. 이 경우 요양급여 신청의 절차와 방법은 고용노동부령으로 정한다.

㉯ 근로자를 진료한 산재보험 의료기관은 그 근로자의 재해가 업무상의 재해로 판단되면 그 근로자의 동의를 받아 요양급여의 신청을 대행할 수 있다.

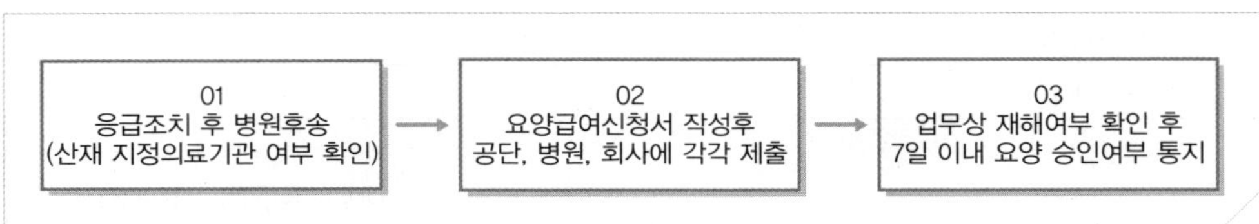

그림 2-8 산재 요양급여신청절차

(4) 자동차보험 진료체계

보험가입자가 자동차사고를 당하였을 경우는 별도의 진료체계(1,2차) 없이 각 보험사의 지급보증에 의한 의료기관이 진료 후 진료비 심사위탁기관인 건강보험심사평가원으로 청구한다(자동차보험 지정병원 별도 없음).

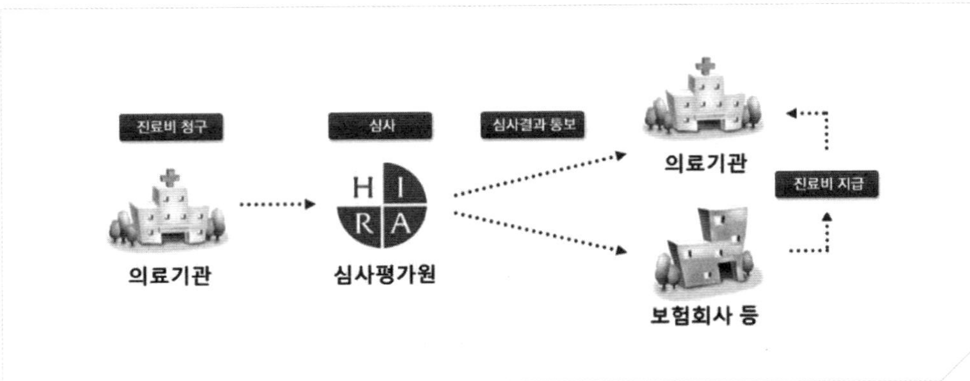

그림 2-9 자동차보험 진료비청구 흐름도

교통사고 환자에 대한 진료비 지급보증서 [별지 제9호서식]

수신 : 00병(의)원장 귀하
제목 : 교통사고 환자에 대한 진료비 지급보증서

1. 귀 의료기관의 발전을 기원합니다.
2. 귀 의료기관에 진료한 다음 교통사고 환자는 우리 회사(조합)가 보상책임을 지고 있는 피해자로서 우리 회사(조합)는 「자동차손해배상보장법」제12조 제1항에 의거하여 귀 의료기관에 자동차보험 진료수가 기준에 의해 진료비를 지급할 것을 보증합니다.

– 다 음 –

환자성명		주민등록번호	
접수번호		피보험차량번호	
사고일자		담보종목	
상해급수		보상한도	
보상담당자		연락처	
특이사항			

202x년 월 일
00보험주식회사 00센터장 (인)

주소 :

(5) 국가보훈환자 의료지원의 신청 및 확인(국가보훈대상자 의료지원에 관한 규칙 제3조)

국가보훈대상자가 국가보훈관계 법령 중 의료지원과 관련된 규정에 따른 의료지원을 받으려는 경우에는 「한국보훈복지의료공단법」 제7조에 따른 보훈병원 또는 관련 규정에 따라 국가가 진료를 위탁한 의료시설(위탁병원)에 의료지원을 신청하여야 한다. 보훈병원에는 한국보훈복지의료공단에서 운영하는 직영병원 5개(중앙(서울), 부산, 광주, 대구, 대전보훈병원)와 보훈요양병원 및 위탁지정병원(보훈병원이 없거나 보훈병원과 원거리 지역에 거주하는 국가유공자 등의 진료를 위해 지정 · 운영)이 있다.

3. 급여의 제한 및 급여 제한여부 조회

(1) 건강보험 급여의 제한

국민건강보험공단은 보험급여를 받을 수 있는 사람이 다음의 경우에 어느 하나에 해당하면 보험급여를 하지 아니한다.

① 고의 또는 중대한 과실로 인한 범죄행위에 그 원인이 있거나 고의로 사고를 일으킨 경우

② 고의 또는 중대한 과실로 공단이나 요양기관의 요양에 관한 지시에 따르지 아니한 경우

③ 고의 또는 중대한 과실로 국민건강보험법 제55조에 따른 문서와 그 밖의 물건의 제출을 거부하거나 질문 또는 진단을 기피한 경우

④ 업무 또는 공무로 생긴 질병 · 부상 · 재해로 다른 법령에 따른 보험급여나 보상 또는 보상(補償)을 받게 되는 경우

(2) 급여의 제한여부의 조회

① 요양기관은 가입자 등이 법 제53조 제1항 제2항 또는 법 제58조 제2항에 해당되는 것으로 판단되는 경우에도 요양급여를 실시하되, 지체 없이 급여제한여부조회서(별지 제2호 서식)에 의하여 국민건강보험공단에 급여제한 여부를 조회하여야 한다.

② 제①항에 따라 조회 요청을 받은 국민건강보험공단은 7일(공휴일 제외) 이내에 급여제한 여부를 결정한 후 요양기관에 급여제한 여부 결정통보서(별지 제2호서식)로 회신하여야 하며, 회신을 받은 요양기관은 공단의 결정내용을 요양급여를 개시한 날부터 소급하여 적용하여야 한다.

③ 제②항의 규정에 불구하고 회신이 있기 전에 요양급여가 종료되거나 회신 없이 7일이 경과된 때에는 공단이 당해 요양기관에 대하여 요양급여를 인정한 것으로 본다. 다만, 공단이 7일이 경과된 후에 급여제한을 결정하여 회신한 때에는 요양기관은 회신을 받은 날부터 공단의 결정에 따라야 한다.

④ 국민건강보험공단은 법 제53조제1항 · 제2항 또는 법 제58조제2항에 따라 요양급여를 제한하여야 함에도 불구하고 제3항의 규정에 의하여 요양급여를 받은 가입자 등에 대하여는 법 제57조에 따라 부당이득에 해당되는 금액을 징수한다.

⑤ 요양기관은 법 제53조 제2항의 한도를 초과하여 요양급여를 행한 경우에는 그날부터 7일 이내에 요양급여적용통보서(별지 제3호 서식) 의하여 그 사실을 공단에 알려야 한다.

요양급여적용통보서 [별지 제3호 서식]

수신기관명	국민건강보험공단 ○○○지사장		건강보험증번호 (사업자기호)	
가입자 또는 세대주	성명		주민등록(관리)번호	
환자	성명		주민등록(관리)번호	
	주소	(전화 :)		
진료구분	1. 입원 2. 외래	진료(조제투약)기간	. . .~ . . .	
상병명		상병분류 기호	상병외인 분류기호	사고 일시
요양급여개시일		요양급여적용전 비용청구근거		
사고내용 (구체적으로 기술)				

국민건강보험 요양급여기준에 관한규칙 제4조제5항의 규정에 의하여 위와 같이 요양급여가 적용되고 있음을 통보합니다.

년 월 일

요양기관 기호 :
소재지 :
대표자 : [인]

국민건강보험공단이사장 귀하

주 : 요양급여를 적용한 날부터 7일(공휴일 제외) 이내에 공단에 통보하여야 합니다.

급여제한여부 조회서

[별지 제2호서식]

수신기관명	국민건강보험공단이사장		건강보험증번호 (사업자기호)	
가입자 또는 세대주	성명		주민등록(관리)번호	
환자	성명		주민등록(관리)번호	
	주소	(전화 :)		
진료구분	1. 입원 2. 외래	진료(조제투약)기간	. . .~ . . .	
상병명		상병분류 기호		상병외인 분류 기호
조회사유 (난이 부족한 경우 뒷면 활용)				

국민건강보험 요양급여의 기준에 관한규칙 제4조제1항의 규정에 의하여 위 환자에 대한 요양급여제한 여부를 조회하오니 회신하여 주시기 바랍니다.

년 월 일

요양기관 기호 :
소재지 :
대표자 : [인]

국민건강보험공단이사장 귀하

급여제한여부 결정통보서

국민건강보험 요양급여기준에 관한규칙 제4조제2항의 규정에 의하여 아래와 같이 결정통보하오니 조치하여 주시기 바랍니다.

년 월 일

국민건강보험공단이사장 [인]

요양기관대표자 귀하

결정사항	1. 급여적용 2. 조건부 급여적용(선요양급여 사후관리) 3. 급여제한
제한근거('o'표)	국민건강보험법 제48조제1항 · 제2항, 제53조제2항
요양급여제한 개시일 또는 기간	년 월 일부터 (년 월 일까지)

주 : 1. 이 조회서는 요양기관이 3부를 작성하여 1부는 보관하고, 2부는 공단에 송부하면, 공단은 급여제한여부결정통보서를 작성하여 1부는 보관하고, 1부는 요양기관에 송부합니다.

2. 요양기관은 우선 요양급여를 하고 이 조회서를 지체 없이 공단에 조회하여야 하며, 공단은 7일(공휴일 제외) 이내에 이를 회신하여야 합니다.

3. 결정사항 중 "2"는 공단이 7일(공휴일 제외) 이내에 급여제한 여부를 확정할 수 없는 경우에 해당되며, 만일 요양급여 후 급여제한 사유가 확정되는 때에는 사후관리로 정산하게 됩니다.

4. 결정사항에 이의가 있는 경우 90일 이내에 공단에 이의신청을 할 수 있습니다.

(3) 제3자의 행위로 인한 급여통보

법 제58조 및 국민건강보험법시행규칙 제28조의 규정에 따라 가입자(지역가입자의 경우에는 세대주를 포함한다)는 자신이나 피부양자에 대한 보험급여 사유가 제3자의 행위로 인한 것인 경우에는 제3자의 행위로 인한 급여 통보서(별지 제25호 서식)를 지체 없이 국민건강보험공단에 제출하도록 되어 있다.

제3자의 행위로 인한 급여 통보서 (국민건강보험법 시행규칙 [별지 제25호서식])

※ 유의사항 및 작성방법은 뒤쪽을 참고하시기 바라며, 바탕색이 어두운 난은 통보인이 적지 않습니다.

(앞쪽)

접수번호	접수일		처리기간 7일
① 건강보험증 번호			
② 가입자 (세대주)	성명	주민등록번호(외국인등록번호)	
③ 진료받은 사람(수진자)	성명	주민등록번호(외국인등록번호)	
	주소		
④ 진료 구분	1. 입원 2. 외래	⑤ 진료기간	
⑥ 상병명		⑦ 상병분류기호	⑧ 상해외인코드
⑨ 가해자	성명	주민등록번호(외국인등록번호)	
⑩ 사고일시			
⑪ 요양기관	명칭	소재지	
⑫ 사고내용 (구체적으로 적습니다)			

「국민건강보험법 시행규칙」 제28조에 따라 위와 같이 건강보험급여가 적용되고 있음을 통보합니다.

년 월 일

통보인 (서명 또는 인)

전화번호( )

수진자와의 관계 수진자의( )

국민건강보험공단 이사장 귀하

210㎜×297㎜[백상지 80g/㎡]

(4) 구상권

① 국민건강보험공단은 제3자의 행위로 보험급여사유가 생겨 가입자 또는 피부양자에게 보험급여를 한 경우에는 그 급여에 들어간 비용 한도에서 그 제3자에게 손해배상을 청구할 권리를 얻는다.

② 보험급여를 받은 사람이 제3자로부터 이미 손해배상을 받은 경우에는 국민건강보험공단은 그 배상액 한도에서 보험급여를 하지 아니한다.

따라서 제3자의 행위로 보험급여사유가 생겨 가입자 또는 피부양자에게 보험급여를 한 경우에는 그 급여에 들어간 비용 한도에서 그 제3자에게 손해배상을 청구할 권리를 얻는 것을 의미하며, 국민건강보험공단이 구상권을 갖는다.

3. 수급자격관리

요양기관에 고객이 내원시 원무 접수직원은 보험유형별 요양급여기준에 의한 수급절차 사항을 확인 및 점검(의료전달체계 이행여부, 요양급여의뢰서, 기타 제출서류 등)을 하여야 하며, 관련 제출서류 미지참시는 제반사항을 안내하여야 한다. 수급자격 관리사항은 의료기관 종별에 따라 일부 상이하므로 보험유형별 요양급여기준 및 신청절차 사항을 숙지하여야 한다.

2-3 | 요양급여 적정성 평가 및 현지조사

학습목표

1. 요양급여의 적정성 평가 및 현지조사 준비에 대한 업무를 수행할 수 있다.

1. 요양급여 적정성평가

(1) 평가 개요

요양급여 적정성 평가제도는 건강보험 가입자에게 제공되는 진찰 · 시술 · 투약 · 검사 등 요양급여에 대하여 의 · 약학적 측면의 타당성과 비용 · 효과적 측면을 평가하여 궁극적으로는 의료의 질 향상을 도모하는 것을 그 목적으로 한다. 또한, 그 결과를 공개함으로써 건강보험 가입자인 국민에게는 요양기관을 선택할 수 있도록 정보를 제공하며, 의료서비스 공급자에게는 질 향상에 필요한 비교 정보 등의 제공을 통해 자발적 노력을 유도하고 평가 결과를 보상과 연계하여 질 향상을 가속화할 수 있는 방법으로 활용하고 있다.

(2) 요양급여의 적정성 평가

행위별수가제에서는 불필요한 서비스의 과다제공이 우려되고 이는 의료자원의 낭비 및 보험재정의 악화요인을 초래 할 수 있다. 따라서 의료의 질 문제를 개선하고 양질의 요양급여가 제공될 수 있도록 2000년 7월 1일부터 건강보험법에 의한 요양급여의 적정성평가를 심사평가원에서 실시하고 있다. 건강보험심사평원 주관으로 시행중인 요양급여 적정성 평가 항목은 약제급여, 수술의 예방적 항생제, 급성심근경색증, 관상동맥우회술, 혈액투석, 만성폐쇄성질환, DRG 포괄수가, 수술진료량, 요양병원, 고혈압 및 위암, 대장암, 폐암, 간암, 당뇨병, 중환자실 등이 있으며, 평가를 통하여 결과를 공개하고 평가 우수기관에 대하여 진료비를 가감 지급하고 있다.

2. 요양기관 현지조사

(1) 현지조사

현지조사란 국민건강보험법 제97조 및 국민건강보험법 제98조 및 시행령 제70조 등에 근거하고 있으며, 요양기관이 지급받은 요양급여비용 등에 대해 세부진료내역을 근거로 사실관계 및 적법 여부를 확인 · 조사하는 것을 말한다. 현지조사의 목적은 요양기관의 건전한 요양급여비용 청구 풍토 조성 및 적정진료 유도와건강보험 가입자의 수급권 보호 및 건전한 의료공급자 보호 및 불필요한 건강보험재정 누수 방지하는 데 있다.

(2) 현지조사 및 내용

① 현지조사는 요양기관의 진료 및 청구내역이 법령, 각종 고시 등 심사기준에 맞는지, 허위부당 청구한 사실이 없는 지 등에 대해 현지에 출장하여 조사하는 것이다. (건강보험법 94조) 내용은 청구한 진료내역의 사실여부, 관계규정 준수여부, 본인부담금 적법 징수여부, 민원발생건수 증가 등이 있다.

② 방법 및 절차는 보건복지부장관이 건강보험심사평가원의 지원을 받아 현지조사를 실시한다. 심사상 문제기관 또는 민원 및 비위사실 제보기관, 2차의 자율시정통보에도 불구하고 시정하지 않은 기관, 검찰청 등 외부기관에서 조사 의뢰된 기관, 부당청구상시감시시스템에 의해 부당청구의 개연성이 높다고 예측된 기관, 공단의 진료내역통보 등의 과정에서 부당청구협의가 인지되어 조사 의뢰된 요양기관을 대상으로 선정한다. 조사결과에 따라 허위. 부당금액은 환수하고 건강보험법에 의한 업무정지 또는 과징금 처분, 의료법 등에 의한 면허취소 또는 정지처분과 형법에 의한 형사처벌도 적용한다.

(3) 현지조사유형 및 방법

현지조사유형에는 정기조사 및 기획조사와 긴급조사. 이행실태 조사가 있으며, 조사방법에는 서면조사와 현장조사가 있으며, 보건복지부 및 건강보험심사평가원의 현지조사과정은 다음과 같다.

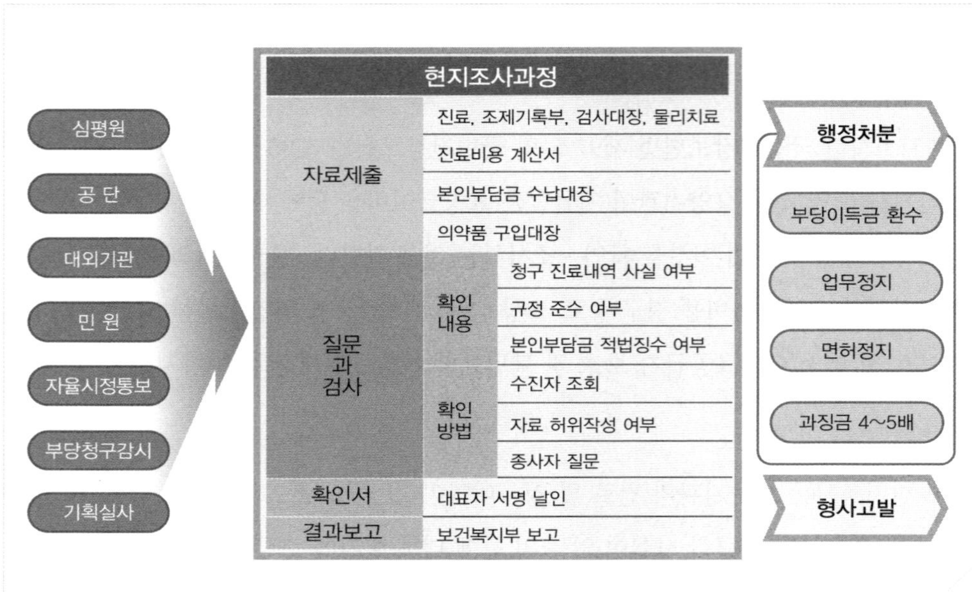

그림 2-10 건강보험심사평가원의 현지조사과정

제2장. 실전대비 요약정리 사항 및 예상문제

국민건강보험 및 수급자격관리

1. 의료보장(건강보험, 의료급여) 적용인구 및 구성비
2. 건강보험 급여의 종류 및 자격취득 및 상실
3. 건강보험의 관리운영체계 및 주요업무(국민건강보험공단, 건강보험심사평가원)
4. 의료전달체계의 목적과 건강보험 및 의료급여 의료전달체계
5. 건강보험 요양급여의 절차 및 신청
6. 건강보험 급여제한 사항 및 구상권
7. 요양기관에 환자 내원 시 수급자격관리 사항
8. 요양급여 적정성 평가 및 현지조사

제3장 의료수가 및 진료비 본인부담

3-1 | 의료수가제도 및 종류

학습목표

1. 우라나라의 의료수가 제도 및 종류에 대하여 알 수 있다.
2. 상대가치점수 및 환산지수와 종별가산율을 적용하여 수가를 산정할 수 있다.

1. 의료수가제도

1) 의료수가의 개념

(1) 의료수가

의료수가(醫療酬價)는 환자가 의료기관에 내는 본인부담금과 건강보험공단에서 의료기관에 지급하는 급여비의 합계를 의미한다. 즉 의료수가란 요양급여비용으로 의료행위에 대한 대가로 지불하는 비용으로서 건강보험공단과 환자가 의사나 약사 등의 의료서비스 제공자에게 의료행위에 대해 제공하는 비용을 말한다. 일반적으로 치료원가와 의사 · 간호사 등 보건의료인의 인건비와 전기료 등 의료기관 운영에 따른 부대비용을 합친 금액을 기준으로 결정된다.

의료수가는 = 상대가치점수 × 환산지수로 산출된다.

의료수가 결정과 인상은 환자에게 제공되는 서비스의 정도, 서비스 제공자의 소득, 물가상승률 같은 경제지표 등을 토대로 건강보험정책심의위원회(건정심)에서 진행한다. 이처럼 수가 인상은 건정심에서 심의해 최종 결정되지만, 수가인상률은 각 가입자단체와 건강보험공단이 협상을 통해 결정한다. 의료수가는 병원경영에 지대한 영향을 미치는 반면, 사용자들에게는 건강보험료 인상으로 연결되고, 건강보험공단은 건강보험재정 부담으로 연결되는 만큼 각 단체 간 치열한 협상이 진행되며 이 때문에 매년 수가 결정 과정은 순탄치 않다.

(2) 의료수가의 종류 및 고시기관

우리나라의 의료수가를 적용하는 방법은 크게 건강보험수가와 산업재해보상보험수가, 자동차보험수가 및 일반수로 분류할 수 있다. 이들 수가는 기본적으로 보건복지부장관이 고시하는 건강보험수가에 근간을 두고 행위료 가산율 및 대상을 조정하여 적용하는 형태를 취하고 있다.

의료수가의 종류 및 고시기관은 다음과 같다.

표 3-1 의료수가의 종류 및 고시기관

수가종류	고시기관	비고
건강보험수가	보건복지부	행위별수가, 포괄수가제
의료급여수가	보건복지부	
산재보험수가	고용노동부	
자동차보험수가	국토교통부	
일반수가	병원(홈페이지 게시)	상급병실료 등 비급여수가
외국인 진료수가	병원	외국인 별도 적용(병원별 상이)

2) 우리나라의 의료수가 제도

(1) 행위별 수가제(Fee-For-Service : FFS)

건강보험의 행위별수가제(fee-for-service)는 의료기관에서 의료인이 제공한 의료서비스(행위, 약제, 치료재료 등)에 대해 서비스별로 가격(수가)을 정하여 사용량과 가격에 대해진료비를 지불하는 제도로 우리나라는 1977년 의료보험 도입 당시부터 채택하고 있다. 따라서 진료에 소요되는 약제 또는 재료비를 별도로 산정하고 의료인이 제공한 진료의 개별행위마다 일정한 값을 정하여 의료비를 지급하는 성과불제도이다. 즉, 의사들이 환자에게 제공한 각각의 진료서비스나 진료재료, 약제에 대하여 진료비를 지불하는 방식이다. 이 수가제도는 의학기술의 발달, 첨단 과학을 응용한 고급의료서비스 개발에 기여한바가 크지만 총 의료비 증가 현상을 초래하고 있으며 장 · 단점은 아래와 같다.

① 장점

의료공급자가 진료행위 및 서비스항목, 소요재료, 의약품별로 가격을 정하는 제도이기 때문에 의료를 이용하는 환자 측이나 의료서비스를 공급하는 의사 측에서 절대적으로 요구하는 다음사항들을 실현할 수 있다. ㉮ 환자에게 양질의 의료서비스 제공이 가능하며, ㉯ 신의료기술 및 신약개발에 기여하고 ㉰ 의료의 연구개발에 동기가 부여되고 ㉱ 환자와 의료인 간에 신뢰가 조성된다.

② 단점

진료비가 진료의 양에 비례하기 때문에 환자에게 많은 진료를 제공할수록 의사 또는 의료기관의 수입이 증가하게 되어 ㉮ 과잉진료와 과잉검사를 초래할 수 있으며 ㉯ 의료서비스의 양을 필요 이상으로 증가시켜 진료비용을 상승시킬 수 있으며 ㉰ 지나친 신의료기술 등의 개발로 국민의료비 증가가 우려되고 ㉱ 환자에게는 의료기관을 상대로 의료서비스 가격의 적정성을 확인하기가 어렵기 때문에 진료비 부당 청구의 가능성이 내재하고 있으며 ㉲ 의료기관의 시설과 장비에 과잉투자를 야기 시킬 수 있으며 ㉳ 진료수가 및 약가 등의 세분화에 따른 진료비 청구업무가 매우 복잡하다.

▣ 요양병원 일당정액제 및 전액본인부담

① 요양병원 일당정액제

고령화 및 생활수준 향상에 따라 노인성 및 만성질환 위주의 장기요양 의료서비스 수요가 증대됨에 따라, 장기요양 입원환자의 특성을 고려한 요양병원형 일당정액수가제를 2008년 1월부터 도입하여 시행하고 있다.

② 전액본인부담(100:100항목)

전액본인부담(100:100항목)
국민건강보험 시행규칙 제16조(요양급여비용의 본인부담)에 의거 보험급여가 되는 요양급여비용의 일부가 아닌 전체금액을 환자본인이 부담하는 것으로 별도 고시된 항목이다. 해당항목의 금액이 결정되어 있으므로 관행수가를 적용하는 비급여와는 상이하며, 진료수가기준에 의해 진료비 전액(100:100)을 환자본인이 부담하는 항목을 말한다. 전액본인부담 항목으로는 요양급여기준에 의한 수급절차 미 이행 진료비, 응급의료관리료(응급증상 비해당 경우)등이 있다.

(2) DRG 및 신포괄수가제

1 DRG (Diagnosis Related Groups : K-DRG): 진단명기준 포괄수가제

진단명기준 환자군이라 번역되는 DRG는 입원환자의 특성 및 진료의 특성에 의해 임상적인 진료내용과 자원의 소모량이 유사하도록 분류한 질병군으로서, 분류체계는 주진단명 및 기타진단명, 수술처치명, 연령, 성별, 진료결과 등에 따라 진료내용이 유사한 질병군으로 분류되는데 이때 하나의 입원환자 분류군을 DRG라고 부른다. 즉 DRG는 입원환자에게 미리 정해진 일정액을 지불하는 제도(진단명 기준 포괄수가제)로서 제공된 의료서비스의 단위당 가격과 서비스의 양에 따라 진료비를 보상해주는 제도이다.

행위별수가제가 개별 진료행위의 수가를 모두 합해 총진료비를 산출하는 반면, 포괄수가제는 진료비총액이 미리 책정되어 있는 점이 다르다. 우리나라는 1997년 시범사업을 거처 2003년 9월부터 4개 진료과(외과, 이비인후과, 안과, 산부인과) 7개 질병군의 입원환자에 대해 요양기관이 행위별수가제 또는 포괄수가제 중에서 선택하는 방식으로 시행되어오다가 2012년 7월 1일부터 의원 및 병원, 2013년 7월 1일부터는 종합병원 및 상급종합병원으로 확대 시행되고 있다. 즉, DRG는 질병 단위별로 진료비를 결정하는 방식으로서, 실제 입원기간에 사용된 의료서비스의 양과 질에 관계없이 해당 진단명 기준별로 지불하기로 결정된 액수만큼 진료비가 지불되는 제도로서, 장 · 단점은 아래와 같다.

① 장점

㉮ 행위별수가제에서 발생할 수 있는 과잉진료와 의료서비스의 오 · 남용 등에 따른 진료량 증대 유인 억제 및 이에 따른 의료비절감효과가 있다(과잉진료방지와 의료서비스 오. 남용 억제).

㉯ 행위별수가제의 문제로 지적되어 왔던 의료기관의 진료비 청구방법이 매우 간편해지고 진료비 청구심사가 불필요하거나 간소화되므로 의료기관 및 보험자의 행정비용이 절감되는 효과가 있다(진료비 청구 및 심사의 간소화)

㉰ 진료비 계산방식이 간단명료하여 환자들의 퇴원시 진료비를 둘러싼 마찰을 감소시킬수 있으며, 투명성을 제고할 수 있다(진료비 계산서의 투명)

㉱ 미리 정해진 수가에 의해서 진료비가 책정되기 때문에 의료인과 보험자 간에 마찰을 해소할 수 있다(의료인과 보험자간 마찰 해소)

㉲ 진료 및 관리의 생산성 향상만이 이익증대를 보장하므로 의료공급자 수준에서 경영과 진료 제공의 효율화를 위한 의식전환(예 : Critical Pathway)과 재원일수 단축과 생산성의 증가를 가져올 수 있다(경영과 진료의 효율화)

② 단점

㉮ 의료서비스 제공을 최소화하려는 경향이 있어 환자와의 마찰이 예상되고 의료의 질적인 저하가 우려될 수 있다.

㉯ DRG코드는 질병의 중증도 조작에 따라 의료기관이 허위 및 부당청구 할 우려가 있다.

㉰ 진료효과 면에서는 우수하나 비용이 많이 드는 신기술이나 진료방식의 채택이 억제되어 새로운 의료기술의 개발이나 임상연구 분야의 발전에 장애(저해)가 될 수 있다.

■ **DRG 대상 질병군**

DRG 대상 질병군은 아래와 같이 4개진료과 7개 질병군이다.

표 3-2 DRG 진료과 및 대상 질병군

진료과(목)	대상질병군	비고
안과	수정체 수술(소절개, 대절개, 양안, 단안)	
이비인후과	편도 및 아데노이드 절제술(연령)	
외과	충수절제술(복잡한 주진단, 복강경)	
	서혜 및 대퇴부 탈장수술(연령, 복강경, 편측, 양측)	
	항문수술(원형자동문합기 이용, 복수, 주요, 기타)	
산부인과	자궁적출 및 기타 자궁 및 자궁부속기 수술(복강경)	악성종양제외
	제왕절개분만(단태아, 다태아)	질식분만 제외

③ **DRG 제도에서 환자가 전액 부담하는 항목**

ⅰ. 단순피로 등 일상생활에 지장이 없는 질환, 미용목적, 본인희망의 건강검진 등 예방진료, 상급병실료 차액, 초음파검사(보험급여기준 외) 등이 있다.

ⅱ. 응급진료를 위하여 앰블런스를 이용하면서 받는 응급의료 이송처치료, 각종 수술 후 통증관리를 위한 자가통증조절법(PCA, 무통주사)에 소요된 비용 등이 있다.

2 신포괄지불제도

신포괄수가제는 행위별수가제와 포괄수가제가 합쳐진 한국형 포괄수가제를 의미하며, 정액방식의 포괄수가제에 현행 행위별 수가방식을 접목한 지불제도를 말한다. 신포괄수가제는 행위별수가제와 일부 질병군(7개 질병군)에만 적용하는 기존 포괄수가제도를 개선하기 위해 개발된 대안적 모델인 '신포괄수가제'는, 포괄적 보상(기준 수가+일당수가)과 행위별 보상방식이 혼합 · 적용된 지불제도이다. 즉, 행위별수가제와 기존 7개 질병군 포괄수가제 방식(DRG)을 개선하기 위해 개발된 모델이다.

㉮ 실시근거

보건의료기본법 제44조 제1항에 따라 정부의 새로운 진료비지불제도의 시범적용을 위하여 신포괄 모형에 대한 시범사업을 2012년 7월 1일부터 실시하고 있다.

㉯ 대상기관 및 질병군

ⅰ. 시범사업은 2009년 4월 국민건강보험공단 일산병원에서 처음 시작된 이후 2012년 7월 1일부터 서울특별시 서울의료원 등 지역거점 공공병원 44개 기관(시범요양기관)을 대상으로 실시하고 있다.

ⅱ. 또한 건강보험심사평가원은 급성기병원 및 종합병원 중 일정요건을 갖춘 요양기관에 대하여 공모를 거쳐 2018년 8월부터 민간병원을 대상으로 시범사업을 확대 실시하고 있다.

○ 시범사업에 적용되는 질병군은 559개이며, 연령에 따라 세분하면 665개(665개 연령 세분질병군을 합병증 및 동반상병에 따라 다시 세분하면 1,752개) 질병군이다.

표 3-3 행위별수가제와 DRG, 신포괄수가제 비교

구분	행위별수가제(FFS)	포괄수가제(DRG)	
		포괄수가제	신포괄수가제
정의	제공된 의료서비스의 단위당 가격과 서비스의 양에 따라 진료비를 보상해주는 제도	입원환자에게 미리 정해진 일정액을 지불하는 제도(진단명 기준 포괄수가제)	
내용	실제로 제공된 의료서비스 항목 단가 및 제공횟수만큼 진료비 계산 · 총진료비 = 점수당 단가 × Σ 행위별 상대가치점수	질병군별로 사전에 정해진 진료건당 진료비 지불	질병군별 사전에 정해진 건당 기준수가+사전에 정해진 진료일당수가+행위별 수가(의사행위료,고가의 약제, 치료재료)의 합
지불단위	개개 서비스	진료건당	진료건당 + 개개 서비스 합
지불액 결정	치료 후	진단 후	치료 후
시행년도	1979년부터	2002년 현재	2009년 시범사업

3) 수가구분 및 보험수가적용 용어

(1) 수가구분

진료수가란 크게 진료행위료와 재료대로 구분되어 있으며, 진료행위료는 검사료, 영상의학진단 및 방사선치료료, 처치 및 수술료, 마취료, 이학요법료 등과 같이 일정한 자격과 기술을 갖춘 의료진이 진료한 대가로 요양기관 종별 가산율을 산정할 수 있는 항목이다. 재료대는 진료행위에 대한 가산율을 적용할 수 없는 항목으로 약제 및 치료재료가 포함되며, 의료기관의 실구입또는 상한가에 따라 산정하고 청구하도록 되어 있다. 다만 진찰료, 입원료, 수혈료는 병원에 따라 수익을 인식하는 기준에 다소 차이가 있다.

(2) 보험수가적용에 대한 용어

보험수가적용에 대한 용어는 보험급여와 비급여 및 전액본인부담(100:100)이 있다.

표 3-4 보험수가적용에 대한 용어

구분	보험급여(보험수가)	비급여	전액본인부담
기준	보험인정 항목	보험급여가 되지 않아 전액 본인부담항목	
수가적용	건강보험	일반	건강보험수가 또는 실구입가
본인부담	요양기관종별 부담률	일반수가로 전액부담	건강보험수가 100% 또는 실구입가 전액부담

비급여란 요양급여에서 제외되는 범위는 질병, 부상의 치료목적이 아니거나, 업무 또는 일상생활에 지장이 없는 질환, 기타 보험급여의 원리에 부합하지 않는 것으로서 보험급여가 되지 않고 전액 환자가 부담하는 것을 의미한다. 비급여 대상의 항목에는 행위 · 약제 및 치료재료 등이 있다.

2. 의료수가의 종류

(1) 건강보험수가

국민건강보험법 및 보건복지부고시(요양급여비용)에 의해 의료기관에서 의료인이 제공한 의료 서비스(행위, 약제, 치료재료 등)에 대해 서비스 별로 가격(수가)을 정하여 사용량과 가격에 의해 진료비를 지불하는 제도로 우리나라는 건강보험 도입 당시부터 적용하고 있다. 따라서 상대가치점수 × 환산지수와 의료기관 종별가산율로 산출된다.

(2) 의료급여수가

의료급여법 및 보건복지부고시(요양급여비용)에 의해 의료기관에서 의료인이 제공한 의료 서비스(행위, 약제, 치료재료 등)에 대해 서비스 별로 가격(수가)을 정하여 사용량과 가격에 의해 적용되는 수가를 말한다.

(3) 산재보험수가

고용노동부장관이 고시하는 수가로서 일반사업장 근로자의 업무와 관련된 질병이나 부상으로 인하여 진료 받는 경우에 산정하는 수가이다. 산재수가는 건강보험수가를 기반으로 하되 행위료가산율을 별도로 산정하며, 건강보험에서 비급여 인정되는 보조기, 치과보철료, 제증명발급료 등에 대하여는 별도의 급여수가를 고시하고 있으며 또한 초음파, MRI 등 특수촬영은 급여범위가 건강보험보다 확대되어 있다.

(4) 자동차보험수가

국토교통부장관의 고시에 의하여 자동차사고 피해자에게 적용하는 수가이며, 의료기관에서는 가해자가 가입한 손해보험회사나 자동차공제조합으로부터 진료비를 수령한다. 자보수가는 산재수가와 마찬가지로 건강보험수가를 기반으로 하되 행위료가산율을 별도로 산정하며, 건강보험에서 비급여 인정되는 보조기, 치과보철료, 제증명발급료 등에 대하여는 별도의 급여수가를 고시하고 있으며, 또한 초음파, MRI 등 특수촬영은 급여범위가 건강보험보다 확대되어 있다.

(5) 일반수가

병원이 자체적으로 임의로 결정한 수가로서 보험급여가 적용되지 아니하는 비급여 등의 수가를 의미하며, 상급종합병원 및 종합병원의 상급병실료(특실 및 1인실료), 종합건강진단료, 미용목적 성형수술료, 제증명료 등이 있다.

(6) 외국인 진료수가

국내 보험이 없는 외국인에 대하여 진찰료, 입원료, 행위, 약제, 치료재료 등에 대하여 의료수가를 책정하여 적용하고 있는 수가를 말하며, 의료기관 종별로 수가는 상이하다.

3. 상대가치점수 및 환산지수

(1) 상대가치점수

요양급여에 소요되는 시간 노력 등 업무량, 인력 시설 · 장비 등 자원의 양과 요양급여의 위험도를 고려하여 산정한 요양급여의 가치를 각 항목 간에 상대적 점수로 나타낸 것이다(국민건강보험법시행령 제24조) 상대가치점수는 의료행위 간 가치를 상대적으로 비교하여 화폐단위가 아닌 점수로 표현한 것으로 약 5,450개의 표준의료행위가 있다. 그리고 건강보험수가는 매년 보건복지부 장관이 정하여 고시하는 건강보험 요양급여비용인 점수당 단가(환산지수)를 곱한 비용이다.

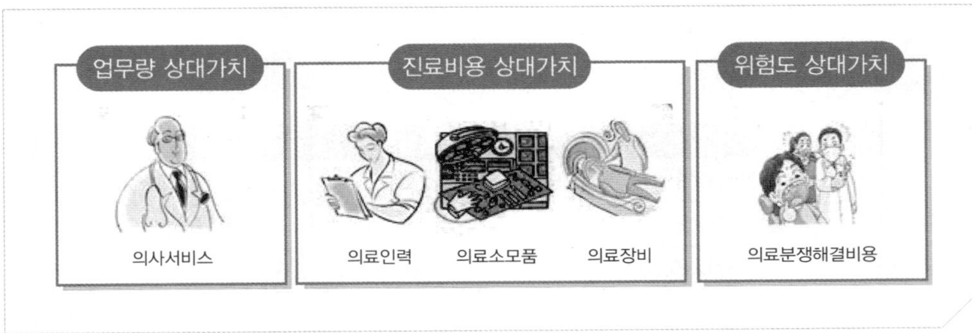

그림 3-1 상대가치의 구성요소

(2) 환산지수

환산지수(換算指數)란 어떤 단위나 척도로 된 것을 다른 단위나 척도로 고쳐서 헤아릴 때에 변환의 기준이 되는 수치로서 요양기관이 가입자인 환자에게 제공하는 의료행위에 대한 보상 방법으로 상대가치 단위 점수 당 비용(원가)을 나타내는 개념을 의미한다. 따라서 환산지수는 상대가치점수 1점당 단가로서 국민건강보험공단의 이사장과 대통령령이 정하는 의약계를 대표하는 자와의 계약으로 정하고 있으며, 계약 미체결 시는 건강보험정책심의위원회(건정심)에서 결정하고 있다..

(3) 상대가치점수에 의한 건강보험 수가산정요령

건강보험수가는 상대가치점수에 유형별 점수당 단가(환산지수)를 곱하여 산출한다.

점수당 단가(환산지수)는 공단의 이사장과 요양급여비용 협의회의 위원장 간의 계약으로 정하고, 계약기간은 1년으로 한다.

(4) 건강보험 요양급여비용의 내역(환산지수)

요양급여비용의 내역은 국민건강보험법 제45조 제4항과 동법 시행령 제21조 제2항에 의거 보건복지부장관이 정하여 고시하는 "요양급여의 상대가치점수"의 아래 유형별 분류에 따른 점수당 단가로 산정하며 내역은 다음과 같다.

표 3-5 건강보험 요양급여비용 내역

구분	요양기관분류						
	병원, 요양병원 및 종합병원	의원	치과의원 및 치과병원	한의원 및 한방병원	조산원	약국	보건소
점수당 단가	81.2원	93.6원	96.0원	98.8원	158.7원	99.3원	93.5원

(주) 2024년 1월 1일 시행 기준이며, 보건복지부 고시에 의하여 점수당 단가는 매년 변동 될 수 있음.

표 3-6 수가산정 실례(일반처치 또는 수술 후 처치 / 단순처치 자 -2-1-가-(1))

종별	산정방법	금액	종별가산율	종별가산율 적용 후 금액(원)
병원	(64.08점×81.2원)	5,200	20%	6,240
종합병원	(64.08점×81.2원)	5,200	25%	6,500
상급종합병원	(64.08점×81.2원)	5,200	30%	6,760

주) 수가 산출 : (상대가치점수 × 점수당 단가 환산지수)에서 의료기관 종별가산율 적용

(5) 진료행위별 분류항목 및 번호

진료행위별 보험수가의 분류항목 및 번호는 다음과 같다.

표 3-7 진료행위별 분류항목 및 번호

분류번호(항목)	구분	세부 행위료
(가)항목	기본진료료	진찰료, 입원료 가정간호방문료
(누/나)항목	검사료	검체검사료, 병리검사료, 기능검사료, 내시경, 천자
(다)항목	영상진단 및 방사선 치료료	단순영상진단료, 특수영상진단료, 핵의학진단료, 방사선치료료
(라)항목	투약 및 조제료	투약 및 조제료
(마)항목	주사료	주사료, 채혈 및 수혈료
(바)항목	마취료	마취료, 치과마취료, 신경차단술료, 신경파괴술료
(사)항목	이학요법료	기본물리치료료, 단순 및 전문재활치료료, 이학요법료
(아)항목	정신요법료	정신요법료
(자)항목	처치 및 수술료	처치 및 수술료, 캐스트료
(차)항목	치과	치아질환처치, 수술 후 처치, 구강외과, 치주질환, 보철물
(카)항목	조산료	조산료
(타)항목	보건기관 진료수가	보건기관(보건진료소, 보건지소, 보건소) 진료비
(한)항목	한방검사	한방검사료
(하)항목	한방시술 및 처치료	한방시술료, 처치료,정신요법료
(약)항목	약국약제비	약국약제비(관리료, 조제기본료, 복약지도료, 조제료)
(파)항목	혈액, 식대	전혈 및 혈액성분제제료, 입원환자식대
(찬)항목	치과보철	레진상 완전틀니, 임시 레진상 완전틀니
(고)(노)(도)(모)(보)(소)(오)(조)(초)(헌)(허)항목	행위 비급여 목록	검사료(검체, 병리, 기능, 내시경, 천자 및 생검), 영상진단 및 방사선치료, 주사료, 마취료, 이학요법료, 처치 및 수술료, 치과, 수술료,한방

4. 의료수가계약 및 산정기준

(1) 의료수가계약

국민건강보험법 제45조에 의거 요양급여비용의 산정은 계약으로 정하도록 하고 있으며, 요양급여의 범위 · 방법 · 절차 · 상한 등 요양급여의 기준은 보건복지부령으로 정하도록 하고 있다. 국민건강보험법시행령 제21조에 따라 계약체결에 의한 상대가치점수, 약제 · 치료재료(협상대상 의약품 및 상대가치점수가 적용되는 약제 · 치료재료는 제외)에 대한 비용은 보건복지부장관이 고시하도록 규정하고 있다. 따라서 요양급여기준(보건복지부령)에 고시된 진찰, 처치 · 수술 등의 '진료행위별 분류 항목 및 상대가치점수'는 전문적이고 객관적인 분석이 요구되는 사항이며, 약제비나 치료재료 비용은 생산자(또는 판매자)와 수요자 사이에 시장에서 결정된 가격인 실거래가로 보상하고 있어 현행 법령상 건강보험정책심의위원회의 심의 · 의결을 거쳐 보건복지부 장관이 고시하는 것으로 운영하고 있다. 「국민건강보험법」 제45조에 따라 계약기간은 1년이다.

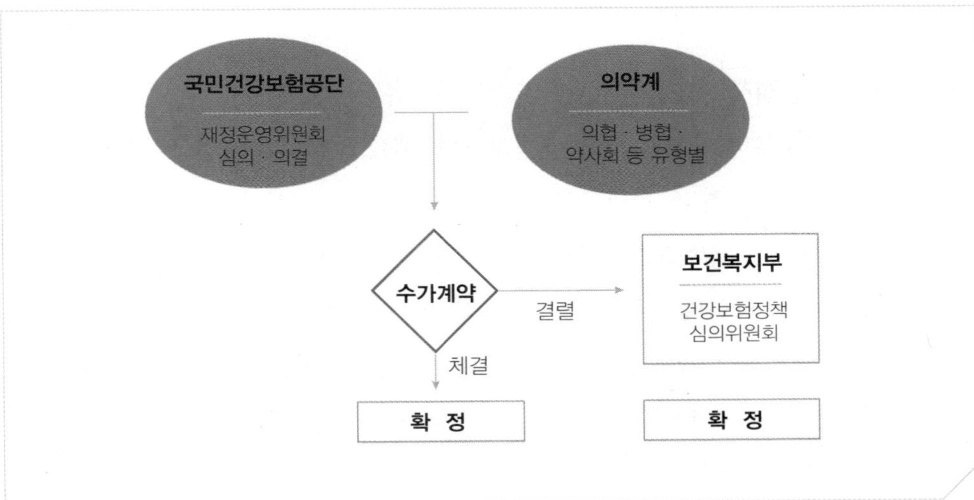

그림 3-2 수가계약의 절차와 이해당사자

(2) 의료수가 산정방식 및 산정기준

① 의료수가 산정방식

의료수가산정기준은 각 진료행위의 난이도, 시술소요시간 및 사용빈도 등이며, 각 진료행위에 진료금액이 정해져 있고 총진료비는 제공된 진료행위의 각 금액을 합산하여 산정한다. 우리나라에서는 건강보험수가에 적정이윤을 인정해 주고 있으나 약가와 재료대에 대해서는 이윤을 최대한 억제하고 있다. 특히 재료대는 특정재료대의 실구입가로 산정되는 것을 제외하고 기본진료비에 포함되고 있으며, 수가산정방식은 다음과 같다.

표 3-8 의료수가 산정방식

구분	수가	약가 /재료	비고
산정대상	진료기술행위	약품 및 진료재료	
산정기준	난이도, 소요시간, 사용빈도	소요량	
산정가격	원가 + 적정이윤	원가	

② 건강보험수가 산정기준

건강보험의 수가산정 기준(내역)에는 ㉮ 국민건강보험법 ㉯ 요양급여 규칙 ㉰ 진료수가기준 및 행위(상대가치점수) ㉱ 약가기준액표 ㉲ 진료재료대 ㉳ 수입약품 ㉴ 유권해석 ㉵ 진료 분과위원회지침 ㉶ 진료비심사지침 ㉷ 운영위원회 지침 ㉸ 심사사례 등이 있다.

③ 수가계약 및 절차

2000년 7월 1일부터 시행된 「국민건강보험법」 제42조에 의거 요양급여비용의 산정은 계약으로 정하도록 하고, 요양급여의 범위 · 방법 · 절차 · 상한 등 요양급여의 기준은 보건 복지부령으로 정하도록 하고 있다. 또한, 동 법시행령 제21조에 따라 계약 체결의 대상은 각 요양급여의 상대가치 점수의 점수당 단가로 하되, 요양급여의 상대가치 점수, 약제 · 치료재료(협상대상 의약품 및 상대가치점수가 적용되는 약제 · 치료재료는 제외)에 대한 비용은 보건복지부장관이 고시하도록 규정하고 있으며, 「국민건강보험법」 제45조에 따라 계약기간은 1년이다.

5. 신규 행위 · 치료재료의 요양급여 결정신청 및 결정

(1) 보험급여가 되지 않는 새로운 치료행위 시술 및 치료재료(약품 및 치료재료)가 있을 경우에는 국민건강보험요양급여 기준에 관한 규칙 제10조에 의한 신청은 요양기관, 의약관련 단체 또는 치료재료의 제조업자 · 수입업자는 국민건강보험법 제

41조의3 제1항에 따른 행위 · 치료재료에 대한 요양급여대상 여부의 결정신청을 하려는 경우에는 각호의 구분에 따른 날부터 30일 이내에 보건복지부장관에게 신청(별지 제14호서식의 요양급여행위평가신청서, 별지 제16호 서식의 치료재료평가신청서)하여 요양급여여부를 확인받도록 한다.

(2) 신청에 대한 요양급여의 결정은 제10조에 따라 요양급여대상 여부의 결정신청을 받은 보건복지부장관은 정당한 사유가 없는 한 결정신청일 부터 100일 이내에 법 제4조에 따른 건강보험정책심의위원회의 심의를 거쳐 요양급여대상 또는 비급여대상에 의한 해당여부를 결정하여 고시해야 한다. 이 경우 요양급여대상으로 결정한 행위 · 치료재료에 대해서는 영 제21조 제1항부터 제3항까지의 규정에 따른 요양급여의 상대가치 점수 또는 영 제22조 제1항에 따른 치료재료의 상한금액을 함께 정하여 고시하도록 되어 있다.

6. 의료보장 유형별 행위료 종별가산율

(1) 건강보험 요양기관 종별 가산율

건강보험행위의 분류된 분류항목에 대하여는 소정점수에 점수당 단가를 곱한 금액을 모두 합산한 금액에 요양기관의 종별에 따라 종별가산율을 적용하는데 보건복지부 고시에 의거 ① 상급종합병원은 30% ② 종합병원은 25% ③ 병원(치과병원, 한방병원, 요양병원 포함) 20%, ③ 의원 15%를 가산한다. 그러나 ① 약국 및 한국희귀 · 필수의약품센터 ② 조산원, 보건소, 보건지소, 보건진료소 ③ 의료법 제 35조에 의한 부속 의료기관은 가산하지 않는다.

요양기관 종별가산율 적용 및 미적용 기준 이해
(1) 건강보험의 경우에는 진료행위에 대한 종별가산율은 상급종합병원 30%, 종합병원 25%, 병원 20%, 의원 15%를 적용한다. (2) 진찰료, 입원료, 가정간호방문료, 응급의료관리료 등은 요양기관 종별가산율을 적용하지 아니하고 보건복지부에서 의료기관 종별 고시한 수가를 적용한다. (3) 약품 및 주사료, 치료재료비용은 종별 가산율을 적용하지 아니하고 실구입가 또는 상한가이내, 급여기준고시 정액수가 등으로 산정기준에 의거 적용한다.

(2) 의료급여 요양기관 종별 가산율

건강보험행위의 분류된 분류항목에 대하여는 소정점수에 점수당 단가를 곱한 금액을 모두 합산한 금액에 요양기관의 종별에 따라 종별가산율을 적용하는데 보건복지부 고시에 의거 ① 3차의료급여기관(상급종합병원)은 22% ② 종합병원은 18% ③ 병원(치과병원, 한방병원, 요양병원 포함) 15%, ③ 의원 11%를 가산한다. 그러나 ① 약국 및 한국희귀 · 필수의약품센터 ② 조산원, 보건소, 보건지소, 보건진료소 ③ 의료법 제35조에 의한 부속 의료기관은 가산하지 않는다.

(3) 산재보험 및 자동차보험 요양기관 종별 가산율

건강보험행위의 분류된 분류항목에 대하여는 소정점수에 점수당 단가를 곱한 금액을 모두 합산한 금액에 요양기관의 종별에 따라 종별가산율을 적용하는데 산재보험은 고용노동부 고시 및 자동차보험은 국토교통부고시에 의거 ① 상급종합병원은 45% ② 종합병원은 37% ③ 병원(치과병원, 한방병원, 요양병원 포함) 21%, ④ 의원 15%를 가산한다.

그러나 약품 및 재료대는 보험적용이 되는 경우에는 실구입가 또는 상한가 이내로 수가를 산정한다.

의료보장별 진료비 산정근거와 종별가산율 적용은 다음과 같다.

표 3-9 의료보장별 진료비 산정근거

구분	건강보험	의료급여	산재보험	자동차보험
산정 근거	보건복지부고시	보건복지부고시	고용노동부고시	국토교통부고시
행위료종별 가산율 (기술료)	상급종합병원 : 30%, 종합병원 : 25%, 병원 : 20%, 의원 : 15%	3차의료급여기관 : 22%, 종합병원 : 18%, 병원 : 15%, 의원 : 11%	상급종합병원 : 45%, 종합병원 : 37%, 병원 : 21%, 의원 : 15%	산재와 동일
약가	실구입가 또는 상한가	좌동	좌동	좌동
특정 재료대	실구입가	좌동	좌동	좌동

(4) 진료수가의 의료기관 종별 가산율 적용 및 미적용 항목

진료수가의 의료기관 종별 가산율이 적용되는 항목과 미 적용되는 항목은 다음과 같다.

표 3-10 의료기관 종별 가산율 적용과 미적용 항목

구분	종별가산율	항목명
행위수가	종별가산율 적용	• 검사료, 방사선료, 마취료, 처치 및 수술료 • 캐스트료, 이학요법료, 정신요법료 • 조제료, 주사행위료, 치과처치 및 수술료
행위수가	종별가산율 미적용	• 진찰료, 입원료, 응급의료관리료, 가정간호방문료 • 혈액료 · 약제비, 치료재료비 • 바이러스 혈청검사, Infusion Pump 사용료 • C-Arm형 영상증폭장치 이용료
약품 및 재료 수가	종별가산율 미적용	약제비(실구입가 및 상한가), 치료재료비는 실구입가로 인정

▣ **건강보험심사평가원 심사결정기준 건강보험 진료수가 유형별 구성비**

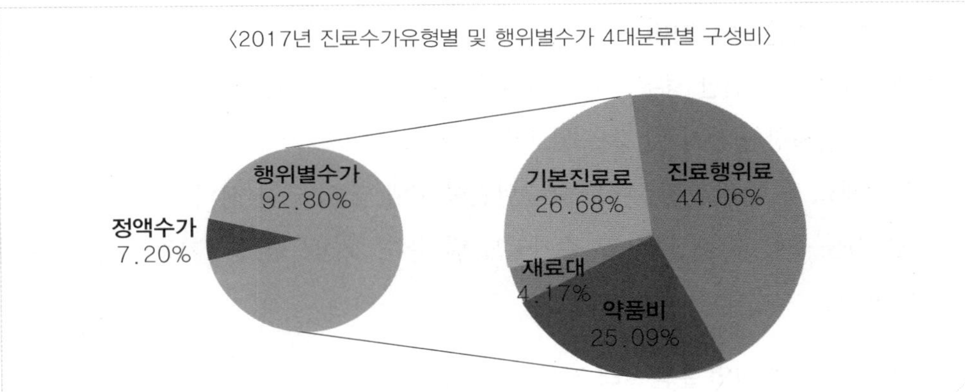

그림 3-3 건강보험 진료수가 유형별 구성비

7. 우리나라의 진료비 지불 방식

우리나라의 진료비 지불 방식은 다음과 같으며, 건강보험 진료비 지불방식은 피보험자가 평소에 보험료를 납부하고 필요시 요양기관에서 요양급여를 받는 방식이다. 이 형태는 보험자와 피보험자 이외에 요양기관이 참여하는 제3자 지불방식(직접서비스형)을 취하게 된다. 즉, 수진자는 본인 일부부담액만 진료기관에 납부하고 그 이외의 금액은 보험자가 부담하는 유형이다. 이 제도는 우리나라를 비롯하여 일본, 독일 등 사회보험 방식을 적용하는 나라에서 주로 사용한다.

표 3-11 진료비 지불 방식

유형		적용 범위
행위별수가제		입원과 외래진료(행위, 치료재료, 약제별 산정)
포괄수가제 (DRG)	질병군정액제	4개 진료과 7개 질병군 입원진료
	일당정액제	요양병원 입원환자
일당 진료비		의료급여환자의 정신건강의학과 입원진료
방문당 진료비		– 수진자가 보건기관을 방문하여 진료를 받는 경우 – 진료 요청에 의해서 의료인력이 환자 가정을 방문하여 진료를 행하는 경우

8. 수가관리

(1) 신규수가 개설 및 수가변경

① 신규수가를 개설할 경우는 내부결재(품의)를 득한 후 해당부서에 수가코드 및 수가, 보험사항(인정기준) 등을 통보해야 한다.

② 특정재료 및 약품의 경우에도 해당위원회(구매 및 약사)를 심의를 거쳐 내부결재(품의)를 득한 후 해당부서로 수가코드 및 수가, 보험사항(인정기준) 등을 통보해야 한다.

(2) 수가 신설과 병원의 운영실태 조사

① 병원의 의료수가관리는 병원의 경영에 매우 중요하다. 수가관리는 주로 병원의 보험심사과 또는 원무과에서 담당을 하지만, 새로운 신규사업, 진료과 개설, 전문센터 및 클리닉개설, 고가 특수 장비구입 등이 있을 경우에는 기획실에서 사전 투자에 대한 분석을 하여야 한다.

② 신규 보험수가를 신설할 경우에는 수가 코드와 해당 수가명을 관련 부서로 통보한다.

③ 비급여수가를 신설할 경우에는 소요내역(인력, 장비, 난이도, 시간, 재료 등) 및 타 병원운영수가, 환자부담 등을 면밀하게 분석하여 수가를 산정 결재를 득한 후 신설 운영한다.

④ 수가담당부서에서는 매년 최소 1회 이상 일반수가(병원의 관행수가)에 대해서는

검토분석 후 조정하는 것이 효율적이다(가급적 보험수가가 조정되는 1월 또는 2월부터 적용하는 것이 병원관리에 효율적임)

매년 정기적 일반수가(비급여) 조정검토가 필요한 수가
상급병실료, 각종 진단서발급료, 예방접종비, 종합건강진단수가(프로그램 운영별), 미용목적 성형수술료, 보조기, 초음파 검사비(보험인정기준 외), 진정내시경료(보험인정기준 외), 산재 및 자동차보험 비급여 운영수가 항목, 치과 비급여, 기타 비급여 항목 등

⑤ 병원에서 시행 중인 포괄수가제(신포괄제 포함)에 대한 질병군별 관련부서에서 원가분석을 실시하고 문제점을 개선해 나가도록 한다.

⑥ 건강진단의 수가관리는 관리운영상 매우 중요하므로 정부에서 고시하여 시행중인 건강진단수가(종류 및 검사항목)를 제외하고 기초의학지식을 갖춘 담당직원이 관리하고 지역 및 병원여건, 특수성을 고려하여 가능한 건강보험수가 조정 시기(연초 1~3월)에 수가를 조정하는 것이 효율적이다. 또한 정부에서 고시한 건강검진 및 특정암검진 등의 건강진단수가 외 종합검진 및 정밀검진 등의 운영수가를 산정할 때는 산출 근거에 의거하여 수가를 산정하는 것이 바람직하다.

(3) 수가관리

① 병원의 의료수가관리는 병원의 경영과 진료수익관리에 매우 중요한 역할을 하고 있다. 따라서 의료수가위원회, 수가관리 전담부서 및 전담자. 수가 신설 및 변경, 비급여수가 운영 등 수가관리에 신중을 기하여야 한다.

② 매년 정기적으로 1~2회 수가발생 해당부서를 방문하여 수가를 점검, 확인하고, 신설 및 변경사항이 있는지 협의하며, 수가코드집을 정리(관리)하여야 한다.

3-2 | 비급여 대상 및 관리

학습목표 | 1. 비급여 대상과 비급여 항목을 분류하고 관리할 수 있다.

1. 비급여 진료수가

1) 비급여의 개념 및 분류

(1) 비급여

비급여(非給與)란 요양급여에서 제외되는 범위는 질병, 부상의 치료목적이 아니거나, 업무 또는 일상생활에 지장이 없는 질환, 기타 보험급여의 원리에 부합하지 않는 것으로서 보험급여가 되지 않고 전액 환자가 부담하는 것을 의미한다. 비급여 대상의 항목에는 행위 · 약제 및 치료재료 등이 있다.

(2) 비급여 진료비용 등의 고지 및 표시

의료법 및 의료법시행규칙에 의한 비급여 진료비용의 고시 및 표시사항은 다음과 같다.

① 의료기관 개설자는 "국민건강보험법 제41조 제3항"에 따라 요양급여의 대상에서 제외되는 사항 또는 "의료급여법 제7조 제3항"에 따라 의료급여의 대상에서 제외되는 사항의 비용(비급여 진료비용)을 환자 또는 환자의 보호자가 쉽게 알 수 있도록 보건복지부령으로 정하는 바에 따라 고지하여야 한다.

② 의료기관 개설자는 보건복지부령으로 정하는 바에 따라 의료기관이 환자로부터 징수하는 진료기록부 사본 · 진단서 등 제증명수수료의 비용을 접수창구 등 환자 및 환자의 보호자가 쉽게 볼 수 있는 장소에 게시하여야 한다.

③ 의료기관 개설자는 제1항 및 제2항에서 고지 · 게시한 금액을 초과하여 징수할 수 없다.

④ 인터넷 홈페이지를 운영하는 병원급 의료기관은 제1항 및 제2항의 사항을 제1항 및 제2항의 방법 외에 이용자가 알아보기 쉽도록 인터넷 홈페이지에 따로 표시하여야 한다.

(3) 비급여의 분류

① 법적 비급여

「국민건강보험법」 제41조제3항, 「의료급여법」 제7조제3항 및 「국민건강보험 요양급여의 기준에 관한규칙」 별표2(제9조제1항 관련)에서 규정된 비급여대상을 의미한다.

② 한시적 비급여

보험재정의 부담을 초래하는 경우와 대체 가능한 경우 및 비용 효과적 측면에서 고가인 경우, 건강보험제도의 여건상 요양급여로 인정하기 어려운 경우 등이 있다.

표 3-12 법적 비급여 및 한시적 비급여

구분		내용	예
비급여	법적 비급여	「국민건강보험법」 제41조제3항, 「의료급여법」 제7조제3항 및 「국민건강보험 요양급여의 기준에 관한규칙」 별표2(제9조제1항 관련)에서 규정된 "비급여대상"을 의미 • 「국민건강보험 시행규칙」 제10조(요양급여비용의 본 인부담)에 의거 별도로 고시된 항목	• 상급병실료(1인실) • 예방접종 • 종합검진 • 미용목적성형술, 진단서류 등
	한시적 비급여	• 보험재정의 부담을 초래하는 경우 • 대체 가능 및 비용효과적 측면에서 고가인 경우 • 건강보험제도의 여건상 요양급여로 인정하기 어려운 경우	• 광중합형 복합레진 • 한방물리요법 등

(4) 비급여의 유형

비급여의 유형에는 치료적 비급여와 제도 비급여 및 선택 비급여로 크게 3종류로 분류할 수 있다.

① 치료적 비급여는 질병의 진단 · 치료 등을 목적으로 하지만, 보건복지부에서 비급여로 정하여 고시한 항목(등재 비급여)으로 다빈치로봇수술, 체외충격파치료[근골격계질환] 등이 있으며, 건강보험 급여항목이지만 급여기준(적응증, 개수 등)에 따라 비급여로 적용되고 있는 항목(기준비급여)으로는 초음파검사료, MRI 진단료, 진정내시경검사 환자관리료 등이 해당된다.

② 제도 비급여는 제도적 규정에 따라 비급여로 정한 경우로 상급병실료 차액과 진단서발급료(제증명수수료)가 해당된다.

③ 선택 비급여는 일상생활에 지장이 없는 질환의 치료나 신체적 필수 기능개선을 직접 목적으로 하지 않는 진료로서 미용목적 성형수술, 라식 · 라섹수술, 골드크라

운[금니]가 해당된다.

(5) 전액본인부담(100 : 100 항목)

환자의 보험 진료내역 중 100분의 100 항목이 발생하여 수진자가 전액부담 하는 급여항목을 말한다. 따라서 비급여와 전액본인부담은 다른 항목이며, 전액본인부담은 급여항목으로 건강보험이 정한 수가를 보험자단체 청구하지 않고 전액 본인이 부담하는 것을 말하며, 비급여는 건강보험이 적용되지 않는 항목으로 해당 비용을 요양기관 자체적으로 결정할 수 있어, 요양기관별로 금액이 상이하다.

표 3-13 전액본인부담

구분	내용	예
100:100 (전액본인부담)	보건복지부고시에 의하여 환자가 건강보험수가의 전액을 본인이 부담해야 하는 진료비	• 건강보험 및 의료급여환자 수급절차 미 이행진료비 • 응급증상진료대상이 아닌 응급의료관리료 • 보건복지부장관이 고시한(보험인정기준 초과 등의 사유) 약제, 재료 등

2. 비급여 대상

국민건강보험 요양급여의 기준에 관한 규칙 제9조제1항 관련 비급여 대상은 아래와 같다.

(1) 다음 각목의 질환으로서 업무 또는 일상생활에 지장이 없는 경우에 실시 또는 사용되는 행위 · 약제 및 치료재료

① 단순한 피로 또는 권태

② 주근깨 · 다모(多毛) · 무모(無毛) · 백모증(白毛症) · 딸기코(주사비) · 점(모반) · 사마귀 · 여드름 · 노화현상으로 인한 탈모 등 피부질환

③ 발기부전(impotence) · 불감증 또는 생식기 선천성기형 등의 비뇨생식기 질환

④ 단순 코골음

⑤ 질병을 동반하지 아니한 단순포경(phimosis)

⑥ 검열반 등 안과질환

⑦ 기타 ①목 내지 ⑥목에 상당하는 질환으로서 보건복지부장관이 정하여 고시하는 질환

(2) 다음 각목의 진료로서 신체의 필수 기능개선 목적이 아닌 경우에 실시 또는 사용되는 행위 · 약제 및 치료재료

① 쌍꺼풀수술(이중검수술), 코성형수술(융비술), 유방확대 · 축소술, 지방흡인술, 주름살제거술 등 미용목적의 성형수술과 그로 인한 후유증치료

② 사시교정, 안와격리증의 교정등 시각계 수술로서 시력개선의 목적이 아닌 외모개선 목적의 수술(단, 사시교정은 10세 미만은 보험급여대상임)

③ 치과교정. 다만, 선천성 기형으로 저하된 씹는 기능 및 발음 기능을 개선하기 위한 치과교정으로서 복건복지부장관이 정하여 고시하는 경우는 제외한다.

④ 씹는 기능 및 발음 기능의 개선 목적이 아닌 외모개선 목적의 턱얼굴(악안면) 교정술

⑤ 관절운동 제한이 없는 반흔구축성형술 등 외모개선 목적의 반흔제거술

⑥ 안경, 콘텍트렌즈 등을 대체하기 위한 시력교정술

⑦ 질병치료가 아닌 단순히 키 성장을 목적으로 하는진료

⑧ 기타 ①목부터 ⑦목까지에 상당하는 외모개선 목적의 진료로서 보건복지부장관이 정하여 고시하는 진료

(3) 다음 각목의 예방진료로서 질병 · 부상의 진료를 직접목적으로 하지 아니하는 경우에 실시 또는 사용되는 행위 · 약제 및 치료재료

① 본인의 희망에 의한 건강검진(법 제52조의 규정에 의하여 공단이 가입자 등에게 실시하는 건강검진 제외)

② 예방접종(파상풍 혈청주사 등 치료목적으로 사용하는 예방주사 제외)

③ 구취제거, 치아 착색물질 제거, 치아 교정 및 보철을 위한 치석제거 및 구강보건증진 차원에서 정기적으로 실시하는 치석제거, 다만, 치석제거만으로 치료가 종료되는 전악(全顎) 치석제거로서 보건복지부장관이 정하여 고시(치석제거(스켈링)는 만 19세 이상 후속처치 없이 치석제거만으로 치료가 종료되는 환자는 연1회 보험급여대상임)하는 경우는 제외한다.

④ 불소국소도포, 치면열구전색 등 치아우식증 예방을 위한 진료(치아우식증에 이환되지 않은 순수 건전치아를 가진 만 14세 이하 소아의 제1 큰 어금니 및 제2 큰 어금니에 대한 치면열구전색 제외)

⑤ 멀미 예방, 금연 등을 위한 진료

⑥ 유전성질환 등 태아의 이상 유무를 진단하기 위한 세포유전학적검사

⑦ 장애인 진단서 등 각종 증명서 발급을 목적으로 하는 진료

⑧ 기타 ①목 내지 ⑤목에 상당하는 예방진료로서 보건복지부장관이 정하여 고시하는 예방진료

(4) 보험급여시책상 요양급여로 인정하기 어려운 경우 및 그 밖에 건강보험급여원리에 부합하지 아니하는 경우로서 다음 각목에서 정하는 비용 · 행위 · 약제 및 치료재료

① 가입자등이 다음 표에 따른 요양기관으로서 다음 각 항목 중 어느 하나의 요건을 갖춘 요양기관에서 1개의 입원실에 1인(「의료법」 제3조제2항제1호에 따른 의원급 의료기관 및 제3호나목에 따른 치과병원의 경우 3인 이하)이 입원할 수 있는 병상(이하 "상급병상"이라 한다)을 이용한 경우에는 다음 표의 구분에 따라 부담하는 비용. 다만, 격리치료 대상인 환자가 1인실에 입원하는 경우 등 보건복지부장관이 정하여 고시하는 불가피한 경우에는 비급여대상에서 제외한다.

요양기관 구분	비용
「의료법」 제3조제2항제1호에 따른 의원급 의료기관	제8조에 따라 고시한 요양급여 대상인 입원료 외에 추가로 부담하는 입원실 이용 비용
「의료법」 제3조제2항제3호나목에 따른 치과병원	
「의료법」 제3조제2항제3호가목에 따른 병원 중 진료과목에 소아청소년과 또는 산부인과를 둔 병원으로서 보건복지부장관이 정하여 고시하는 요건을 갖춘 병원 (이하 "아동 · 분만병원"이라 한다)	
상급종합병원	입원실 이용 비용 전액
「의료법」 제3조제2항제3호에 따른 병원급 의료기관(치과병원 및 아동 · 분만병원은 제외한다)	

상급종합병원 및 종합병원 2,3인실 입원료 보험적용 및 본인부담률
*2018년 7월 1일부터 2인실, 3인실에 입원한 경우 보험급여 적용(병실별 고시수가)을 받게 되며, 상급종합병원의 1인실(특실포함) 이용자는 상급병실료 전액을 본인이 부담(비급여대상)부담한다. 입원료의 본인부담은 상급종합병원의 경우 2인실은 50%, 3인실은 40%, 4인실은 30%, 5인실은 20%를 본인이 부담하며, 종합병원 및 병원의 2인실은 40%, 3인실은 30%, 4인실 및 5인실 이상은 20%를 본인이 부담한다.

㉮ 의료법령에 따라 허가를 받거나 신고한 병상 중 입원실 이용비용을 입원료만으로 산정하는 일반병상을 다음의 구분에 따라 운영하는 경우. 다만, 규칙 제12조제1항 또는 제2항에 따라 제출한 요양기관 현황신고서 또는 요양기관 현황 변경신고서 상의 격리병실, 무균치료실, 특수진료실 및 중환자실과 「의료법」 제27조제3항제2호에 따른 외국인 환자를 위한 전용 병실 및 병동의 병상은 일반병상 및 상급병상의 계산에서 제외한다.

㉠ 의료법령에 따라 신고한 병상이 10병상을 초과하는 「의료법」 제3조제2항제1호의 의원급 의료기관, 같은 항 제3호나목의 치과병원, 같은 법 제3조의5제1항에 따른 지정을 받은 산부인과 또는 주산기전문병원 및 아동 · 분만병원: 일반병상을 총 병상의 2분의 1 이상 확보할 것

㉡ 「의료법」 제3조제2항제3호에 따른 병원급 의료기관(치과병원 및 아동 · 분만병원 제외): 일반병상을 총 병상의 5분의 3 이상 확보할 것

㉢ 「의료법」 제3조제2항제3호마목의 종합병원 및 같은 법 제3조의4제1항에 따른 지정을 받은 상급종합병원: 일반병상을 총 병상의 5분의 4 이상 확보할 것

㉯ 의료법령에 의하여 신고한 병상이 10병상 이하인 경우

② ①의 목에도 불구하고 다음 각 항목에 해당하는 경우에는 다음의 구분에 따른 비용

㉮ 가입자등이 「의료법」 제3조제2항제3호라목에 따른 요양병원(「정신보건법」 제3조제3호에 따른 정신의료기관 중 정신병원, 「장애인복지법」 제58조제1항제4호에 따른 장애인 의료재활시설로서 「의료법」 제3조의2의 요건을 갖춘 의료기관은 제외) 중 입원실 이용비용을 입원료만으로 산정하는 일반병상(규칙 제12조제1항 또는 제2항에 따라 제출한 요양기관 현황신고서 또는 요양기관 현황 변경신고서 상의 격리병실, 무균치료실, 특수진료실 및 중환자실과 「의료법」 제27조제3항제2호에 따른 외국인환자를 위한 전용 병실 및 병동의 병상은 제외한다)을 50퍼센트 이상 확보하여 운영하는 요양병원에서 1개의 입원실에 5인 이하가 입원할 수 있는 병상을 이용하는 경우: 제8조제4항 전단에 따라 고시한 입원료 외에 추가로 부담하는 입원실 이용 비용

㈏ 가입자 등이 ①의목(가)에서 정한 요건을 갖춘 상급종합병원, 종합병원, 병원 중「호스피스 · 완화의료 및 임종과정에 있는 환자의 연명의료결정에 관한 법률」 제25조에 따라 호스피스전문기관으로 지정된 요양기관에서 1인실 병상을 이용하여 같은 법 제28조에 따른 호스피스 · 완화의료를 받는 경우(격리치료 대상인 환자가 1인실에 입원하는 경우, 임종실을 이용하는 경우 등 보건복지부장관이 정하여 고시하는 불가피한 경우는 제외한다): 제8조제4항 전단에 따라 고시한 호스피스 · 완화의료 입원실의 입원료 중 4인실 입원료 외에 추가로 부담하는 입원실 이용 비용

③ 법 제51조에 따라 장애인에게 보험급여를 실시하는 보장구를 제외한 보조기·보청기·안경 또는 콘택트렌즈 등 보장구. 다만, 보청기 중 보험급여의 적용을 받게 될 수술과 관련된 치료재료인 보건복지부장관이 정하여 고시하는 보청기는 제외한다.

④ 보조생식술(체내 · 체외인공수정 포함) 시 소요된 비용(삭제)

⑤ 친자확인을 위한 진단

⑥ 치과의 보철(보철재료 및 기공료 등을 포함한다) 및 치과임플란트를 목적으로 실시한 부가수술(골이식수술 등을 포함한다). 다만, 보건복지부장관이 정하여 고시하는 만 65세 이상인 사람의 틀니 및 치과임플란트는 제외한다.

⑦ 이 규칙 제8조의 규정에 의하여 보건복지부장관이 고시한 약제에 관한 급여목록표에서 정한 일반의약품으로서「약사법」 제23조에 따른 조제에 의하지 아니하고 지급하는 약제

⑧「장기 등 이식에 관한 법률」에 따른 장기이식을 위하여 다른 의료기관에서 채취한 골수 등 장기의 운반에 소요되는 비용

⑨「마약류 관리에 관한 법률」 제40조에 따른 마약류중독자의 치료보호에 소요되는 비용

⑩ 이 규칙 제11조제1항 또는 제13조제1항의 규정에 따라 요양급여대상 또는 비급여대상으로 결정 · 고시되기 전까지의 행위 · 치료재료(「신의료기술평가에 관한 규칙」 제2조제2항에 따른 평가 유예 신의료기술을 포함하되, 같은 규칙 제3조의4에 따른 신의료기술평가 결과 안전성 · 유효성을 인정받지 못한 경우에

는 제외한다). 다만, 제11조제9항 또는 제13조제1항 후단의 규정에 따라 소급하여 요양급여대상으로 적용되는 행위 · 치료재료(「신의료기술평가에 관한 규칙」 제2조제2항에 따른 평가 유예 신의료기술을 포함한다)는 제외한다.

⑪ 「신의료기술평가에 관한 규칙」 제3조제8항제2호에 따른 제한적 의료기술

⑫ 「의료기기법 시행규칙」 제32조제1항제6호에 따른 의료기기를 장기이식 또는 조직이식에 사용하는 의료행위

⑬ 그 밖에 요양급여를 함에 있어서 비용효과성 등 진료상의 경제성이 불분명하여 보건복지부장관이 정하여 고시하는 검사·처치·수술 기타의 치료 또는 치료재료

(5) 보건복지부장관이 정하여 고시하는 질병군에 대한 입원진료의 경우에는 제(1)호 내지 제(4)호(제4호 하목을 제외한다), 제(7)호에 해당되는 행위 · 약제 및 치료재료. 다만, 제(2)호 ⑦목, 제(3)호 ⑦목, 제4호 ⑫목은 다음 각목에서 정하는 경우에 한한다.

① 보건복지부장관이 정하여 고시하는 행위 및 치료재료

② 질병군 진료 외의 목적으로 투여된 약제

5의2. 영 제21조 제3항 제3호에 따른 완화의료 입원진료의 경우에는 제(1)호부터 제(3)호까지, 제(4)호 (나)목(2) · ⑫목에 해당되는 행위 · 약제 및 치료재료. 다만, 제2호사목, 제(3)호 ⑧목 및 제4호 ⑫목은 보건복지부장관이 정하여 고시하는 행위 및 치료재료에 한정한다.

(6) 건강보험제도의 여건상 요양급여로 인정하기 어려운 경우

① 보건복지부장관이 정하여 고시하는 한방물리요법

② 한약첩약 및 기상한의서의 처방 등을 근거로 한 한방생약제제

(7) 약사법령에 따라 허가를 받거나 신고한 범위를 벗어나 약제를 처방·투여하려는 자가 보건복지부장관이 정하여 고시하는 절차에 따라 의학적 근거 등을 입증하여 비급여로 사용할 수 있는 경우. 다만, 제5조 제4항에 따라 중증환자에게 처방·투여하는 약제 중 보건복지부장관이 정하여 고시하는 약제는 건강보험심사평가원장의 공고에 따른다.

3. 기타 비급여 종류 및 질의회신, 관리방법 사례

(1) 약제 보험인정기준 및 전액본인부담 사례

구분	보험인정기준	비고
인사돌	치주염, 치은염 환자 중 당뇨, 임산부, 전신질환자와 치은박리소파술 경우(1일 6정 4주간만 인정)	기준 외 투여 시 전액본인부담
단백아미노산제	경구로 영양공급이 불충분하여 대수술, 중증전신화상 등 비경구적으로 영양공급이 필요한경우만 인정	인정기준 외 투여 시 전액본인부담
알부민 주사	만성 저단백증으로 급성합병증을 치료 시 혈중 알부민 검사치가 3.0 이하인 경우만 인정(Shock, 화상, 만성간질환 및 신질환, 복수 등)	인정기준 외 저알부민혈증 진료상 필요 경우는 전액본인부담

(2) 건강보험 기타 비급여 및 전액본인부담(사례)

기타 비급여 및 전액본인부담 항목
(1) 진정(수면)내시경료 : 보험기준 외 (2) 캡슐내시경검사(Capsule Endoscopy) : 보험인정기준 외 (3) MRI 및 PET 보험인정기준 외 검사료 (4) 교육상담료(보험인정기준 외) (5) 인공치은 (6) 양수검사 (7) 유전자 돌연변이 검사 (8) 후각기능검사 (9) 중성자선 치료 (10) 알레르겐 면역요법 및 약물탈감작요법 (10) 언어치료 (11) 지방흡입기 이용 액취증수술 (12) 다빈치 로봇 수술 (13) 코골이 장치 (14) 이갈이 장치 (15) 한방 향기요법 (16) 출생 후 폴라로이드 촬영 (17) 기억력검사 (18) 언어능력검사 (19) 미각검사 (20) 초음파검사(보험기준 외) (21) 안치료 (22) Cast Walker (23) 보조기 (24) 입원환자용 소모품 세트(물병, 체온계, 타월, 수저, 슬리퍼), (25) 의무기록복사(실비부담) 등

(주) 진정(수면)내시경은 4대중증질환(암, 심장질환, 뇌혈관질환, 희귀난치성질환)의 검사와 치료 시술 시는 2017.2.1일부터 건강보험급여대상임.

(3) 비급여수가의 관리방법

① 병원의 비급여수가 현황을 파악하고 접수창구 등 환자 및 환자의 보호자가 쉽게 볼 수 있는 장소에 게시하여야 한다.

② 인터넷 홈페이지를 운영하는 병원급 의료기관은 이용자가 알아보기 쉽도록 인터넷 홈페이지에 따로 표시하여야 한다.

(4) 건강보험심사평가원 홈페이지 및 모바일 앱 상급종합병원, 종합병원, 치과병원, 한방병원, 전문병원의 비급여 진료비를 공개내역

의료법(제45조, 제63조, 시행규칙 제42조의 2)에 의하여 비급여 진료비 공개내역 대상항목은 다음과 같이 총 615항목(2021년 기준)이다.

대항목(항목수)	항 목 (615)
상급병실료(차액)(1)	1인실(특실 포함)
초음파검사료(12)	갑상선, 유방, 두경부, 부비동, 흉부– 유방 · 액와부 제외한 흉부 초음파, 복부–생식기(남성,여성) 초음파, 복부–비뇨기계 초음파, 근골격, 연부–관절 초음파, 혈관–사지혈관도플러 초음파, 임산부 초음파 외
제증명수수료(31)	일반진단서, 사망진단서, 출생증명서, 병사용진단서, 장애진단서(일반장애, 정신지체 및 발달장애),상해진단서(3주 미만, 3주 이상), 휴유장애진단서, 근로능력평가용진단서, 영문진단서, 입원확인서, 입퇴원확인서, 진료확인서, 통원확인서, 외래진료확인서, 장애증명소견서(보험회사제출용), 향후진료비추정서(천만 원 이상, 미만) 외
교육상담료(7)	당뇨병교육(1회방문/다회방문), 고혈압교육, 심장질환교육, 만성신부전증교육(1회방문/다회방문)
MRI 진단료(7)	근골격계, 흉부, 복부, 척추, 경추, 요천추 외
치과임플란트료(1)	치과임플란트
다빈치로봇수술료(2)	근치적 전립선 적출술(전립선암), 갑상선 악성종양 근치수술(갑상선암)
검체검사료(11)	양수염색체검사, , HIV 및 HCV 항체, Helicobacter Pylori검사, 인플루엔자, 폐렴연쇄상구균, 노로바이러스 외
기능검사료(6)	체온열검사/한방경피온열검사, 안구광학단층촬영,눈의 계측검사, 동맥경화도검사 외
내시경, 천자검사(5)	진정내시경 환자관리료(4), 약물유도수면상기도 내시경검사
지속적 통증자가조절	대퇴신경, 사각근간 상박신경총
이학요법료(5)	도수치료, 증식치료, 고주파정맥내막 폐쇄술, 광투시정맥흡입제거술, 레이저정맥폐쇄술
처치 및 수술료(17)	고강도 초음파집속술[전립선암], 자기공명영상유도하 고강도초음파집속술[자궁근종], 간암의 초음파유도고강도초음파 집속술, 체외충격파치료[근골격계질환], 신경성형술 외
치아질환처치(1)	광중합형 복합레진충전
한방물리요법료(3)	추나요법(단순, 복잡, 특수), 경피전기자극요법, 경근간섭저주파요법
지속적통증자가조절(2)	대퇴신경, 사각근간상박신경총
하지정맥류수술(치료재료)2	고주파정맥내막폐쇄술, 레이저정맥폐쇄술
시력교정술료(2)	라식, 라섹
치과보철료(1)	골드크라운(금니)

3-3 | 진료비 본인부담 및 산정특례제도

학습목표

1. 진료비 본인부담률에 대하여 환자유형별로 적용하고 관리할 수 있다.
2. 산정특례환자 자격을 관리하고 업무를 수행할 수 있다.

1. 진료비 본인부담

(1) 진료비 본인부담 형태

건강보험 환자가 의료이용 시 부담하는 비용은 본인일부부담, 전액본인부담, 비급여 항목들의 금액으로 구성하고 있다. 본인일부부담제도 종류는 환자가 비용을 분담하는 방식에 따라 정률제, 정액제, 급여상한제, 급여제한제 등으로 구분하고 있다.

① 정률제(coinsurance) : 보험자가 의료비용의 일정비율만 지불하고 나머지 부분은 보험수급자가 부담하는 방식이다. 진료비의 일부를 피보험자에게 부담시킴으로써 불필요한 의료이용을 억제하기 위한 방식으로서 우리나라는 1963년 의료보험법 제정시점부터 본인부담 정률제 방식으로 시작하였다.

② 정액제(co-payment) : 의료서비스 이용 내용과 관계없이 서비스 이용 건당 미리 정해진 일정액만 소비자가 부담하고 나머지는 보험자가 지불하는 방식으로 불필요한 값싼 의료서비스의 이용을 억제한다.

③ 정액 및 정률제 : 상급종합병원의 경우 외래진료비 계산시 진찰료는 정액제로 부담하며, 진찰료를 제외한 외래진료비는 정률제로 부담하는 경우이다.

④ 급여상한제(limit) : 의료보험에서 지불하는 보험급여의 최고액을 정하여 그 이하의 진료에 대해서는 의료보험의 혜택을 받게 하고, 최고액을 초과하는 비용에 대해서는 보험이 적용되지 않게 하여 서비스 이용을 부담스럽게 만드는 방법이다. 즉, 본인부담상한제는 환자가 1년 동안 부담하는 금액에 대한 상한선을 설정하고 상한선을 초과하는 진료비는 보험자가 부담하는 방식이다.

⑤ 급여제한제(exclusion clause) : 사회보험에서는 생활에 지장이 없는 신체상의 조건 등에 대하여 고가장비를 이용하는 고급의료의 경우에 보험급여를 제한하는 방법으로 우리나라에서는 보험급여의 제한으로 국민건강보험에서 시행하고 있다. 민간보험에서는 가입 이전의 질환은 보험급여에서 제외시키는 것도 이러한 방법

에 속한다.

(2) 요양급여비용 본인부담률 부담액

요양급여비용 중 본인이 부담할 비용의 부담률 및 부담액은 아래와 같다.

① 외래진료

외래진료의 경우 및 보건복지부장관이 정하는 의료장비 · 치료재료를 이용한 진료의 경우에는 다음의 구분에 따라 계산한 금액이 적용된다.

표 3-14 외래진료 본인부담액

<table>
<tr><th>의료기관종별</th><th>소재지</th><th>환자구분</th><th>본인부담액</th></tr>
<tr><td rowspan="2">상급종합병원</td><td rowspan="2">모든 지역</td><td>일반환자</td><td>(일반) 진찰료비용의 100% + 나머지 요양급여비용의 60%
(임신부) 요양급여비용총액의 40%
(1세 미만) 요양급여비용총액의 20%</td></tr>
<tr><td>의약분업 예외환자</td><td>(일반) 진찰료비용의 100% + 약값 총액의 30% + 나머지 요양급여비용의 60%
(임신부) 약값 총액의 30% + 나머지 요양급여비용의 40%
(1세 미만) 약값 총액의 21% + 나머지 요양급여비용의 20%</td></tr>
<tr><td rowspan="4">종합병원</td><td rowspan="2">동지역</td><td>일반환자</td><td>(일반) 요양급여비용총액의 50%
(임신부) 요양급여비용총액의 30%
(1세 미만) 요양급여비용총액의 15%</td></tr>
<tr><td>의약분업 예외환자</td><td>(일반) 약값 총액의 30% + 나머지 요양급여비용의 50%
(임신부) 약값 총액의 30% + 나머지 요양급여비용의 30%
(1세 미만) 약값 총액의 21% + 나머지 요양급여비용의 15%</td></tr>
<tr><td rowspan="2">읍·면 지역</td><td>일반환자</td><td>(일반) 요양급여비용총액의 45%
(임신부) 요양급여비용총액의 30%
(1세 미만) 요양급여비용총액의 15%</td></tr>
<tr><td>의약분업 예외환자</td><td>(일반) 약값 총액의 30% + 나머지 요양급여비용의 45%
(임신부) 약값 총액의 30% + 나머지 요양급여비용의 30%
(1세 미만) 약값 총액의 21% + 나머지 요양급여비용의 15%</td></tr>
<tr><td rowspan="4">병원급(병원, 치과병원, 한방병원, 요양병원, 정신병원)</td><td rowspan="2">동지역</td><td>일반환자</td><td>(일반) 요양급여비용총액의 40%
(임신부) 요양급여비용총액의 20%
(1세 미만) 요양급여비용총액의 10%</td></tr>
<tr><td>의약분업 예외환자</td><td>(일반) 약값 총액의 30% + 나머지 요양급여비용의 40%
(임신부) 약값 총액의 30% + 나머지 요양급여비용의 20%
(1세 미만) 약값 총액의 21% + 나머지 요양급여비용의 10%</td></tr>
<tr><td rowspan="2">읍·면 지역</td><td>일반환자</td><td>(일반) 요양급여비용총액의 35%
(임신부) 요양급여비용총액의 20%
(1세 미만) 요양급여비용총액의 10%</td></tr>
<tr><td>의약분업 예외환자</td><td>(일반) 약값 총액의 30% + 나머지 요양급여비용의 35%
(임신부) 약값 총액의 30% + 나머지 요양급여비용의 20%
(1세 미만) 약값 총액의 21% + 나머지 요양급여비용의 10%</td></tr>
</table>

□ **의원급(의원, 치과의원, 한의원 및 보건의료원)**

1. 65세 이상

1) 의원 · 치과의원(의약분업예외지역 제외) 및 보건의료원(한방과 제외)

15,000원 이하 : 1,500원

15,000원 초과~20,000원 이하 : 요양급여비용총액의 10%

20,000원 초과~25,000원 이하 : 요양급여비용총액의 20%

25,000원 초과 : 요양급여비용총액의 30%

2) 의원 · 치과의원(의약분업예외지역만 해당)및 보건의료원(한방과만 해당)및 한의원

(1) 투약처방을 하는 경우

15,000원 이하 : 1,500원

15,000원 초과~25,000원 이하 : 요양급여비용총액의 10%

25,000원 초과~30,000원 이하 : 요양급여비용총액의 20%

30,000원 초과 : 요양급여비용총액의 30%

(2) 투약처방을 하지 않는 경우

15,000원 이하 : 1,500원

15,000원 초과~20,000원 이하 : 요양급여비용총액의 10%

20,000원 초과~25,000원 이하 : 요양급여비용총액의 20%

25,000원 초과 : 요양급여비용총액의 30%

2. 65세 미만

1) 일반환자

(일반*) 요양급여비용총액의 30%

(임신부) 요양급여비용총액의 10%

(1세 미만) 요양급여비용총액의 5%

2) 의약분업예외환자

(일반*) 약값 총액의 30% + 나머지 요양급여비용의 30%

(임신부) 약값 총액의 30% + 나머지 요양급여비용의 10%

(1세 미만) 약값 총액의 21% + 나머지 요양급여비용의 5%

□ **보건기관(보건소, 보건지소, 보건진료소)**

1. 요양급여비용 총액이 12,000원을 넘는 경우 : 정률

의과/치과/한방과(6세 이상 : 30%, 6세 미만: 21%)

2. 요양급여비용 총액이 12,000원을 넘지 않는 경우 : 정액

(상세내용 : 건강보험심사평가원 홈페이지 건강보험 본인부담기준 안내 참조)

□ **약국 및 한국희귀 · 필수의약품센터**

(상세내용 : 건강보험심사평가원 홈페이지 건강보험 본인부담기준 안내 참조)

② 입원진료

㉮ 요양급여비용총액(식대제외)의 100분의 20과 입원기간 중 식대의 100분의 50을 더한 금액[15세 이하(2세 미만 영유아 제외)], 제왕절개분만: 5%, 고위험 임신부: 10%, 2세 미만 영유아, 자연분만, 장기 등 기증자의 장기등 적출: 면제)

㉯ 「의료법」 제3조제2항제3호 라목에 따른 요양병원에서 입원진료를 받는 사람 중 입원치료보다는 요양시설이나 외래진료를 받는 것이 적합한 환자로서 보건복지부장관이 정하여 고시하는 환자군에 해당하는 경우에는 요양급여비용 총액의 100분의 40에 입원기간 중 식대의 100분의 50을 더한 금액

㉰ 상급종합병원에 2인실에 입원한 경우 병실료는 50%, 3인실은 40%, 4인실 30%, 4인실 이상은 20%를 본인이 부담한다(2018.7.1부터 2~3인실 보험급여적용). 그러나 상급종합병원을 제외한 종합병원 및 병원의 2인실은 40%, 3인실은 30%, 4인실 및 5인실 이상에 입원한 경우는 고시수가의 20%만본인 부담한다.

㉱ 건강보험 입원료체감제에 따른 본인부담은 입원 1일~15일까지 본인부담률은 20%, 16일째부터 30일까지는 30%, 31일째부터의 입원료에 대한 본인부담률을 40%로 한다(다만, 요양병원 입원 환자 및 보건복지부장관이 정하여 고시하는 질병으로 입원 진료를 받는 환자의 경우는 환자 특성을 고려하여 적용하지 않음)

▣ 진료비 본인부담 적용 세부 내역

㉠ 건강보험급여 유형별 본인 및 보험자 진료비 부담률

표 3-15 건강보험급여 유형별 본인 및 보험자 진료비 부담률 (단위 : %)

구 분	기 관	진료비 부담률(비급여제외 급여부분)		소재지 및 환자구분
		본인부담률	보험자 부담율	
외 래	의원, 보건기관	30	70	모든 지역
	병원	40	60	동지역 일반환자
	종합병원	50	50	동지역 일반환자
	상급종합병원	진찰료전액 + 60	40	모든 지역 일반환자
입 원	모든 의료기관	20	80	
지 급 기 관	국민건강보험공단			
심 사 기 관	건강보험심사평가원			

㈜ 임산부 외래진료 본인부담은 별도 적용

㉡ CT, MRI 또는 PET 촬영 시 특수촬영에 대한 본인부담율

i. 건강보험 진료 시 본인부담금은 입원, 외래 및 요양기관 종류(의원, 병원, 종합병원, 상급종합병원)에 따라 다르다.

❶ 입원 진료시 진료, 수술, 투약 등을 모두 포함한 진료비 총액의 20%(식대 50%, CT/MRI/PET 등 : 외래 본인부담율과 같음)를 부담하며, 만 6세 미만 소아의 경우 진료비 총액의 10%, 출생 28일 이내 신생아의 경우에는 본인부담이 면제된다.

❷ 외래 진료시는 병원 종별 및 소재지에 따라 30~60%를 부담하고 있으며, 만 6세미만 소아의 경우 성인이 부담하는 금액의 70%를 부담토록 정하고 있다.

❸ 건강보험산정특례대상은 1.중증질환자산정특례대상 외래,입원 본인부담금 5%, 2.희귀난치성질환산정특례대상 외래,입원 본인부담금10%를 부담한다.

ⅱ. 의료급여 수급자의 경우는 다음과 같다.

❶ 입원은 1종 수급권자는 CT, MRI 또는 PET 본인부담금 "0", 2종 수급권자는 CT, MRI 또는 PET 총액의 10%를 부담한다.

❷ 외래의 경우에는 1종 수급권자는 CT, MRI 또는 PET 총액의 5%, 2종 수급권자는 CT, MRI 또는 PET 총액의 15%를 부담한다.

ⅲ. 임산부 외래진료 본인부담

임산부가 외래진료시는 상급종합병원은 40%, 종합병원 30%, 병원 20%, 의원 10%를 적용한다.

㉢ 건강보험환자의 6세 미만 소아진료, 자연분만, 제왕절개분만의 본인부담률

❶ 6세 미만 아동인 외레 진료 경우는 성인 본인부담률의 70% 적용하며, 15세 이하 아동인 경우 입원진료는 요양급여비용 총액의 5% 부담한다.

❷ 자연분만은 본인부담 면제, 제왕절개분만은 5%를 부담한다.

❸ 6세 미만 소아, 자연분만, 제왕절개분만 시 식대는 50%를 부담한다.

㉣ 건강보험 요양급여비용 본인부담항목의 부담률 100분의 100항목(전액본인부담)

ⅰ. 요양급여의 절차에 따르지 않고 요양기관을 이용한 경우

ⅱ. 현역병(지원에 의하지 않고 임용된 하사를 포함), 전환 복무된 사람 또는 무관후보생으로 군에 복무 중인 가입자

ⅲ. 보험료 체납으로 급여제한을 받은 기간에 요양기관을 이용한 경우

ⅳ. 학교폭력 중 학생 간 폭행에 의한 부상 또는 질병으로 요양기관을 이용한 경우

ⅴ. 왜소증의 원인감별에 의한 검사비용

vi. 응급의료관리료 산정 대상이 아닌 환자의 응급의료관리료 등이 있다.

③ **약국의 경우**

㉮ 진료를 담당한 의사 또는 치과의사가 발행한 처방전에 따라 의약품을 조제받은 경우에는 요양급여비용 총액의 100분의 30(요양급여를 받는 사람이 65세 이상인 경우 요양급여비용 총액이 보건복지부령으로 정하는 금액을 넘지 않으면 보건복지부령으로 정하는 금액). 다만, 제1호가목 중 보건복지부장관이 정하는 요양급여를 받은 경우는 제외한다.

㉯ 「약사법」 제23조제3항 제1호에 따라 의료기관이 없는 지역에서 조제하는 경우로서 진료를 담당한 의사 또는 치과의사가 발행한 처방전에 따르지 않고 의약품을 조제 받은 경우에는 다음의 구분에 따라 산정한 금액

㉠ 요양급여비용 총액이 보건복지부령으로 정하는 금액을 넘는 경우에는 요양급여비용 총액의 100분의 40

㉡ 요양급여비용 총액이 보건복지부령으로 정하는 금액을 넘지 않는 경우에는 보건복지부령으로 정하는 금액

㉰ 상급종합병원 또는 종합병원의 의사가 발행한 처방전에 따라 질병의 중증도를 고려하여 보건복지부장관이 정하여 고시하는 질병에 대한 의약품을 조제 받은 경우[읍 · 면 지역 소재 종합병원의 의사가 발행한 처방전에 따라 의약품을 조제 받거나 「한국보훈복지의료공단법」에 따른 보훈병원의 의사나 「독립유공자예우에 관한 법률」, 「국가유공자 등 예우 및 지원에 관한 법률」, 「5 · 18민주유공자예우에 관한 법률」, 「참전유공자예우 및 단체설립에 관한 법률」, 「고엽제후유의증 등 환자지원 및 단체설립에 관한 법률」, 「특수임무유공자 예우 및 단체설립에 관한 법률」 및 「제대군인지원에 관한 법률」에 따라 국가보훈처장이 진료를 위탁한 상급종합병원 또는 종합병원의 의사가 해당 법률에서 정한 의료지원대상자에게 발행한 처방전에 따라 의약품을 조제받은 경우는 제외한다]에는 다음의 금액

㉠ 상급종합병원의 의사가 발행한 처방전에 따라 의약품을 조제받은 경우: 요양급여비용 총액의 100분의 50

㉡ 종합병원의 의사가 발행한 처방전에 따라 의약품을 조제받은 경우: 요양급

여비용 총액의 100분의 40

④ **보건복지부장관이 정하여 고시하는 질병군**

보건복지부장관이 정하여 고시하는 질병군에 대하여 입원진료를 받는 경우에는 다음 각 목의 구분에 따라 계산한 금액에 입원기간 중 식대의 100분의 50을 더한 금액을 부담한다. 이 경우 질병군 분류번호 결정 요령, 고정비율, 평균 입원 일수 등 해당 질병군의 본인부담액 산정에 필요한 사항은 보건복지부장관이 정하여 고시한다.

㉮ 다음 계산식에 따라 계산한 금액의 100분의 20

질병군에 대한 본인부담액의 계산식
[{질병군별 상대가치점수 × 고정비율} + {질병군별 상대가치점수 × (1 − 고정비율) × (입원 일수 ÷ 질병군별 평균 입원 일수)}] × 제21조제1항에 따라 정해진 상대가치점수의 점수당 단가

㉯ "가"목에도 불구하고 그 질병군이 보건복지부장관이 정하여 고시하는 요양급여비용 열외군인 경우에는 가목의 계산식에 따라 계산한 금액에 그 고시에서 정한 금액을 더한 금액의 100분의 20

⑤ **다음 각 목의 어느 하나에 해당하는 경우**

다음 각 목의 어느 하나에 해당하는 경우에는 그 각 목에서 정하는 금액을 부담한다.

㉮ 다음의 경우에는 입원기간 중 식대의 100분의 50

㉠ 자연분만에 대한 요양급여

㉡「모자보건법」제2조제4호에 따른 신생아 및 보건복지부장관이 정하는 기준에 해당하는 영유아에 대한 입원진료로서 보건복지부장관이 정하는 요양급여

㉢ 보건복지부장관이 정하여 고시하는 결핵 질환을 가진 사람에 대하여 보건복지부장관이 정하는 요양급여

㉯ 다음의 경우에는 요양급여비용 총액의 100분의 10에 입원기간 중 식대의 100분의 50을 더한 금액

㉠ 보건복지부장관이 정하여 고시하는 희귀난치성 질환을 가진 사람에 대하여 보건복지부장관이 정하는 요양급여

㉡ 보건복지부장관이 정하여 고시하는 고위험 임신부에 대한 입원진료로서 보건복지부장관이 정하는 요양급여

ⓒ 보건복지부장관이 정하여 고시하는 조산아(早産兒)와 저체중 출생아에 대한 외래진료(출생일부터 3년이 되는 날까지의 외래진료를 말한다)로서 보건복지부장관이 정하는 요양급여

㉰ 6세 미만인 사람이 외래진료(보건소, 보건지소 및 보건진료소에서의 외래진료로서 제1호나목의 표에 따라 본인부담액을 정하는 경우 중 요양급여비용 총액이 보건복지부령으로 정하는 금액을 넘지 않는 경우는 제외)를 받거나 약국 또는 한국희귀 · 필수의약품센터에서 처방전에 따라 의약품을 조제 받는 경우에는 본인이 부담할 비용의 부담률의 100분의 70에 해당하는 금액

㉱ 보건복지부장관이 정하여 고시하는 희귀난치성질환 또는 중증질환을 가진 사람, 희귀난치성질환 등 외의 질환으로 6개월 이상 치료를 받고 있거나 6개월 이상 치료가 필요한 사람 또는 18세 미만의 아동 중 희귀난치성질환자 등이 속한 세대(배우자 포함)의 소득 및 재산을 더하여 계산한 가액이 「국민기초생활 보장법」 제2조제11호에 따른 기준 중위소득의 100분의 50 이하이고, 희귀난치성질환자 등의 1촌의 직계혈족 및 그 배우자가 없거나 부양의무자가 있어도 부양능력이 없거나 부양을 받을 수 없는 사람으로서 보건복지부령으로 정하는 바에 따라 공단의 본인부담액 경감 인정 신청을 하여 그 경감 인정을 받은 사람에 대한 요양급여의 경우에는 다음의 구분에 따라 계산한 금액. 이 경우 소득인정액 산정의 기준이 되는 세대의 범위, 소득 및 재산의 범위, 소득인정액 산정방법 등 소득인정액의 산정에 필요한 사항 및 부양의무자가 부양능력이 없거나 부양을 받을 수 없는 경우의 구체적인 기준은 보건복지부령으로 정한다.

ⓐ 희귀질환 및 중증난치성질환을 가진 사람인 경우에는 입원기간 중 식대의 100분의 20

ⓑ 희귀질환 및 중증난치성질환 등 외의 질환으로 6개월 이상 치료를 받고 있거나 6개월 이상 치료가 필요한 사람 또는 18세 미만의 아동인 경우에는 다음 표에 해당하는 금액에 입원기간 중 식대의 100분의 20을 더한 금액. 다만, 가목 또는 나목1)에도 해당하는 경우에는 입원기간 중 식대의 100분의 20만을 부담한다.

ⓒ 희귀질환 및 중증난치성질환을 가진 사람 중 65세 이상인 사람이 틀니 요양

급여를 받는 경우에는 해당 요양급여비용 총액의 100분의 5

㉣ 희귀질환 및 중증난치성질환 등 외의 질환으로 6개월 이상 치료를 받고 있거나 6개월 이상 치료가 필요한 사람 중 65세 이상인 사람이 틀니 요양급여를 받는 경우에는 해당 요양급여비용 총액의 100분의 15

㉤ 희귀질환 및 중증난치성질환을 가진 사람 중 만 65세 이상인 사람이 치과임플란트 요양급여를 받는 경우에는 해당 요양급여비용 총액의 100분의 20

㉥ 희귀질환 및 중증난치성질환 등 외의 질환으로 6개월 이상 치료를 받고 있거나 6개월 이상 치료가 필요한 사람 중 65세 이상인 사람이 치과임플란트 요양급여를 받는 경우에는 해당 요양급여비용 총액의 100분의 30

㉦ (나)에도 불구하고 희귀질환 및 중증난치성질환 등 외의 질환으로 6개월 이상 치료를 받고 있거나 6개월 이상 치료가 필요한 사람 또는 18세 미만의 아동이 상급종합병원 또는 종합병원의 의사가 발행한 처방전에 따라 질병의 중증도를 고려하여 보건복지부장관이 정하여 고시하는 질병에 대한 의약품을 조제받은 경우[읍 · 면 지역 소재 종합병원의 의사가 발행한 처방전에 따라 의약품을 조제받거나 「한국보훈복지의료공단법」에 따른 보훈병원의 의사나 「독립유공자예우에 관한 법률」, 「국가유공자 등 예우 및 지원에 관한 법률」, 「보훈보상대상자 지원에 관한 법률」, 「5 · 18민주유공자예우에 관한 법률」, 「참전유공자예우 및 단체설립에 관한 법률」, 「고엽제후유의증 등 환자지원 및 단체설립에 관한 법률」, 「특수임무유공자 예우 및 단체설립에 관한 법률」 및 「제대군인지원에 관한 법률」에 따라 국가보훈처장이 진료를 위탁한 상급종합병원 또는 종합병원의 의사가 해당 법률에서 정한 의료지원대상자에게 발행한 처방전에 따라 의약품을 조제받은 경우는 제외한다]에는 요양급여비용 총액의 100분의 3. 다만, 본인일부부담금이 500원 미만이 되는 경우에는 500원을 본인일부부담금으로 한다.

㉧ (나)에도 불구하고 희귀난치성질환 등 외의 질환으로 6개월 이상 치료를 받고 있거나 6개월 이상 치료가 필요한 사람 또는 18세 미만 아동의 입원진료로서 제왕절개분만에 대한 요양급여를 받는 경우에는 입원기간 중 식대의 100분의 20

㉮ 보건복지부장관이 정하여 고시하는 중증질환자에 대하여 보건복지부장관이 정하는 요양급여(라목에 해당하는 사람에 대한 요양급여는 제외)의 경우에는 요양급여비용 총액의 100분의 5에 입원기간 중 식대의 100분의 50을 더한 금액
㉯ 만 65세 이상 노인이 틀니 요양급여를 받는 경우에는 그 요양급여비용 총액의 100분의 30
㉰ 만 65세 이상인 사람이 치과임플란트 요양급여를 받는 경우에는 해당 요양급여비용 총액의 100분의 30
㉱ 제왕절개분만을 위한 입원진료에 대하여 요양급여[라목8)에 해당하는 사람에 대한 요양급여는 제외한다]를 받는 경우에는 요양급여비용 총액의 100분의 5에 입원기간 중 식대의 100분의 50을 더한 금액
㉲ 15세 이하 아동의 입원진료에 대하여 보건복지부장관이 정하는 요양급여[가목 2) 및 라목에 해당하는 사람에 대한 요양급여는 제외한다]를 받는 경우에는 해당 요양급여비용 총액의 100분의 5에 입원기간 중 식대의 100분의 50을 더한 금액
㉳ 18세 이하 아동의 치아홈메우기 외래진료 또는 16세 이상 18세 이하 아동의 치아홈메우기 입원진료에 대하여 보건복지부장관이 정하는 요양급여(라목에 해당하는 사람에 대한 요양급여는 제외한다)를 받는 경우에는 해당 요양급여비용 총액의 100분의 10
㉴ 보건복지부장관이 정하여 고시하는 난임진료(인공수정 및 체외수정시술을 포함한다)에 대하여 보건복지부장관이 정하는 요양급여(라목에 해당하는 사람에 대한 요양급여는 제외한다)를 받는 경우에는 해당 요양급여비용
㉵ 일반건강검진 결과에 따라 보건복지부장관이 정하여 고시하는 질환이나 질병에 대하여 추가적인 진료 또는 검사의 필요성이 인정되는 사람이 그 질환이나 질병에 대하여 일반건강검진을 받은 날이 속하는 연도의 다음 연도 1월 31일까지 보건복지부장관이 정하여 고시하는 요양급여(의원 및 병원만 해당한다)를 받은 경우에는 본인일부부담금액은 없는 것으로 한다.

⑥ 요양급여비용의 100분의 100의 범위항목

다음 각 목의 어느 하나에 해당하는 경우에는 보건복지부령으로 정하는 항목의 요양

급여비용의 100분의 100의 범위에서 보건복지부령으로 정하는 금액을 부담한다.

㉮ 법 제53조제3항에 따라 급여가 제한되는 경우

㉯ 법 제54조제3호 및 제4호에 따라 급여가 정지되는 경우

㉰ 「학교폭력 예방 및 대책에 관한 법률」 제2조제1호에 따른 학교폭력 중 학생 간의 폭행에 의한 경우

㉱ 보험재정에 상당한 부담을 준다고 인정되는 경우

㉲ 그 밖에 보건복지부령으로 정하는 경우

⑦ 외래진료 등 요양급여비용 총액조건 및 본인부담액

만 65세 이상인 가입자 및 피부양자가 의원, 치과의원, 한의원 및 보건의료원에서 요양급여를 받는 경우의 본인부담액은 다음과 같다.

표 3-16 외래진료 등의 요양급여비용 총액에 관한 조건 및 본인부담액

<table>
<tr><th>기관 종류</th><th>요양급여비용 총액에 관한 조건</th><th>본인부담액</th></tr>
<tr><td>의원 · 치과의원(의약분업 예외지역은 제외한다) 및 보건의료원(한방과는 제외한다)</td><td>요양급여비용 총액이 15,000원을 넘지 않는 경우</td><td>1,500원</td></tr>
<tr><td rowspan="2">의 · 치과의원(의약분업 예외지역만 해당한다), 보건의료원(한방과만 해당한다) 및 한의원</td><td>요양급여비용 총액이 15,000원을 넘지 않는 경우</td><td>1,500원</td></tr>
<tr><td>요양급여비용 총액이 15,000원을 넘고 25,000원을 넘지 않는 경우(투약처방하는 경우)</td><td>요양급여비용 총액 × 10/100</td></tr>
</table>

(3) 요양급여비용 본인부담항목 및 부담률(100분의 100항목)

① 요양급여비용의 본인부담 항목으로서 요양급여비용의 본인부담률 100분의 100항목(전액본인부담)은 아래와 같다(제16조 관련).

㉠ 다음에 해당하는 경우에는 그에 든 비용 총액

(가) 가입자 또는 피부양자가 「국민건강보험 요양급여의 기준에 관한 규칙」 제2조에 따른 요양급여의 절차에 따르지 않고 요양기관을 이용한 경우

(나) 「병역법」에 따른 현역병(지원에 의하지 않고 임용된 하사를 포함), 전환복무된 사람 또는 무관후보생으로 군에 복무 중인 가입자 또는 피부양자 및 교도소 또는 그 밖에 이에 준하는 시설에 수용되어 있는 가입자 또는 피부양자가 요양기관을 이용한 경우

(다) 법 제53조제3항 및 제4항에 따라 가입자 또는 피부양자가 보험료 체납으로 급여제한을 받은 기간에 요양기관을 이용한 경우

(라)「학교폭력 예방 및 대책에 관한 법률」 제2조제1호에 따른 학교폭력 중 학생 간의 폭행에 의한 부상 또는 질병으로 요양기관을 이용한 경우

㉡ 다음에 해당하는 경우에는 보건복지부장관이 정하여 고시하는 공단이 부담하는 요양급여비용의 상한금액을 초과하는 비용

(가) 요양급여의 필요성이 의학적으로 인정되는 약제 · 치료재료로서 해당 약제 · 치료재료의 상한금액이 대체 가능한 약제 · 치료재료의 상한금액의 2배 이상인 경우

(나) 약제 · 치료재료에 대한 요양급여비용이 연간 200억 원 이상 들어 보험재정에 상당한 부담을 줄 우려가 있는 약제 · 치료재료의 경우

㉢ 장기(臟器) 또는 조혈모세포 제공 희망자가 제공하기에 적합한지 확인 · 진단하는 데에 든 비용. 다만, 적합한 것으로 확인되어 장기 또는 조혈모세포를 제공한 사람에게는 확인 · 진단에 든 검사비용을 영 제19조에 따라 정한 금액으로 소급 정산한다.

㉣ 왜소증의 원인 감별을 위하여 한 검사비용. 다만, 진단 결과 기질성 원인으로 판단된 경우 진단에 든 검사비용은 영 제19조에 따라 정한 금액으로 소급 정산한다.

㉤ 혈액성분 채집술을 위한 혈액 제공 적합성 검사에서 부적합으로 판정되어 혈액성분 채집술을 하지 않은 경우 든 검사비용

㉥ 요양기관의 과실이 없는 상태에서 가입자 또는 피부양자가 기피하여 준비된 혈액을 폐기하였을 경우의 혈액비용과 미리 채혈한 자기혈소판을 수혈하지 못한 경우 이에 든 비용

㉦「응급의료에 관한 법률」에 따라 요양기관의 구급차를 이용하여 이송되었을 경우의 이송처치료 및 응급의료수가(應急醫療酬價) 기준에서 정한 응급의료관리료 산정 대상이 아닌 환자의 응급의료관리료

㉧ 그 밖에 다음에 해당하는 항목으로서 보건복지부장관이 정하여 고시한 항목에 해당하는 비용

(가) 각종 수술 후 통증관리를 위한 통증 자가 조절법(PCA) 등 보험재정에 상

당한 부담을 주는 경우

(나) 인공요도괄약근, 혈관 내 초음파 영상법에 사용된 혈관 내 영상카테터 등 대체 가능하고 비용효과적 측면에서 상대적으로 고가인 경우

(다) 프로스타글란딘 F1알파(정밀측정), 알파2 마이크로글로불린 등 대체가능하고 보편적이지 않은 경우

㉧ 보건복지부장관이 정하여 고시하는 질병군에 대한 입원진료의 경우에는 ①에 해당하는 비용, ⑦목 중 이송처치료 및 ⑧목(가)에 해당하는 비용

본인부담 감면에 따른 건강보험 청구비용 환수 여부(보건복지부 급여 65720-56호, 2003.1.14.)
요양기관이 명백히 환자유치목적으로 본인일부부담금 감면행위를 하고 있다면 이는 의료법 제25조 제3항에 위반되는 것으로 같은 법 제67조에 규정된 처분대상으로 사료되는바 이는 건강보험법령이 아닌 의료법상의 규정으로 의료행위 자체를 부정한 것이 아니라 면제행위, 환자유치행위 등을 금지한 규정이며, 국민건강보험법에서 정한 요양급여기준과 요양급여산정내역 등에도 본인부담금 면제행위에 대하여 명시적인 규정이 없음. 따라서 의료기관이 본인부담금 면제행위는 의료법에 따라 판단 · 처분될 사안이며, 이를 국민건강보험법 제52조에 의한 사위 · 기타 부당한 방법으로 요양급여비용을 받은 것으로 판단할 수는 없음.

(4) 요양급여비용 중 본인부담 상한액

건강보험제도가 실시됨으로써 가입자가 입원치료를 받으면 진료비의 20%(산정특례 제외)를, 외래진료의 경우는 의료기관 종별레 따라 비용의 30~60%를 그리고 약제비는 30%만을 본인이 부담하면 된다.

① 본인부담상한제란 고액 중증질환자의 의료비 부담을 덜어주기 위한 제도로 환자가 부담한 연간(1.1~12.31) 본인부담 진료비 총액이 개인별 소득수준에 따른 본인부담상한액을 넘는 경우, 그 넘는 금액을 환자에게 돌려주는 제도를 말한다(비급여는 제외)

② 요양급여비용 중 가입자 또는 피부양자 본인이 부담하는 금액의 상한은 지역가입자의 세대별 보험료 부담수준 또는 직장가입자의 개인별 보험료 부담수준에 따라 그 금액을 달리한다. 이 경우 상한액기준보험료의 구체적인 산정 기준 · 방법 등에 필요한 사항은 보건복지부장관이 정하여 고시한다.

③ 상한제 사전급여는 같은 요양기관에서 연간 본인부담금 총액이 초과되는 경우 진료받은 환자는 상한액까지지만 납부하고 그 초과액은 요양기관이 공단에 청구하여 지급받는다.

④ 상한제 사후환급은 연간 본인부담금 총액이 본인부담상한액을 넘고 사전급여를 받지 않은 경우 그 초과액을 공단이 환급한다.

표 3-17 본인부담상한제(연평균 보험료분위별)

보험료 수 준		10% 이하 (1분위)	11~ 30% (2~3분위)	31~ 50% (4~5분위)	51~ 70% (6~7분위)	71~ 80% (8분위)	81~ 90% (9분위)	91~ 100% (10분위)
상한액	2021년	81만 원	101만 원	152만 원	282만 원	352만 원	433만 원	584만 원
	요양병원 120일 초과	125만 원	157만 원	212만 원				

㈜ 본인부담상한 금액은 매년 조정될 수 있음.

(5) 본인부담금 환급금

요양기관에서 건강보험가입자 및 피부양자에게 요양급여를 실시하고 청구한 요양급여비를 건강보험심사평가원에서 심사한 결과 이미 납부한 환자본인 일부부담금이 과다 납부된 것으로 확인된 경우 요양기관에 지급할 진료비에서 과다하게 납부된 금액을 공제하여 이를 수진자나 가입자에게 반환하는 제도를 말한다.

(6) 요양급여비용 계산서 · 영수증의 발급 및 보존

① 요양기관이 요양급여를 실시한 때에는 가입자 등에게 계산서 · 영수증을 발급하여야 한다. 다만, 요양기관 중 종합병원 · 병원 · 치과병원 · 한방병원 및 요양병원을 제외한 요양기관이 외래진료를 한 경우에는 별지 제12호 서식의 간이 외래 진료비계산서 · 영수증을 발급할 수 있다.

㉮ 입원 및 외래진료의 경우 : 별지 제6호 서식 또는 별지 제7호 서식의 진료비 계산서 · 영수증

㉯ 약국 및 한국희귀필수의약품센터의 경우 : 별지 제10호 서식 또는 별지 제11호 서식의 약제비 계산서 · 영수증

② 요양기관은 가입자 등이 제1항의 규정에 의한 계산서 · 영수증에 대하여 세부산정 내역을 요구하는 경우에는 이를 제공하여야 한다.

③ 요양기관이 요양급여를 행한 경우에는 제1항의 규정에 의한 계산서 · 영수증 부본을 당해 요양급여가 종료된 날부터 5년간 보존하여야 한다. 다만, 요양기관이 별

지 제13호서식에 의한 본인부담금수납대장을 작성하여 보존하는 경우에는 이를 계산서 · 영수증 부본에 갈음한다.

2. 본인일부부담금 산정특례제도

(1) 산정특례제도

본인부담금 산정특례제도란 건강보험에서는 희귀 및 난치성질환 또는 암 등 중증환자의 고액진료비가 발생하는 대상을 보건복지부 고시로서「본인일부부담금 산정특례에 관한 기준」으로 정하여 본인부담금을 경감하는 제도이다. 이 제도는 지속적으로 확대되고 있으며, 보건복지부 고시에 의한 본인부담금 산정특례에 관한 기준은 아래와 같다.

(2) 산정특례 대상

① 외래진료

국민건강보험법시행령 제19조 제1항 [별표2] 제1호 가목에 의한 요양급여(당일 발행한 처방전으로 약국 또는 한국희귀 · 필수의약품센터인 요양기관에서 의약품을 조제받는 경우도 포함)로 외래진료의 경우에도 요양급여비용총액의 100분의 20에 해당하는 금액을 부담하는 대상은 미등록 암환자가 해당 상병으로 진료를 받은 당일이다.

② 가정간호 산정

의료법 제33조 및 같은 법 시행규칙 제24조에 의한 가정간호에 대한 요양급여시에도 영 제19조 제1항 [별표 2] 제1호 가목 및 제3호에 의하여 요양급여비용총액의 100분의 20(등록 암환자 · 중증화상환자는 100분의 5 및 희귀난치성질환자는 100분의 10)에 해당하는 금액을 부담한다.

③ 고가특수의료장비

영 제19조 제1항 [별표2] 제1호 나목에 의하여 입원진료의 경우에도 외래진료의 본인일부부담금 산정방법에 따라 산정한 금액을 본인이 부담하는 고가의료장비는 1. 전산화단층영상진단(CT) 2. 자기공명영상진단(MRI) 3. 양전자단층촬영(PET)이다. 다만, 제4조 및 제5조에 의한 본인일부부담금 산정특례대상자는 제외한다.

④ 중증질환자

영 제19조 제1항 [별표2] 제3호 마목에 의한 요양급여(당일 발행한 처방전으로 약국 또는 한국희귀 · 필수의약품센터인 요양기관에서 의약품을 조제 받는 경우도 포함)로 외래 또는 입원진료(질병군 입원진료 포함)시 요양급여비용총액의 100분의 5에 해당하는 금액을 부담하는 대상은 ㉮ 등록한 암환자가 등록일로부터 5년간 해당 상병으로 진료를 받은 경우 ㉯ 뇌혈관질환자가 해당 상병의 치료를 위하여 수술 또는 약제투여를 받은 경우 최대 30일 ㉰ 중증 뇌출혈환자가 급성기에 입원하여 진료를 받은 경우 최대 30일 ㉱ 심장질환자가 해당 상병의 치료를 위하여 [별첨 2]에 해당하는 수술 또는 약제투여를 받은 경우 최대 30일 ㉲ 등록한 중증화상환자가 등록일로부터 1년간 해당하는 상병의 진료를 받는 경우 등이 있다.

⑤ 희귀질환 및 중증난치성질환자

국민건강보험법시행령 제19조 제1항 별표2 제3호 나목2)에 의한 요양급여(당일 발행한 처방전으로 약국 또는 한국희귀 · 필수의약품센터인 요양기관에서 의약품을 조제받는 경우도 포함)로 외래 또는 입원진료(질병군 입원진료를 포함) 시 요양급여비용총액의 100분의 10 또는 영 별표2 제2호가목의 산식에 따라 계산한 금액의 100분의 10에 해당하는 금액을 부담하는 대상은 만성신부전증환자의 인공신장투석 실시 당일 외래진료 또는 해당 시술 관련 입원진료, 혈우병 환자가 항응고인자 동결침전제제 등의 약제 및 기타 혈우병치료를 받은 당일 외래진료 또는 해당 치료 관련 입원진료, 장기이식 환자의 간이식술 후 조직이식거부 반응억제제, 간염예방치료제 투여를 받은 당일 외래진료 또는 해당 약제 투여 관련 입원진료 등이 있다.

⑥ 치매질환

치매질환에 대하여 2017년 10월1일부터 외래 및 입원진료에 대하여 산정특례(공단 신청 및 승인 후)를 적용한다.

⑦ 약국 요양급여비용총액의 본인부담률

국민건강보험법시행령 제19조 제1항 [별표2] 제1호 다목 3)에 따라 상급종합병원 외래 진료시에는 약국 요양급여비용총액의 100분의 50, 종합병원 외래진료 시에는 약국 요양급여비용총액의 100분의 40에 해당하는 금액을 부담하는 질병은 별표5와 같다.

(3) 산정특례 등록 신청

① 산정특례 등록 신청

㉮ 제4조, 제5조 및 제5조의2의 산정특례 대상에 해당하여 등록을 하려는 자는 요양기관에서 확인한 별지 제1호 서식의 건강보험(암) 산정특례 등록신청서, 별지 제2호 서식의 건강보험(희귀, 중증난치, 중증치매) 산정특례 등록신청서, 별지 제3호 서식의 건강보험(결핵, 중증화상) 산정특례 등록신청서를 국민건강보험공단 또는 요양기관에 제출하여야 한다. 이 때 등록 신청일은 별지 제1호 서식의 건강보험(암) 산정특례 등록신청서, 별지 제2호 서식의 건강보험(희귀, 중증난치, 중증치매) 산정특례 등록신청서, 별지 제3호 서식의 건강보험(결핵, 중증화상) 산정특례 등록신청서를 공단에 제출된 때로 한다.

㉯ 제5조의 산정특례 대상자 중 극희귀질환자, 상세불명 희귀질환자 및 기타염색체이상질환자는 공단 이사장이 사전에 승인한 요양기관을 통하여 공단에 신청을 하여야 한다.

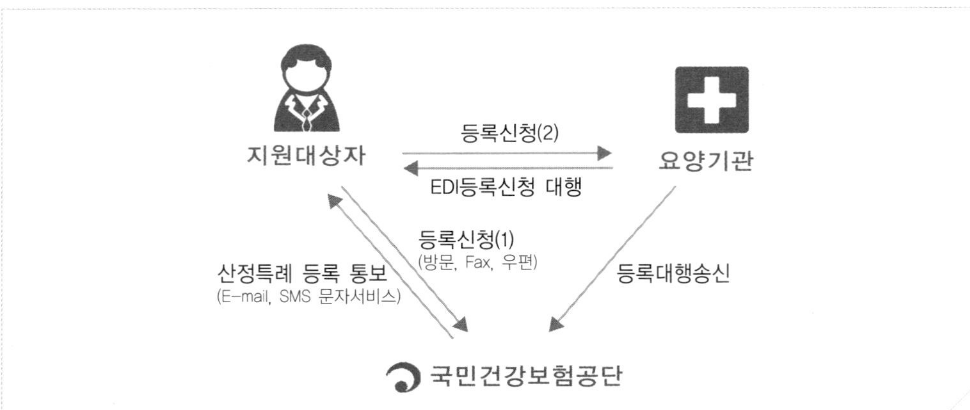

그림 3-4 산정특례 등록 절차도

▣ 산정특례대상 신청서 및 작성요령

㉠ 건강보험 (암) 산정특례 등록 신청서

건강보험 (암) 산정특례 등록 신청서 (별지 제1호)

※ 뒷면의 유의사항 및 작성방법을 참고하여 작성해 주시기 바랍니다. ※ 해당란에 V표기 (앞 면)

산정특례번호	*공단기재사항	접수일자	*공단기재사항
수진자	① 건강보험증번호	② 가입자(세대주)	
	③ 성명	④ 주민(외국인)등록번호	
	⑤ 휴대전화번호	⑥ 자택전화번호	
	⑦ 이메일주소	⑧ 등록결과 통보방법 □ SMS □ 이메일	
	⑨ 주소		

【요양기관 확인란】

① 신청구분 □ 신규암 □ 재등록암 □ 중복암

② 진료과목	③ 진료구분 □ 입원 □ 외래	④ 진단확진일
⑤ 상병명 (□원발 □전이)	⑥ 상병코드	⑦ 특정기호 V193

⑧ 최종확진방법 ※중복체크가능

□ 1. 조직학적 검사
□ 2. 세포학적 검사
□ 3. 영상검사 □ MRI □ CT (소견 :)
□ Sono □ 기타 ( )
□ 4. □ 특수 생화학적 검사 □면역학적 검사 □ 혈액학적 검사
□ 5. 조직검사 없는 진단적 수술
□ 6. 기타( )

⑨ 조직학적 · 세포학적 검사 필수인 상병에서 조직학적세포학적 검사 불가하여 등록기준 미충족한 경우에만 작성*
* 상병별 등록기준을 미충족한 경우에는 전문의가 환자상태 및 진료소견을 구체적으로 기재 후 신청서를 발행하여야 함

⑨-1 조직학적 · 세포학적 검사 미실시 사유 ※중복체크가능
□ 1. 전신상태가 ECOG performance status 3 이상인 경우
□ 2. 출혈 위험성이 큰 경우
□ 3. 검사를 위한 전신마취 및 수술을 견딜 수 없는 경우
□ 4. 감염 위험성이 높은 경우
□ 5. 기타( )

⑨-2 환자상태 및 진료소견(확진의견을 포함하여 구체적으로 기재)

위의 기록한 사항이 사실임을 확인합니다.
년 월 일
요양기관명 (기호) : ( ) (직 인)
담당의사 (면허번호/전문의 자격번호) : (/) (서명 또는 인)
담당의사 전문과목 :

상기와 같이 건강보험 산정특례 등록을 신청합니다. 신청일 년 월 일
신청인 (서명 또는 인)
수진자와의 관계 ( )

국민건강보험공단 이사장 귀하

ⓛ 건강보험(희귀, 중증난치, 중증치매) 산정특례 등록 신청서

건강보험 (희귀, 중증난치, 중증치매) 산정특례 등록 신청서(별지 제2호)

※ 뒷면의 유의사항 및 작성방법을 참고하여 작성해 주시기 바랍니다.			(앞 면)
□ 희귀질환 □ 중증난치질환 □ 중증치매 ※ 해당란에 V표기			
산정특례번호	*공단기재사항	접수일자	*공단기재사항
수진자	① 건강보험증번호	② 가입자(세대주)	
	③ 성명	④ 주민(외국인)등록번호	
	⑤ 휴대전화번호	⑥ 자택전화번호	
	⑦ 이메일주소	⑧ 등록결과 통보방법 □ SMS □ 이메일	
	⑨ 주소		

【요양기관 확인란】		
① 신청구분 □ 신규등록 □ 재등록		
② 진료과목	③ 진료구분 □ 입원 □ 외래	④ 진단확진일
⑤ 상병명	⑥ 상병코드	⑦ 특정기호
⑧ 최종확진방법 ※ 중복 체크 가능		
□ 1. 영상검사 □ X-ray □ CT □ Sono □ MRI □ 기타 ( )		
□ 2. 특수생화학/면역학, 도말/배양검사 등		
□ 3. 유전학적 검사		
□ 4. 조직학적 검사		
□ 5. 임상적 소견		
□ 6. 기타 (검사)		
⑨ 질병정보 – 가족력 ※ 희귀질환(극희귀 · 상세불명 희귀 · 기타염색체 이상질환 포함) 필수		
□ 없음 □ 있음 (□ 조부 □ 조모 □ 외조부 □ 외조모 □ 부 □ 모 □ 동성형제 □ 이성형제 □ 자 □ 녀)		

위의 기록한 사항이 사실임을 확인합니다.

년 월 일

요양기관명 (기호) : ( ) (직 인)

담당의사 (면허번호/전문의 자격번호) : (/) (서명 또는 인)

담당의사 전문과목 :

상기와 같이 건강보험 산정특례 등록을 신청합니다.

신청일 년 월 일

신청인	(서명 또는 인)
수진자와의 관계	( )

국민건강보험공단 이사장 귀하

ⓒ 건강보험(결핵, 중증화상) 산정특례 등록 신청서

건강보험 (결핵, 중증화상) 산정특례 등록 신청서

※ 뒷면의 유의사항 및 작성방법을 참고하여 작성해 주시기 바랍니다.			(앞 면)
□ 결핵 □ 중증화상 ※ 해당란에 V표기			
산정특례번호	*공단기재사항	접수일자	*공단기재사항
수진자	① 건강보험증번호	② 가입자(세대주)	
	③ 성명	④ 주민(외국인)등록번호	
	⑤ 휴대전화번호	⑥ 자택전화번호	
	⑦ 이메일주소	⑧ 등록결과 통보방법 □ SMS □ 이메일	
	⑨ 주소		

【요양기관 확인란】

① 진료과목	② 구분 □ 입원 □ 외래	③ 진단확진일
④ 상병명	⑤ 상병코드	⑥ 특정기호

⑦ 최종확진방법 ※ 중복 체크 가능

□ 1. 영상검사 □ X-ray □ CT □ Sono □ MRI □ 기타 ( )
□ 2. 도말/배양검사 □ 도말 □ 배양
□ 3. 조직학적 검사
□ 4. 임상적 소견 ( )
□ 5. 기타 (검사)

⑧ (결핵만 해당) 타 요양기관의 검사결과로 확진한 경우, 해당사항 체크 ※ 중복 체크 가능

□ 없음 □ 있음 (□ 1.영상검사 □ 2.도말/배양검사 □ 3.조직학적 검사 □ 5.기타)

위의 기록한 사항이 사실임을 확인합니다.

년 월 일

요양기관명 (기호) : ( ) (직 인)

담당의사 (면허번호/전문의 자격번호) : (/) (서명 또는 인)

담당의사 전문과목 :

상기와 같이 건강보험 산정특례 등록을 신청합니다.

신청일 년 월 일

신청인	(서명 또는 인)
수진자와의 관계	( )

국민건강보험공단 이사장 귀하

▣ **산정특례대상자 중 빈도수가 높은 본인부담률**

㉠ 외래진료 미등록 암환자 20% ② 등록암환자 5년간 5% ③ 중증질환자(뇌혈관, 심장질환, 중증화상) 외래 또는 입원진료 5% ④ 희귀질환 및 중증난치성환자 5년간 10% 등이 있다.

구분	특례 적용 질환					
	암	뇌혈관	심장	희귀난치	중증화상	중증외상
적용 기간	5년 (재등록 가능)	최대30일	최대30일 (복잡심기형, 심장이식 60일)	5년 (재등록 가능)	1년 (6개월 연장)	최대30일
본인 부담률	5%	5%	5%	10%	5%	5%

* 뇌혈관질환 · 심장질환 · 중증외상환자는 등록 절차 없이 요양기관에서 적용

▣ **본인부담 산정특례제도의 특례기간 및 본인부담, 신청절차, 범위(요약)**

구분		암	심장/뇌혈관질환	희귀난치성 질환	결핵	중증화상
1	특례기간	5년	입원해 1회 수술당 최고 30일 심기형환자/심장이식술60일	5년	일반결핵 2년 다제내성 5년	1년
2	본인부담	5%	5%	10%		5%
3	신청절차	① 직접신청 : 담당의사가 확진하여 발행한"건강보험산정특례등록신청서"를 건강보험에 제출 ② 병원신청 : 확진 후"건강보험산정특례등록신청서"를 작성하여 공단/병 · 의원에 제출(EDI로 대행) ③ 심장/뇌혈관질환의 경우는 별도의 등록절차 없음(병원의 요양급여청구만으로 혜택가능)				
4	특례적용	① 확진(판정)일로부터 30일(토, 일, 공휴일포함)이내에 신청할 경우 : 확진일부터 적용 ② 확진(판정)일로부터 30일(토, 일, 공휴일포함)이후에 신청할 경우 : 신청일부터 적용				
5	적용범위	외래 또는 입원진료(질병관련 입원, CT/MRI/PET), 약국포함				
6	재등록	1. 암 : 특례기간 5년 종료시점에 잔존암/전이암이 있거나, 재발되어 항암치료중인 경우 → 종료 1개원 전부터 신청가능 2. 희귀질환 및 중증난치성질환 : 특례기간 5년 종료 시점에 해당질환으로 계속치료 중인 경우 → 종료 3개월 전부터 신청가능				

② 산정특례 재등록

㉮ 별지 서식에 따라 등록한 암환자가 특례기간 종료시점에 잔존암, 전이암이 있거나, 추가로 재발이 확인되는 경우로서 암조직의 제거 · 소멸을 목적으로 수술, 방사선 · 호르몬 등의 항암치료 중인 경우이거나, 항암제를 계속 투여 중인 경우

㉯ 별지 서식에 따라 등록한 희귀난치성질환자가 특례기간 종료시점에 등록된 희귀난치성질환의 잔존이 확인되는 경우로서 해당 질환으로 계속 치료 중인 경우이다.

■ **암환자 및 희귀질환과 중증난치성질환자의 산정특례 재등록 방법**

㉠ 등록한 암환자가 특례기간(5년) 종료시점에 잔존암, 전이암이 있거나, 추가로 재발이 확인되는 경우로서 암조직의 제거 · 소멸을 목적으로 수술, 방사선 · 호르몬 등의 항암치료 중인 경우이거나, 항암제를 계속 투여 중인 경우 신청서식에 의거 재등록을 신청한다.

㉡ 희귀질환 및 중증난치질환산정특례 적용기간(5년) 종료시점에 등록된 희귀난치성질환의 잔존이 확인되는 경우로서 해당 질환으로 계속 치료 중인 경우 신청서식에 의거 재등록을 신청한다.(종료일 3달 전부터 재등록 신청 가능)

㉢ 재등록 특례적용기간은 산정특례 적용 시작일부터 5년을 다시 산정특례 적용한다(단, 일반결(V246)의 경우는 산정특례 적용기간은 2년임)

㉣ 재등록 방법 – 질병별 검사항목 따라 검사 ⇨ 담당의사 확진(검사기준에 적합한 경우) ⇨ "산정특례 등록 신청서" 공단 또는 병 · 의원(EDI대행)

㉤ 재등록 대상자의 기존 등록상병 확인방법은 건강보험공단 홈페이지(http;//medi.nhis.or.kr)에서 확인(요양기관 정보마당→ 산정특례 자격확인→ 재등록대상자 → 상병확인)이 가능하다.

■ **산정특례대상자가 의료기관 방문시 OCS 화면을 활용 자격관리와 대상별 본인부담률을 적용**

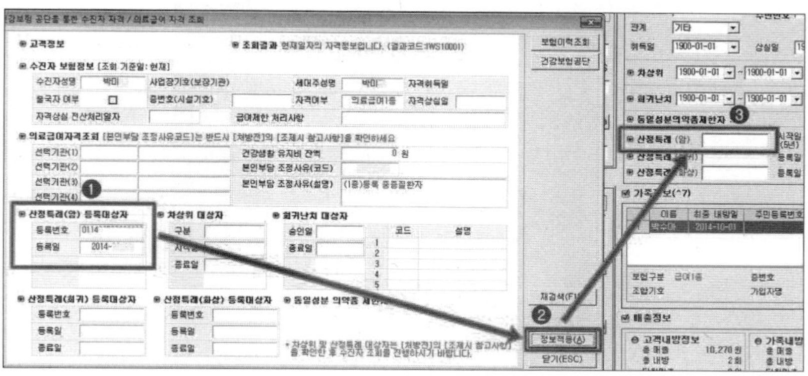

그림 3-5 국민건강보험 산정특례 수진자 조회 화면

제3장. 실전대비 요약정리 사항 및 예상문제

의료수가 및 진료비 본인부담

1. 의료수가의 정의와 종류 및 수가 유형별 고시기관
2. 행위별수가 및 포괄수가의 정의와 장, 단점
3. 상대가치점수 및 환산지수
4. 의료수가계약 및 산정방식과 기준
5. 신규 행위 · 치료재료의 요양급여 신청 및 결정
6. 의료보장 유형(종류)별 행위료 종별가산율
7. 병원의 의료수가관리
8. 비급여의 정의 및 분류와 대상
9. 요양기관 종별 외래 및 입원 진료비 본인부담
10. 본인부담상한제 및 본인부담환급금
11. 본인일부부담금 산정특례제도와 신청절차 및 빈도수가 높은 진료 본인부담률

제4장

접수창구 및 외래관리

4-1 | 고객응대 및 예절

학습목표

1. 내원고객에게 밝고 명랑한 표정으로 상담할 수 있다.
2. 진료의뢰가 필요한 경우 협력병원과 협의하여 진료의뢰를 할 수 있다.

1. 고객응대 및 상담

1) 고객응대의 개념

(1) 고객

고객(顧客)은 경제에서 창출된 재화와 용역을 구매하는 개인이나 가구를 일컫는다. 따라서 병원의 내부고객은 의사, 간호사, 의료기사, 원무행정직원, 주차지원요원, 관리부서 지원요원 등 병원의 직원으로 경영활동에 영향을 미치는 모든 사람, 조직이 포함되며 나 이외의 사람을 고객으로 명명할 수 있다. 병원의 외부고객은 환자, 환자의 보호자인 가족, 병원을 선택하는 데 조언한 이웃, 친지, 지역사회, 협력업체나 기관 등이 있다.

(2) 고객관리의 목표

고객관리의 목표는 다음과 같다.

첫째, 환자 및 내원객에게 편리함을 주는 것이며, 편리함이란 창구직원이 밝고 명랑한 표정으로 친절한 응대, 시간적으로 빠른 업무수행, 편리한 이용절차 등이 있다. 또한 업무프로세스는 병원위주보다 고객위주의 프로세스가 되어야 한다.

둘째, 환자 및 내원객에게 신뢰감을 주어야 하며, 환자로 하여금 그 자신이 건강유지와 질환치료 및 진료비용에 대한 신뢰감을 가질 수 있도록 관련된 정보를 안내, 게시, 상담 등의 방법으로 충분히 제공하여야 한다.

셋째, 지역사회와 원활한 친화관계를 유지하여야 하며, 지역사회와 함께 발전하는 병원이 되어야 한다. 이렇게 하기 위해서는 지역사회 참여활동과 지역주민을 위한 봉사활동 등이 있어야 한다.

(3) 고객응대 요령

창구업무를 효율적으로 수행하고 내원객에게 좋은 인상을 주기위하여 창구에서는 다음과 같은 자세로 내원객을 응대하여야 한다.

① 환자의 심리상태를 이해하고 고객의 입장에서 배려하고 응대한다.

② 창구업무는 신속하고도 정확하게 처리한다.

③ 친절한 태도와 인품을 갖추고 성의있게 설명한다.

④ 단정한 몸가짐과 상냥한 표정으로 응대한다.

⑤ 민원인과 언쟁발생이 없도록 차분하고 성실하게 응대한다.

⑥ 창구의 번잡을 피하기 위하여 상황에 맞게 적절하게 응대한다.

⑦ 진료비 등 환자의 궁금증에 대해서는 확실한 답변이 필요하다.

⑧ 대기시간 단축을 위하여 환자의 시간적 가치를 존중한다.

(4) 용모와 복장예절

직원들이 단정한 복장과 용모를 갖추게 함으로써 소속감과 일체감의 제고하고, 내원객에 대한 병원의 이미지를 고양시키도록 한다.

(5) 고객민원상담

원무창구에서 고객민원상담을 효율적으로 수행하기 위해서는 봉사에 대한 개념, CS 능력, 보건의료지식, 각종 보험관련 지식, 병원의 환자진료 및 이용절차, 기초의학지식 등 전문지식을 갖추어야 한다.

2) 고객관리 서비스 활동

병원에서 주로 행하여지는 고객관리 서비스활동은 다음과 같은 활동 등이 있다.

① CRM(Customer Relation Management : 고객관계관리 활동)

고객정보를 효과적으로 이용하여 고객과의 관계를 유지. 확대, 개선함으로써 고객의 만족과 충성도를 제고하고 기업 및 조직의 지속적인 운영, 확장 발전을 촉구하고 고객의 제반 프로세스 및 활동을 개선하고 고객을 만족시키는 경영기법이다. 즉, 경영의 모든 부문을 고객의 입장에서 생각하고 고객을 만족시켜 기업을 유지하고자 하는 신경영기법이다.

CRM 구축과정
① 현황평가 → ② CRM전략수립 → ③ CRM인프라 구축 → ④ 고객분석 및 CRM시행 → ⑤ CRM 프로그램 활용 → ⑥ 결과평가 및 피드백

② CEM ; Customer Experience Management : 고객경험관리)

기업이나 재품과 관련된 경험을 전략적으로 관리해 고객 경험을 이해를 바탕으로 기업 내부를 고객 중심적으로 혁신해 나가는 경영전략을 말하며, 고객 경험관리는 고객관계관리(CRM)의 다음단계로 고객과의 관계를 중심으로 데이터베이스를 구축하는 CRM과 달리 고객이 어떻게 생각하고 느끼는지 파악하기 위해 매장 방문, 구매 후 이동 등 거래 단계별로 고객이 무엇을 보고 느끼는지 파악해 이를 토대로 고객 경험 데이터베이스를 구축하는 것이 핵심이다.

CEM 범위는 ① 고객 세분화와 타겟 고객 선정 ② 혁신 ③ 포지셔닝 ④ 브랜딩 전략 ⑤ 서비스 등 다양한 영역에서 적용이 가능하며, 이 이론은 콜롬비아 비즈니스 스쿨의 번드 슈미트 교수(Bernd. Schmitt)가 그의 저서『CRM을 넘어 CEM으로』에서 처음 소개하였다.

③ CS(Customer Satisfaction) 활동

고객의 욕구(Needs)와 기대(Expect)에 부응하여 그 결과로서 상품과 서비스의 재구입이 이루어지고 아울러 고객의 신뢰감이 연속적으로 이루어지는 고객만족을 의미한다. 그리고 제공한 상품과 용역서비스에 대한 고객의 기대에 부응함으로써 그것이 고객에게 사회적, 심리적, 물질적 만족감을 주고, 고객의 지속적인 재 구매활동과 수평적 인간관계를 형성하는 커뮤니케이션 사이클이라고 할 수 있다. 고객만족을 결정하는 3가지요소는 제품, 서비스, 기업이미지이다.

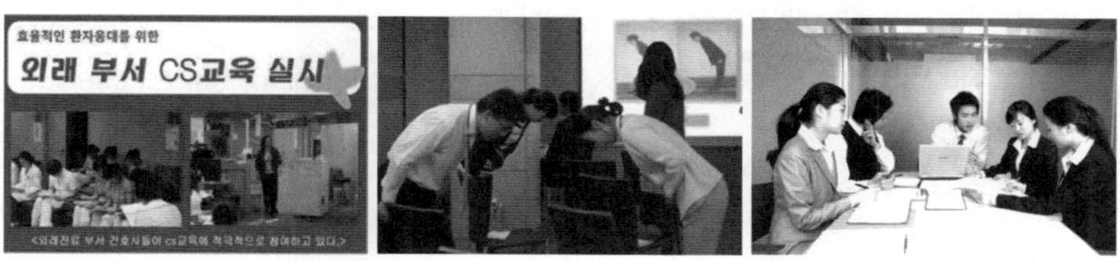

그림 4-1 병원의 CS교육

④ MOT(Moments of Truth)

의료서비스에 대한 고객의 인식은 짧은 순간에 이루어지며, 따라서 직원과 고객이 대면하는 순간, 상호작용이 이루어지는 순간에 의료의 질이 인식되는 것을 MOT라 한다. MOT는 "Moments of Truth"의 약자로 진실의 순간 또는 결정적 순간을 의미하며, 즉 고객이 기업의 종업원 또는 특정 자원과 접촉하는 순간으로 그 서비스의 품질에 대한 인식에 영향을 미치는 상황으로 정의할 수 있다. MOT는 스페인의 투우 용어에서 비롯된 것으로 투우사가 급소를 찌르는 순간을 의미하여 "피하려고 해도 피할 수 없는 순간, 실패가 허용되지 않는 순간"을 의미한다. 고객이 조직의 어떤 일면과 접촉하는 접점으로 서비스를 제공하는 조직과 그 품질에 대해 어떤 인상을 받는 순간을 말한다. 즉 고객과 서비스 요원이 만나는 15초 동안의 짧은 순간에 만족과 불만족이 결정된다는 것이다. MOT는 스칸디나비아(SAS)항공사의 얀 칼슨(Jan Carlson)사장에 의해서 도입되었으며, 그는 승객의 만족도를 향상시키기 위해 비행기에 탑승때부터 내릴 때까지 승무원과 승객이 만나는 접점을 분류하여 승객들이 만족감과 불편감에 대해서 분석을 하여 서비스 품질경영의 신화를 이루었으며, SAS항공에 MOT를 도입하여 1년 만에 적자에서 흑자로 전환시켰다.

(1) 병원에서 시행하는 CS활동 중 원무팀의 친절다짐운동 사례

원무팀 직원 친절다짐운동(사례)
▣ 우리는 고객 최우선주의 실천을 위해 친절다짐운동을 시작하겠습니다. ▣ 친절다짐(운동) : 진행자가 선창하고 직원들은 밑줄 친 부분을 복창하면서 인사(고개숙이며)합니다.
· 우리는 고객에게 항상 밝은 표정으로 ··· 정성을 다하겠습니다. · 우리는 내원 고객이 불편하지 않도록 ··· 편안히 모시겠습니다. · 우리는 고객이 이해가 쉽도록 ··· 설명을 잘하겠습니다. · 우리는 ○○병원(센터)의 ··· 홍보대사가 되겠습니다. · 우리는 서로 돕고 협력하여 ··· 명랑한 직장을 만들겠습니다. · 오늘도 즐겁고 ··· 좋은 하루 되십시오.

(2) B병원의 원무팀 직원의 인사 및 전화예절(사례)

원무팀 직원 인사 및 전화예절(사례)			
인 사			안녕하십니까 ?
전화 받을 때	병원 내	받을 때	정성을 다하겠습니다. 원무팀 OOO입니다.
		끝날 때	수고하십시오(또는 감사합니다).
	검진 센터	받을 때	편안히 모시겠습니다. 원무팀 외래계 OOO입니다.
		끝날 때	수고하십시오(또는 감사합니다).
전화를 걸을 때			벨이 울리고 상대방이 받으면 먼저 자기 신분을 밝힌다. (예 : 안녕하십니까 ? 원무과(팀) OOO입니다.) 단, 인사는 상황에 따라 사용합니다.

· 항상 밝고 명랑하게 먼저 인사하는 것을 생활화합시다.
· 전화벨이 울리면 3회 이내에 받는 것을 생활화합시다.
· 작은 것 하나의 실천이 우리병원이 새롭게 발전하는 도약의 계기가 됩니다.

자료출처 : (1) (2) S병원 및 B병원 경영진단보고서(김희창)

아침 친절다짐운동 및 인사

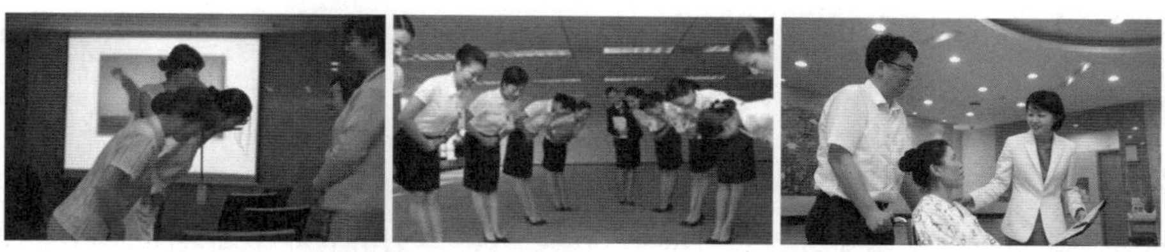

그림 4-2 친절다짐운동 및 인사

⑤ 표준진료지침(Critical Pathway : CP)

특정 진단명의 진료순서와 치료의 시점 등을 사전에 정해 둔 표준화된 주 진료과정을 말하며. 즉 환자에게 제공하는 진료내용을 표준화한 계획으로 진료경로는 시작과 종료가 있는 일련의 과정을 의미한다(표준 진료지침서, 핵심진료경로, 주 임상경로, 주 진료경로 등으로 개발사용)

⑥ 6 Sigma(통계적 기법활용 품질혁신 운동)

1987년 모토로라에서 처음 도입한 품질혁신운동으로서 경영목적을 달성하기 위해 각 부문에서 발생하고 있는 업무실수 및 제품불량을 통계적으로 관리, 개선하는 활동이다.

⑦ **QI 및 QPS(환자안전)경진대회**

QI경진대회는 병원의 의료의 질 관리활동과 서비스개선활동의 일환으로 QI실이 주관하여 매년 정기적으로 경진대회를 실시하여 우수부서와 직원을 시상하고 있으며, 실제적으로 의료의 질 향상에 많은 기여를 하고 있다. 또한 환자안전관리에 대한 경진대회를 실시하여 부서별 포상을 하고 있다.

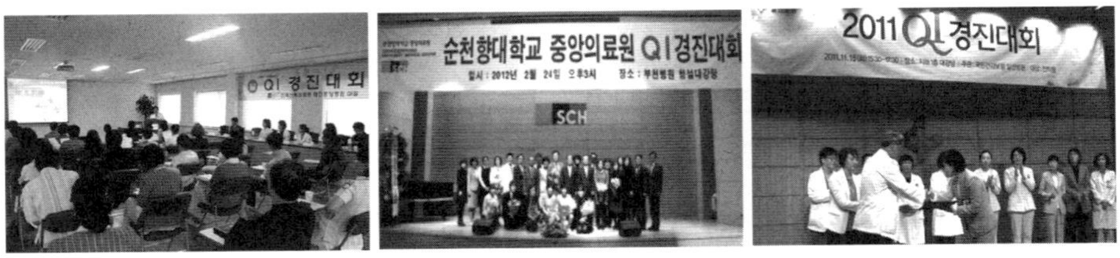

그림 4-3 QI 경진대회

⑧ **고객만족도조사**

병원이용고객을 대상으로 이용절차, 편의성, 진료결과, 시설 및 환경, 직원의 친절성 등을 조사하는 것이다.

⑨ **전화응대 모니터링**

전화응대 서비스의 문제점을 파악하고 개선방안을 수립하고자 고객 접점부서를 대상으로 전화응대 모니터링을 실시하는 것을 말한다. 전화응대의 3원칙은 신속성, 정확성, 친절성이다.

⑩ **고객 소리함(VOC) 운영**

고객의 의견에 대한 피드백을 통하여 서비스향상과 업무프로세스 개선에 목적을 두고 실시하고 있다. 업무처리 절차 및 흐름도는 ① 고객소리함 설치 운영(외래, 병동, 검진센터, 대기실 등) → ② 수거 → ③ 관련부서 분석 및 보고 → ④ 불편, 불만사항 개선 및 서비스향상 → ⑤ 감사카드 발송 및 친절직원 시상 등이다.

친절직원 칭찬 고객 모두가 행복한 그날까지 정성을 다해 모시겠습니다.	
작성일자	201X년 월 일
작성자	
병원등록번호	
성명	
연락처	
친절한 직원을 칭찬해주세요 ○ 칭찬직원 ○ 근무부서 ○ 내용 : 내용을 적으신 후 [열린소리함]에 넣어주셔요	
앞선 의술 더 큰 사랑 서울아산병원	

제안 · 불편 · 건의 고객님의 소중한 의견에 귀를 기울이겠습니다.	
작성일자	201X년 월 일
작성자	ㅁ 환자 ㅁ 보호자 ㅁ 기타
병원등록번호	
성명	
연락처	
제안 · 불편 건의사항을 적어주셔요 ○ 내용 : 내용을 적으신 후 [열린소리함]에 넣어주셔요	
앞선 의술 더 큰 사랑 서울아산병원	

그림 4-4 칭찬카드 및 제안. 불편. 건의카드

서비스 개선활동을 시행하여 고객만족도가 향상된 사례

(1) 서울아산병원의 고객의 눈높이로 원스톱 서비스 창구 오픈
처음 방문한 환자를 위해 진료예약 및 등록, 외부영상저장(CD), 진료상담, 고객 맞춤형 통합서비스 등의 기능을 한곳에서 처리해주는 통합서비스창구가 2014년 8월 4일 동관 1층에 오픈하여 병원의 업무는 물론 개인 비즈니스 업무까지 한 자리에서 처리하여 내원고객으로부터 좋은 반응을 얻고 있다.

고객의 눈높이 서비스창구

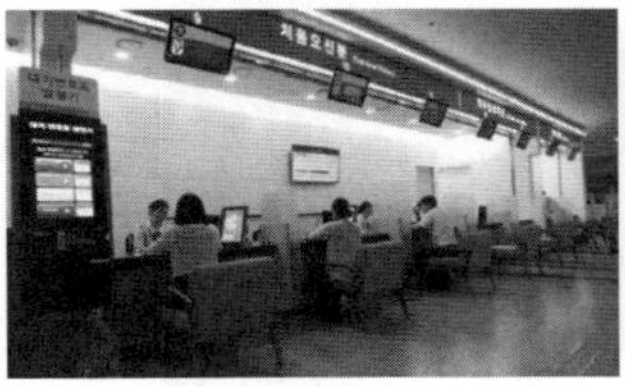
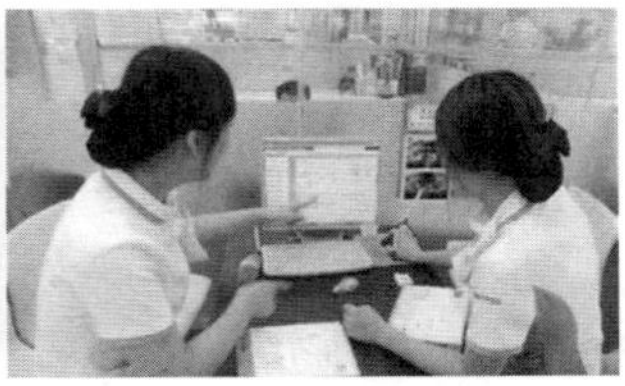

그림 4-5 고객의 눈높이 서비스 창구

⑪ **직원실명제**

직원실명제(實名制)는 사람들이 특정한 공간에서 활동할 경우에 자신의 실제 이름을 드러내게 하는 제도로서, 병원에서는 주로 직원실명제, 서비스실명제, 간호실명제 등이 있다. 따라서 병원은 업무처리의 투명성과 신뢰성을 높이기 위해 직원들의 사진 및 이름을 각실 앞에 부착하여 환우 및 보호자로 하여금 신원을 확인 할 수 있도록 하고 있으며, 또한 내원고객에 대한 편안함과 친절도를 높이기 위해 서비스 및 직원 실명제를 실시하고 있다. (예 : 정성을 다하겠습니다. 김승현)

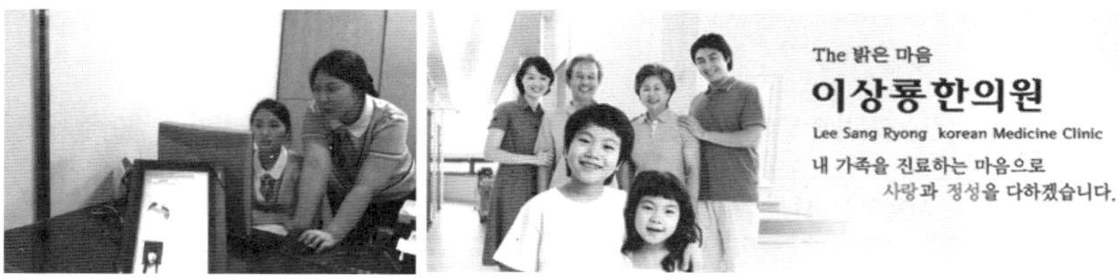
The 밝은 마음
이상룡 한의원
Lee Sang Ryong korean Medicine Clinic
내 가족을 진료하는 마음으로
사랑과 정성을 다하겠습니다.

그림 4-6 직원실명제

⑫ **비즈니스실**

내원환자가 처음 내원하였을 때 서비스제공 및 이용불편의 해소방안의 일환으로 최근 일부 대형병원에서는 원무접수창구실 옆에 고객용 비즈니스실을 운영하여 내원고객의 만족도를 향상하고 있다. 비즈니스실에서 제공하는 업무는 팩스, 컴퓨터사용(PC), 병원 각종양식, 사무용품, 등록 관련서류 등 서비스를 제공하고 있다.

2. 협력병원

(1) 협력병원협약서

협력병원협약서(Cooperation hospital agreement)란 병원 간에 협력병원 결연을 체결하고, 이에 따른 협약 내용을 구체적으로 명시한 문서를 말한다. 협력병원협약서에는 협약의 목적을 비롯하여 협진 및 환자교류, 의학정보교류, 교육 교류 등에 관한 세부 내용을 기재해야 한다. 또한 협력기간을 명시하고, 병원명과 주소, 원장명 등을 빠짐없이 작성하도록 한다. 협약서에 명시하지 않은 중요한 사항이 필요할 시에는 상호 협의에 따라 결정한다.

(2) 양해각서(MOU)

MOU(memorandum of understanding)란 양해각서라는 의미를 지니고 있으며, 기업 간의 사업 협정 또는 기술적으로 제휴를 맺을 때 상호 간의 약정을 맺는 것을 의미한다. 또한 MOU는 정식 계약을 체결하기 전에 작성하는 문서를 말하며 계약서의 역할을 지니고 있다. 그러나 양해각서는 법적 문서로 효력을 가지고 있지만 그 효력의 범위는 제한적이다. 본 계약서에는 양해각서를 작성하는 과정에서 지정한 약정과는 다르게 체결될 수도 있다.

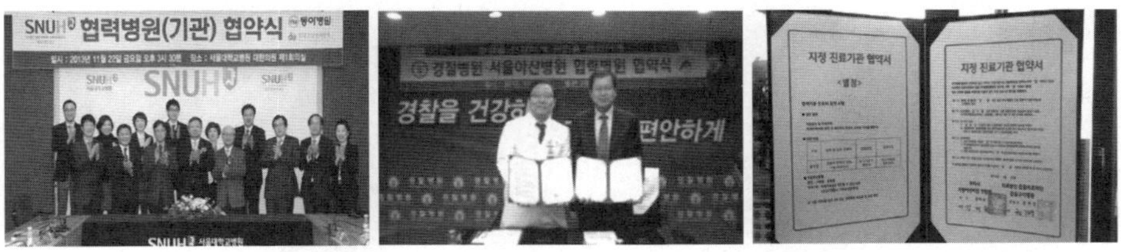

그림 4-7 협력병원 협약(MOU)

(3) 협진병원

병원급 이상의 의료기관내에 허가된 의료기관 종류와 다른 면허의 의료인을 고용하고, 해당 진료과목을 개설함으로써 각각의 의료인 사이에 협진이 가능하도록 운영하는 의료기관을 말한다.

환자는 동일 의료기관 내에서 양 · 한방 등 다른 직종 간 의료인의 협진체계를 통하여 양질의 의료서비스를 제공받을 수 있다. 이러한 협진병원은 「의료법」 제43조 및 같은 법 시행규칙 제41조에 따른 진료과목을 추가로 개설할 수 있으므로, 병원은 한의사, 치과의사를, 한방병원은 의사, 치과의사를, 치과병원은 의사, 한의사를 각각 고용하여 시설 · 장비를 갖춘 경우 다른 직종(면허) 간 진료가 가능하다.

(4) 개방병원

개방병원(Attending system)은 병원 또는 종합병원으로서 유휴 시설(병상)과 장비 및 인력 등을 의원급 의료기관과 계약에 의하여 활용하도록 개방하는 병원을 말한다. 개방병원은 개원의사에게 병원이 소유한 유휴시설과 장비, 인력을 활용토록 해 의원 환자에게 지속적인 의료서비스 제공이 가능함으로써 개방병원을 이용하면 환자는 한 의사의 진료를 지속적으로 받게 돼 저렴한 비용으로 양질의 의료서비스를 신속하게 받을 수 있는 장점이 있다. 개원의사는 투자부담이 완화되고 고난도 진료기술을 지속적으로 활용할 수 있으며 단골환자 확보도 가능하다.

(5) 협력병원 진료의뢰

병 · 의원 상호 간 협력병원 협약이 체결되어 해당 병원으로 환자의 진료의뢰가 필요할 경우는 진료의뢰센터를 통하여 환자진료를 의뢰하고, 의뢰를 받은 의료기관은 입원, 수술 및 특수검사 등이 완료되고 의뢰한 기관에서 내원진료가 가능한 경우는 회송서 등을 작성하여 보내도록 한다.

3. 고객만족도 조사

(1) 고객만족도조사

고객이 어느 상품을 구입했을 때 구입한 상품과 서비스에 어느 정도 만족하고 있는가를 중요시하는 마케팅 수법. 상품에 대한 고객의 만족도, 또는 소비자만족도라고 한다. 상품의 품질과 성능만이 아니라 점원의 서비스, 애프터서비스 등도 포함된다. 종합적인 의미로는 상품의 공급부터 고객이 기대한 만족도, 실제로 느낀 만족이 어느 정도 높은가 하는 것이다. CST가 높다면 고객에 의한 동일 상품의 구매율도 높아진다. 미국에서는 고객만족의 정도를 수치화해서 CST(고객만족도)라고 하는 형태로 복수의 상품비교가 행해지고 있다.

(2) 고객만족도지수

① NCSI(National Customer Satisfaction Index : 국가고객만족지수)

NCSI(National Customer Satisfaction Index : 국가고객만족지수)

국내외에서 생산, 국내 최종소비자에게 판매되고 있는 제품 및 서비스에 대해 해당 제품을 직접 사용한 경험이 있는 고객이 직접 평가한 만족수준의 정도를 모델링에 근거하여 측정, 계량화한 지표를 의미한다. 참고적으로 말하면 기업 및 병원의 고객만족도

조사에는 한국생산성본부에서 시행하고 있는 NCSI와 한국능률협회에서 시행하고 있는 KCSI 등이 있다.

② 고객만족지수(CSI : Customer Satisfaction Index)

고객만족지수는 현재 생산, 판매되고 있는 제품 및 서비스 품질에 대해 해당제품을 직접사용해보고 이 제품과 관련된 서비스를 받아 본 고객이 직접 평가한 만족수준의 정도를 모델링에 근거하여 측정, 계량화 한 것이다.

(3) 환자만족도조사

의료서비스를 포함하여 병원이 제공한 상품 및 서비스에 대하여 이용고객에게 만족도를 조사하는 것으로서 조사방법으로는 면접조사와 전화조사 및 우편설문 등이 있다. 조사항목은 진료서비스, 간호서비스, 이용절차의 편리성, 시설과 환경, 직원의 친절성, 일반서비스 등의 항목으로 이루어진다.

환자만족 측정 시 이용할 수 있는 항목
① 접근성 및 편리성 ② 자원의 활용가능성 ③ 진료의 지속성 ④ 의료의 효과 및 결과 ⑤ 재정 ⑥ 인간적인 태도 ⑦ 정보의 수집 및 제공 ⑧ 주변의 쾌적함 ⑨ 의료의 질

① 환자만족도 조사의 목적

고객의 요구를 파악하고 도출된 문제점들에 대한 개선(안)을 마련하여 대고객서비스 향상을 도모하고자 입원 및 외래환자를 대상으로 만족도 조사를 실시한다.

② 업무절차 및 흐름도

업무절차 및 흐름도
① 환자만족도 설문조사계획 수립 ② 설문조사요원 모집 및 사전교육 ③ 환자만족도 설문조사 실시 ④ 설문결과 코딩 및 통계분석 ⑤ 조사결과 보고서 작성 및 책자제작 ⑥ 설문내용 통보 및 개선안 마련 시행

(4) 고객만족도의 효과

① 고객의 충성도를 높여 재 내원(구매) 고객을 확보할 수 있다.

② 비용을 절감할 수 있고, 최대의 광고효과를 가져온다.

③ 시장우위를 가져와 타 기업의 진입을 막을 수 있다.

④ 불만족한 고객도 잘 활용하면 기업의 성장에 큰 도움이 된다.

환자와 의료진 간의 소통과 공감의 장인 '더 Dream(드림), 공감' 전시회 사례

서울아산병원은 최근 환자와 의료진 간의 소통과 공감의 장인 '더 Dream(드림), 공감' 전시회를 열었다고 전해왔다. 이번 전시는 환자들이 병원을 이용하면서 생길 수 있는 불편함을 고객경험 중심으로 개선하고, 이렇게 변화된 사례들을 환자와 의료진이 함께 공감할 수 있는 카툰형식으로 재구성했다.

특히 병원에 처음 방문한 환자들이 친근감을 느끼고 편하게 진료를 받을 수 있도록 안내하는 '첫 방문 고객 동행 서비스' 등 다양한 고객경험 중심의 서비스를 만화로 표현함으로써, 환자들은 의료진의 노력을 알게 되고 의료진들은 환자들의 불편사항을 공감하는 기회를 가졌다.

이 외에도 다짐 · 개선 · 칭찬 등 다양한 주제로 구성된 이번 전시는 서울아산병원이 고객들의 목소리를 반영해 개선된 사례를 보여주며, '환자와 소통하는 병원', '환자경험을 중요하게 생각하는 병원'으로 거듭나는 과정을 이해하기 쉽도록 설명했다(자료 : 의약뉴스 2014 9.25).

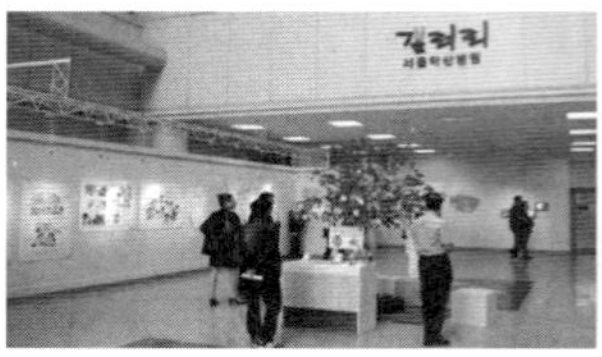

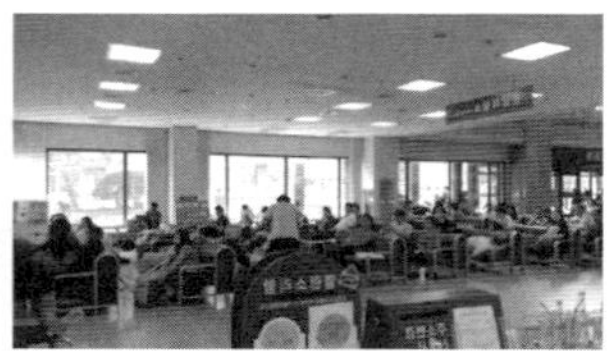

4-2 | 진료예약

학습목표

1. 진료 예약 현황을 파악할 수 있다.
2. 외래 진료의 예약 또는 예약변경을 할 수 있다.
3. 진료예약 및 예약변경 사항을 전산에 등록할 수 있다.

1. 진료예약제도

1) 진료예약의 개념

(1) 진료예약

진료예약제도는 환자와 약속한 시간과 장소에 진료를 받는 제도이며 의료기관이나 환자측면에서 모두 필요한 제도라고 할 수 있다. 그러나 이 제도는 의료기관이나 환자가 예약시간을 준수하지 아니하면 오히려 문제를 야기시킬 수 있다. 따라서 예약제도의 중요한 요소는 시간을 잘 지키도록 제도화하는 것이다.

(2) 목적

진료예약은 병원의 주어진 자원, 즉 진료능력을 최대한 활용할 수 있게 하고, 환자에게 대기시간을 단축하여 이용환자의 만족도 향상에 따른 병원경영의 효율화를 제고하는데 있다.

(3) 진료예약 방법

초진과 재진 관계없이 환자는 계절별, 요일별, 시간대별, 해당 병원 진료과의 특수성에 따라 서로 다른 양상을 나타내고 있어 병원의 입장에서 진료능력에 적합하게 환자의 내원양상을 조정해야 한다. 외래환자의 예약방법은 의료기관에 직접 방문하여 예약하거나 전화와 인터넷 및 팩스 예약 등이 있다. 진료 후 다음예약은 의료기관에서 예약을 하나 요즈음은 환자들이 사전 병원에 대한 정보를 알아보고 병원의 콜센터를 이용하여 대부분 전화예약을 하고 있으며 이용자가 점점증가하고 있는 추세이다. 진료예약 시는 진료일정, 진료과목, 담당의사 등을 확인하여 예약 하여야 한다.

① **내원(방문)예약**

환자 또는 보호자가 병원에 직접 방문하여 예약창구나 진료과에서 직접 예약을 하는 방법이며, 재진환자의 진료 후 경우가 대부분이다.

또한 진료 후 다음 진료일정이 결정되면 의사나 간호사가 직접 전산을 이용하여 다음 진료일을 예약해 주거나 일정한 양식에 의한 진료예약증을 접수창구에 제출하여 다음 진료일을 예약하게 하는 방법으로 일종의 창구예약형태이다.

② **전화예약**

병원의 콜센터(전화예약실)를 통해서 환자가 원하는 진료과 환자의 병명 또는 증상을 상담하여 진료예약을 하는 방법이다. 이는 신환, 초진, 재진의 경우 모두 예약이 가능하며 자동응답녹음장치를 통한 24시간 예약이 가능하도록 운영할 수 있다.

③ **자동응답녹음장치(VMS)**

근무시간 이외의 시간, 휴일 등에 자동응답장치를 통해 예약에 대한 문의사항이나 인적사항 등을 녹음해 놓으면 정규 근무시간에 직원이 출근하여 직접통화한 후 예약을 해주는 방법이다.

④ **인터넷(Internet)예약**

병원의 홈페이지에서 외래진료를 클릭한 다음, 본인이 직접 원하는 진료일정을 선택하여 예약을 실해하고 변경 및 취소를 할 수 있는 예약방법이다.

⑤ **팩스(fax)예약**

병원의 예약 팩스번호로 환자성명, 전화번호, 희망 진료과 및 예상 진료일정을 기재하여 fax로 보내면 담당자가 전화하여 예약하는 방법이다.

⑥ **무인접수기 이용 예약**

접수창구 직원을 경유하지 않고 본인이나 보호자가 병원에 설치된 무인 접수기(등록기)를 이용하여 예약하는 방법으로 최근 설치병원이 점차 증가하고 있다.

⑦ **스마트폰예약**

예약에 필요한 어플리케이션을 다운로드 한 후 의료진별, 질환별, 진료과목별로 예약할 의료진을 검색한 후 예약을 하는 방법이다.

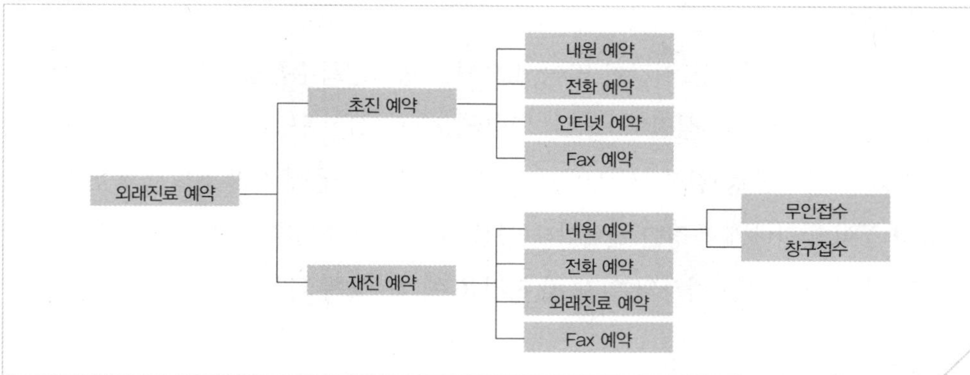

그림 4-8 병원의 예약방법

2) 진료예약의 대상 및 종류

예약대상 및 종류에는 병원의 운영여건에 따라 다소 차이가 있지만 외래진료예약, 건강진단(건강검진 및 종합건강진단)예약, 입원예약, 검사예약, 치료예약, 수술예약 등이 있다.

(1) 외래진료예약

병원의 진료능력, 진료시간 계획, 전문센터 및 특수클리닉, 환자의 편의 등을 고려하여 내원환자수를 계절별, 요일별, 일자별, 시간대별, 초진 및 재진별로 조정하여 예약하는 방법이다.

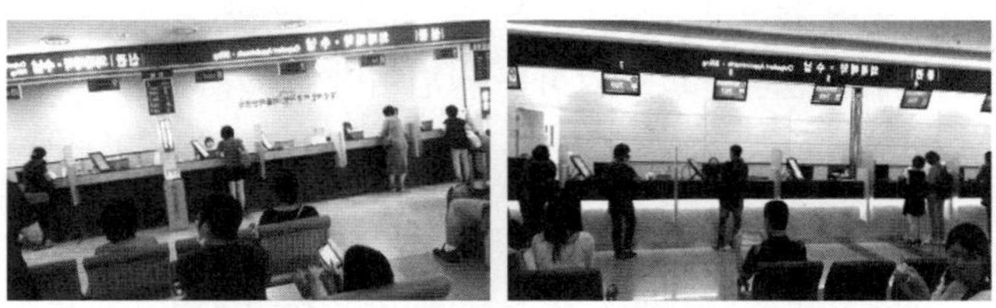

그림 4-9 진료예약/접수

(2) 건강검진예약

질병의 조기예방과 조기진단을 위하여 건강검진센터에 희망일정과 검진프로그램을 예약을 하여 건강진단을 받는 예약방법이다. 건강진단예약에는 국민건강보험공단 주관으로 실시하는 건강검진예약과 종합건강진단예약, 신체검사예약 등이 있다.

(3) 검사예약

외래 진료 후 검사건당 시간이 많이 소요되는 방사선특수촬영, CT촬영, MRI촬영, 양전자단층촬영(PET), 심전도(EKG), 뇌파검사(EEG), 근전도검사(EMG), 내시경(위, 대장, 기관지경 등)검사, 재료의 보관이나 습득 및 사용에 제약을 받는 동위원소 검사 등과 같이 환자에게 특정한 신체상태(공복)나 환자의 준비(약물복용 또는 주사 후 일정시간 대기)를 요하는 검사의 일자 및 시간을 예약하도록 하는 방법이다.

(4) 입원예약

외래진료 후 입원을 해야 할 환자를 병원의 보유병상수, 진료계획(수술 및 검사일정 등), 병상가동률, 환자편의 등을 고려하여 입원일자를 사전에 예약하도록 하는 방법이다. 그러나 익일 예약된 환자를 위하여 하루 전부터 병실을 비워 둘 수는 없으므로 퇴원예고제와 병행하여 당일 병실배치를 고려해야 한다.

(5) 치료예약

환자를 치료한 후 다음치료를 예약하도록 하는 방법이며, 치료예약에는 항암치료, 방사선치료, 색전술치료(Embolization), 물리치료, 재활치료, 혈액투석, 언어치료, 치과치료 등이 있다.

(6) 수술예약

의사의 진료 스케줄을 고려하여 지정하는 일시 및 수술실 여건, 환자가 편리한 시간을 협의하여 수술일자를 선택하고 예약하는 방법이다.

3) 진료일정 관리

(1) 진료일정 관리 및 변경

① 진료일정관리란 병원의 개설 진료과, 진료일정, 의사당 진료예상 인원, 계절별, 요일별, 시간대별, 특수클리닉, 신환, 초진, 재진환자수 등을 고려 진료일정을 계획하여 관리하는 것을 말한다.

② 진료일정변경이란 의사가 학회참석(국내, 국외) 및 세미나, 출장 및 휴가 등으로 환자의 예약날짜에 진료가 어려울 경우 전화 또는 메시지로 등으로 연락하여 일정

을 변경하는 것을 말한다.

(2) 예약 변경 및 취소

환자의 부득이한 사정으로 진료일을 지키지 못할 경우 환자가 원하는 날짜로 변경을 하거나 진료를 받지 못할 경우에 예약된 담당부서 및 진료과에서 진료를 취소하거나 다음일정으로 변경하여 주고 있다. 또한 병원의 사정 및 진료의사의 사정(학회참석 등)에 의거 예약일정에 진료가 어려울 경우 병원에서 연락하여 변경을 하여 주고 있다. 그러나 환자의 경우 본인의 사정에 의해 예약취소 또는 변경통보를 하는 경우가 많지만 아무런 통보 없이 진료예약을 부도내는 경우가 있어 각 병원은 부도율감소에 사전에 노력을 하여야 하며 외래진료일정 관리상 매우 필요하다.

(3) 예약 확인 및 모바일 서비스

예약된 환자에게 2~3일 전 또는 하루 전에 예약일자와 시간 등을 재확인(전화 또는 문자서비스) 해주는 제도로서 예약부도율을 막을 수 있다. 대부분의 병원에서 예약된 환자에게 스마트폰으로 예약시간을 문자메세지로 전송하여 안내하고 있다.

(4) 예약 부도율 관리

부도율관리는 예약제도 관리에서 매우 중요하므로 사전 관리하여 부도율을 최소화가 되도록 하며, 또한 매월 원인분석을 하여 대책강구가 필요하다.

표 4-1 예약부도율 분석

검진예약 종류	전월		금월		증감	원인	대책
	인원	부도(율)	인원	부도(율)			

4) 진료예약센터

직접내원 예약보다 갈수록 전화예약이 증가하고 있어 많은 병원들이 콜센터나 전화예약실 등을 설치운영하고 있으며, 조직은 원무팀(과) 내나 별도 조직으로 운영하고 있다. 담당업무는 예약상담, 예약, 예약 후 진료일 내원시 지참자료 및 서류, 예약일정 변경 및 취소, 모바일 서비스 등이다. 참고적으로 서울아산병원이나 신촌세브란스병원은 보건행정을 전공한 약 70명의 직원이 예약업무를 담당하고 있으며, 매년 업무와 서비스 기능이 확대되고 있다.

병원 콜센터 예약업무 확대

KT그룹 내 마케팅 전문기업인 케이티스(ktis)는 서울아산병원, 세브란스병원(신촌, 강남) 서울대병원, 보훈공단 보훈병원, 서울대 보라매병원, 전남대병원, 전북대병원, 을지병원, 인천길병원, 서울의료원, 미즈메디병원, 강원대병원 등 국내 유수의 대형/대학병원과 파트너십을 형성하며 전화예약업무를 전문적으로 수행하고 있다. 또한 ktis는 콜센터의 구축 및 운영 컨설팅 서비스부터 시작하여 단순 응대를 넘어 초진 및 재진 환자들의 진료예약 및 상담, 원무 수납, 병실 안내, 병원 위치 안내 등 전 분야에 걸친 병원 고객서비스를 제공하고 있다.

전화예약실

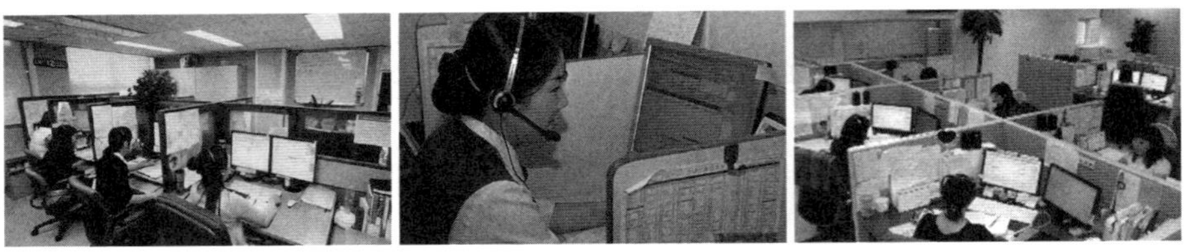

그림 4-10 병원 진료예약실

5) 진료예약제의 효과

(1) 이용자 만족증대

예약제도의 근본 목적은 환자의 진료대기시간을 단축하는 데 있으며, 또한 계절별, 요일별, 시간대별로 환자가 폭증하는 현상을 줄이고 환자의 만족도를 증가시키는데 있다. 따라서 병원에 내원하는 환자가 예약된 시간에 신속하게 진료를 받을 수 있도록 함으로써 대기에 따른 간접의료비용도 줄일 수 있어 서비스개선과 병원경영의 효율성제고에 적극 기여할 수 있다.

(2) 업무능률의 향상

진료를 담당하는 의사나 진료실의 간호사 및 지원인력, 의무기록실의 직원들은 특정시간에 집중되는 업무가 분산되므로 업무의 효율성을 기할 수 있다.

(3) 인력관리의 효율화

예약제도의 활용은 업무가 폭증하는 시간이 분산되므로 각 부서의 업무를 조정할 수 있어 서비스증대는 물론 인력의 효율적 배치가 가능해진다.

(4) 내원고객의 증가

진료 대기시간단축에 따른 환자의 만족도가 상승하여 병원의 신뢰도 향상으로 이용 환자수가 증가하여 병원의 경영개선에 도움이 된다.

(5) 병원관리의 용이

대기시간단축에 따른 환자의 병원 체류시간이 줄어 드므로 병원의 각종 시설물의 관리비는 물론 병원내의 혼잡함과 주차문제 해결에도 도움이 된다.

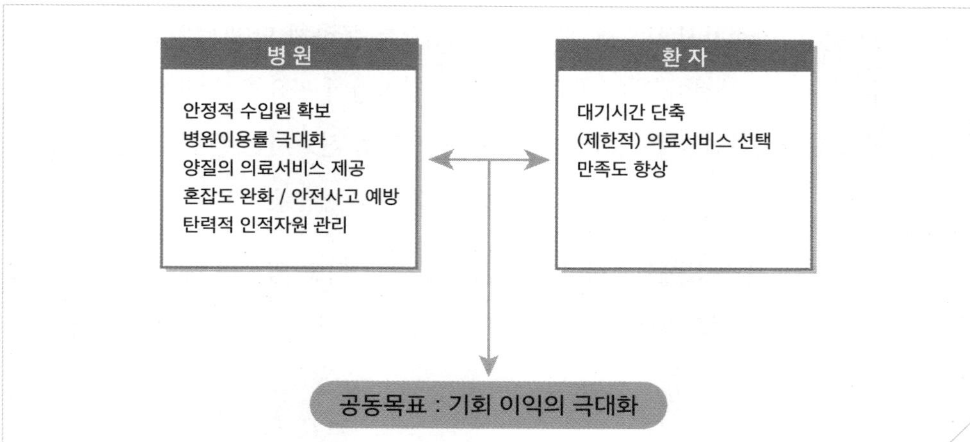

그림 4-11 진료예약제의 효과

진료예약제의 기대효과
(1) 진료대기시간을 단축 또는 불만을 해소할 수 있다. (2) 환자수 분산(일별, 시간대별), 사전진료준비, 진료시간 조정 등의 적정진료로 의료서비스를 향상 도모할 수 있다. (3) 의사와 환자간의 인간관계를 형성하여 신뢰감을 조성할 수 있다. (4) 환자수용능력(의료인력, 공간, 시설장비)의 적정 활용으로 업무능률을 향상시키고 혼잡완화와 안정적인 분위기를 유지할 수 있다. (5) 병원의 진료능력에 맞게 환자수와 업무량을 조정할 수 있다. (6) 환자의 수와 환자의 질을 제고할 수 있다.

6) 진료예약제의 고려사항

(1) 경영자 및 관리자의 관심

진료예약제가 활성화되기 위해서는 병원경영층의 적극적인 관심과 시행의지를 가져야 한다. 아무리 좋은 제도라고 하더라도 이를 시행하는 의지가 없으면 되지 않는다. 따라서 의료진과 관련부서를 독려하여 문제점과 고객위주의 서비스개선에 적극적인 노력이 필요하다.

(2) 업무의 전산화 시스템 구축

예약진료업무의 전산화가 선행되어 진료에 참여한 부서가 신속한 정보를 제공받을 수 있고 사용에 편리하도록 개발되어 있어야 한다.

(3) 의료진의 적극적인 참여

휴진이나 출장, 학회참석 등으로 예약일정에 진료를 못하게 되면 내원고객의 불만이 가중 될 수 있으므로 사정이 있는 경우는 미리 일정변경이 필요하며, 또한 예약시간보다 늦게 진료를 실시하면 나쁜 영향을 미칠 수 있으므로 진료시간 준수가 필요하다.

(4) 당일내원환자의 처리

대형병원은 대부분 진료예약제에 의해서 진료를 실시하고 있으나 예약을 하지 않고 내원하는 경우에도 병원의 나름대로 대비책을 강구하여 장시간 기다리지 않도록 하여야 한다.

(5) 진료계획의 변화

대부분 오전에 환자가 집중되고 오후진료는 오전보다 환자의 집중현상이 상대적으로 낮다. 따라서 공복검사가 있는 환자, 신환환자 등을 우선 오전에 예약하고 단순히 투약하는 경우 등은 오후에 배치하여 환자의 분산조정에 따른 의료자원의 효율적 관리가 필요하다.

(6) 자격관리상의 문제

예약기간이 긴 경우에는 예약기간 중 수진자의 자격이 변경(소속, 직장, 보험유형, 주소 등)되는 경우가 많아 진료비 계산시 건강보험증 등 자격을 재확인하여 진료비청구에 반송 또는 문제가 발생되지 않도록 보험사항을 확인하여야 한다.

(7) 콜센터의 업무기능 확대

진료예약제가 보다 활성화되고 서비스기능이 확대되기 위해서는 병원에서 설치된 콜센터의 업무기능 확대와 부도율관리가 중요하다.

7) 진료예약제의 활성화 방안

이용환자의 편의 도모와 고객만족도 향상을 위해 관련부서 간 문제점 개선에 대한 실무협의를 거쳐 진료예약제의 지속적인 활성화가 필요하다.

(1) 진료예약제는 외래예약(내원 예약, 전화예약, 진료 후 예약, FAX 예약, 인터넷 예약) 및 입원예약, 특수검사 예약, 수술예약 등의 단계적 확대실시가 필요하다.

(2) 예약 수진자에 대해서는 진료당일 예약자 명단을 부착하고(진료실 앞), 부도율을 최소화하기 위한 사후관리(모바일/확인전화)가 필요하다.

(3) 예약변경 및 취소는 환자의 사정이나 병원의 사정에 의하여 발생되므로 사유를 분석하여 진료예약관리 개선에 활용한다.

(4) 병원의 사정(의사 학회참석, 해외연수, 출장, 기타사유 등)에 의하여 진료담당의사가 예약일정에 진료를 실시하지 못할 경우는 그 사실을 미리 예약수진자에게 통보하여 일정을 변경 관리한다.

(5) 스마트폰을 이용한 진료예약정보 등 고객서비스기능을 지속적으로 개발하여 활용한다.

8) 병원의 진료예약시스템 및 예약시간의 배정(사례)

예약시간대의 결정에 있어서 먼저환자에게 진료가 가능한 날짜와 시간을 결정하도록 하며, 시간대별 예약시간의 배정은 병원의 진료여건 및 과별의사에 따라 10분 단위 예약, 15분 단위 예약, 20분 또는 30분 단위 예약, 1시간 단위 예약방법 등이 활용되고 있으며, 그 중 30분 단위 예약시간배정을 제일 많이 활용하고 있다. 예약시간대별 배정시는 초진 및 재진환자의 진료시간을 감안하여 배정하여야 한다. 병원에 따라서는 진료일정 1섹션(Suction)당 초진환자를 30% 정도를 배정하는 경우가 많다.

표 4-2 0000년 0월 0일 진료예약 대장

시간	등록번호	성명	등록번호	성명	등록번호	성명	초진/재진
09:00							
09:30							
10:00							
10:30							

4-3 | 진료접수

학습목표

1. 진료접수를 전산으로 등록하고 취소할 수 있다.
2. 초진과 재진을 구분하여 접수할 수 있다.
3. 보험의 종류와 급여유형에 따라 수급자격을 확인할 수 있다.

1. 접수창구 관리

1) 접수창구

접수창구는 내원 고객과의 첫 만남의 장소로서 고객과의 접점은 대부분 창구에서 이루어 지므로 창구의 이미지가 병원에 미치는 영향은 매우 크다. 따라서 창구를 관리하는 관리자는 적합한 인력을 배치하여 적절한 권한을 부여함으로써 고객응대시 빠른 의사결정이 이루어 질 수 있도록 도와주며, 물적시스템적 자원을 적극적으로 지원하는 것이 필요하다. 또한 구조적인 시스템적 원인으로 인해 비효율이 발생하거나 고객응대에 애로사항이 없는지를 수시로 점검하고 개선하는 데 노력을 기울여야 한다. 창구의 업무에는 접수(등록) 및 수납(외래, 응급실, 입원), 자격관리, 진료수가계산, 입 · 퇴원 수속, 제증명서 발급, 진료상담 등으로 분류될 수 있다.

(1) 고객의 요구 사항

내원한 환자나 보호자 또는 병원내원객들의 요구사항은 매우 다양하며, 접수 및 수납에 관련된 사항, 진료비 관련사항, 병원의 이용절차 및 편의시설 등 제반 안내사항은 다음과 같다.

① 진료예약, 접수, 수납절차, 수납방법에 관한 사항
② 질환별 수진자 및 해당 의사 선택, 전문센터이용 및 특수클리닉에 관한 사항
③ 수가유형별 진료절차 및 진료비에 관한 사항
④ 처방내용에 대한 문의 및 수가에 관한 사항
⑤ 각 검사실 및 검사절차, 검사 유의사항 등에 관한 사항
⑥ 진료신청서 대필(노약자 및 장애인 등)
⑦ 급여제한여부 등 보험급여에 관한 사항

⑧ 의료전달체계 및 산정특례에 관한 사항

⑨ 입원환자의 병실안내 및 면회에 관련 사항

⑩ 원내 각과, 실, 병동, 편의시설, 주차 등의 위치 및 전화번호 안내

⑪ 불친절, 불만, 건의 등 민원에 대한 답변 등이 있다.

(2) 병원의 안내사항

병원의 안내는 병원의 첫인상과 이미지에 매우 중요하므로 방문객에게 밝은 표정과 성실한 안내가 요구되며, 진료 및 일반안내 사항은 다음과 같다.

① 진료안내

진료안내
① 진료절차 및 의료전달체계 ② 진료과목 및 담당의사 ③ 전문센터 및 특수클리닉 ④ 진료 예약 ⑤ 일반 및 상급병실료 ⑥ 특수검사 ⑦ 진료비 ⑧ 제증명 ⑨ 건강검진 등

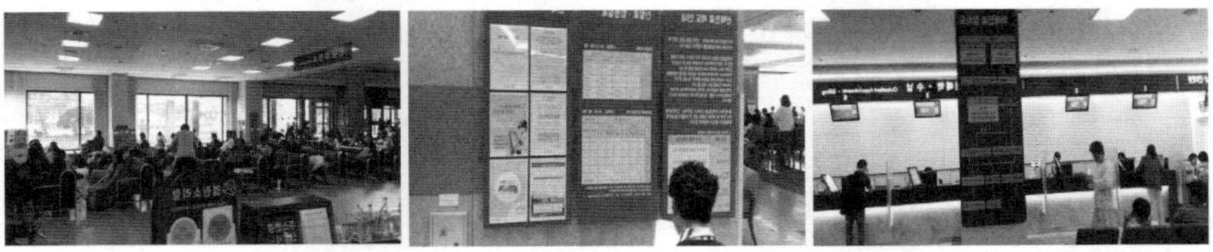

그림 4-12 외래접수대기 및 진료안내

② 일반안내

일반안내
① 병원의 편의시설(은행, 식당, 편의점, 커피점, 베이커리 등) ② 주차이용 ③ 장례식장 ④ 휴게실 ⑤ 면회시간 ⑥ 병동 및 병실안내 ⑦ 문화공간 ⑧ 간병 ⑨ 병원 시설

③ 종합안내 및 진료지원창구 운영

내원고객에게 신속한 병원의 정보제공 및 서비스 향상을 위해 종합안내 또는 진료지원창구를 운영하고 있으며 업무내용은 의료수급절차 및 등록접수안내, 병원내 진료 및 편의시설안내, 입원환자 및 직원 면회 안내, 환자의 고충상담 및 불편, 불만 접수처리, 진료상담 및 건강진단상담 등 매우 다양하다.

종합안내창구 운영사진

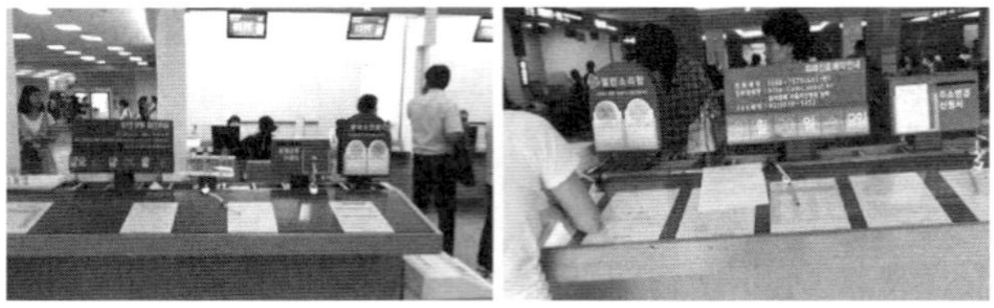

그림 4-13 병원의 종합안내 창구

④ 창구의 게시문

창구의 게시문은 병원이용에 도움을 줄 수 있는 내용을 게시하는 것으로 다음과 같은 게시문이 필요하다.

창구의 게시문
① 진료예약 안내 ② 접수 및 진료시간(표) ③ 진료과목 및 담당의사명 ④ 전문센터 및 특수클리닉 ⑤ 처음 내원시 안내사항 ⑥ 외래 및 입원진료절차 ⑦ 일반 및 상급병실료 ⑧ 진료비 수납방법 ⑨ 진료과 및 검사실 위치도 ⑩ 병원의 편의시설 등

(3) 안내시 유의사항

내원객들의 문의에 답변하거나 안내활동을 할 때는 항상 다음사항을 염두에 두고 업무에 임하여야 한다.

① 환자의 심리상태를 이해하고 성의 것 응대하여야 한다.

② 밝은 표정과 부드러운 말씨로 친절하고, 상냥하게 응답하고 안내하여야 한다.

③ 항상 경어를 사용하고 몸가짐과 복장을 단정히 하여야 한다.

④ 질문에 대한 핵심을 파악하고 정확하게 안내하여야 한다.

⑤ 필요한 경우 관련부서와 협의하거나 확인하여 안내하고 불만 등 민원사항은 해당 부서에 즉시 통보하여야 한다.

⑥ 다양한 질문에 대비하여 많은 지식과 정보를 습득하여야 한다.

⑦ 안내에 필요한 물품이나 자료를 준비하여야 한다.

⑧ 민원인과의 언쟁이 발생되지 않도록 유의하여야 한다.

⑨ 감정적이거나 환자의 사생활을 간섭하는 내용의 대화가 되지 않도록 주의한다.

⑩ 고객을 차별하지 않고 순서대로 한 사람씩 안내한다.

⑪ 응대가 길어지게 될 경우는 다음고객을 위하여 적절하게 대처하도록 한다.

(4) 인사 및 대화예절

① 인사(人事)

사람들 사이에 지켜야 할 예의로서 또는 그러한 예의를 지키기 위한 행동이며, 만나거나 헤어질 때 예를 갖추는 일이다. 또는 그러한 말이나 행동으로 만나는 사람끼리 서로 이름을 주고받으며 자기를 소개하는 일이다.

② 대화(對話)

서로 마주하여 주고받는 행위로서 겸손한 예의를 갖추고 부드러운 말씨로 시선을 상대방의 눈과 입 주위를 바라보며 상대방에게 호감을 가지도록 하여야 한다.

(5) 용모와 복장예절

직원들이 단정한 복장과 용모를 갖추게 함으로써 소속감과 일체감의 제고하고, 내원객에 대한 병원의 이미지를 고양시키도록 한다. 복장 및 용모에 관한 참고사항은 아래와 같다.

① 근무 중에는 반드시 병원에서 지정하는 복장(피복, 신발 등)을 착용하여야 한다.

② 원내에서는 자신의 소속과 성명을 타인이 인지할 수 있도록 항시 좌측 가슴에 사원증(또는 사원증 목걸이)을 패용하여야 한다.

③ 머리는 항시 청결하고 단정하게 보일 수 있도록 관리하여야 한다(남직원은 귀를 덮지 않도록 옆머리와 뒷머리를 짧게 유지한다).

④ 긴머리의 여직원은 머리 뒷부분을 단정히 묶거나 망을 이용하여 관리한다(지나친 부분염색과 모발 색조 변형은 피한다).

⑤ 지나친 색조화장은 피하고 립스틱은 근무시 복장과 잘 어울릴 수 있는 무난한 색상으로 한다.

⑥ 손톱은 짧게 유지하고 매니큐어를 바를 경우에는 환자나 보호자 등의 내원객에게 좋은 인상을 줄 수 있도록 가급적 연한 색상을 사용토록 한다.

⑦ 길게 늘어지는 형태의 목걸이나 귀밑으로 늘어지는 형태의 귀걸이 등 업무에 지장

을 초래할 수 있을 정도의 장신구 착용을 피한다.

⑧ 근무 중 껌을 씹는 행위, 팔짱을 끼고 다니는 행위, 주머니에 손을 넣고 다니는 행위, 삼삼오오 짝을 지어 길을 막고 다니는 행위, 엘리베이터 내에서 크게 웃거나 잡담을 하는 행위 등을 금한다.

(6) 창구직원의 실명제

접수창구에 실명제판(직원이름, 사진, 정성을 다 하겠습니다 등)을 설치하여 친절하고 성실하게 업무에 임하는 것이 병원의 이미지(image)와 신뢰도(reliance)는 물론 서비스 향상에 많은 도움이 될 수 있다.

2. 외래업무

외래업무는 병원에 입원하지 않은 상태의 환자가 전문의의 의학적 진단과 지시에 따라 병원의 진료시설과 장비를 이용하여 신속하고 정확한 의료서비스를 제공 받는 과정을 말한다. 따라서 외래업무는 하루 중 일정시간대에 진료를 포함한 각종 검사와 처치 및 진료비회수 등의 모든 업무가 수행되어야 하고 고객인 환자는 자신의 질병이 완치될 때 까지 반복적으로 병원을 이용하기 때문에 고객의 이용편의와 욕구가 최대한 보장되어야 하는 당위성이 매우 큰 분야이다.

(1) 외래환자의 구분

① 외래환자는 내원동기 및 또는 진료형태에 따라 일반환자, 응급환자, 의뢰환자로 구분된다, 일반환자는 해당병원에 진단이나 치료를 받기 위하여 내원하는 환자를 말하며, 응급환자는 응급실을 통하여 내원환자이고, 의뢰환자는 특별한 진단이나 치료를 받기 위하여 타 의료기관에서 의뢰한 환자를 의미한다.

② 특정 병원을 이용한 경험의 유무에 따라 신환과 구환, 질병별 수진횟수에 따라 초진과 재진 환자로 구분한다.

③ 의료보장 유형에 따라 건강보험과 의료급여, 산재보험, 공무상요양, 자동차 보험 및 일반 환자, 외국인환자 등으로 구분하기도 한다.

(2) 환자분류 및 유형

급여종류별 환자분류는 아래와 같다.

① 건강보험환자

건강보험환자는 국민건강보험법에 의하여 건강보험 수가를 적용받는 환자를 말한다.

② 의료급여환자

의료급여환자는 의료급여법에 의하여 의료급여 적용대상(1종, 2종)이 되는 환자를 말한다.

③ 산재보험환자

산재보험환자는 산업재해보상보험법에 의하여 산재보험이 적용되는 환자를 말한다.

④ 자동차보험환자

자동차보험환자는 자동차손해배상보장법에 의하여 자동차보험이 적용되는 환자를 말한다.

⑤ 일반환자

상기환자 외 일반수가의 적용을 받는 환자를 말한다. 또한 특정수가를 기준으로 계약한 기관의 환자라도 건강보험, 의료급여, 산재보험, 자동차보험 이외의 환자는 일반환자로 적용한다(예: 미용성형목적환자, 외국인 환자 등).

(3) 진료형태에 의한 분류

① 신환 및 구환

㉮ 신환: 내원한 병원에 처음 방문한 환자로 내원 정보가 없는 환자를 말하며, 병원에 내원해 환자 등록번호(진찰권)가 내원당일 처음으로 부여되는 환자를 말한다.

㉯ 구환: 내원한 병원에 환자의 정보가 등록되어 있고 해당 병원에서 진료를 받은 경험이 있는 환자를 말하며 재진에 해당된다.

② 초진과 재진

진찰료(診察料: a consultation fee)는 의사가 문진과 시진, 청진, 타진, 촉진 등의 방법으로 환자의 병이나 증상을 살피는 것을 진찰이라고 하며, 진찰을 받게 되면 진찰료가 발생한다. 진찰료는 초진료와 재진료로 구분된다.

㉮ 초진 : 진료 전문과목별로 처음 내원한 환자에 해당된다. 또한 해당 상병의 치료가 종결된 후 동일 상병이 재발하여 내원한 경우도 초진 환자로 본다.

㉯ 재진 : 해당상병으로 치료과 종결되지 아니하고 계속 진료를 받는 경우에 해당된다.

▣ 진찰료 산정지침

진찰료는 외래에서 환자를 진찰한 경우에 처방전의 발행과는 관계없이 산정하며, 초진환자를 진찰하였을 경우에는 초진진찰료, 재진환자를 진찰하였을 경우에는 재진진찰료를 산정한다.

㉠ 진찰료(구성요소)는 기본진찰료와 외래관리료(진찰료에서 기본진찰료를 제외한 점수)의 소정점수를 합하여 산정한다.

㉡ 초진환자란 해당 상병으로 동일 의료기관의 동일 진료과목 의사에게 진료 받은 경험이 없는 환자를 말한다.

㉢ 재진환자란 해당 상병으로 동일 의료기관의 동일 진료과목 의사에게 계속 진료 받고 있는 환자를 말한다.

㉣ 해당상병으로 치료가 종결되지 아니하여 계속 내원하는 경우 내원 간격에 상관없이 재진환자로 본다. 또한 완치여부가 불분명하여 치료의 종결여부가 명확하지 아니한 경우, 90일 이내에 내원시 재진환자로 본다.

㉤ 해당 상병의 치료가 종결된 후 동일 상병이 재발하여 진료를 받기위해서 내원한 경우에는 초진환자로 본다. 다만 치료종결 후 30일 이내에 내원한 경우에는 재진환자로 본다.

㉥ 치료의 종결이라 함은 해당 상병의 치료를 위한 내원이 종결 되었거나, 투약이 종결되었을 때로 본다.

㉦ 진찰료 중 기본진찰료는 병원관리 및 진찰권 발급 등, 외래관리료는 외래환자의 처방 등에 소요되는 비용을 포함한다.

㉧ 물리치료, 주사 등을 일시에 처방 지시하여 의사의 진찰행위 없이 매일 또는 반복하여 내원하여 물리치료, 주사 등을 시술받은 경우 또는 주사제를 처방한 당일이 아닌 다른 날에 의사의 진찰없이 주사를 실시한 경우에는 49.09점을 산정한다.

㉨ 환자가 직접 내원하지 아니하고 환자 가족이 내원하여 진료담당의사와 상담한 후

약제 또는 처방전만을 수령 또는 발급하는 경우에는 재진진찰료 소정점수의 50%를 산정한다.

▣ **진찰료 가산 산정기준**

㉠ 평일 18시(토요일은 13시)~익일 09시 또는 관공서의 공휴일에 관한 규정에 의한 공휴일에는 진찰료 중 기본진찰료(초진 또는 재진) 소정점수의 30%를 가산한다.

㉡ 토요일 09시 후~13시 전의 진료시에는 의원급 요양기관(보건의료원 포함)에 한하여 기본진찰료(초진또는 재진) 소정점수의 30%를 별도 산정한다.

㉢ 의원급 및 병원급(종합병원 이상은 제외) 요양 기관에서 만 6세 미만의 소아에 대하여 20시~익일 07시에는 진찰료 중 기본 진찰료(초진 또는 재진) 소정점수의 100%를 가산한다.

㉣ 만 1세 미만의 소아, 만1세 이상 만 6세 미만의 소아에 대하여는 보건복지부에 고시한 사항(점수)을 가산한다.

㉤ 치과에서 장애인으로 등록되어 있는 뇌병변 장애인 또는 지적장애인에 대하여는 보건복지부에 고시한 사항(점수)을 가산한다.

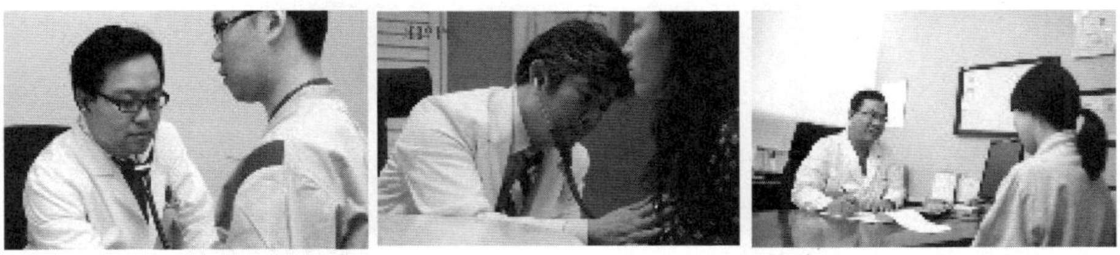

그림 4-14 진 찰

(4) 외래환자의 업무처리의 흐름

환자가 내원하게 되면 직원의 성실한 안내와 동시에 진료신청서를 작성하게 된다. 진료신청서에는 초진, 재진의 표기부터 인적사항, 진료과, 선택진료 여부 등을 기재한다. 접수(등록) 시에 보험유형과 자격관리에 대한 세심한 주의가 필요하다. 접수 후 해당 진료과에서 진료를 받게 되며, 진료 후 의사지시(Order Sheet)에 의해 여러 가지의 진단적 검사를 시행하거나 입원 사유가 있는 경우 입원을 결정하기도 한다. 또한 원외처방의 경우 처방전을 발급받아서 병원의 외부 약국에서 조제 후 귀가하게 된다. 내원환자에게 외래 진료서비스를 원활하게 제공하기 위해 전개되는 외래 업무절차 및 외래환자의 진료비 흐름도는 다음과 같다.

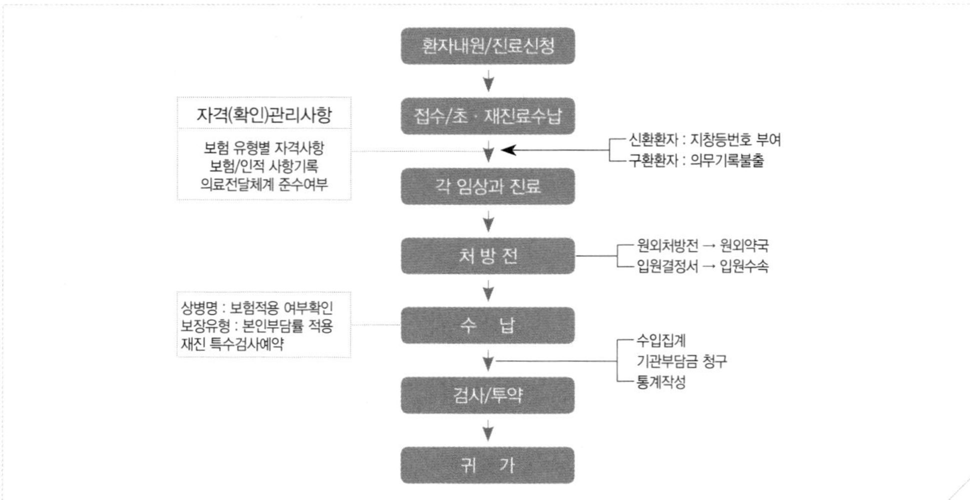

그림 4-15 외래 업무절차

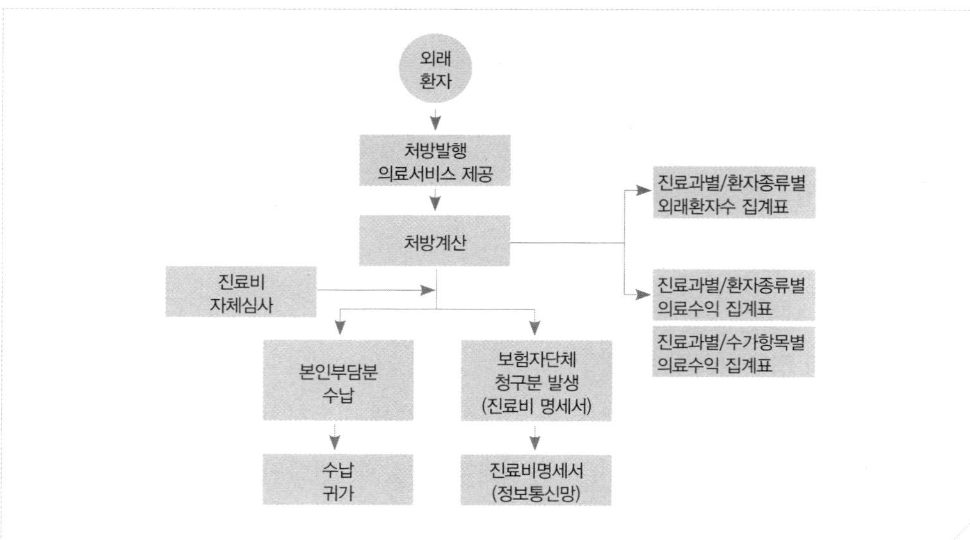

그림 4-16 외래환자의 진료비 흐름도

(5) 외래업무 목표 및 특성

① 외래업무 목표

앞에 명시된 내용과 같은 특성을 외래업무에 반영함으로써 궁극적으로 달성하고자 하는 구체적인 목표를 다음과 같다.

첫째, 병원을 찾는 환자의 충성도를 높여 고객의 이탈을 방지할 뿐만 아니라 새로운 고객을 창출함으로써 진료수익의 확보와 증대를 꾀하는 것이다.

둘째, 신속하고 편리한 업무절차를 확립하여 의료인과 환자 모두가 만족할 수 있는 양질의 서비스를 제공하는 것이다.

셋째, 시설과 장비의 현대화를 통하여 쾌적하고 안락한 진료환경을 구축하는 것이다.

넷째, 계속적인 진료비 발생과 수납이 이뤄지는 과정에서 현금사고나 미수금 누락 등의 문제가 발생하지 않게 하는 채권관리 기능을 극대화하는 것이다.

다섯째, 고객의 의료보장 정보와 진료비, 질환의 유형, 진료결과 등에 관한 정확한 정보를 생성하고 관리하며, 필요한 통계자료를 생산하고 활용하는 것이다.

② 외래업무의 특성

외래진료는 입원실에 수용하지 아니한 상태의 통원진료를 말하며, 전문의에 의한 진료와 전문의 간 협력진료로 실시된다. 따라서 여러 유형의 환자에게 의료서비스를 제공하는 외래업무는 일반적 특성을 포함하여 진료적 측면과 경영요소, 사회적 변화, 고객만족 구현 등의 측면으로 구분하며, 일반적인 특성은 다음과 같다.

첫째, 고객 및 잠재고객(보호자 또는 방문객)이 병원을 방문하여 최초로 접하게 되는 업무절차이므로 병원의 이미지를 향상하기 고객접점(MOT) 관리지침을 마련하여 실행하는 것이 중요하다.

둘째, 고객정보를 취득하고 관리하는 기능이 업무에 있어 상당한 비중을 차지하고 있으므로 정확한 정보의 입력과 철저한 보안과 관리기능을 확보해야 한다.

셋째, 고객민원 등 다양한 요구사항을 해결해야 하는 일상적인 상황에 대한 신속하고 탄력적인 대응방안을 강구해야 한다.

넷째, 자신의 질환상태와 예후에 대해 불안한 심리를 지니고 있는 환자가 더 큰 불편을 느끼지 않도록 편리한 절차와 친절하고 신속 · 정확한 업무능력을 필요로 한다.

다섯째, 진료비 산정과 수납은 환자에게 적용되는 의료보장 유형과 진단명 및 산정특례 사항 등과 같은 다양한 요인에 따라 본인부담금이 달라지는 비정형적인 환경이므로, 진료비와 관련한 상세정보가 변경되는 즉시 업무에 반영하여 효율적인 관리가 필요하다.

(6) 고객중심의 외래환경

고객중심 경영이란 고객이 바라는 욕구를 파악하여 충족시키는 수준을 벗어나 잠재욕구도 찾아내어 사전 조치할 뿐만 아니라 업무와 관련한 의사결정에 고객이 참여시키는 적극적인 개념이라고 할 수 있다. 따라서 고객이 중심이 되는 외래업무가 진행되기 위해서는 최소한 다음과 같은 사항을 충족시킬 수 있어야 한다.

첫째, 질병 형태와 진료과별 환자 수를 감안한 환자 동선과 원내 이동 수단 및 방법을 감안하여 진료실과 각종 검사실을 효율적으로 배치해야 한다.

둘째, 접수, 진료, 검사, 수납 등의 업무가 진행되는 사이에 대기하거나 휴식을 취할 수 있도록 쾌적한 시설과 공간을 충분히 확보하는 것이 필요하다.

셋째, 업무효율성과 의사소통 기능을 높일 수 있도록 창구는 고객위주 개방형으로 운영하는 것이 바람직하다.

넷째, 대기시간과 혼잡을 줄일 수 있도록 담당자의 정확한 업무처리와 친절한 응대와 설명을 바탕으로 접수와 수납체계를 개선하고 안내 표지판, 방향안내선, 대기순서표 발행기 등도 설치하며 안내요원을 적절하게 배치하도록 한다.

다섯째, 거동이 불편한 환자가 외래 진료를 위해 이동하는 데 손쉽게 이용할 수 있도록 눈에 잘 띄고 접근하기 쉬운 장소에 휠체어나 이동 카트를 비치한다. 이 외에도, 병원환경을 감안하여 조명, 온도, 환기, 편의시설 등의 쾌적성과 수진절차를 중심으로 업무 편리성을 동시에 만족시킬 수 있는 방안을 지속적으로 강구한다.

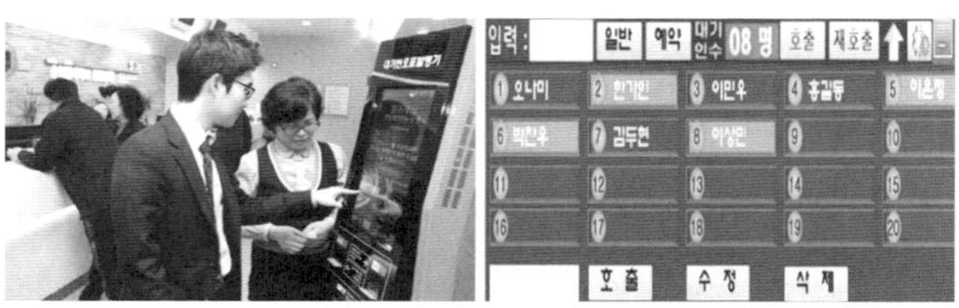

그림 4-17 순번대기시스템

3. 업무과정별 외래업무 내용

일반적으로 외래에서 수행하고 있는 중요한 업무를 크게 나누면 의료보장 유형별 초 · 재진 환자의 진료신청 접수, 처방 내역 확인 및 진료비 사정 및 수납, 외래진료비 미수금 발생 및 청구에 관한 사항, 수익집계와 일보작성, 각종 통계자료작성, 진단서 및 각종 증명서 발급에 관한 사항, 건강검진 및 신체검사, 계약기관업무, 관공서 및 보험자 관련 공문서 처리 등이다. 따라서 접수창구 앞 또는 고객대기실 앞에 「진료안내」 현황판을 아래와 같이 부착하여 진료접수 시 고객이용의 편의성 제공하여야 한다.

표 4-3 외래진료안내

진료과	의사명	질환 및 전문분야	진료일정(요일/오전, 오후)	전화

(1) 진료 신청 및 접수

초진은 진료를 받기 위해 병원에 처음으로 내원했거나 치료 종결 후 동일 상병이 재발되어 90일 이후에 다시 진료를 받거나 다른 상병으로 타 전문과목의 진료를 받는 환자이며, 재진환자는 해당 상병으로 동일한 의사에게 계속해서 진료를 받는 경우로 구분한다. 진료신청은 진료당일 접수창구에서 이루어지는 것이 일반적이었으나 최근에는 전화나 인터넷과 같은 매체를 통한 예약 접수가 활발해지고 있다.

진료신청서 작성

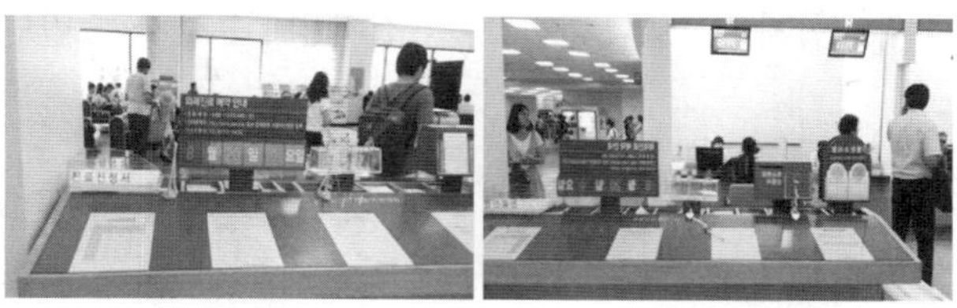

그림 4-18 진료신청서 작성

① 접수 및 자격관리 확인

환자가 진료신청서를 작성하여 제출하면 의료서비스를 제공하는데 필요한 기본적인 정보의 확보와 관련된 접수업무가 진행된다. 먼저, 진료신청서에 기재된 주소 및 연락처 등 개인정보를 근거로 초 · 재진 여부를 구분하고 수진을 원하는 진료과 및 의사의 진료일정에 따른 수진 가능성을 확인한다. 다음으로 의료보장 유형을 확인하고 자격을 관리하는 절차를 수행하게 되는데 건강보험증이나 의료급여증의 보험료 체납 여부 등의 확인 및 요양급여의뢰서 접수 또는 수급절차 이행 여부를 확인하며, 산재환자나 자동차 보험 환자의 경우는 진료비 지급보증 여부 등을 확인한다. 또한, 건강진단이나 성형목적의 진료 등과 관련한 급여여부의 확인과 비급여 전환 필요성 등도 확인해야 할 중요한 사항이다.

자격관리란 의료보장제도와 관련 급여기준에 적절한 진료를 받을 수 있도록 수진자의 자격여부를 확인하는 과정이다. 1989년 7월 1일에 전 국민 건강보험이 도입 된 이후 건강보험환자 이용이 약 70~75% 이상을 상회하고 있으며, 그 다음이 의료급여환자, 산재보험 또는 자동차 보험환자, 일반유형의 환자가 차지하고 있다.

그리고 의료정보시스템의 개발로 일부 대형병원에서는 고객편의를 위해 태블릿을 활용하여 고객이 확인 서명하는 시스템을 개발 보다 편리하게 접수를 할 수 있어 내원고객으로부터 좋은 반응을 얻고 있다.

▣ 초 · 재진 접수 시 수급자격 확인 업무

외래진료접수시 필요한 정보사항으로는 환자등록번호, 성명, 전화번호, 주소, 생년월일(주민등록번호), 진료의사, 진료일시, 보험기관번호 및 증번호, 피보험자명, 진료구분, 의뢰서 종류 등이 있다.

㉮ 건강보험증 : 피보험자명, 보험증번호, 수진자명, 수진자 주민번호, 건강보험자격 등

㉯ 의료전달체계에 따른 수급절차 이행여부(요양급여의뢰서, 건강검진결과서, 의료급여의뢰서 지참여부 등)

㉰ 본인부담 산정특례적용 대상환자 여부

㉱ 타 법령으로 진료 받을 경우 자격확인(산재보험, 공상, 자동차보험 등)

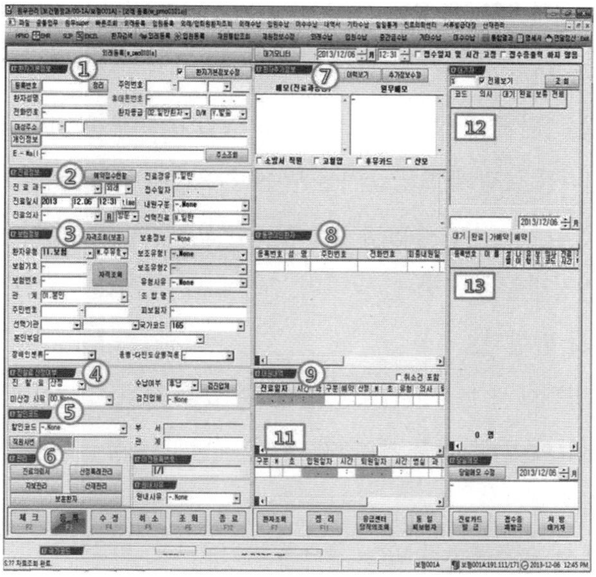

그림 4-19 자격관리 화면

② 처음 오신분 CD접수

병원이용고객의 신속 · 정확한 진료서비스제공과 진료대기시간을 단축하기 위하여 병원은 최신 의료정보시스템을 활용하여 접수창구업무를 개선하여 CD접수창구를 운영하여 보다 편리한 서비스를 제공하고 있다. 특히 1차 병 · 의원을 경유하여 진료자료(CD, 필름, 영상물 등) 소지하고 상급종합병원에 처음오신분 들에게 진료 전 CD영상물접수창구를 경유 후 진료를 받게 된다.

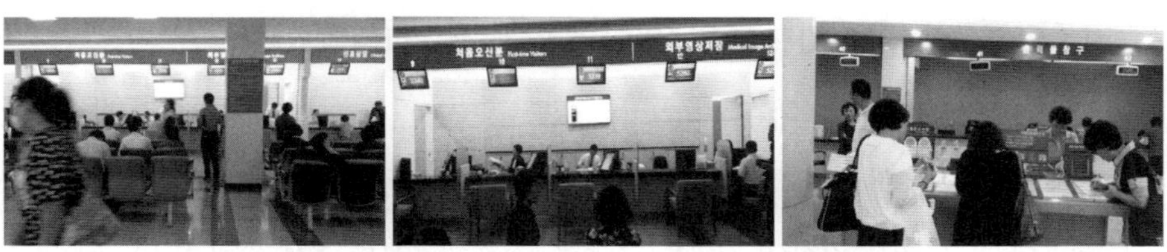

그림 4-20 처음 내원하신 분 CD 접수 및 출력물 창구

▣ 건강보험 및 의료급여 요양급여 절차

㉮ 건강보험 요양급여 절차

㉠ 요양급여는 1단계 요양급여와 2단계 요양급여로 구분하며, 가입자 또는 피부양자(가입자)는 1단계 요양급여를 받은 후 2단계 요양급여를 받아야 한다.

㉡ 1단계 요양급여는 상급종합병원을 제외한 요양기관에서 받는 요양급여(건강진단 또는 건강검진을 포함)를 말하며, 2단계 요양급여는 상급종합병원에서 받는 요양급여를 말한다.

㉢ 상급종합병원에서 1단계 진료를 받을 수 있는 경우

ⅰ. 응급의료에 관한 법률 제2조제1호에 해당하는 응급환자인 경우

ⅱ. 분만의 경우

ⅲ. 치과에서 요양급여를 받는 경우

ⅳ. 장애복지법 제32조에 따른 등록 장애인 또는 단순 물리치료가 아닌 작업치료 · 운동 치료 등의 재활치료가 필요하다고 인정되는 자가 재활의학과에서 요양급여를 받는 경우

ⅴ. 가정의학과에서 요양급여를 받는 경우

ⅵ. 당해 요양기관에서 근무하는 가입자가 요양급여를 받는 경우

ⅶ. 혈우병환자가 요양급여를 받는 경우

㉣ 가입자 등이 상급종합병원에서 2단계 요양급여를 받고자 하는 때에는 상급종합병원에서의 요양급여가 필요하다는 의사소견이 기재된 건강진단, 건강검진 결과서 또는 별지 제4호서식의 요양급여의뢰서를 건강보험증 또는 신분증명서(주민등록증, 운전면허증 및 여권)와 함께 제출하여야 한다.

㉯ 의료급여 요양급여 절차(체계)

의료자원의 효율적 활용과 대형병원으로의 환자 집중현상 방지, 의료급여 기금의 재정안정화를 기하기 위하여 1단계-2단계-3단계체계로 운영하고 있다. 따라서 의료급여 수급권자가 의료급여를 받고자 하는 경우에는 먼저 제1차 의료급여기관, 제2차 의료급여기관, 제3차 의료급여기관의 순서로 단계적으로 이용하여야 하며, 반드시 “의료급여의뢰서”(별지 제3호 서식)를 발급 받아 단계별로 제출해야 한다.

㉰ 수급절차 미 이행 경우

해당보험 수가의 100%를 전액 환자본인이 부담하며 고객에게 설명 후 접수직원은 해당코드를 입력한다.

③ 접수등록 및 취소

접수와 확인을 거쳐 환자에게 적용될 보장 유형이 결정되면 환자정보를 등록 하게 된다. 정보등록을 위해 처음 병원을 내원한 환자에게 고유한 번호를 부여하는 진찰등록증을 발급하게 된다. 다음으로 피보험자 및 환자 성명, 주민등록번호, 보험기관기호, 증번호, 전화번호, E-mail 주소 등과 같은 보험과 인적 사항을 정확히 확인하여 컴퓨터에 입력하고 환자 별 의료보장 유형에 따라 본인부담금 산정과 기관부담금 청구 근거 및 감면처리 등의 근거확보 및 보조업무를 구분하여 수행한다. 처음에 환자 개인정보가 누락되거나 잘못 확인되면 기관부담금을 청구해도 자격유무에 대한 확인 불가능 사유로 청구내역이 반송되거나 삭감되기 때문에 이를 재청구하기 위해 불필요한 행정력과 시간을 낭비하게 된다. 따라서 업무 효율성을 확보하기 위해 환자의 인적 사항과 보적사항은 처음부터 정확한 정보로 관리되어야 하며 변경내용은 즉시 반영될 수 있도록 철저히 확인하고 관리하는 절차를 마련하는 것은 무엇보다 중요하다.

수급자격확인 및 접수절차가 완료되면 OCS시스템 의하여 전산화면에 등록을 해야 하며 다음과 같다.

접수등록 및 취소
① 등록번호 부여 ② 인적 정보사항 입력 ③ 수가유형입력 ④ 보험사항입력 ⑤ 산정특례 및 장애인 관련사항 입력 ⑥ 진료과목 ⑦ 진료(담당)의사 ⑧ 의약분업 예외사항확인 ⑨ 요양급여 및 의료급여 의뢰서 확인 ⑩ 진찰료 수납 또는 후불(진료후 수납)→ 완료 되면 진료카드 발급

④ 재진 등록

재진환자의 진료접수 시에는 건강보험증이나 진료카드 만으로 접수를 하며, 다만 보험 자격사항이나 환자의 정보사항에 변경이 있는 경우에는 변경내용을 수정 등록하여야 한다. 재진 접수시에는 진료신청 여부를 확인할 수 있는 진료신청서나 전산을 이용한 접수증을 발급하는 방법이 있다.

(2) 외래 진료

① 진료과 접수

진료신청서에 의하여 접수창구에서 발급한 접수증이나 의무기록지 등을 해당 진료과에 접수한다. 당일내원 접수 또는 사전예약에 의한 접수가 있다.

② 진료

진료과에서는 초진과 재진환자의 순번대기시스템에 의한 의사에게 진료를 받게 한다.

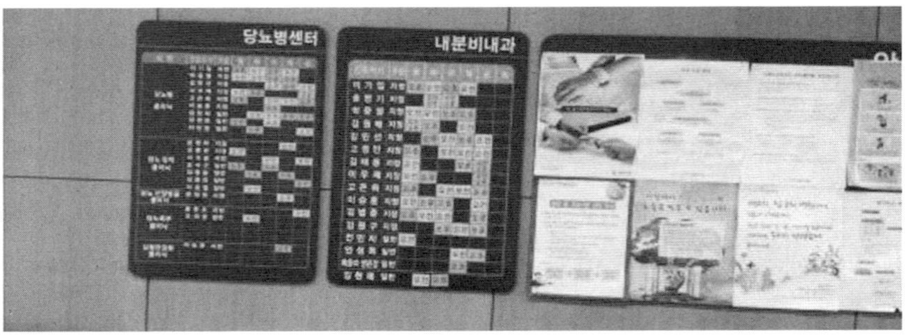

그림 4-21 진료안내

③ 처방입력 및 처방전 발행

진료가 끝난 후 처방을 입력하게 되며 처방전달시스템(Order Communication : OCS)을 이용할 경우 병명과 처방을 전산에 입력한다. 처방전 발행 시에는 병명까지 기록하여 수납할 수 있도록 하고 비급여항목에 해당되는 처방이 필요한 경우에는 진료의사가 환자에게 충분히 설명하고 OCS화면을 이용하여 비급여 Check를 하거나 처방전에 명시하여 진료비를 계산할 수 있도록 한다. 그리고 약품에 대한 원외처방전을 발급하는 경우에는 원외처방에 대한 전산입력이 필요하지 않으나 요양급여비용 명세서 청구시 처방내용을 기재해야 함으로 진료기록부에 정확히 기록하거나 전산입력을 시키는 것이 좋다. 병원에 따라 처방전을 원무부서 또는 약국에서 처방전을 발급하고 있다.

④ 검사 및 처치

㉮ 검사가 필요한 환자의 경우에는 임상병리검사 및 조직검사, 기능검사, 방사선 일반 및 특수촬영을 하게 된다.

㉯ 처치가 필요한 경우는 일반처치(단순 및 염증성)가 하게 된다.

⑤ 진료 후 다음진료 예약

진료비계산과 동시에 예약을 할 수 있도록 담음 진료일자, 시간 및 진료과, 담당의사, 등을 입력하며 예약증을 발급한다.

⑥ 입원결정서 교부

외래 진료 후 입원진료를 요하는 경우에는 입원결정서를 교부받아 원무창구(입원수속)로 가서 당일입원 또는 입원예약을 하게 된다.

4. 진료접수시 수행내용 및 수행준거

(1) 내원환자가 외래 진료신청서를 작성(초진 경우)하여 접수창구에 제출한다.

병원안내창구에 비치되어 있는 진료신청서 양식에 직원의 안내를 받아 작성한다. 태블릿을 원무창구에 설치 시 직원의 안내에 따라 확인 후 서명한다.

(2) 접수직원은 내원환자의 수급자격을 확인한다.

의료전달체계 이행여부(건강보험, 의료급여), 산재보험 또는 자동차보험 여부, 산정특례대상 등을 확인한다.

(3) 접수직원은 환자 접수등록 후 진찰권카드를 출력하여 드리고 진료과로 안내한다.

① 등록번호(진찰권번호)를 부여한다.

② 인적 사항 및 보험사항을 입력한다.

보험기관기호, 증번호, 피보험자, 환자의 성명, 주민등록번호, 주소, 전화번호(자택, 핸드폰), 이메일 등을 입력한다.

③ 환자유형(수가유형)을 입력한다.

건강보험, 의료급여(1종, 2종), 산재보험, 공무상요양보험(공상), 자동차보험, 일반, 외국인 등의 사항을 입력한다.

④ 본인부담산정특례대상 및 장애인 여부를 확인하고 입력한다.

장애인 등록증이 있는 경우는 장애인으로 등록하여 관리한다.

⑤ 진료과목과 담당의사를 확인하고 입력한다.

⑥ 의약분업대상 및 예외사항 적용환자인지를 확인한다.

⑦ 초진 및 재진사항과 일과시간 외에 접수 경우는 가산료를 적용한다.

평일 18:00~09:00(토요일 13:00~09:00) 및 공휴일 진료 시 가산료를 적용한다.

⑧ 등록이 완료되면 진찰권카드를 출력하여 드리고 해당 진료과로 안내한다.

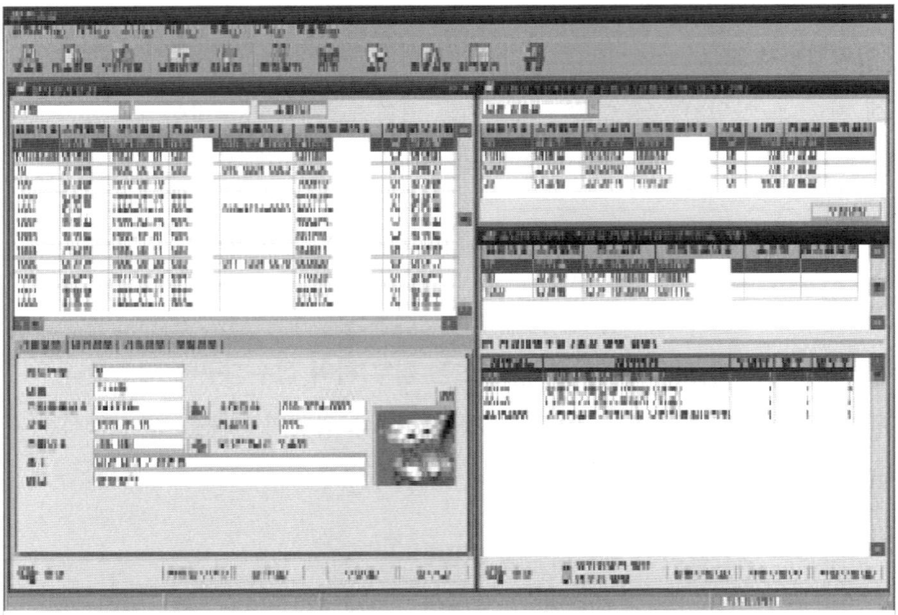

그림 4-22 접수등록화면

(4) 재진환자의 경우에는 인적사항과 자격을 재확인 후 재진으로 등록한다.

등록번호를 입력 후 환자의 이름으로 조회하여 진료과와 진료 의사, 자격사항 변동 여부를 확인한 후 진찰료 산정 기준에 의하여 재진으로 등록한다.

(5) 진찰료를 수납 후 진료과로 안내(동선, 위치 및 창구번호 등)한다.

병원의 원무관리 운영방법에 따라 진찰료를 선납 또는 후납으로 처리한다.

(6) 전문화 및 특성화 분야의 개설시 의견을 기획실 또는 진료과 등에 제안한다.

(예) 전문화분야 결정시 고려사항

〈요인-1〉 수요와 공급측면에서 볼 때 특정분야를 전문화할 경우 충분한 수요가 있는가?

〈요인-2〉 특정분야를 전문화할 경우 다른 전문병원들과의 경쟁에서 이기거나, 적어도 경쟁상대가 될 정도의 능력이 있는가?

〈요인-3〉 전문화한 분야의 전문의들이 사직할 경우 대체인력을 쉽게 충원 가능할 수 있는가?

(7) 외래 및 응급실 활성화방안에 대하여 연구하고 사례를 조사해본다.

외래 및 응급실 실태의 분석에 따른 활성화방안에 대해 경영진 및 원무팀장, 컨설팅 연구원의 토의결과는 아래와 같다(지방의 중소병원인 S병원 컨설팅 사례 : 김회창).

○ 외래 및 응급실진료의 활성화를 위해서는 행정부서의 진료지원활동 강화하고 또한 외래 및 응급실의 활성화를 위한 부문별 활동사항을 "예"를 들어 명시하면 다음과 같다.

① 경영지원부문

- 의료진에 대한 CS교육(진료예절, 태도, 응대, 설명 등)
- 진료과장 Work Shop(연 2회 이상)
- 신의료기술 도입을 위한 의료진 연수
- 지역주민과 함께하는 병원(건강강좌, 무료진료 등)
- 의사 성과급제 실시에 따른 수익 증대
- 지역별, 의원 간 진료지원체계 수립
- 유관기관과 협약진료체계(협약기관 확대-MOU)
- 특수부서 보직자 임명 및 수당 지급(수술실장, 중환자실장, 응급실장, 센터장 등)역할

② 진료부문

- 진료시간 준수 및 환자 진료대기시간 단축
- 진료과의 특수성에 적합한 전문센터 및 특수클리닉 운영
- 진료과별 빈도 높은 질환별 수가개발 및 CP(표준진료지침) 개발 시행
- 낮병동(Day Care Center) 운영으로 병상가동률 향상

③ 진료지원부문

- 검사 및 촬영의 결과일정 단축(One Stop 진료 등)
- 의료진 및 특수클리닉 홍보
- 진료예약제 확대시행(전화예약, 특수검사, 수술예약 등)
- 입원예약제 확대, 퇴원예고제 실시

- 입원 전 검사실 확대 운영
- 진료과별 빈도 높은 질환별 Group 검사 개발

④ **공통부문**

- 진료실적(진료 및 원무통계) 분석 및 개선에 따른 수익 증대 : 일평균 환자수, 평균진료비, 진료행위별 비율, 평균재원일수, 입원율(외래, 응급실), 전원(후송)환자, 친화도, 성별, 지역별 및 연령별 이용환자, 수술건수, 중환자실이용률, 행위료 및 재료대비율 등
- 진료과별 특수장비 이용률(CT, MRI, 초음파, 내시경 등) 분석 및 개선

(8) 종합안내(진료지원)창구 운영안에 대하여 알아보고 병원별 운영실태를 조사 후 업무개선에 참고한다.

종합안내 운영창구는 병원의 특수성 및 운영여건에 따라 종합안내 또는 진료지원창구, 진료안내 창구, 고객안내창구 등의 명칭을 사용하고 있다.

표 4-4 종합안내창구 개설안

구 분	내 용
목 적	• 내원고객에게 품격 높은 서비스 제공 • 고객 불평, 불만사항 개선 • 전문 코디네이터 상담안내 등
담당업무	• 내원고객 진료안내 및 상담업무 • 센터 및 특수크리닉 안내 및 상담 • 전화수신 및 전화예약 안내 및 상담 • 입원환자병실 조회 • 무료 혈압체크 및 안경세척 서비스 제공 등 • 내원고객 불편, 불만 상담처리 * 일과 후 및 공휴일 행정당직, 창구활용 등 * 스마트폰 충전 지원
배치직원	• 직원 1명(간호사 또는 일반직) • 지원봉사요원 1명(안내 및 지원업무 수행)
창구운영시간	• 평일 08:00~17:30, 토요일 08:00~13:00 • 중식시간 12:30~13:30 각 부서장 등 순환근무
준비사항	• 안내상담 테이블 1set (직원용 의자 2개, 고객상담용 의자 2개 포함) • 컴퓨터 및 전화기 • 자동 혈압 측정기 • 초음파 안경세척기 • 휴대폰 충전기
근무자의 자세	• 인사 및 전화예절 준수 • 복장 단정 • 안내상담 전문교육 • 성실한 응대

자료출처 : 지방 S병원 컨설팅보고서(김회창)

(9) 진찰료의 구성요소와 초진 및 재진료의 주요 산정기준에 대하여 숙지한다.

① 진찰료의 구성요소는 기본진찰료와 병원관리료로 구성된다. 초진은 병원에 처음 내원한 경우 진료 전문과목별로 산정하며, 재진료는 상병이 치료 되지 않고 계속 진료가 이어질 때 산정한다.

② 평일 18시(토요일은 13시)~익일 09시 또는 관공서의 공휴일에 관한 규정에 의한 공휴일에는 진찰료 중 기본진찰료(재진) 소정점수의 30%를 가산한다.

③ 방사선 촬영 및 각종 검사의 결과만을 알기 위하여 익일 이후 내원한 경우에도 재진진찰료를 산정할 수 있다.

(10) 진찰료산정 질의회신에 대한 고시내용 및 유권해석(사례)에 대하여 알아보고 적용한다.

① 관공서 공휴일에 관한 규정에 의한 공휴일에 대체공휴일 포함여부

대체공휴일 진찰료 가산 적용여부(보건복지부 행정해석 2014-2928 호)
관공서의 공휴일에 관한 규정"에서 말하는 '공휴일'은 제2조에 따른 공휴일 및 제3조에 따른 대체공휴일을 포함하는 개념으로 판단됨. 따라서 "건강보험 행위 급여·비급여 목록표 및 급여 상대가치점수"에서 규정하는 '관공서의 공휴일에 관한 규정'에 의한 공휴일에는 대체공휴일이 포함됨

② 검사의 결과만을 알기 위해 내원한 경우 진찰료 산정여부

검사의 결과만 알기 위해 내원한 경우 진찰료 산정
방사선 촬영 및 각종 검사의 결과만을 알기 위하여 익일 이후 내원한 경우에도 재진진찰료를 산정할 수 있음

③ 응급실 진찰료 산정방법

응급실 진찰료 산정방법(보건복지부고시 제 2013-36호)
응급실의 진료의사가 환자상태를 종합적으로 파악하고 다른 진료과목, 전문분야 전문의에 진료를 요청하여 해당 전문의가 응급환자를 직접 진료한 경우에는 진료과목(전문분야)별 진찰료를 각각 산정함(진료 전문의 기재). 다만, 응급실 내원 후 진료상 계속적인 치료를 위해 같은 날 외래에서 다시 진료를 받은 경우에 진찰료는 1회만 산정함.

④ 건강검진 당일 진찰료 산정

건강검진 당일 진찰료 산정방법(보험급여과-1132호, 2012. 4. 30)
건강검진 실시 당일 동일 요양기관에서 건강검진과는 별도로, 공휴일 또는 야간가산 적용시간에 질환에 대한 진찰이 이루어져 진찰 이외에 의사의 처방이 발생한 경우 공휴일 · 야간가산은 인정함

4-4 | 진료비 수납

학습목표

1. 처방을 확인하여 진료비를 계산하고 수납할 수 있다.
2. 수납 내역을 등록하고 외래 진료비 영수증을 발행할 수 있다.
3. 외래진료의 수납내역을 수진자에게 설명할 수 있다.

1. 진료비 수납

1) 개요

외래진료비 계산은 병원에서 진료를 받고 공급자(병원)로부터 받은 서비스거래내역을 영수하기 위한 행위를 말한다. 항목별로 요양급여내용과 비급여에 해당하는 내용을 진료비 영수증에 명확히 하여 실제로 수납금액은 진료비 총액에서 공제되는 금액을 확인할 수 있도록 계산되는 과정을 의미한다.

(1) 수납방법

수납방법에는 창구직접수납, 자동계좌이체, 무인수납, 하이패스 수납방법 등이 있다.

① 창구 직접 수납(현금 및 신용카드)

진료 후 창구에서 환자 또는 보호자가 창구직원에게 직접 수납하는 방법이다.

② 진료비 자동계좌 이체(오픈카드 서비스)

진료비자동계좌이체는 환자 또는 보호자가 지정한 예금통장에서 진료비가 자동으로 이체되어 대기시간이 필요 없는 편리한 수납제도이다. 따라서 환자나 보호자가 신용카드를 미리 병원에 등록시켜 놓으면, 진료비나 검사비 등이 발생 시 원무창구에 수납하지 않아도 자동으로 결제가 가능한 수납방법이다.

표 4-5 일반수납과 오픈카드서비스 수납절차 비교

수납구분	수납절차
일반수납	① 예약(접수) → ② 진찰료수납 → ③ 외래진료 → ④ 당일진료비 수납 → ⑤ 검사 → ⑥ 귀가
오픈카드 서비스 수납	① 예약 → ② 진료/검사 → ③ 귀가

③ 무인수납기 이용 수납

환자의 수납 대기시간 불만을 해소하고자 자동화기기를 이용한 신속한 서비스를 제공하고 위해 도입된 것으로 환자나 보호자가 직접 무인수납기를 통하여 수납하는 방법이다. 기능에 따라 당일외래진료비(당일 진료비, 예약접수비, 검사비 수납)와 건강보험 환자만 수납이 가능하고 산정특례환자는 확인이 필요하다.

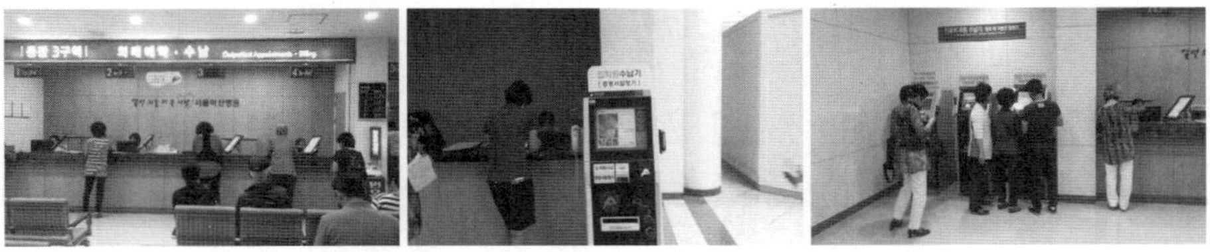

그림 4-23 수납방법 및 안내

④ 진료비 하이패스 (Hi-Pass) 수납

환자 또는 보호자가 신용카드를 병원에 등록, 당일 진찰과 검사가 모두 종료된 후 한 번에 결재하는 진료비 일괄 후불 결제 서비스로서 현재는 주로 대형병원만 시행하고 있으나 점점 확대하여가는 추세이다.

진료비 후불서비스 하이패스 (Hi-Pass) 수납 확대
진료비 후불신청을 하신 후 신용카드를 등록해 놓으면 진료비를 여러 번 수납할 필요 없이 진료 및 검사를 할 수 있는 편리한 제도이다. 후불서비스 신청자는 진료 및 검사가 모두 종료된 후 귀가 전에 가까운 수납창구를 방문하여 일괄결제를 하게 되며, 또한 수납창구를 방문하지 않고 귀가하셨을 경우 등록된 신용카드로 결재한 후 문자로 안내해 드리는 제도이다. 00병원은 환자들의 수납대기시간을 단축시키기 위해 9월 1일부터'진료비 하이패스'서비스를 본격적으로 시작한다고 밝혔다.
진료비 하이패스 서비스는 환자나 보호자가 신용카드 정보를 미리 병원에 등록해 놓으면 검사 및 진료비 발생 시 원무창구에 수납하지 않아도 등록된 카드로 결제되는 서비스이다. 병원 이용 시 수납으로 인한 대기시간을 없앨 수 있는 빠르고 편리한 제도이다. 0000은 '진료비 하이패스' 서비스 도입으로 병원을 방문하는 환자들이 진료 후 수납 및 검사 전 수납을 해야 하는 번거로움과 대기시간에 대한 불편을 해소할 수 있을 것으로 전망하고 있다. 또한 진료비 하이패스 서비스를 신청한 환자들은 별도의 진료비 수납절차 없이 진료 및 검사 후 약 처방이 없을 경우 귀가하면 된다. 하이패스 서비스는 신용카드 사용을 동의하는 환자를 대상으로 실시되며, 원무접수창구에서 신청서를 받아 등록하면 진료 후 환자의 진료비 내역은 휴대폰 문자 메세지로 전송되며, 환자의 개인정보는 체계적인 보안프로그램으로 관리된다.

진료비수납 방법

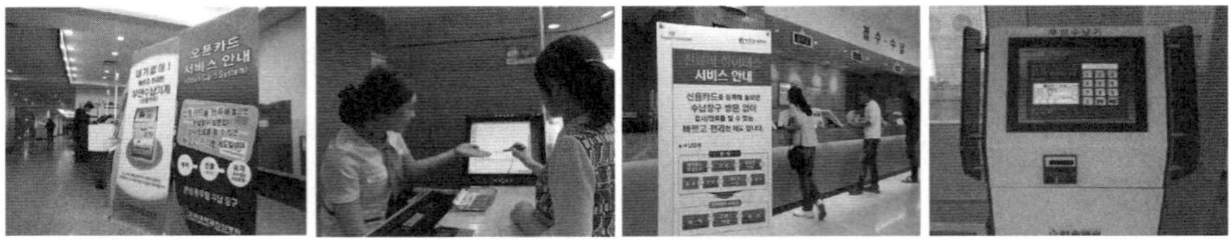

그림 4-24 진료비수납 안내

(2) 진료비 계산과 수납

진료비 계산과 수납업무는 정확한 근거를 적용해야 하고 현금을 수수하는 과정을 거쳐야 하는 업무이므로 외래업무에 큰 비중을 차지하고 있는 분야이다. 또한, 수납과정은 진료비에 대한 문의나 민원이 많이 제기되며, 어떤 경우는 본인부담금을 진료과정이나 결과와 연관시켜 불만을 제기하는 사례도 있으므로 민원이나 불만의 발생을 최소화하면서 업무의 효율성을 확보하기 위해서는 다음과 같은 절차에 따라 업무가 진행되도록 해야 한다.

① 진료비 계산

진료실에서 의사의 진단 결과에 따라 각종 검사, 촬영, 투약, 처치 등 필요한 처방이 발행되면 환자의 의료보장 유형과 유형별 수가 산정기준에 따라 본인 부담금을 산정하게 되며 그 절차는 다음과 같다.

첫째, OCS 환경에서는 진찰권 번호를 입력하거나 검색과정을 통해 환자 인적사항과 의료보장 정보를 확인한다.

둘째, 처방전을 사용하는 병원에서는 건강보험증이나 의료급여증 및 기타 의료보장 근거 등과 관련한 수가 산정기준을 확인한다.

셋째, 처방 내용에 따라 진료비를 산정하거나, OCS 환경에서는 진료실에서 입력한 처방내용을 근거로 본인부담금을 계산한다. OCS 체계에서는 진료당일에 2개 이상의 진료과에서 진료 받아 처방이 발행될 경우 환자가 이중으로 계산한 것으로 오해하거나 일부가 누락되는 등 진료비 산정과 관련하여 문제가 발생할 수 있으므로 세심한 관심이 요구된다.

넷째, 처방누락이나 입력오류 및 적용된 수가의 적정성 여부 등을 점검하여 진료비 산정의 정확성을 재차 확인하고 필요한 경우는 의료진과의 확인을 거쳐 정정하는 계산 과정을 수행한다.

다섯째, 해당하는 진료비를 수납하고 각종 검사와 처치, 투약 등의 후속절차가 진행될 수 있도록 수납확인 기능을 수행하거나 처방전에 수납확인 도장을 날인한다.

여섯째, 현금이나 수표, 신용카드 등 지불방식에 따른 처리절차를 거쳐 법정양식의 영수증을 발행한다.

일곱째, 처방내역에 따라 해당하는 검사실이나 촬영실, 처치실, 약국 및 원외 처방전 발급 장소 등을 안내하고 예약이 필요한 경우는 예약방법과 담당부서를 안내한다.

② 유형변경 및 진료비 감면

㉮ 접수시 건강보험증이나 요양급여(또는 의료급여)의뢰서를 미지참 하거나 산재 및 자동차보험 미승인으로 하여금 진료비를 전액본인부담으로 처리하였으나, 계산 시 관련서류를 제출할 경우 유형을 변경하고 진료비 계산이 다시 이루어지게 한다.

㉯ 외래진료환자 중 자체의 진료비 감면규정에 의한 감면사항이 있는 경우에 해당되며, 자체감면대상에는 직원본인 및 가족 예우감면 등이 있으며 병원의 관리규정에 따라 감면율은 상이하다.

③ 진료비 수납과 영수증발급

처방전의 입력이나 보험사항 변경, 산정특례 확인, 진료비 감면 및 진료예약이 완료되었을 때는 영수증을 발급하고 다음진료를 예약하는 경우에는 예약증을 동시에 발급하고 진찰료를 수납한다. 수납직원은 영수증을 보는 방법과 고객에게 진료내역 설명방법을 터득하여 진료비에 대한 민원이 발생되지 않도록 하여야 한다.

④ 다음진료 예약

진료비계산과 동시에 예약을 할 수 있도록 다음진료일자, 진료과 및 담당의사, 시간, 보험유형 등을 입력하고 수증과 동시에 예약증을 발급한다.

⑤ 원외처방전 발급 및 원내조제

진료비계산과 동시에 외래진료지원 각 부서로 해당 정보들이 전송되게 되며 원외처방 품목은 원외처방전을 발급하고 원내조제는 약국에서 처방내역이 자동 출력되어 조제하도록 한다.

(3) 진찰료 후수납제도

예약접수환자에게 진료대기시간 단축과 고객편의제공 및 서비스 향상을 위해 진찰료를 선납하지 않고 진료 후 검사비 등과 함께 수납하는 제도로서 일부 대형병원 및 중·소병원 등에서 도입 시행하고 있으나, 진료 후 처방이 발생되지 않는 경우에는 미수금 발생 등의 우려가 있기 때문에 관리에 신중을 기하여야 한다. 따라서 진료 후 처방이 발생되지 않는 경우에는 외래진료과 직원의 협조(환자에게 진찰료 수납 설명)가 필요하다.

① 진료비 계산서 · 영수증

■ 국민건강보험 요양급여의 기준에 관한 규칙 [별지 제6호서식] 〈개정 2020. 4. 3.〉

[ ]외래 [ ]입원 ([ ]퇴원[ ]중간) 진료비 계산서 · 영수증

환자등록번호	환자 성명	진료기간		야간(공휴일)진료
		. . .부터 . . .까지		[ ] 야간 [ ] 공휴일
진료과목	질병군(DRG)번호	병실	환자구분	영수증번호(연월-일련번호)

항목			급여: 일부 본인부담 본인부담금	급여: 일부 본인부담 공단부담금	급여: 전액 본인부담	비급여: 선택 진료료	비급여: 선택진료료 외
기본항목	진 찰 료						
	입 원 료	1인실					
		2 · 3인실					
		4인실 이상					
	식대						
	투약 및 조제료	행위료					
		약품비					
	주사료	행위료					
		약품비					
	마취료						
	처치 및 수술료						
	검사료						
	영상진단료						
	방사선치료료						
	치료재료대						
	재활 및 물리치료료						
	정신요법료						
	전혈 및 혈액성분제제료						
선택항목	CT 진단료						
	MRI 진단료						
	PET 진단료						
	초음파 진단료						
	보철 · 교정료						
「국민건강보험법」 제41조의4에 따른 요양급여							

금액산정내용	
⑦ 진료비 총액 (①+②+③+④+⑤)	
⑧ 환자부담 총액 (①−⑥)+③+④+⑤	
⑨ 이미 납부한 금액	
⑩ 납부할 금액 (⑧−⑨)	

⑪ 납부한 금액		
⑪ 납부한 금액	카드	
	현금영수증	
	현금	
	합계	
납부하지 않은 금액 (⑩−⑪)		
현금영수증( )		
신분확인번호		
현금영수증 승인번호		

* 요양기관 임의활용공간

65세 이상 등 정액					
정액수가(요양병원)					
정액수가(완화의료)					
질병군 포괄수가					
합계	①	②	③	④	⑤
상한액 초과금	⑥	-		선택진료 신청	[ ] 유 [ ] 무
요양기관 종류	[ ] 의원급 · 보건기관 [ ] 병원급 [ ] 종합병원 [ ] 상급종합병원				
사업자등록번호		상호		전화번호	
사업장 소재지				대표자	[인]
년 월 일					

항목별 설명	일반사항 안내
1. 일부 본인부담: 일반적으로 다음과 같이 본인부담률을 적용하나, 요양기관 지역, 요양기관의 종별, 환자 자격, 「국민건강보험법」제41조의4에 따른 요양급여 여부, 병실종류 등에 따라 달라질 수 있습니다. - 외래 본인부담률: 요양기관 종별에 따라 30% ~ 60%(의료급여는 수급권자 종별 및 의료급여기관 유형 등에 따라 0원 ~ 2500원, 0% ~ 15%) 등 - 입원 본인부담률: 20%(의료급여는 수급권자 종별 및 의료급여기관 유형 등에 따라 0% ~ 10%) 등 ※ 식대: 50%(의료급여는 20%) CT · MRI · PET: 외래 본인부담률(의료급여는 입원 본인부담률과 동일) 「국민건강보험법」 제41조의4에 따른 요양급여(선별급여): 보건복지부장관이 고시한 항목별 본인부담률 ※ 상급종합병원 입원료: 2인실 50%, 3인실 40%, 4인실 30% / 치과병원을 제외한 병원급 의료기관 입원료: 2인실 40%, 3인실 30% 2. 전액 본인부담: 「국민건강보험법 시행규칙」 별표 6 또는 「의료급여법 시행규칙」 별표 1의2에 따라 적용되는 항목으로 건강보험(의료급여)에서 금액을 정하고 있으나 진료비 전액을 환자 본인이 부담합니다. 3. 상한액 초과금: 본인부담액 상한제에 따라 같은 의료기관에서 연간 500만원(2015년부터는 「국민건강보험법 시행령」 별표 3 제2호에 따라 산정한 본인부담상한액의 최고 금액, 환자가 내는 보험료 등에 따라 다를 수 있음) 이상 본인부담금이 발생한 경우 공단이 부담하는 초과분 중 사전 정산하는 금액을 말합니다. ※ 전액 본인부담 및 「국민건강보험법」제41조의4에 따른 요양급여의 본인부담금 등은 본인부담상한액 산정시 제외합니다. 4. "질병군 포괄수가"란 「국민건강보험법 시행령」 제21조제3항제2호 및 「국민건강보험 요양급여의 기준에 관한 규칙」 제8조제3항에 따라 보건복지부장관이 고시한 질병군 입원진료에 대하여 해당 입원진료와 관련되는 여러 의료행위를 하나의 행위로 정하여 요양급여비용을 결정한 것을 말합니다. 다만, 해당 질병군의 입원진료와 관련되는 의료행위라도 비급여대상이나 이송처치료 등 포괄수가에서 제외되는 항목은 위 표의 기본항목 및 선택항목란에 합산하여 표기됩니다.	1. 이 계산서 · 영수증에 대한 세부내용은 요양기관에 요구하여 제공받을 수 있습니다. 2. 「국민건강보험법」 제48조 또는 「의료급여법」 제11조의3에 따라 환자가 전액 부담한 비용과 비급여로 부담한 비용의 타당성 여부를 건강보험심사평가원(☎1644-2000, 홈페이지: www.hira.or.kr)에 확인 요청하실 수 있습니다. 3. 계산서 · 영수증은 「소득세법」에 따른 의료비 공제신청 또는 「조세특례제한법」에 따른 현금영수증 공제신청(현금영수증 승인번호가 적힌 경우만 해당합니다)에 사용할 수 있습니다. 다만, 지출증빙용으로 발급된 "현금영수증(지출증빙)"은 공제신청에 사용할 수 없습니다. (현금영수증 문의 126 인터넷 홈페이지: http://현금영수증.kr)

주(註): 진료항목 중 선택항목은 요양기관의 특성에 따라 추가 또는 생략할 수 있으며, 야간(공휴일)진료 시 진료비가 가산될 수 있습니다.

210㎜×297㎜[백상지 80g/㎡]

② 약제비 계산서 · 영수증

[별지 제10호서식]

약제비 계산서 · 영수증

영수증번호(연월-일련번호)			
환자 성명	조제일	투약일수	야간(공휴일)조제
			[ ] 야간 [ ] 공휴일

항목	급여			비급여
	일부 본인부담		전액 본인부담	
	본인부담금	공단부담금		
약품비				
조제기본료				
복약지도료				
조제료				
관리료				
「국민건강보험법」제41조의4에 따른 요양급여				
65세 이상 등 정액				
합계	①	②	③	④

⑤ 약제비 총액 (①+②+③+④)		납부한 금액	카드	
			현금영수증	
⑥ 환자부담 총액 (⑤−②)			현금	
			합계	

현금영수증(　　　)		* 요양기관 임의활용공간
신분확인번호		
현금승인번호		

처방한 요양기관	[ ] 의원급 · 보건기관 [ ] 병원급 [ ] 종합병원 [ ] 상급종합병원		
사업자등록번호		상 호	
사업장 소재지			
전화번호		대 표 자	[인]

년　　월　　일

항목별 설명

1. 일부 본인부담 : 일반적으로 본인부담률은 요양기관의 종별에 따라 30% ~ 50% (의료급여 500원)이나, 환자 자격 등에 따라 달라질 수 있습니다.
   ※ 「국민건강보험법」 제41조의4에 따른 요양급여에는 보건복지부장관이 고시한 본인부담률이 적용됩니다.
2. 전액 본인부담 : 「국민건강보험법 시행규칙」 별표 6 또는 「의료급여법 시행규칙」 별표 1의2에 따라 적용되는 항목으로 건강보험에서 금액을 정하고 있으나 진료비 전액을 환자 본인이 부담합니다.

일반사항 안내

1. 야간(공휴일)조제 등 이 계산서 · 영수증에 대한 세부내용은 요양기관에 요구하여 제공받을 수 있습니다.
2. 「국민건강보험법」 제48조 또는 「의료급여법」 제11조의3에 따라 환자가 전액 부담한 비용과 비급여로 부담한 비용의 타당성 여부를 건강보험심사평가원(☎1644-2000, 홈페이지: www.hira.or.kr)에 확인 요청하실 수 있습니다.
3. 계산서 · 영수증은 「소득세법」에 따른 의료비 공제신청 또는 「조세특례제한법」에 따른 현금영수증 공제신청(현금영수증 승인번호가 적힌 경우만 해당합니다)에 사용할 수 있습니다. 다만, 지출증빙용으로 발급된 "현금영수증(지출증빙)"은 공제신청에 사용할 수 없습니다. (현금영수증 문의 126 인터넷 홈페이지: http://현금영수증.kr)

148mm × 210mm(백상지 80/㎡)

(4) 진료지원부서의 업무

영수증에는 진료 지원부서를 표기하고 해당 지원부서에서는 각종검사나 주사, 촬영, 물리치료 등을 시행할 수 있게 한다. 진단검사의학과에서는 검사종류 및 검체량을 확인하여 채혈, 채뇨 등 필요한 조치를 하게 되고 영상의학과에서는 진료카드를 제출하면 검사항목을 출력하여 검사(촬영)를 하가나 예약을 하게 된다.

(5) 진료비 환불

환불사유가 발생하면 환불사유 및 대상, 환불가능 여부, 투약이나 검사의 시행여부, 감액 및 미수금 발생 여부, 영수증 등을 확인하여 적정금액을 환불한다.

① 환불사유

㉮ 사후 자격관리에 따른 환불 : 건강보험증, 요양급여 및 의료급여의뢰서, 보험유형변경 등에 따른 환불을 의미한다.

㉯ 진찰료 환불 : 예약이나 당일 진료 신청 후 본인 또는 병원의 사정으로 진찰을 받지 못한 경우 등이 있다.

㉰ 검사료 환불 : 사전에 검사료 및 방사선 특수촬영료를 지불하고 예약한 후 환자 및 병원사정으로 검사를 시행하지 않는 경우에 해당된다.

㉱ 기타 환불 : 처방입력 오류, 처방내용 변경, 계산착오, 수가적용착오, 검사장비 장애, 전산장애(Computer down), 사후 감면 처리 등에 대한 사유가 발생한 경우에 해당된다.

② 환불절차

이미 계산된 진료비 영수증과 사유 발생부서의 확인을 받아 환불하도록 하되 반드시 환불영수증을 받아두어야 한다.

(6) 진료비 수납 마감 및 정산 입금

수납담당자는 일일 수납이 마감되면 당일 수납 및 미수금액 리스트(List)를 전산 출력하여 대조 확인 후 정산을 한 다음 당일 마감처리 담당자 또는 병원이 지정한 은행창구에 입금한다.

(7) 의약품 반납 시 처리절차

환자가 의사의 처방전에 의하여 약국에서 조제 받은 후 부작용 등으로 인하여 잔여의 약품의 반납이나 교환을 요구할 경우에는 해당 진료과 담당의사 또는 약국의 확인을 거쳐 당해 의약품의 복용기간 중에 반납하였을 때 한하여 처리를 하도록 한다.

① 환자가 조제 받은 약국에 반납을 요청하는 경우에는 그 처방전을 발행한 의사와 협의하여 취소 또는 변경처방전을 발급받아 정산지급토록 한다.

② 잔여의약품의 반납이나 교환은 처방전의 변경에 해당된다.

③ 잔여의약품의 상태변화가 없고 변질의 요인이 없어 타 환자에게 사용할 수 있는 정제, 캅셀제, 개봉되지 아니한 연고제 등은 교환하고, 교환이 불가능한 산제, 과립제, 액제 등은 약국에서 반납 받아 처분한다.

(8) 수납 시 유의사항

환자가 외래진료를 받는 과정에서 접수뿐 아니라 진단을 위한 각종 검사 및 검사결과에 따른 처치 및 투약 등과 관련하여 적어도 두 차례 이상 진료비를 납부하게 되어 있어 금전 수불과 관련한 대기시간, 비용의 정당성 등의 문제가 발생할 가능성이 있음으로 접수와 수납업무를 담당하는 근무자는 다음과 같은 내용에 대한 각별한 주의가 요구된다.

① 수불수단에 따라 적합한 유의사항을 지키되 고객이 불쾌감을 갖지 않도록 처리한다. 현금을 수납할 경우는 건네받은 액수를 상대에게 확인시키는 과정이 필요하며, 신용카드는 카드사용자의 인적사항과 결재승인 결과를 확인하고 고액수표는 발행은행에 이상 여부를 확인하여 사용자로부터 수표에 친필로 이서하게 한다.

② 담당자별로 수납확인 수단을 철저하게 관리해야 한다. OCS 수납화면을 종료하지 않은 채 자리를 뜨지 않도록 각별히 유의해야 한다. 특히, 컴퓨터 사용자는 자신의 I.D 및 Password가 노출되지 않도록 개인정보보안에 유념하는 한편, 부서장은 직원의 I.D 및 Password를 정기적으로 변경하게 하고 철저히 관리하도록 감독하는 것이 필요하다.

③ 현금관리 및 수표관리에 신중을 기해야 한다. 근무자 별로 실시간 조회가 가능하도록 정확하게 진료수익을 관리하고 도난이나 분실과 같은 현금사고를 방지하는

방법의 하나로 현금보유량이 너무 늘어나지 않도록 중간마감을 거쳐 은행에 입금토록 한다.

(9) 일일결산통계 관리 및 보관

처방건수와 진료수익, 수납액(현금, 신용카드, 이체계좌별), 환불액, 구분사유에 따른 미수금, 감면액, 환불액에 대한 수진형태, 내원형태, 수가유형, 진료과, 의사, 기간(연간, 월간), 일자, 환자, 검사실, 수가항목, 수납직원, 거래처로 구분된 의료수익 통계를 관리한다. 처방전이나 영수증 사본 등의 증빙서류는 관련 법률에서 규정하고 있는 기간 동안 보관한다.

(10) 민원 및 기타

업무접수, 수납업무 이외에 환자나 외부기관의 민원해결이나 요구사항의 처리와 같이 원무담당자가 담당해야 하는 업무범위는 매우 다양하다.

첫째, 진료내역에 대한 궁금증을 제기하는 경우는 정확한 내용확인과 자세한 설명을 제공함으로써 상대방의 이해를 얻을 수 있도록 신중하게 대처해야 한다.

둘째, 각종 문의나 불편호소 또는 건의사항과 같은 민원의 적극적인 접수와 조속한 처리 및 정중한 결과통보 체계를 갖추고 효과적으로 운영해야 한다.

셋째, 진료확인서, 진료비 내역서 또는 진료비 납입증명, 건강진단서 또는 신체검사서와 같은 증명서 발급도 신청인의 입장에서 정확하고 신속하게 발급될 수 있는 체계를 갖춰야 한다.

넷째, 내부고객 관리에 정성을 기우려야 하며, 다른 부서에 근무하는 직원은 동료(내부고객)인 동시에 외부고객이라고 할 수 있으며 이들은 외부고객보다 더 많은 요구와 불만사항을 토로하는 경우가 많기 때문에 내부고객의 민원사항도 더욱 적극적으로 해결하려는 의지를 지녀야 한다.

다섯째, 구청, 보건소 등 공공기관이나 지역사회 주민, 시민단체, 언론기관 등 유관기관과의 관계를 원만히 유지하는 기능의 확보도 중요한 업무의 하나이다.

2. 진료비 수납수행내용 및 수행준거

(1) 환자는 담당의사에게 진료를 받은 후 의사는 처방전을 입력(또는 발행)한다.

① 병원의 의료수가분류코드에 의하여 처방을 입력(발급)한다.

② 진단 및 치료를 위해 검사, 촬영, 투약 등의 처방을 OCS를 이용하여 병명과 함께 전산에 입력한다.

③ 비급여 처방이 필요한 경우 진료 의사가 환자에게 충분히 설명하고, OCS 창 화면에 비급여를 표시한다.

(2) 원무 수납직원은 OCS 처방입력에 의한 진료비를 계산하고 수납내역을 설명한다.

① 진료실에 입력된 처방에 대해 의료 보장 유형과 유형별 수가 산정 기준에 따라 본인부담금을 산정한다.

② OCS 창에서 진찰권번호를 입력하거나 검색을 통해 환자의 인적사항과 의료보장 정보를 최종 확인한다.

③ 입력된 처방을 의료보장 유형(건강보험, 의료급여, 산재, 공상, 자보, 일반, 외국인)에 근거하여 의료수가 산정기준을 확인한다.

④ 처방 내용에 따라 진료비를 산정하거나, OCS 창 진료실에서 입력한 처방내용을 근거로 본인부담금을 계산한다.

⑤ 처방 누락이나 입력오류 및 적용된 수가의 적정성 여부를 확인한다.

⑥ 진료비를 수납하고 각종 검사와 처치, 투약 등의 후속 절차가 진행될 수 있도록 수납기능을 수행한다.

⑦ 현금이나 신용 카드 등으로 지불 방식의 처리 절차를 거쳐 영수증을 발행한다.

⑧ 처방 내역에 따라 해당하는 검사실이나 촬영실(일반 및 특수), 처치실, 약국 및 원외처방 발급장소 등을 수진자에게 안내하고, 다음 날짜가 예약된 경우는 설명한다.

(3) 의료수가 산정방식에 의거 진료비 산정과정(계산)을 이해하고 업무를 수행한다.

발행된 처방전을 근거로 진료비를 산정하여 계산한다. OCS 프로그램에서 자동적으로 계산되지만, 계산되는 과정을 이해하여 신속 · 정확한 진료비를 계산할 수 있도록 한다.

① 진료비 계산과정

㉮ 의료수가 = 상대가치 점수 × 1점당 가격(환산지수)에 종별가산율을 적용한다.

㉯ 의료수가(Ⅱ란)에 의료기관 종별과 의료보장 유형별에 따른 가산율을 적용(검사료, 영상진단료, 조제료, 주사수기료, 마취료, 이학요법료, 정신요법료, 처치 및 수술료, 캐스트료)하고, 진찰료, 입원료, 약품, 주사,혈액대, 재료비(Ⅰ란) 등에는 종별가산율을 적용하지 않는다.

② 총급여액 산정

진료비명세서작성의(Ⅰ)란 금액 + (Ⅱ)란 + 종별 가산 금액으로 산정한다.

③ 본인부담 금액

총급여액에서 의료기관 종별 외래환자 본인부담률에 의해서 산정한다(외래환자 본인부담률 적용은 제3장 의료수가관리의 2-3 진료비 본인부담 참고).

④ 환자 납부액

의료기관 종별 본인부담률에 의해 산정된 금액과 비급여와 전액본인부담(100:100 항목)을 합하여 결정된다.

⑤ 진료비계산 시 단수 처리 원칙을 적용하여 계산한다.

㉮ 총급여액과 청구액: 10원 미만 절사한다.

㉯ 본인부담금: 외래 100원 미만 절사하고, 입원의 경우는 10원 미만에서 절사한다.

㉰ 가산율: 원 미만에서 4사5입 한다.

㉱ 의료수가: 10원 미만 4사5입 한다.

(4) 병원에서 운영 중인 진료비 수납방법에 따라 환자가 선택하여 수납한다.

① 원무창구방문 수납

진료 후 원무수납창구를 방문하여 현금수납 또는 신용카드로 수납한다.

② 진료비자동계좌이체

진료비 자동계좌이체는 환자 또는 보호자가 지정한 예금통장에서 진료비가 자동으로 이체되어 대기시간이 필요 없는 편리한 수납제도이다.

③ **진료비 무인수납기**

환자의 수납 대기시간 불만을 해소하고자 자동화기기를 이용한 신속한 서비스를 제공하고 있다. [단, 당일외래진료비(당일 진료비, 예약접수비, 검사비 수납)와 건강보험 환자만 수납가능하며, 산정특례환자는 병원별 운영방법이 상이하다.]

④ **진료비 하이패스(Hi-Pass)**

환자 또는 보호자가 신용카드를 병원에 등록, 당일 진찰과 검사가 모두 종료된 후 한번에 결재하는 진료비 일괄 후불 결제 서비스제도이다.

▣ **안내사항**

㉮ 진료비 하이패스(진료비 후수납)를 신청한 분은 진료비 수납 없이 모든 진료, 검사를 시행하실 수 있다.

㉯ 진료 종료 후 단 1회만 수납창구를 방문하셔서 진료비를 계산하면 된다.

※ 특히 "진료비 하이패스 후불 서비스"는 환자들이 여러 번 결제할 필요 없이 신용카드를 등록하면 진료종결 시 1회만 창구를 방문해 후수납 일괄 결제가 가능하다.

(5) **진료비환불대상이 발생할 경우 기 발급한 영수증을 수거 후 진료비를 환불한다.**

① **진료 후 진료비를 받고 영수증까지 발급한 상태에서 병원 측이나 환자 측의 이유로 진료비를 환불해야 하는 경우가 있다.**

② **환불 사유**

㉮ 요양급여의뢰서 또는 의료급여의뢰서를 미지참 하여 신고 후 사후에 제출한 경우

㉯ 보험유형 변경에 따른 환불

㉰ 진료비를 납부(진찰료, 검사료 등) 후 환자나 병원측 사정으로 진료를 받지 못한 경우

㉱ 검사 · 촬영 신청 후 본인거부나 병원의 사정으로 취소된 경우

㉲ 진료비 납부 후 감액대상이 된 경우

㉳ 계산착오, 입력착오 또는 처방전 내용 변경 시 등의 경우

③ **환불 절차**

㉮ 이미 계산된 진료비 영수증과 사유 발생 부서에 확인하고 기존에 발행된 영수증을 회수하고 신분증을 복사하여 회수 영수증과 함께 보관한다.

㉯ 환자 진료 거부 시 환불은 반드시 외래 진료과 확인 후 환불한다.

㉰ 처방전 입력 오류로 환불 시는 해당 진료과 입력 확인 및 처방전 발생 시 처방전을 재확인한다.

㉱ 처방 취소 시 처방 내역을 취소하고 환불한다.

㉲ 감액 대상자 누락으로 환불 시는 해당 감면 대상자와 사유를 확인하고 확인 서류를 제출받고 환불한다.

(6) 진료비 환불사례를 면밀하게 분석하여 개선하고 환불을 최소화한다.

제4장. 실전대비 요약정리 사항 및 예상문제

접수창구 및 외래관리

1. 고객응대요령 및 고객관리 서비스 활동
2. 진료예약제도(정의 및 필요성, 기대효과, 진료예약 대상 및 방법)
3. 진료일정관리
4. 접수창구에서 고객안내시 유의사항 및 인사와 대화예절
5. 외래환자 분류 및 진료형태에 의한 분류
6. 진찰료(초진 및 재진) 산정기준 및 지침
7. 외래 진료접수 및 수납 시 수행내용 및 확인사항
8. 진료비 수납방법 및 진찰료 후수납제도, 진료비 환불대상

제5장

응급실관리

5-1 | 응급의료

학습목표 | 1. 응급의료에 관한 법률과 응급의료체계에 대하여 알 수 있다.

1. 응급의료

1) 응급의료의 개념

(1) 개요

현대사회의 급속한 산업의 발달과 도시화 및 환경오염 · 공해 · 안전사고 · 감염병 등으로 인한 발생 질환은 다양해지고 있다. 또한 산업재해 증가와 교통사고 및 화재를 비롯한 각종 대형사고 등의 발생과 더불어 급 · 만성 질환 및 감염성질환 등의 출현으로 인해 응급의료의 수요가 날로 높아지고 있다. 2020년 통계청에서 발표한 사망원인을 보면 암으로 인한 사망자가 제일 높고 그 다음이 심장질환, 뇌혈관질환 등으로나타났다. 이들 3대 사망원인 중 응급처치가 필요한 심장질환 및 각종사고에 대한 응급의료 수요가 증가하면서 응급의료체계에 대한 국가의 관리정책이 향상되어 가고 있다. 또한 국가적 차원에서 응급의료의 중요성은 국민의 생명과 건강을 보장할 수 없거나 적절한 시기와 방법이 수반된 응급진료가 제공되지 못하게 되면 건전한 노동력의 상실과 의료비용이 상승하는 사회적 문제로 연결되기 때문에 공공성과 국민 건강권을 확보하는 기본 요건이라는 점에서 매우 중요하다고 하겠다.

(2) 응급의료 및 응급의료체계

① 응급의료(emergency medical service)란 외상이나 급환 등, 환자의 발생시에 긴급진단과 치료를 필요로하는 모든 분야의 응급질환을 다루는 학문체계를 말한다.

② 응급의료체계는 적정규모의 지역에서 응급상황 발생 시 효과적이고 신속하게 의료를 제공하기 위해서 인력, 시설, 장비를 유기적으로 운용할 수 있도록 재배치하는 것을 말한다. 즉, 응급환자가 발생하였을 때, 현장에서 적절한 처치를 시행한 후, 신속하고 안전하게 환자를 치료에 적합한 병원으로 이송하고, 병원에서는 응

급 의료진이 의료기술과 장비를 집중하여 치료하도록 지원하는 체계를 말한다.

(3) 응급의료기관

응급실의 가용자원이나 특수처치 이용 가능성에 따라 응급의료기관을 등급화 하는 것이 보통이다. 국가에서는 각 병원의 응급실을 규정에 따라 평가하여 응급의료기관으로 지정하고, 여기에 지역의 인구나 인근지역과의 균형 등을 고려하여 등급과 함께 합당한 업무를 부여한다. 응급의료기관의 분류(5종)에는 중앙응급의료센터, 권역응급의료센터, 전문응급의료센터, 지역응급의료센터, 지역응급의료기관으로 분류하고 있으며, 2021년 2월 기준 우리나라는 1개의 중앙응급의료센터, 38개의 권역응급의료 및 권역외상센터, 123개의 지역응급의료센터와 240개의 지역응급의료기관으로 나누어져 있다.

(4) 전문응급의료시설

전문 의료진이 요구되는 전문응급의료기관(외상, 화상, 독극물, 뇌졸중, 소아, 심혈관센터)이 있어 적절한 응급처치를 받을 수 있도록 노력하고 있다.

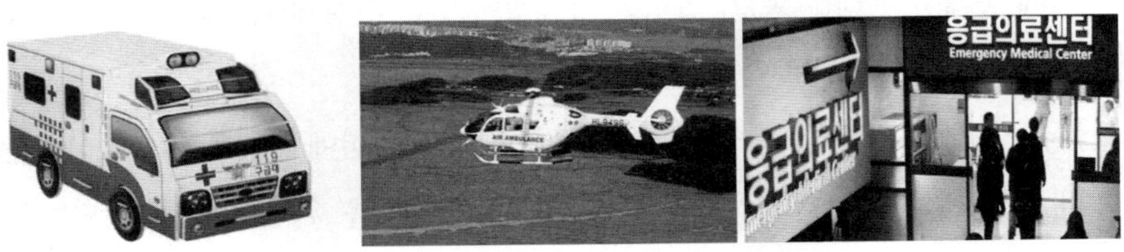

그림 5-1 응급의료 환자 수송

(5) 예비병상의 확보 및 유지

① 응급의료기관이 의료법 제33조의 규정에 따라 확보하여야 하는 예비병상의 수는 「의료법」 제33조제4항에 따라 허가받은 병상 수의 100분의 1 이상(병 · 의원의 경우에는 1병상 이상)으로 한다.

② 응급의료기관은 응급실을 전담하는 의사가 입원을 의뢰한 응급환자에 한하여 제1항의 규정에 의한 예비병상을 사용하게 하여야 한다. 다만, 최근의 응급환자발생 상황과 다음 날의 예비병상 확보가능성 등을 감안하여 매일 오후 10시 이후에는 응급실에 있는 응급환자 중 입원 등의 필요성이 더 많이 요구되는 환자의 순으로

예비병상을 사용하도록 할 수 있다.

2) 응급의료에 관한 법률

(1) 목적(제1조)

이 법(응급의료에 관한 법률)은 국민들이 응급상황에서 신속하고 적절한 응급의료를 받을 수 있도록 응급의료에 관한 국민의 권리와 의무, 국가 · 지방자치단체의 책임, 응급의료제공자의 책임과 권리를 정하고 응급의료자원의 효율적 관리에 필요한 사항을 규정함으로써 응급환자의 생명과 건강을 보호하고 국민의료를 적정하게 함을 목적으로 한다.

(2) 용어의 정의(제2조)

이 법에서 사용하는 용어의 뜻은 다음과 같다.

① "응급환자"란 질병, 분만, 각종 사고 및 재해로 인한 부상이나 그 밖의 위급한 상태로 인하여 즉시 필요한 응급처치를 받지 아니하면 생명을 보존할 수 없거나 심신에 중대한 위해(危害)가 발생할 가능성이 있는 환자 또는 이에 준하는 사람으로서 보건복지부령으로 정하는 사람을 말한다.

② "응급의료"란 응급환자가 발생한 때부터 생명의 위험에서 회복되거나 심신상의 중대한 위해가 제거되기까지의 과정에서 응급환자를 위하여 하는 상담 · 구조(救助) · 이송 · 응급처치 및 진료 등의 조치를 말한다.

③ "응급처치"란 응급의료행위의 하나로서 응급환자의 기도를 확보하고 심장박동의 회복, 그 밖에 생명의 위험이나 증상의 현저한 악화를 방지하기 위하여 긴급히 필요로 하는 처치를 말한다.

④ "응급의료종사자"란 관계 법령에서 정하는 바에 따라 취득한 면허 또는 자격의 범위에서 응급환자에 대한 응급의료를 제공하는 의료인과 응급구조사를 말한다.

⑤ "응급의료기관"이란 「의료법」 제3조에 따른 의료기관 중에서 이 법에 따라 지정된 중앙응급의료센터, 권역응급의료센터, 전문응급의료센터, 지역응급의료센터 및 지역응급의료기관을 말한다.

⑥ "구급차등"이란 응급환자의 이송 등 응급의료의 목적에 이용되는 자동차, 선박 및

항공기 등의 이송수단을 말한다.

⑦ "응급의료기관 등"이란 응급의료기관, 구급차 등의 운용자 및 응급의료지원센터를 말한다.

⑧ "응급환자이송업"이란 구급차 등을 이용하여 응급환자 등을 이송하는 업(業)을 말한다.

(3) 응급의료종사자의 권리와 의무(응급의료의 거부금지 등(제6조)

① 응급의료기관등에서 근무하는 응급의료종사자는 응급환자를 항상 진료할 수 있도록 응급의료업무에 성실히 종사하여야 한다.

② 응급의료종사자는 업무 중에 응급의료를 요청받거나 응급환자를 발견하면 즉시 응급의료를 하여야 하며 정당한 사유 없이 이를 거부하거나 기피하지 못한다.

(4) 응급환자에 대한 우선 응급의료 등(제8조)

① 응급의료종사자는 응급환자에 대하여는 다른 환자보다 우선하여 상담 · 구조 및 응급처치를 하고 진료를 위하여 필요한 최선의 조치를 하여야 한다.

② 응급의료종사자는 응급환자가 2명 이상이면 의학적 판단에 따라 더 위급한 환자부터 응급의료를 실시하여야 한다.

(5) 응급의료의 설명 · 동의(제9조)

① 응급의료종사자는 다음 각 호의 어느 하나에 해당하는 경우를 제외하고는 응급환자에게 응급의료에 관하여 설명하고 그 동의를 받아야 한다.

㉮ 응급환자가 의사결정 능력이 없는 경우

㉯ 설명 및 동의절차로 인하여 응급의료가지체되면 환자의 생명이 위험하여지거나 심신상의 중대한 장애를 가져오는 경우

② 응급의료종사자는 응급환자가 의사결정능력이 없는 경우 법정대리인이 동행하였을 때에는 그 법정대리인에게 응급의료에 관하여 설명하고 그 동의를 받아야 하며, 법정대리인이 동행하지 아니한 경우에는 동행한 사람에게 설명한 후 응급처치를 하고 의사의 의학적 판단에 따라 응급진료를 할 수 있다.

③ 응급의료에 관한 설명 · 동의의 내용 및 절차 등에 관하여 필요한 사항은 보건복지부령으로 정한다.

(6) 응급환자의 이송(제11조)

① 의료인은 해당 의료기관의 능력으로는 응급환자에 대하여 적절한 응급의료를 할 수 없다고 판단한 경우에는 지체 없이 그 환자를 적절한 응급의료가 가능한 다른 의료기관으로 이송하여야 한다.

② 의료기관의 장은 제1항에 따라 응급환자를 이송할 때에는 응급환자의 안전한 이송에 필요한 의료기구와 인력을 제공하여야 하며, 응급환자를 이송받는 의료기관에 진료에 필요한 의무기록(醫務記錄)을 제공하여야 한다.

③ 의료기관의 장은 이송에 든 비용을 환자에게 청구할 수 있다.

④ 응급환자의 이송절차, 의무기록의 이송 및 비용의 청구 등에 필요한 사항은 보건복지부령으로 정한다.

5-2 | 응급환자관리

학습목표 | 1. 응급환자의 접수/수납업무를 수행할 수 있다.

1. 응급환자 관리

(1) 응급환자

「응급의료에 관한 법률」에서 "응급환자"란 [별표 1]의 응급증상 및 이에 준하는 증상 및 위의 증상으로 진행될 가능성이 있다고 응급의료종사자가 판단하는 증상이 있는 자를 말한다.

(2) 응급환자 중증도 분류

① 응급의료기관의 장 및 구급차등의 운용자는 응급환자 등에 대한 신속하고 적절한 이송 · 진료와 응급실의 감염예방을 위하여 보건복지부령으로 정하는 바에 따라 응급환자 등의 중증도를 분류하고 감염병 의심환자 등을 선별하여야 한다. (법 제31조의4제1항)

이때 응급의료기관의 장은 법 제31조의4제1항에 따라 응급실의 입구에 환자분류소를 설치하여 보건복지부장관이 정하는 교육을 이수한 의사, 간호사 또는 1급 응급구조사가 응급환자 등의 중증도를 분류하고, 감염병 의심환자 등을 선별하도록 해야 한다. ② 제①항에 따라 응급환자 등의 중증도를 분류하거나 감염병 의심환자 등을 선별할 때에는 환자의 주요증상, 활력징후(호흡, 맥박, 혈압, 체온), 의식 수준, 손상 기전, 통증 정도 등을 고려해야 하며 그 세부적인 기준 · 방법 및 절차 등은 보건복지부장관이 고시하는 한국 응급환자 중증도 분류기준에 따른다.

표 5-1 응급환자 중증도 분류

구분	내용
(1) 긴급환자(Urgent)	수분 혹은 빠른시간 이내에 치료하지 않으면 사망하거나 신체에 치명적인 영향이 초래되는 환자들로서 아래와 같이 분류할 수 있다. ① 기도와 호흡에 관한 문제 환자 ② 심정지 ③ 피가 모자랄 정도의 출혈 ④ 개방성 흉부 또는 복부좌상 ⑤ 심한 두부손상이나 의식감소를 동반한 두부손상 ⑥ 주요 또는 합병증이 있는 화상 ⑦ 긴장성 기흉 ⑧ 심장압전(Pericardial Tamponade) ⑨ 합병증이 심각한 의학적 환자 : 중독, 합병증을 동반한 당뇨, 심질환, 임신 등
(2) 응급환자(Emergent)	수시간 이내에 치료하지 않으면 사망 혹은 합병증 발생률이 높은 환자들로서 다음과 같이 분류할 수 있다. ① 척추손상이 동반된 배부손상 ② 합병증이 없는 화상 ③ 주요 개방성 다발성골절 ④ 안손상 (Eye Injuries) ⑤ 안정성 복부손상 예) 악성고혈압, 폐부종, 심막염, 척추압박, 대박작, 급성 간성뇌병증, 급성신부전 등
(3) 비응급환자 (non-Urgent)	수시간 이후에 치료하여도 생명과 관계가 적다고 판단되는 경증환자들이다. 예) 단순골절, 염좌, 열상, 연조직 손상, 고혈압, 관절염 등
(4) 지연환자	사망하였거나 생존가능성이 없는 환자로 응급실 도착당시 사망환자 등을 말한다.

(3) 환자관리

환자가 응급실에 도착하게 되면 환자 상태에 대한 의학적 판단에 따라 응급처치 및 응급의료가 신속하게 제공되어야 한다. 응급실로 내원한 대부분의 환자는 무의식 상태이거나 보호자 없이 단독 내원 또는 보호자가 있더라도 급박하게 추진되어야 할 응급상황에 합리적으로 대처할 경황이 없기 때문에 계속적인 진료를 위한 행정 절차를 차근차근 수행하거나 치료비와 관련된 준비 및 적극적인 협조를 얻기가 매우 어렵다. 응급실 업무는 이처럼 긴박한 반면, 정형화하기 어려우므로 원무담당자는 아래의 내용과 같은 여러 가지 어려운 문제에 관한 해결 방안을 강구하고 급박한 상황에 신속하고 합리적으로 대처할 수 있는 능력을 갖추는 것이 중요하다.

(4) 퇴실환자 및 구급차 관리

① 귀가하는 환자

응급진료 후 귀가할 때 퇴원약이나 주의사항을 알려주고 다음 내원이 필요한 경우 진료 예약 후 내원일자, 진료과 및 담당의사를 안내한다.

② 자진 퇴실하는 환자

진료 종료 전에 환자나 보호자의 요구에 의하여 귀가할 경우 향후 주의사항 등을 안내한다.

③ 타 의료기관 이송(전원)하는 환자

병원의 진료능력이나 환자 측 요구에 의해 타 의료기관으로 이송할 경우에는 해당병원의 사정을 확인한 후 환자의 상태, 검사결과 및 처치내용이 적힌 “응급환자 진료의뢰서(별지 제2호서식)” 및 영상 CD를 함께 보낸다. 환자의 상태가 위중할 때는 반드시 구급차를 이용하도록 하며 필요시 의사나 간호사가 또는 응급구조사가 동행하도록 한다.

④ 탈원(脫院) 환자관리

응급실 담당간호사는 환자 치료 중 환자가 탈원(도주)하였을 경우에는 [탈원보고서]를 작성하여 원무부서에 통보하도록 하며 원무담당자는 보고내용을 접수하고 병원의 환자관리 방침에 따라 조치를 취하도록 한다.

⑤ 구급차관리

구급차는 응급환자의 이송 등 본래의 목적으로만 사용할 수 있도록 관리되어야 하며, 또한 구급차는 응급상황을 제외하고는 가능한 하루 전에 배차신청을 하는 것이 효과적이다. 또한 구급차는 부득이한 경우를 제외하고 타 진료권 장거리 운행을 제한하도록 한다.

<table>
<tr><td colspan="4">[별지 제2호서식] 응급환자진료의뢰서</td></tr>
<tr><td rowspan="2">환자명</td><td>성 명</td><td>생년월일</td><td>성별
(남 , 여)</td></tr>
<tr><td colspan="3">주 소</td></tr>
<tr><td rowspan="2">보호자</td><td colspan="3">성 명</td></tr>
<tr><td colspan="2">주 소</td><td>전화번호</td></tr>
<tr><td>도착시간</td><td colspan="3">년 월 일 시 분</td></tr>
<tr><td>응급처치 시간</td><td colspan="3">일 시 분 ~ 일 시 분</td></tr>
<tr><td>응급처치 전 환자 상태</td><td colspan="3"></td></tr>
<tr><td>응급처치 후 환자 상태</td><td colspan="3"></td></tr>
<tr><td>응급처치 사항</td><td colspan="3"></td></tr>
<tr><td>다른 기관으로 이송한 시각</td><td colspan="3">년 월 일 시 분</td></tr>
<tr><td>이송결정 이유</td><td colspan="3"></td></tr>
<tr><td>송부서류 등</td><td colspan="3"></td></tr>
<tr><td>이송구급차</td><td colspan="2">차량번호 :</td><td>동승 응급의료종사자 :</td></tr>
<tr><td>담당의사소견 기타</td><td colspan="3"></td></tr>
<tr><td colspan="4">년 월 일</td></tr>
<tr><td colspan="3">의료기관</td><td></td></tr>
<tr><td colspan="3">담당의사</td><td>면허번호 호</td></tr>
<tr><td colspan="3">성명</td><td>(서명 또는 인)</td></tr>
</table>

⑥ 구급차에 갖추어야 할 의료장비 및 구급의약품

특수 및 일반구급차에 갖추어야 할 의료장비 및 구급의약품 현황은 다음과 같으며, 응급실 관리담당자는 수시 확인 및 점검하고 응급의료기관 평가에 대비하여야 한다.

표 5-2 응급차에 갖추어야 할 의료장비 및 구급의약품

구급차등에 갖추어야 하는 의료장비 · 구급의약품 및 통신장비의 기준(제38조제3항)		
1. 특수구급차		
구분	장비분류	장 비
의료장비	1) 기도 확보 유지	가) 후두경 등 기도삽관장치(기도삽관튜브 등 포함) 나) 기도확보장치(구인두기도기, 비인두기도기 등)
	2) 호흡 유지	가) 의료용 분무기(기관제 확장제 투여용) 나) 휴대용 간이인공호흡기(자동식) 다) 성인용 · 소아용 산소 마스크(안면용 · 비재호흡 · 백밸브) 라) 의료용 산소발생기 및 산소공급장치 마) 전동식 의료용 흡인기(흡인튜브 등 포함)
	3) 심장 박동 회복	자동심장충격기(Automated External Defibrillator)
	4) 순환 유지	정맥주사세트
	5) 외상 처치	가) 부목(철부목, 공기 또는 진공부목 등) 및 기타 고정장치(경추 · 척추보호대 등) 나) 외상처치에 필요한 기본 장비(압박붕대, 일반거즈, 반창고, 지혈대, 라텍스장갑, 비닐장갑, 가위 등)
구급의약품	1) 의약품	가) 비닐 팩에 포장된 수액제제(생리식염수, 5%포도당용액, 하트만용액 등) 나) 에피네프린(심폐소생술 사용용도로 한정한다) 다) 아미오다론(심폐소생술 사용용도로 한정한다) 라) 주사용 비마약성진통제 마) 주사용 항히스타민제 바) 니트로글리세린(설하용) 사) 흡입용 기관지 확장제
	2) 소독제	가) 생리식염수(상처세척용) 나) 알콜(에탄올) 또는 과산화수소수 다) 포비돈액
2. 일반구급차		
구분	장비분류	장 비
의료장비	1) 기도 확보 유지	기도확보장치(구인두기도기, 비인두기도기 등)
	2) 호흡 유지	가) 성인용 · 소아용 산소 마스크(안면용 · 비재호흡 · 백밸브) 나) 의료용 산소발생기 및 산소공급장치 다) 전동식 의료용 흡인기(흡인튜브 등 포함)
	3) 순환 유지	정맥주사세트
	4) 외상 처치	외상처치에 필요한 기본 장비(압박붕대, 일반거즈, 반창고, 지혈대, 라텍스장갑, 비닐장갑, 가위 등)
구급의약품	1) 의약품	가) 비닐 팩에 포장된 수액제제(생리식염수, 5%포도당용액, 하트만용액 등) 나) 에피네프린(심폐소생술 사용용도로 한정한다) 다) 아미오다론(심폐소생술 사용용도로 한정한다)
	2) 소독제	가) 생리식염수(상처세척용) 나) 알콜(에탄올) 또는 과산화수소수 다) 포비돈액

⑦ 구급차등 운용의 통보 또는 신고 절차

응급의료에 관한 법 제44조의2제1항 또는 제2항에 따라 구급차등의 운용을 통보 또는 신고하려는 자는 관계 법령에 따라 구급차등을 등록한 후 10일 이내에 구급차 등 운용 통보(신고)서(별지 제15호의5서식)를 다음 각 호의 구분에 따라 시장 · 군수 · 구청장에게 제출하여야 한다.

구급차등의 운용위탁에 대한 기준 및 절차(제36조 관련)
1. 구급차등의 운용을 위탁한 의료기관과 그 위탁을 받은 자는 위탁 구급차등의 등록번호, 응급환자 이송업 허가번호, 구급차 등 운용 신고번호, 운용 인력의 명단 및 자격 등을 위탁계약서에 명시하여 작성하여야 한다. 2. 구급차등의 운용을 위탁한 의료기관은 그 위탁을 받은 자에 대하여 다음 각 목의 사항을 6개월에 1회 이상 정기적으로 지도 및 점검하여야 한다. 가. 「구급차의 기준 및 응급환자 이송업의 시설기준 등 기준에 관한 규칙」의 준수 여부 나. 수탁기관 소속 응급구조사가 별표 13에 따른 응급구조사의 준수사항을 지켰는지 여부 다. 법 제43조에 따른 보수교육 이수 여부 3. 구급차 등의 운용을 위탁받은 자는 위탁 의료기관의 구급차 등 운용이 필요한 경우 즉시 운용이 가능하도록 하여야 한다. 4. 구급차 등의 운용을 위탁받은 자는 이를 위탁한 의료기관의 장에게 위탁 구급차 등의 월별 운행기록을 매월 10일까지 제출하여야 한다.

(5) 응급실 출입 제한(규칙 제18조의4)

① 응급의료에 관한 법률 제31조의5제1항제3호에 따라 응급의료기관의 장이 응급실 출입을 허용할 수 있는 환자의 보호자는 1명으로 한다. 다만, 다음 각 호의 경우에는 2명으로 할 수 있다.

1. 소아, 장애인, 술 취한 사람 또는 정신질환자의 진료 보조를 위하여 필요한 경우
2. 그 밖에 진료 보조를 위하여 응급의료기관의 장이 필요하다고 인정하는 경우

② 응급실 환자의 보호자로서 다음 각 호의 어느 하나에 해당하는 사람은 응급실에 출입하여서는 아니 된다.

㉮ 발열 · 기침 등 감염병의 의심 증상이 있는 사람

㉯ 응급의료 종사자에게 위해를 끼치거나 끼칠 위험이 있는 사람

㉰ 술 취한 사람, 폭력행위자 등 다른 환자의 진료에 방해가 될 수 있는 사람

㉱ 그 밖에 응급의료기관의 장이 응급환자의 신속한 진료와 응급실 감염예방 등을 위하여 출입을 제한할 필요가 있다고 인정하는 사람

③ 응급의료기관의 장은 법 제31조의5제1항제3호에 따라 응급실에 출입하는 사람에

게 출입증을 교부하여야 한다.

④ 응급의료기관의 장은 제1항에 따라 응급실에 출입하는 사람의 성명, 환자와의 관계, 입실 · 퇴실 일시, 연락처, 발열 · 기침 여부 등을 기록(전자문서 기록 포함) · 관리하고, 1년간 보존하여야 한다.

⑤ 응급의료기관의 장은 응급실 출입 제한에 관한 세부 사항을 응급실 입구 등에 게시하여야 한다.

(6) 환자 요구사항

응급실을 이용하여 환자의 경우 가족이나 이송한 사람의 판단에 의해 즉각적이고 무조건적인 의료서비스를 요구하게 된다. 응급환자는 상병의 성격으로 보아 교통사고나 화상, 산업재해 등 사고로 인한 외상환자와 외상은 없으나 즉각적인 진단이나 치료가 요구되는 환자, 자살목적의 약물복용이나 연탄가스 중독 등과 같은 중독환자, 뇌출혈 등 출혈, 간성혼수나 당뇨에 의한 혼수상태의 환자, 급성충수염이나 복막염 등과 같은 여러 종류의 환자로 분류할 수 있다.

(7) 응급환자 진료절차 및 유의사항

① 응급환자 도착 시

㉮ 의학적 분류

㉠ 응급환자의 도착 시에는 빠른 시간 내에 사고나 상병의 원인, 상태를 파악하고 즉시 치료에 들어갈 수 있는 의학적 판단에 의한 분류가 선행되어야 한다.

㉡ 출혈이 심하거나 즉각적인 처치가 필요한 중독의 경우 즉시 치료에 들어가도록 조치하여야 한다.

㉯ 진료의 방향설정

진료의 방향설정은 상해나 상병의 발생원인에 따라 이루어지고 있으며 보험급여여부 판단의 자료가 된다. 동행한 보호자나 연고자의 첫 진술이 매우 중요하고 후일 법적인 근거 자료가 되므로 체계적이고 정확한 기록이 되어야 한다. 가해자와 합의 후 의료보험 급여를 요구하거나 첫 진술 후에 가해자와 합의하고 건강보험급여를 목적으로 진술을 번복하는 경우가 많기 때문에 후일 상해진단서 발급이나 "급여제한여부조회서"의 기초자료로 이용되므로 가능한 진술자의 인적사항까지 기록해 두는 것이 좋다.

㉰ 무연고자 처리

응급사고로 인한 무연고자인 경우에는 진료비계산에 문제가 있으므로 동행자나 이송자의 차량번호 및 인적사항을 파악하여 둔다.

경찰이 후송한 경우에는 "응급 행려환자 의뢰서"를 받아 두고 무연고자로 확인되어 진료비계산이 어려운 경우에는 관할 시 · 군 · 구청을 통하여 의료급여증을 발급 받을 수 있도록 처리하여야 한다.

㉱ 무의식환자의 소지품

환자의 인적사항을 파악하기 위하여 이송자나 간호사, 직원 및 타 보호자 등 여러 사람이 함께 환자의 소지품을 정리하고 목록을 작성하여 도난이나 분실을 예방하고 신분증이 있을 때는 보호자에게 신속히 연락을 취한다. 종종 많은 액수의 돈이나 중요한 서류를 분실하였다하여 응급실직원을 고발하는 경우가 있다. 경찰관이 이송한 경우에는 경찰관이 환자의 물품을 정리하고 인계하도록 한다.

② 응급원무 접수

㉮ 진료신청 · 접수

응급실을 내원한 환자의 경우 진료접수와 관계없이 우선 진료에 들어가게 되며 보호자로 하여금 진료접수를 하도록 한다. 진료 신청서 상에 인적사항을 기록하여 건강보험(또는 의료급여)의 경우 건강보험증과 함께 제출하도록 한다. 이때 질환이나 외상여부를 보호자에게 문의하여야 하고 건강보험증은 보관하였다가 입원수속을 하거나 귀가시에는 진료비 수납 후 돌려주도록 한다.

㉯ 무연고자의 진료

㉠ 보호자가 없는 환자가 응급실에 내원하여 응급의료법에 의거 진료비와 관계없이 응급진료를 제공하여야 하며, 보호자가 없는 경우나 진료비가 미리 확보되지 않았더라도 후수납이 가능하도록 하여야 한다.

㉡ 응급환자개인별로 파일을 만들어 환자와 관련된 사고나 질병내용, 건강보험증과 각종 처방전을 동시에 보관하여 귀가시 정리하거나 입원 시에는 담당자에게 인계하여 연계관리가 가능하도록 처리 하여야 한다.

㉰ 환자의 급여유형 파악

응급실 접수 시 환자의 유형을 분류하기 위해 사고의 원인이나 질병상태를 파악하여야 한다. 의심스러운 경우에는 응급환자 진료기록을 열람하여 사고원인을 파악하고 수급자격관리를 하여야 한다.

㉱ 진료접수 등록

진료신청서에 의해 전산에 접수. 등록을 하고 응급실이용에 따른 진료비청구를 위하여 진료과목을 입력하여야 한다. 건강보험 대상자로서 건강보험증을 미제출한 경우 최근 이용 여부에 따라 급여 여부를 결정하여 등록한다. 과거 병원을 이용했던 기록이 있더라도 오랜 기간이 경과한 경우나 건강보험증 미제출 시에는 일반(NI : Non-Insurance)으로 등록하고 귀가 시에는 14일 이내에 보험증을 지참하여 환불을 받아 가도록 안내한다.

③ 환자유형별 처리방법

㉮ 상해환자

고의로 상해(傷害)를 일으키거나 건강보험급여 행위에 제한사유에 해당 될 경우에는 환자 또는 보호자에게 설명을 한다(단, 환자가 건강보험 급여처리를 희망할 경우는 국민건강보험공단에 "급여제한여부조회서(별지 제3호 서식)"를 발송하여 급여결정여부를 회신 받아 보험적용여부를 결정하도록 한다.)

㉯ 약물중독

약물중독(Drug Intoxication : DI)은 자살목적으로 음독 또는 약물과다 복용인 경우는 보험급여가 제한됨을 설명하고 보호자가 거짓된 행위로 건강보험급여를 받으려고 의심되는 때는 "급여제한여부조회서"를 발송하여 급여결정여부를 회신 받아 보험적용여부를 결정하도록 한다.

㉰ 교통사고환자 접수

1차적으로 접수한 보호자에게 교통사고 여부를 확인하고 보험가입여부, 차량번호, 피보험자를 확인하고 6하 원칙에 의해서 사고경위를 확인한다. 보험가입자의 경우에는 사고접수번호를 확인 후 해당보험사에 연락하여 "진료비지급보증서"를 Fax 등을 이용하여 문서로 제공받아 진료비 처리를 후불로 처리할 수 있도록 조치하고 보험사와 연락을 취할 수 없는 경우에는 보호자에게 진료비를 수납 후 보험사에 청구할 수 있도록 안내한다. 자동차사고의 경우 보호자나 운전자의 진술만으로 보험급여 적용여부 확인이 불가능 하므로 병원근무자는 중간적인 입장에서 병원의 업무처리방침을 안내하여 주고 양측이 스스로 시비를 가리도록 한다.

㉣ 응급실 도착 전 사망(Dead on arrival : DOA) 및 치료 중 사망

응급실 도착 전에 사망하거나 응급실 치료 중에 사망하는 경우에는 주치의의 사망 판정 후 영안실 등으로 이송시키도록 한다. 사망환자의 경우에는 응급실 도착 전 사망시에는 사체검안서를 발급하고 응급치료 후에 사망한 경우에는 사망진단서를 발급하도록 한다. 이때 사망의 원인은 외인사로 표시하되 입관하기 전에 반드시 관할 경찰관서에 신고하여 검사 지휘서를 받는 절차를 이행하도록 한다.

㉤ 진단서, 의무기록복사로 접수하는 환자

접수 시 위임장, 가족관계증명서, 신분증을 확인 후 접수하며 응급실로 내원하여 응급실 진료를 받은 경우 응급실 접수 후 발급 가능하다. 의무기록실에서는 업무시간 외에 환자가 내원하였을 경우 발급 가능한 사항에 대해 설명한다.

4) 처방전 관리 및 진료비계산

(1) 처방전관리

① 환자 file의 관리

환자와 관련된 내용을 한눈에 파악할 수 있게 파일을 만들고, 환자의 내원 경위와 관련된 개인카드, 건강보험증은 물론 진료 중 발생되는 각종 검사, 촬영, 처치 등이 이루어지는 처방전을 개인별로 보관한다.

② 지불보증서

응급실에서 검사하는 각종항목은 건강보험의 경우는 후납을, 일반환자는 상황에 따라 선 수납하도록 한다.

진료후 도주(Escape)하는 환자가 빈번하게 발생할 수 있으므로 건강보험환자의 경우에는 건강보험증을 반드시 보관하고 사고나 상해 등의 경우 및 건강보험증 미지참 시에는 보호자의 "진료비지불보증서"를 받아 둔다.

응급환자가 본인부담능력이 없는 경우에는 국민건강보험공단에서 본인부담진료비를 지불해주는 「대지급금제도」를 이용하면 된다.

(2) 진료비의 계산

처방전의 입력 및 영수증 발행에 대하여는 외래의 경우와 비슷하나, 응급의료관리료가 추가된다. 그리고 6시간 이상 응급실에 머무르는 경우에는 입원으로 간주하여 진료비가 산정되므로 입원환자관리료를 산정할 수 있는 반면, 환자는 입원수가에 의해 계산하게 되어 본인부담진료비는 줄어들게 된다. 병실부족으로 6시간 이상 응급실에 계속 대기하는 경우에는 입원으로 등록한 후 발생되는 각종 처방전을 수시로 입력하여 진료비를 계산하도록 하고 귀가 시에는 가 퇴원으로 계산할 수 있도록 한다. 응급 의료관리료는 응급센터나 응급의료기관으로 지정된 병원에 한하며 응급증상의 상병인 경우에 한하여 산정할 수 있다.

5) 응급환자 입원수속 및 마감

(1) 입원수속

① 입원결정

환자가 응급실에서 진료를 받은 결과 담당의사가 입원을 요한다고 판단하면 의사는 입원결정서를 발급한다. 입원결정서에는 입원수속 및 진료에 참고할 수 있는 기본사항들이 표시되며, 등록번호, 성명, 병명, 수술예정일자, 격리여부, 식사구분 등을 기재한다.

② 입원우선순위 결정

입원지시서를 발급받은 순서대로 하는 것이 원칙이나 환자의 상태나 증상, 성별, 진료과, 감염성 질환 등에 따라 입원순서가 달라질 수 있다. 이때 환자의 중증도에 대한 의료진의 의견을 반영하여 입원순서를 결정한다.

(2) 응급실 마감업무

① 응급실 외래수납마감

각 교대근무자는 업무종료시간 1시간 전 사번을 교체하고, 근무교대시 외래, 응급 등 부문별로 수납금액을 합산한 후 준비금과 환전금액 및 관계서류를 다음 근무자에게 인계한다.

② **입 · 퇴원마감**

㉮ 원무일지 작성을 통해 내원 및 진료환자의 기록과 문제환자, 교통사고 환자 등을 기록한 후 일지는 원무부서장에게 1일 결재를 득한다.

㉯ 미수발생에 대해서는 미수종류를 구분하고, 외래 진료비계산서와 구비서류를 인계한다.

㉰ 교대근무자는 응급실 수입집계표를 출력한 후 현재 수납액과 비교하여 수입확인 후 교대하며, 수입액을 마감 및 은행에 입금토록 한다.

5-3 | 응급의료수가 관리

학습목표	1. 응급실 내원환자의 응급의료수가를 적용할 수 있다.

1. 응급의료수가의 지급기준

(1) 응급의료수가의 지급기준(법 제23조)

① 응급의료수가(應急醫療酬價)의 지급기준은 보건복지부장관이 정한다.

② 보건복지부장관은 제1항에 따른 응급의료수가의 지급기준을 정할 때 제17조에 따른 응급의료기관에 대한 평가 결과를 반영하여 응급의료수가에 차등(差等)을 둘 수 있다.

③ 응급처치료 가산

응급처치료는 "응급의료에 관한 법률"에 의한 응급의료관리료 산정대상 응급환자에게 응급의료수가기준액표 (나) "응급처치료"의 해당항목을 실시한 경우에는 주야 관계없이 소정점수의 50%를 가산하며, 의료기관종별 가산율을 적용한다(요양급여기준 및 진료수가기준 참조).

2. 응급의료수가

(1) 응급 기본진료료

① 응급의료관리료(Management of Emergency Care)

㉮ 「응급의료에 관한 법률」에 의한 응급의료기관이 응급실에서 응급환자 또는 응급실에 내원한 환자에게 응급처치 및 응급의료를 행한 경우에는 초일에 한하여 응급의료관리료를 산정한다.(응급의료관리료는 중앙응급의료센터 및 권역응급의료센터와 지역응급의료센터 · 지역응급의료기관의 수가는 다름)

㉯ 「응급의료에 관한 법률」에 따른 응급의료기관 평가결과에 따라 중증응급환자 진료구역 관찰료는 기관등급별로 다음과 같이 가감한다.(단, 지역응급의료기관은 가감대상에서 제외한다)

다음
(1) A등급 : 응급의료관리료 소정점수의 10% 가산 (2) B등급 : 응급의료관리료 소정점수로 산정 (3) C등급 : 응급의료관리료 소정점수의 10% 감산

㉰ 응급의료관리료는 진찰료와 함께 산정 할 수 있으며 종별 및 야간가산율은 적용되지 않는다.

㉱ 응급의료관리료는 응급증상 및 응급증상에 준하는 증상인 환자에게만 산정한다.

㉲ 응급실 내원자 중 응급증상에 해당되지 않는 경우에는 응급의료관리료를 전액 환자가 부담한다(100 : 100항목)

표 5-3 응급증상 및 이에 준하는 증상

[별표 1] 응급증상 및 이에 준하는 증상(제2조 제1호 관련)
1. 응급증상 가. 신경학적 응급증상 : 급성의식장애, 급성신경학적 이상, 구토 · 의식장애 등의 증상이 있는 두부 손상 나. 심혈관계 응급증상 : 심폐소생술이 필요한 증상, 급성호흡곤란, 심장질환으로 인한 급성 흉통, 심계항진, 박동이상 및 쇼크 다. 중독 및 대사장애 : 심한 탈수, 약물 · 알콜 또는 기타 물질의 과다복용이나 중독, 급성대사장애(간부전 · 신부전 · 당뇨병 등) 라. 외과적 응급증상 : 개복술을 요하는 급성복증(급성복막염 · 장폐색증 · 급성췌장염 등 중한 경우에 한함), 광범위한 화상(외부신체 표면적의 18% 이상), 관통상, 개방성 · 다발성 골절 또는 대퇴부 척추의 골절, 사지를 절단할 우려가 있는 혈관 손상, 전신마취하에 응급수술을 요하는 중상, 다발성 외상 마. 출혈 : 계속되는 각혈, 지혈이 안되는 출혈, 급성 위장관 출혈 바. 안과적 응급증상 : 화학물질에 의한 눈의 손상, 급성 시력 손실 사. 알러지 : 얼굴 부종을 동반한 알러지 반응 아. 소아과적 응급증상 : 소아경련성 장애 자. 정신과적 응급증상 : 자신 또는 다른 사람을 해할 우려가 있는 정신장애 2. 응급증상에 준하는 증상 가. 신경학적 응급증상 : 의식장애, 현훈 나. 심혈관계 응급증상 : 호흡곤란, 과호흡 다. 외과적 응급증상 : 화상, 급성복증을 포함한 배의 전반적인 이상증상, 골절 · 외상 또는 탈골, 그 밖에 응급수술을 요하는 증상, 배뇨장애 라. 출혈 : 혈관손상 마. 소아과적 응급증상 : 소아 경련, 38℃ 이상인 소아 고열(공휴일 · 야간 등 의료서비스가 제공되기 어려운 때에 8세 이하의 소아에게 나타나는 증상을 말한다) 바. 산부인과적 응급증상 : 분만 또는 성폭력으로 인하여 산부인과적 검사 또는 처치가 필요한 증상 사. 이물에 의한 응급증상 : 귀 · 눈 · 코 · 항문 등에 이물이 들어가 제거술이 필요한 환자

▣ 응급의료관리료 산정기준과 수납방법

㉠ 응급의료관리료는 응급의료에 관한 법률에 의거 응급의료센터 및 응급의료기관에 내원한 환자 중 초일에 한하여 산정한다.

㉡ 응급의료관리료는 진찰료와 함께 산정 할 수 있으며, 종별 및 야간가산율은 적용 않는다.

㉢ 응급의료관리료는 응급증상 및 응급증상에 준하는 증상인 환자에게만 산정한다.

㉣ 응급실 내원자 중 응급증상에 해당되지 않는 경우에는 응급의료관리료를 전액 환자가 부담한다(100 : 100항목임) : 두통, 감기, 류미티스관절염, 관절통, 염좌 등이다.

(2) 응급진료 전문의 진찰료

① 중증응급환자 또는 중증응급의심환자를 중앙응급의료센터, 권역응급의료센터, 권역외상센터, 소아전문응급의료센터, 지역응급의료센터 응급실에서 전문의가 직접 진료한 경우에 산정한다.

② 해당 항목의 소정점수만을 산정하고 공휴 · 야간 가산 등을 포함한 모든 가산은 적용하지 아니한다. 다만, 소아전문응급의료센터에 내원한 만6세 미만의 소아에 대한 가산은 별도 산정한다.

(3) 중증응급환자 진료구역 관찰료

① 중증응급환자 진료구역관찰료는 중증응급환자 또는 중증응급의심환자가 「응급의료에 관한 법률」 시행규칙에 의한 중앙응급의료센터, 권역응급의료센터, 소아전문응급의료센터의 중증응급환자 진료구역 병상을 배정받아 진료받은 경우 1회에 한하여 산정한다.

② 「응급의료에 관한 법률」에 따른 응급의료기관 평가결과에 따라 중증응급환자 진료구역 관찰료는 기관등급별로 다음과 같이 가감한다.

다음
(1) A등급 : 중증응급환자 진료구역 관찰료 소정점수의 20% 가산 (2) B등급 : 중증응급환자 진료구역 관찰료 소정점수로 산정 (3) C등급 : 중증응급환자 진료구역 관찰료 소정점수의 20% 감산

③ 간호인력확보수준에 따른 중증응급환자 진료구역관찰료 차등제

㉮ 간호인력확보수준에 따른 등급은 2016년 진료분부터 적용하며, 「응급의료에 관한 법률」에 따른 전년도 응급의료기관 평가결과에 따라 다음연도에 1년간 적용한다.

㉯ 간호인력확보수준에 따라 등급별로 중증응급환자 진료구역 관찰료를 다음과 같이 1등급~9등급으로 구분하여 가감한다.

다음
1등급 진료구역 관찰료 소정점수의 40% 가산, 2등급 30%가산, 3등급 20%가산, 4등급 155가산, 5등급 10% 가산, 6등급 5%가산, 7등급 관찰료 소정점수로 산정, 8등급 10% 감산, 9등급 20% 감산

(4) 응급환자 진료구역 관찰료

① 응급환자 진료구역 관찰료는 중증응급환자 또는 중증응급 의심환자가「응급의료에 관한 법률」 시행규칙에 의한 중앙응급의료센터, 권역응급의료센터, 소아전문응급의료센터, 지역응급의료센터의 응급환자 진료구역 병상을 배정받아 진료 받은 경우 1회에 한하여 산정한다.

②「응급의료에 관한 법률」에 따른 응급의료기관 평가결과에 따라 중증응급환자 진료구역 관찰료는 기관등급별로 다음과 같이 가감한다.

다음
(1) A등급 : 응급환자 진료구역 관찰료 소정점수의 20% 가산 (2) B등급 : 응급환자 진료구역 관찰료 소정점수로 산정 (3) C등급 : 응급환자 진료구역 관찰료 소정점수의 20% 감산

③ 간호인력확보수준에 따른 응급환자 진료구역관찰료 차등제

㉮ 간호인력확보수준에 따른 등급은 2016년 진료분 부터 적용하며, [응급의료에 관한 법률]에 따른 전년도 응급의료기관 평가결과에 따라 다음연도에 1년간 적용한다.

㉯ 간호인력확보수준에 따라 등급별로 응급환자 진료구역 관찰료를 다음과 같이 1등급~9등급으로 구분하여 가감한다.

다음
1등급 진료구역 관찰료 소정점수의 40% 가산, 2등급 30%가산, 3등급 20%가산, 4등급 155가산, 5등급 10% 가산, 6등급 5%가산, 7등급 관찰료 소정점수로 산정, 8등급 10% 감산, 9등급 20% 감산

(5) 응급전용 중환자실 관리료

① 응급전용 중환자실 관리료는 중증응급환자 또는 중증응급의심환자가「응급의료에 관한 법률」 시행규칙에 의한 중앙응급의료센터, 권역응급의료센터, 권역외상센터, 전문응급의료센터 응급전용 중환자실 병상에 입원하는 경우에 산정한다.

②「응급의료에 관한 법률」에 따른 응급의료기관 평가결과에 따라 중증응급환자 진료구역 관찰료는 기관등급별로 다음과 같이 가감한다.

다음
(1) A등급 : 응급전용 중환자실 관찰료 소정점수의 20% 가산 (2) B등급 : 응급전용 중환자실 관찰료 소정점수로 산정 (3) C등급 : 응급전용 중환자실 관찰료 소정점수의 20% 감산

(6) 응급의료행위

① 응급의료에 관한 법률에 의한 응급의료기관에 내원한 응급환자에게 응급실에서 별도(별표1)고시한 행위를 실시한 경우 소정점수의 50%를 가산한다.

② 중앙응급의료센터, 권역응급의료센터, 권역외상센터, 전문응급의료센터, 지역응급의료센터에서 중증응급환자 또는 중증응급 의심환자에게 대해 응급실 내원 후 응급실에서 24시간 이내 별도(별표2) 고시한 행위를 실시하는 경우 소정점수의 50%를 가산한다.

③ 중앙응급의료센터, 권역응급의료센터, 권역외상센터, 전문응급의료센터에서 중증응급환자 또는 중증응급 의심환자에게 대해 응급실 내원 후 응급실에서 24시간 이내 별도(별표3) 고시한 행위를 실시하는 경우 소정점수의 50%를 가산한다.

④ 다만, 권역외상센터의 경우 중증외상환자에게 별도(별표4)고시한 항목을 응급실 내원 후 24시간을 초과하여 실시한 경우에도 소정점수의 50%를 가산한다.

(7) 응급처치료 및 이송처치료 산정

① 응급처치료

"응급의료에 관한 법률"에 의한 응급의료관리료 산정대상 응급환자에게 응급의료수가기준액표 (나) "응급처치료"의 해당항목을 실시한 경우에는 소정점수의 50%를 가산한다.

② 이송처치료

응급의료에 관한 법률 제24조에 의거 이송처치료는 다음의 경우 산정한다.

- 구급차 등을 운용하는 자가 구급차등을 이용하여 응급환자 등을 이송하였을 때에는 보건복지부령으로 정하는 이송처치료를 그 응급환자로부터 받을 수 있다.
- 구급차 등을 운용하는 자는 구급차 등의 이용자로부터 제1항에 따른 이송처치료 외에 별도의 비용을 받아서는 아니 된다.

㉮ 적용기준

이송처치료기준액표는 응급의료에 관한 법률 제24조의 규정에 의하여 구급차를 운용하는 의료기관 또는 응급환자이송업 허가를 받은 자가 구급차를 이용하여 환자를 이송한 경우에 적용한다.

㉯ 산정기준

㉠ 이송처치료는 응급의료에 관한 법률 시행규칙 제38조제1항의 규정에 의한 일반구급차와 특수구급차로 구분하여 산정한다.

㉡ 이송처치료는 환자가 탑승한 거리에 따라 다음과 같이 응급의료에 관한법률 시행규칙 제11조의 기준에 의하여 산정하고 일반구급차의 경우 응급구조사, 의사 또는 간호사가 동승한 때에는 기본요금의 50%를 가산한다.

㉢ 이송처치료는 의사, 간호사, 응급구조사의 현장출동비용, 이송 중에 사용한 응급의료장비 사용 및 구급처치비용, 소모품, 의약품 비용이 포함되어 있으므로 (표 5-5)에 의한 이송처치료기준액표와 응급의료에 관한 법률 시행규칙 제11조 이송처치료의 기준 이외에 별도 산정할 수 없다.

㉣ 이송거리는 환자가 구급차에 실제로 탑승한 거리를 기준으로 하므로 환자가 탑승하지 아니한 경우에는 왕복, 시외 또는 기타의 이유로 추가요금을 요구하거나 징수할 수 없다.

㉤ 응급의료에 관한 법률 제44조 제1항 5.응급환자의 이송을 목적사업으로 하여 보건복지부장관의 설립허가를 받은 비영리법인의 이송처치료는 다음과 같다.

③ 이송처치료의 기준

구급차 등을 운용하는 자가 법 제24조의 규정에 따라 응급환자로부터 받을 수 있는 이송처치료의 기준은 다음과 같다.

표 5-4 이송처치료의 기준(제11조 관련)

이송처치료의 기준 (제11조 관련)			
구분	요금의 종류	구급차의 운용자	
		법 제44조제1항제1호부터 제4호까지에 따른 의료기관 등	법 제44조제1항제5호에 따른 비영리법인
일반 구급차	기본요금(이송거리 10km 이내)	30,000원	20,000원
	추가요금(이송거리 10km 초과)	1,000원/1km	800원/1km
	부가요금 (의사, 간호사 또는 응급구조사가 탑승한 경우)	15,000원	10,000원
특수 구급차	기본요금(이송거리 10km 이내)	75,000원	50,000원
	추가요금(이송거리 10km 초과)	1,300원/1km	1,000원/1km
공통	할증요금 (00:00~04:00)	기본 및 추가요금에 각각 20% 가산	

비고: (1) "이송거리"는 환자가 구급차에 실제로 탑승한 거리임.

(2) 응급환자가 선박 및 항공기에 탑승한 경우의 이송처치료의 기준은 보건복지부장관이 따로 정하여 고시함.

(3) 구급차 등을 운용하는 자는 응급환자로부터 이송처치료를 받은 경우에는 이송처치료 영수증을 발급하여야 한다.

5-4 | 응급실 미수금 및 대지급금

학습목표 | 1. 응급환자에게 발생한 미수금 및 대지급금을 관리할 수 있다.

1. 응급실 미수금 및 대지급금

(1) 개요

의료기관 등이 응급환자에게 응급진료 및 이송처치를 제공하고 응급환자로부터 응급의료비용을 지불받지 못 하였을 경우에는 응급의료에 관한 법률에 의하여 미수금대지급을 위탁받은 건강보험심사평가원에 응급환자를 대신하여 지불하여 줄 것을 청구하면 건강보험심사평가원은 동 응급의료비용을 대지급 하여주고 사후에 응급환자 본인 또는 부양의무자 및 다른 법령에 의한 진료비부담 의무자에게 대지급을 상환 받는 제도이다. 이 제도는 당장 진료를 받아야 할 응급환자에게 진료비를 내지 못하는 이유로 의료기관 등이 응급진료를 거부하는 폐해를 없애고 인간생명의 존엄성을 유지하기 위해 도입된 것이다.

(2) 대지급금 제도란

응급환자가 의료(이송)기관에서 응급의료(이송)를 제공받고 일시적인 경제적 어려움으로 의료비용을 지불하지 못한 경우 응급의료 비용을 국가가 의료(이송)기관에 대신 지급해주고 나중에 환자본인을 포함한 상환의무자로부터 돌려받는 제도이다.

(3) 미수금의 대지급

① 의료기관과 구급차등을 운용하는 자는 응급환자에게 응급의료를 제공하고 그 비용을 받지 못하였을 때에는 그 비용 중 응급환자 본인이 부담하여야 하는 금액(이하 “미수금”)에 대하여는 기금관리기관의 장에게 대신 지급하여 줄 것을 청구할 수 있다.

② 기금관리기관의 장은 제①항에 따라 의료기관 등이 미수금에 대한 대지급을 청구하면 보건복지부령으로 정하는 기준에 따라 심사하여 그 미수금을 기금에서 대신 지급하여야 한다.

③ 국가나 지방자치단체는 제2항에 따른 대지급에 필요한 비용을 기금관리기관의 장에게 보조할 수 있다.

④ 기금관리기관의 장은 제②항에 따라 미수금을 대신 지급한 경우에는 응급환자 본인과 그 배우자, 응급환자의 1촌의 직계혈족 및 그 배우자 또는 다른 법령에 따른 진료비 부담 의무자에게 그 대지급금(代支給金)을 구상(求償)할 수 있다.

⑤ 제④항에 따른 대지급금의 상환 청구를 받은 자가 해당 대지급금을 정하여진 기간 내에 상환하지 아니하면 기금관리기관의 장은 기한을 정하여 독촉할 수 있다.

⑥ 제⑤항에 따른 독촉을 받은 자가 그 기한 내에 대지급금을 상환하지 아니하면 기금관리기관의 장은 보건복지부장관의 승인을 받아 국세 체납처분의 예에 따라 이를 징수할 수 있다.

⑦ 기금관리기관의 장은 제④항에 따라 대지급금을 구상하였으나 상환받기가 불가능하거나 제22조의3에 따른 소멸시효가 완성된 대지급금을 결손으로 처리할 수 있다.

⑧ 미수금 대지급의 대상 · 범위 · 절차 및 방법, 구상의 절차 및 방법, 상환이 불가능한 대지급금의 범위 및 결손처분 절차 등에 관하여 필요한 사항은 대통령령으로 정한다.

(4) 미수금 대지급의 범위

미수금 대지급의 범위는 다음의 비용 중 응급환자 본인이 부담하여야 하는 비용으로 한다.

① 의료기관의 응급의료비용

② 구급차 등을 운용하는 자의 법 제24조에 따른 이송처치료(의료기관이 구급차 등을 운용하는 경우는 제외)

(5) 미수금 대지급의 대상

법 제22조에 따른 미수금 대지급의 대상은 다음의 어느 하나에 해당하지 아니하는 응급환자로 한다.

① 다른 법령에 의하여 응급의료행위에 대한 비용(이하 "응급의료비용") 전액을 지급받는 자

② 다른 법령에 의하여 응급의료비용의 일부를 지급받는 자로서 그 나머지 응급의료비용을 부담할 능력이 있는 자

(6) 미수금 대지급의 청구 및 심사 절차

① 의료기관과 구급차등을 운용하는 자가 법 제22조제1항에 따라 미수금의 대지급을 받으려는 경우에는 보건복지부령으로 정하는 바에 따라 건강보험심사평가원장에게 미수금의 대지급 청구를 하여야 한다.

② 미수금의 대지급 청구는 진료종료일 또는 이송종료일부터 3년 이내에 하여야 한다.

③ 심사평가원장은 제1항에 따른 의료기관 등의 미수금 대지급 청구에 대하여 그 내용을 심사한 후 대지급금을 지급하여야 한다.

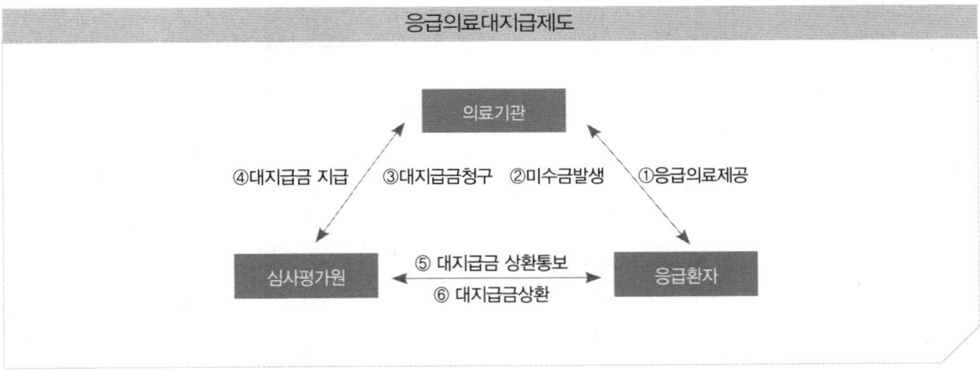

그림 5-2 응급의료비 대지급 절차

(7) 대지급금 업무처리절차 및 청구기관

① 대지급금 업무처리절차

이용방법은 대지급금제도를 이용하기 위해서는 응급환자 및 보호자는 병원에 비치되어 있는「응급진료비 미납 확인서」를 작성하여 병원에 제출하여야 혜택을 받을 수 있다.

대지급금 업무처리절차
① 의료기관·이송기관 응급환자에게 응급의료 제공 → ② 응급환자 미수금 발생 → ③ 의료기관·이송기관 건강보험심사평가원에게 대지급금청구 → ④ 건강보험심사평가원에서 대지급금 심사·지급 → ⑤ 건강보험심사평가원 응급환자에게 대지급금 상환통보 → ⑥ 응급환자는 대지급금 상환

② 대지급금신청시 구비서류

의료기관과 구급차등을 운용하는 자는 미수금에 대한 대지급을 받고자 하는 경우에는 별지 제4호서식의 응급환자진료비(이송처치료)미수금대지급청구서에 다음의 서류를 첨부하여 건강보험심사평가원장에게 제출하여야 한다.

대지급금신청시 구비서류
(1) 응급환자미수금 대지급금을 청구하는 경우 ① 응급환자진료비(이송처치료) 미수금 대지급청구서(시행규칙 별지 제4호 서식) ② 국민건강보험법시행규칙 제19조 제2항의 규정에 의한 요양급여비용명세서의 서식에 따른 응급진료비 산출내역서 1부 ③ 응급진료에 관한 진료기록부 사본 1부 (응급진료기간을 확인하기 위한 필수자료) ④ 환자에게 발행한 진료비계산서 사본 1부 (요양개시일로부터 퇴원하는 날까지 발생한 진료비 영수증) ⑤ 환자 또는 보호자의 응급진료비(이송처치료) 미납확인서 또는 의료기관 (이송기관)장의 확인서(응급의료비미수금 대지급청구 심사기준 서식 제3호, 제4호)

③ 청구기관

응급의료에 관한 법률 제22조 제1항의 규정에 의한 의료기관(상급종합병원, 종합병원, 병원, 의원, 조산원)과 구급차 등을 운용하는 자(응급의료에 관한 법률 제44조의 규정에 의한 응급환자 이송을 목적사업으로 하여 보건복지부장관의 설립 허가를 받은 비영리법인으로 구급차 등을 운용하는 자 응급의료에 관한 법률 제51조의 규정에 의하여 응급환자 이송업의 허가를 받은 자)

(7) 상환방법

국가가 의료(이송)기관에 지급해준 응급의료비용 미수금 대지급금은 상환의무자가 심사 평가원에서 받은 고지서로 은행에 직접 납부하거나, 고지서에 안내되어 있는 지정계좌(심평원)로 납부(반드시 응급환자 이름으로 납부)하면 된다.

① 상환의무자 : 환자 본인, 배우자, 1촌 이내의 직계혈족 및 그 배우자 또는 다른 법령에 의한 진료비부담 의무자

② 상환의무자는 응급환자 본인과 동일한 상환의무가 있다. 상환의무자가 소득 재산이 있는데도 대지급금을 상환하지 않을 때에는 법에 따라 재산상황 등을 파악하여 소송 또는 강제집행 절차를 진행하게 된다.

(8) 대지급 청구의 심사기준

① 의약학적인 측면과 비용효과적인 측면에서 응급의료를 적정하게 행하였는지 여부

② 대지급 청구의 대상인 응급진료비 및 이송처치료 산출의 적정성 여부

(9) 미수금 대지급의 청구방법

① 의료기관과 구급차 등을 운용하는 자는 미수금에 대한 대지급을 받고자 하는 경우에는 별지 제4호 서식의 응급환자진료비(이송처치료) 미수금대지급청구서에 다음의 서류를 첨부하여 건강보험심사평가원장에게 제출하여야 한다.

㉮ 응급진료비 미수금의 대지급을 청구하는 경우

㉠ 응급진료에 관한 진료기록부 사본 1부

㉡ 요양급여비용명세서 또는 의료급여비용명세서의 서식에 따른 응급진료비 산출내역서 1부

㉢ 환자에게 발행한 진료비계산서 사본 1부

㉣ 환자 또는 그 보호자의 응급진료비 미납 확인서

㉯ 이송처치료 미수금의 대지급을 청구하는 경우

㉠ 이송처치료 영수증 사본 1부

㉡ 출동 및 처치기록지 1부

㉢ 환자 또는 그 보호자의 이송처치료 미납 확인서

② 제1항에도 불구하고 다음 각 호의 어느 하나에 해당하는 경우에는 해당 의료기관 또는 구급차등을 운용하는 기관의 장이 발급하는 확인서로 제1항 제1호 라목 및 제1항 제2호 다목의 서류를 갈음할 수 있다.

㉮ 응급진료 중 사망한 자로서 무연고자로 확인된 경우

㉯ 응급진료 중 이탈하여 복귀하지 아니하거나 응급진료 종료 후 도주한 사람으로서 주소지 확인이 불가능함이 객관적으로 입증된 경우

㉰ 경찰관서의 장 또는 시장 · 군수 · 구청장 등을 통하여 조회한 결과 신원이 확인되지 아니한 경우

[별지 제4호서식]

응급환자진료비(이송처치료) 미수금 대지급 청구서

접수번호			
청구기관	요양기관번호(이송업허가)		기관명
	대표자		전화번호
	주소		우편번호
응급환자	성명	주민등록번호	전화번호
	주소		우편번호

대지급 청구 내역	대지급청구액 ①+②	응급진료비 ①	이송처치료 ②	건강보험(의료급여)진료비 심사결과 통보내역			
				접수번호	심사차수	묶음번호	명세서 일련번호
	원	원	원				

대지급금 수령계좌	예금주	은행명	계좌번호
미수금 발생 사유			

「응급의료에 관한 법률 시행규칙」 제10조에 따라 응급환자진료비(이송처치료)의 미수금에 대한 대지급을 위와 같이 청구합니다.

년 월 일

청구기관 (서명 또는 인)

건강보험심사평가원장 귀하

첨부서류	1. 응급진료비 미수금의 대지급을 청구하는 경우 가. 응급진료에 관한 진료기록부 사본 1부 나. 「국민건강보험법 시행규칙」 제19조제3항에 따른 요양급여비용명세서 또는 「의료급여법 시행규칙」 제20조제3항에 따른 의료급여비용명세서의 서식에 따른 응급진료비 산출내역서 1부 다. 환자에게 발행한 진료비계산서 사본 1부 2. 이송처치료 미수금의 대지급을 청구하는 경우 가. 별지 제5호서식의 이송처치료 영수증 사본 1부 나. 별지 제16호서식의 출동 및 처치기록지 1부 3. 공통서류 – 환자 또는 보호자의 응급진료비 또는 이송처치료 미납 확인서. 다만, 다음 각 목의 어느 하나에 해당하는 경우에는 해당 의료기관 또는 구급차등을 운용하는 기관의 장이 발급하는 확인서로 미납 확인서를 갈음합니다. 가. 응급진료 중 사망한 자로서 무연고자로 확인된 경우 나. 응급진료 중 이탈하여 복귀하지 않거나 응급진료 종료 후 도주한 사람으로서 주소지 확인이 불가능함이 객관적으로 입증된 경우 다. 경찰관서의 장 또는 시장 · 군수 · 구청장 등을 통하여 조회한 결과 신원이 확인되지 않는 경우	수수료 없음

처 리 절 차

청구서 작성	➜	접 수	➜	검 토 및 심사	➜	결 재	➜	대지급금 지급
청구인		처 리 기 관 (건강보험심사평가원)		처 리 기 관 (건강보험심사평가원)		처 리 기 관 (건강보험심사평가원)		

제5장. 실전대비 요약정리 사항 및 예상문제

응급실 관리

1. 응급의료기관 분류 및 예비병상수 확보
2. 응급환자 중증도 분류
3. 일반 및 특수구급차의 의료장비 설치기준
4. 응급환자 진료절차 및 유의사항
5. 응급의료관리료 산정기준 및 응급증상
6. 응급실 미수금관리 및 대지급금(정의, 대상, 신청절차, 구비서류)

제6장

제증명 및 개인정보관리

6-1 | 제증명 발급

학습목표

1. 제증명을 접수하고 발행된 제증명을 발급할 수 있다.
2. 제증명 비용을 수납하고 발급 내역을 관리할 수 있다.

1. 진단서

1) 진단서의 개요

(1) 진단서

① 진단서(Medical Certificate)란 의사 · 치과의사 또는 한의사가 사람의 건강상태나 상병(傷病) 등의 실정을 진단한 결과를 증명하기 위하여 작성하는 문서이다. 즉 의사가 자신의 진찰에 의거해서 환자에게 교부하는 진단서를 말한다. 따라서 진단서 내용에는 환자의 성명, 생년월일, 진단명, 그 밖의 의사의 판단이 기재되고 환자의 질병에 수반하는 행동의 제한 또는 사회에서 받아야 할 보호를 공적으로 보증하는 것이다.

② 제증명이란 의사가 환자를 진찰 또는 검사하여 그 결과를 종합하고 생명이나 건강의 상태를 증명하기 위해 작성한 의학적 판단서이다.

(2) 진단서 및 제증명 용도

진단서나 제증명은 같은 용도로 사용되고 있으며, 의사로서는 개인이 발행한 사문서이나 사회적 · 법적으로는 공문서로의 효력을 지니며, 사인통계 등 주요한 통계의 기초자료로 활용되기도 한다. 또한 취업에 필요한 건강상태의 증명, 생명보험청구, 상해사건 손해배상청구, 병역문제, 각종 면허신청, 결근 또는 결석사유 증명 등 법적 · 관행적으로 사용된다. 따라서 모든 진단서는 정확하게 발급되어야 하고, 모든 의료기관에서는 진단서 발급시 사회적 물의를 일으키지 않도록 철저한 관리와 감독이 필요하다.

(3) 제증명신청서

제증명신청서(諸證明申請書)는 증명서의 발급을 요청 할 때 신청인의 인적 사항 및 용도, 발급 받고자 하는 증명서, 사용용도 등을 기재하여 제출하는 서식으로 본인임을 확인하고 증명서 발급 사항을 제증명발급대장에 기록하여 증명서 발급 사실을 입증하는 용도로 사용하기도 한다. 발급 받고자 하는 증명서에 따라 기재하는 항목이 다르며 본인 신분증 등 본인 혹은 대리인의 신분을 증명하는 구비 서류를 제출한다.

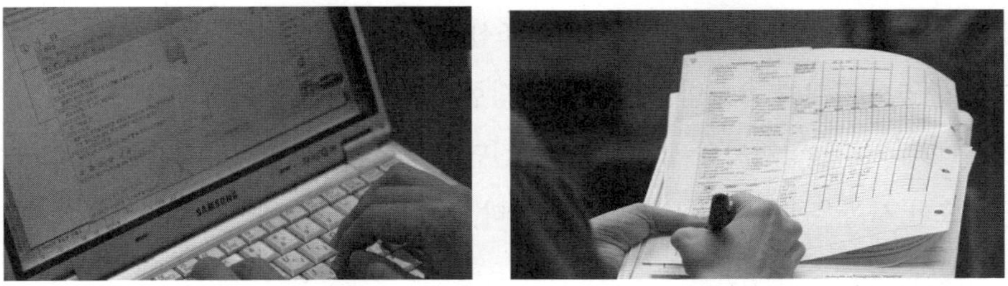

그림 6-1 진단서발급

2) 법에 명시된 진단서 발급 관련사항

(1) 의료법(17조)

① 의료업에 종사하고 직접 진찰하거나 검안(檢案)한 의사(검안서에 한하여 검시업무를 담당하는 국가기관에 종사하는 의사 포함), 치과의사, 한의사가 아니면 진단서 · 검안서 · 증명서를 작성하여 환자(환자가 사망하거나 의식이 없는 경우에는 직계존속 · 비속, 배우자 또는 배우자의 직계존속을 말하며, 환자가 사망하거나 의식이 없는 경우로서 환자의 직계존속 · 비속, 배우자 및 배우자의 직계존속이 모두 없는 경우에는 형제자매를 말함) 또는「형사소송법」제222조제1항에 따라 검시를 하는 지방검찰청검사(검안서에 한함)에게 교부하지 못한다. 다만, 진료 중이던 환자가 최종 진료 시부터 48시간 이내에 사망한 경우에는 다시 진료하지 아니하더라도 진단서나 증명서를 내줄 수 있으며, 환자 또는 사망자를 직접 진찰하거나 검안한 의사 · 치과의사 또는 한의사가 부득이한 사유로 진단서 · 검안서 또는 증명서를 내줄 수 없으면 같은 의료기관에 종사하는 다른 의사 · 치과의사 또는 한의사가 환자의 진료기록부 등에 따라 내어 줄 수 있다.

② 의료업에 종사하고 직접 조산한 의사 · 한의사 또는 조산사가 아니면 출생 · 사망 또는 사산 증명서를 내주지 못한다. 다만, 직접 조산한 의사 · 한의사 또는 조산사

가 부득이한 사유로 증명서를 내줄 수 없으면 같은 의료기관에 종사하는 다른 의사 · 한의사 또는 조산사가 진료기록부 등에 따라 증명서를 내줄 수 있다.

③ 의사 · 치과의사 또는 한의사는 자신이 진찰하거나 검안한 자에 대한 진단서 · 검안서 또는 증명서 교부를 요구받은 때에는 정당한 사유 없이 거부하지 못한다.

④ 의사 · 한의사 또는 조산사는 자신이 조산(助産)한 것에 대한 출생 · 사망 또는 사산 증명서 교부를 요구받은 때에는 정당한 사유 없이 거부하지 못한다.

⑤ 제1항부터 제4항까지의 규정에 따른 진단서, 증명서의 서식 · 기재사항, 그 밖에 필요한 사항은 보건복지부령으로 정한다.

(2) 진단서의 기재 사항(의료법 시행규칙 제9조)

① 의사 · 치과의사 또는 한의사가 발급하는 진단서에는 별지 제5호의2서식에 따라 다음 각 호의 사항을 적고 서명날인 하여야 한다.

진단서 기재사항
1. 환자의 주소 · 성명 및 주민등록번호 2. 병명 3. 발병 연월일 4. 향후 치료에 대한 소견 5. 입원 · 퇴원연월일 6. 의료기관의 명칭 · 주소, 진찰한 의사 · 치과의사 또는 한의사(부득이한 사유로 다른 의사 등이 발급하는 경우에는 발급한 의사 등을 말한다)의 성명 · 면허자격 · 면허번호)

② 질병의 원인이 상해(傷害)로 인한 것인 경우에는 별지 제5호의3서식에 따라 제1항 각 호의 사항 외에 다음 각 호의 사항을 적어야 한다.

상해로 인한 경우 기재사항
1. 상해의 원인 또는 추정되는 상해의 원인 2. 상해의 부위 및 정도 3. 입원의 필요 여부 4. 외과적 수술 여부 5. 합병증의 발생 가능 여부 6. 통상활동의 가능 여부 7. 식사의 가능 여부 8. 상해에 대한 소견 9. 치료기간

③ 제1항의 병명 기재는 「통계법」 제22조제1항 전단에 따라 고시된 한국표준질병 · 사인 분류에 따른다.

④ 진단서에는 연도별로 그 종류에 따라 일련번호를 붙이고 진단서를 발급한 경우에는 그 부본(副本)을 갖추어 두어야 한다.

(3) 허위진단서 작성금지(형법 제 233조)

의사, 한의사, 치과의사 및 조산사가 진단서, 검안서 또는 생사에 관한 증명서를 작성한 때에는 3년 이하의 징역이나 금고 7년 이하의 자격정지 또는 3천만 원 이하의 벌금에 처하도록 되어 있다.

(4) 진료에 관한 기록의 보존(의료법 시행규칙 제15조)

① 의료인이나 의료기관의개설자는 진료기록부 등을 다음 각 호에 정하는 기간 동안 보존하여야 한다. 다만, 계속적인 진료를 위하여 필요한 경우에는 1회에 한정하여 다음 각 호에 정하는 기간의 범위에서 그 기간을 연장하여 보존할 수 있다.

진료에 관한 기록의 보존
1. 환자 명부 : 5년 2. 진료기록부 : 10년 3. 처방전 : 2년 4. 수술기록 : 10년 5. 검사소견기록 : 5년 6. 방사선사진 및 그 소견서 : 5년 7. 간호기록부 : 5년 8. 조산기록부: 5년 9. 진단서 등의 부본(진단서 · 사망진단서 및 시체검안서 등을 따로 구분하여 보존할 것) : 3년

② 제1항의 진료에 관한 기록은 마이크로필름이나 광디스크 등(이하 이 조에서 "필름"이라 한다)에 원본대로 수록하여 보존할 수 있다.

③ 제2항에 따른 방법으로 진료에 관한 기록을 보존하는 경우에는 필름촬영책임자가 필름의 표지에 촬영일시와 본인의 성명을 적고, 서명 또는 날인하여야 한다.

3) 비급여 진료비용 등의 고지

(1) 의료법에 명시된 사항 (제 45조)

① 의료기관 개설자는 「국민건강보험법」 제41조 제3항에 따라 요양급여의 대상에서 제외되는 사항 또는 「의료급여법」 제7조 제3항에 따라 의료급여의 대상에서 제외되는 사항의 비용(비급여 진료비용)을 환자 또는 환자의 보호자가 쉽게 알 수 있도록 보건복지부령으로 정하는 바에 따라 고지하여야 한다.

② 의료기관 개설자는 보건복지부령으로 정하는 바에 따라 의료기관이 환자로부터 징수하는 제증명수수료의 비용을 게시하여야 한다.

③ 의료기관 개설자는 제1항 및 제2항에서 고지 · 게시한 금액을 초과하여 징수할 수 없다.

「의료관계 행정처분 규칙」 별표 2의 나.

㉮ 의료법 제45조를 위반하여 다음의 어느 하나에 해당하는 경우 동법 제63조에 의거 시정명령 처분

㉠ 환자 또는 환자의 보호자에게 비급여 진료비용을 고지하지 아니한 경우

㉡ 제증명수수료의 비용을 게시하지 아니한 경우

㉢ 비급여 진료비용의 고지 방법을 위반하거나 제증명수수료 비용의 게시방법을 위반한 경우

㉣ 고지 · 게시한 금액을 초과하여 징수한 경우

㉯ 의료법 제63조에 따른 명령을 위반하거나 그 명령을 이행하지 아니한 경우 업무정지 15일 또는 과징금 처분

(2) 의료법 시행규칙에 명시된 사항(제42조의2)

① 의료기관 개설자는 요양급여의 대상에서 제외되는 사항 또는 의료급여의 대상에서 제외되는 사항(이하 "비급여 대상"이라 함)의 항목과 그 가격을 적은 책자 등을 접수창구 등 환자 또는 환자의 보호자가 쉽게 볼 수 있는 장소에 갖추어 두어야 한다. 이 경우 비급여 대상의 항목을 묶어 1회 비용으로 정하여 총액을 표기할 수 있다.

② 의료기관 개설자는 비급여 대상 중 보건복지부장관이 정하여 고시하는 비급여 대상을 제공하려는 경우 환자 또는 환자의 보호자에게 진료 전 해당 비급여 대상의 항목과 그 가격을 직접 설명해야 한다. 다만, 수술, 수혈, 전신마취 등이 지체되면 환자의 생명이 위험해지거나 심신상의 중대한 장애를 가져오는 경우에는 그렇지 않다.

③ 의료기관 개설자는 진료기록부 사본 · 진단서 등 제증명수수료의 비용을 접수창구 등 환자 및 환자의 보호자가 쉽게 볼 수 있는 장소에 게시하여야 한다.

④ 인터넷 홈페이지를 운영하는 의료기관은 제①항 및 제③항의 사항을 제①항 및 제③항의 방법 외에 이용자가 알아보기 쉽도록 인터넷 홈페이지에 따로 표시해야 한다.

⑤ 제①항부터 제④항까지에서 규정한 사항 외에 비급여 진료비용 등의 고지방법의 세부적인 사항은 보건복지부장관이 정하여 고시한다.

2. 진단서 및 제증명의 종류

(1) 진단서의 종류

① 건강진단서

건강진단서(Medical diagnosis)는 의사 또는 한의사가 사람의 건강상태나 상병(傷病) 등의 실정을 진단한 결과를 증명하기 위하여 작성하는 문서이다. 보통의 진단서는 검진

을 받은 사람의 검진 결과를 적은 문서이고, 건강진단서는 건강진단을 하여 건강체인 것을 증명하는 것으로서 입학이나 취업, 입학, 자동차 운전면허의 신청, 해외여행 등에 필요한 서류의 하나로 첨부되는 경우가 많다.

건강진단을 크게 나누면, 개인적 건강유지를 위한 것과, 국민 전체의 건강유지를 위하여 행정적으로 특정한 대상자에게 의무적으로 하는 것이 있는데, 후자의 경우를 '정기건강진단'이라고 한다. 근로보건관리규정에는 위생상 유해한 직장의 종업원은 연 2회 이상의 건강진단을 필요로 하고 있으며, 그 밖의 직장에서는 연 1회 이상으로 규정하고 있다.

한편으로 건강진단서는 검사를 통해 활동성폐결핵, 정신병, 마약류의 중독증 등의 증상이 없으며 농자(聾者), 아자(啞者), 맹자(盲者), 불구폐질자가 아님을 증명하는 내용으로 작성된다.

② 일반진단서

일반진단서(General diagnosis)란 의사가 환자의 건강상태나 상병(傷病) 등의 실정을 진단한 결과를 증명하기 위해 작성하는 문서를 말한다. 일반진단서에는 환자의 인적사항을 비롯하여 병명과 발병일, 향후치료 의견 등을 정확하게 기재해야 한다. 작성을 마친 후에는 의료기관명을 표기하고 담당 의사의 서명 또는 날인을 거친다. 일반진단서는 장기간에 걸친 결석 및 결근의 사유를 밝히거나 휴학 또는 휴직 등을 신청할 시 증빙 자료로 제출할 수 있다. 일반진단서의 기재사항은 상기 의료법 시행규칙 제9조에 명시된 사항과 같다.

③ 상해진단서

상해진단서(Medical certificate of injury)는 사고로 인하여 상해를 입게 되었음을 증명하기 위한 서식에 작성한 문서이다. 즉 상해진단서는 대인간 다툼으로 신체손상이나 인간권리의 침해시 신체상해 정도를 판단하기 위한 진단서이다. 법은 상해진단서에 의해 신체의 피해정도를 판단하며, 또한 가해자와 피해자 사이의 법적 판단을 위한 자료로 사용됨에 따라 의사는 진단서 발급에 신중을 기해야 한다. 특히 발생시점이나 상해원인은 정확하게 알 수 없으므로 보호자나 환자의 진술에 의해 된 것임이 명확하게 표시되어 있는지 확인하여야 한다.

서식의 구성항목 및 기재사항
등록번호, 연번호, 환자의 성명, 환자의 주소, 질병명, 발병 또는 상해 연월일, 상해의 원인 또는 추정되는 상해의 원인, 상해 부위와 정도, 입원의 필요 여부, 외과적 수술 여부, 합병증의 발생 가능 여부, 통상활동의 가능 여부, 식사의 가능 여부, 상해에 대한 소견, 치료기간, 향후 치료에 대한 소견, 비고, 의료기관 명칭

또한 상해는 업무 중에 신체적 피해를 입은 경우에 한하며, 특정 상해로 인하여 근로자가 더 이상 업무를 수행하는 것이 불가능하게 된 경우에는 이를 위한 특정한 금전적 보상을 해 주도록 되어 있다. 근로자가 휴업하여 요양을 하게 된 경우에는 휴업보상을, 신체에 장해가 있는 경우에는 장해보상을, 사망한 경우에는 유족보상 등의 보상을 실시하게 된다. 기타 산업보상이나 당사자 간의 문제를 해결하기 위해서는 상해에 대한 증명서류가 필요한데, 이에 해당하는 서류가 상해진단서이다.

④ 병사용진단서

병사용진단서(Medical certificate for soldiers)는 대상이 군복무에 적합한지 신체등위를 판정할 때 참고하기 위한 것이다. 이는 병무청에서 정한 서식에 따라 기재하여야 하며, 병사용진단서에는 질병상태, 향후 치료기간 등을 기록하게 된다. 따라서 병사용진단서는 병무관계에 사용되는 진단서로서 병무청 지정병원에서 발급받는 것을 원칙이며, 장기입원 치료중인 환자의 경우 지정병원이 아니더라도 발급이 가능하다. 자녀의 병무관계로 부모의 진단서 필요시 병사용진단서를 발급해야 하며, 증명사진(준비 2매)이 필히 첨부되어야 한다. 또한 발생시점으로부터 3개월을 유효기간으로 정하고 있으며, 3개월이 지나면 재판정을 받아야 하는 것이 원칙이다. 병사용진단서를 작성할 때에는 병명과 발병 원인, 의사의 소견, 치료 기간, 치료 후 결과 등에 대하여 기재하여야 한다. 또한 제출하기 위해 발급받는 것이므로 반드시 해당 의료 기관과 의사의 서명이 필요하다.

⑤ 장애진단서

장애진단서(legal blindness)는 장애 여부를 판가름할 수 있는 진단 내용을 기록한 서식으로서 동 · 읍 · 면사무소에서 실시하는 장애인 등록관련 장애복지법 시행규칙 제2조 2항의 규정에 의한 장애등급 판정기준에 의거 전문의가 장애등급을 판정하는 것을 원칙으로 한다. 또한 장애의 원인 질환 등에 관해 충분히 치료하여 장애가 고착되었을 때 진단하며, 기준 시기는 원인 질환 또는 부상 등 발생 또는 수술 이후 6개월 이상 지속적으로 치료한 후로 한다. 그러나 지체의 절단 및 인공관절 치환의 등은 예외로 할 수 있다. 장애인 중에는 태어날 때부터 장애를 가지고 태어나는 선천적 장애인과 사고 등으로 성장 후 장애를 가지게 된 후천적 장애인으로 나눌 수 있다. 또한 후유장애진단서는 사고 후 후유진단을 받을 때 필요한 서식이다.

⑥ 사망진단서(사체검안서)

㉮ 사망진단서(Death certificate)는 환자의 사망 사실을 확실할 경우 의사가 개인의 사망을 증명하기 위해 발급한 증명서이다. 사망진단서에 의해 개인의 의무와 권리가 말소되고 매장이나 화장이 가능할 뿐만 아니라 상속 · 보험처리도 가능하다. 또한 사망진단서 발급시 사망원인란에 질병이나 외인사 등을 정확히 기록하여 발급해야 한다. 사망진단서 발급은 최종 진료시 예후로 보아 48시간 이내 사망이 예견된 사망자는 다시 검안하지 않고 진단서를 발급할 수 있다. 또한 최종 진료 후 48시간 이후에 사망하거나 48시간 이내라도 예측하지 못한 사망이나 병원 도착 전 사망(death on arrival : DOA) 시에는 반드시 의사가 사체를 검안한 후 사체검안서를 발급해야 한다. 그러나 사망의 판단이 어려운 경우 기타 및 불상으로 처리하여 관할 경찰서에 외인사로 신고하거나 경찰공의에게 사체검안서를 발급하게 한다.

사망진단서의 구성항목
성명, 성별, 실제생년월일, 본적, 주소, 발병일시, 사망일시, 사망장소, 사망의 종류, 사망의 원인, 외인사의 추가사항, 발행일, 주소, 명칭, 면허번호, 성명, 의료기관명칭 등이 있다.

㉯ 사체검안서(死體檢案書)는 의사의 치료를 받지 아니하고 사망한 사체를 살펴서, 주로 사인(死因)을 의학적으로 검증(검안)하여 사망을 확인하는 증명서로 보통 사체검안서라고 하나, 법률상의 용어는 다만 검안서로 되어 있다. 따라서 사람이 사망하면 호주 등 신고의무자는 1월 이내에 진단서나 검안서를 첨부하여 사망신고를 하게 되어 있다(호적법 87조).

⑦ 채용신체검사서

채용신체검사서(Recruitment physical examination)는 채용 예정자의 건강 상태와 신체 상태를 검사하여 기록한 서식이며, 신체검사서를 작성할 때에는 신장, 체중, 흉곽, 시력 등 신체의 부위별로 조사 판단하여 작성하며, 건강관리 및 질병의 치료의 중요한 자료로 사용하게 된다.

신체검사는 신체의 일반적인 건강상태 등을 조사하는 것을 말한다. 이는 질병을 발견하여 질병의 예방, 치료를 실시하기 위함이다. 또한 건강을 증진하고 체력향상을 도모하기 위하여 실시하게 된다. 신체검사의 종류가 다양하나, 그 중에서도 채용신체검사는 채용 예정자의 건강을 점검하여, 업무를 수행하는 데 적절한 건강 상태인지를 확인하기 위하여 실시한다.

⑧ 공무원요양 진단서

공무원 및 사립학교교직원의 공(직)무상 부상이나 질병에 대해 공무상 요양승인을 받기위해 발급되는 진단서이다.

⑨ 근로능력 평가용 진단서

근로능력 평가용진단서는 기초생활수급자와 근로능력에 따른 복지급여수준, 자활사업 참여여부 및 의료급여 종별을 결정하며, 수급자의 근로능력을 의학적 기준에 따라 의사가 판정하여 발급하는 진단서이다.

⑩ 각종 보험용진단서 등

각종 보험용진단서는 환자가 개인적으로 가입한 사보험(임의보험)에 보험청구를 하기 위해 발급되는 진단서로서 각 보험화사별로 양식이나 기재내용이 상이하여 보험가입자는 관련 보험회사에 확인한 후 관련 서류를 지참할 필요가 있다.

⑪ 기타 진단서

상기에 언급한 진단서 이외에 영문진단서, 공무원연금장애진단서, 국민연금장애진단서, 산업재해장애진단서 등이 있으며, 필요에 따라 요양기관 자체적으로 별도의 서식을 만들어 발급하는 경우도 있다.

(2) 소견서 및 확인서 · 증명서

① 진료소견서

진료소견서(Medical referral)란 주치의가 환자의 질병명, 현재증상에 대한 생각을 기록한 소견서를 말한다. 또한 소견서는 특별한 서식이나 기준은 없지만, 질병에 대한 의사의 소견을 진단서의 기준에 적용하여 발급하는 것이다. 진단이 확진되지 않았으나 환자나 보호자의 요청에 의하여 발급되고 주로 환자의 상태나 증상, 향후 치료계획 등의 소견을 기록한다. 소견서의 구성항목은 진료일, 과명, 진료의 성명, 성명, 주민등록번호, 성별, 나이, 연락처, 진료구분, 질병명, 현재 증상, 향후소견 등이다.

② 진료확인서

진료확인서는 진료사실(외래진료 및 입 · 퇴원)을 확인하여 주는 증명서로 병명, 진료과, 통원 치료기간을 표기하나 환자상태나 예후는 별도로 기재하지 않는다. 또는 보험입원 특약신청시 또는 지장에서 결근사유를 증명하거나 학교에서 결석사유를 증명하기 위해 사용되며, 기타 입 · 퇴원사실 증명시 발급한다.

③ 출생증명서

출생증명서(Certificate of birth)는 출생을 증명하는 문서로, 이름, 출생지, 생일 등을 표기한다. 또한 출생증명서는 사회적 · 법률적 관계로서 주체의 발생을 증명하는 것과 국민 출생에 관한 통계와 사회, 경제, 교육, 보건 등의 중요한 기초자료가 된다. 출생은 임신기간에 상관없이 모체에서 완전히 배출 또는 만출되어 호흡과 기타 생명징후를 보이는 것으로 정의된다.

④ 사산(사태)증명서

사산증명서란 진료 중이던 임산부가 임신 4개월(28주) 이상 된 태아를 사산하였을 경우에 빌급하는 것이다. 사태증명서는 자신이 진료하지 아니한 사산아를 검안한 경우 발급하는 증명서이다. 이때 임신 4개월 미만인 경우에는 적출물로 처리한다.

⑤ 치료확인서

입원이나 퇴원 또는 통원치료 중임을 확인해 주는 증명서로 진료과, 입원, 통원기간을 표기하나 환자상태나 예후는 기록하지 않는다. 병명이 기록되지 않고 단순히 입원여부나 진료일 만 표시할 때는 의사의 확인 없이 제증명발급 창구에서 발급하면 되나 병명이 필요한 경우에는 별도의 확인서를 발급하도록 한다.

⑥ 향후 치료비 추정서

계속적인 진료가 요구되는 환자에게 발생되는 치료비 예상액을 나타내는 증명서로 의사의 예상치료내용과 해당진료수가의 합으로 발생된다. 향후 치료비 계산에는 변수적인 요인이 많으므로 의사와 진료비 계산부서의 유기적 협조에 의해 공동으로 작성을 하여야 한다.

⑦ 감정서

감정서(Appraisal statement)는 신체의 휴유장애를 평가하는 신체감정서, 연령감정서, 부검감정서, 친자감정서, 정신상태에 관한 감정서, 성범죄에 의한 감정서, 성별감정서 등이 있으며, 특별한 서식은 없다. 다만 신체와 관련된 장해진단서는 일종의 신체감정서로 자동차보험의 경우 장해의 내용을 주로 맥브라이드장애등급표에 의해 평가하고 있다. 산재보험의 경우에는 산업재해보상보험법에 의한 신체장애등급표가 14등급으로 분류하여 평가하고 있다.

⑧ 입원확인서

입원확인서(confirmation form of hospitalization)는 병원에 입원한 것을 증명하는 문서이며, 입원기간과 병명이 기재되어야 한다.

3. 진단서 발급절차 및 방법

(1) 병원중심 및 환자중심 발급

① 병원중심 발급

진단서나 제증명이 필요한 환자나 보호자가 의사에게 제증명 발급을 신청하고 의사가 발급한 진단서를 제증명 발급 창구에 제출하여 필요한 수만큼 발급한 후 다시 발급한 의사에게 제출하여 서명날인을 받는 방법이다.

② 환자중심 발급

내원고객이 제증명 발급을 신청하면 병원차원에서 모든 발급과정을 처리하는 방법으로 의원의 경우 많이 이용되고 있으나 대형병원의 경우 시간이 많이 소요되고 제증명발급 전담인력이 필요로 하는 등의 어려움이 있다.

(2) 외래 및 입원 경우 발급절차

① 외래의 경우

진단서 발급절차
① 해당 진료과 접수→ ② 담당의사와 상담→ ③ 담당의사 진단서 입력→ ④ 수납창구에서 진단서료 수납 ⑤ 담당의사 날인 및 수납창구에서 발급

② 입원의 경우

진단서 발급절차
① 해당 주치의, 간호사에게 신청→ ② 담당의사와 상담→ ③ 담당의사 진단서 입력→ ④ 증명서 발급 창구 진단서 출력⑤ 담당의사 날인 및 발급창구에서 발급.

(3) 제증명 발급방법

① 의사직접 발급

의사가 직접 작성하기 때문에 가장 정확한 방법이긴 하지만 바쁜 진료일정에 많은 시간을 소요해야하는 어려움이 있다.

② 전산이용발급

의사가 원본만 작성하고 진단서 발급 전담자가 신청한 수만큼 PC를 이용하여 발급하는 방법이다.

③ 원내전자문서 이용발급

의사가 제증명서를 전산화면에서 작성 · 서면 날인 후 제증명 발급창구로 전송시키는 방법으로서 OCS가 잘 개발된 대학병원 등에서 많이 활용되고 있다.

(4) 제증명 발급료 보험급여여부

① 제증명발급료는 건강보험 및 의료급여의 경우는 비급여대상이므로 전액 환자가 부담한다.

② 산재보험 및 자동차보험은 발급목적 및 용도에 따라 급여 또는 비급여대상이다.

(5) 제증명 발급 시 유의사항

① 본인확인

채용신체검사서나 건강진단서, 병사용진단서를 발급할 목적으로 내원하는 고객들은 본인을 확인할 수 있는 사진 등을 첨부하고 신분증을 대조하여 본인여부를 반드시 확인하여야 한다. 또한 X-ray 촬영 및 혈액검사 시에도 본인여부를 철저히 확인하여야 한다.

② 인적사항확인

성명, 주민번호, 주소를 확인하여 진단서상에 기록하여야 한다. 최초 내원시 주소지와 현주소가지가 다를 수 있으므로 진단서 발행시 확인절차를 거쳐야 한다. 특히 사망진단서나 산체검안서, 출생증명서의 경우 주민등록상의 주소지와 차이가 있을 경우에는 사망신고나 출생신고가 어려울 경우가 발생할 수 있기 때문이다.

③ 사망진단서의 외인사

사망진단서 발급 시에는 질병과 외인사(자살, 타살, 사고사 등)를 구별하여야 한다. 앓고 있는 지병이 있는 환자라도 자살이나 음독의 경우 외인사로 기록하여야 하며, 관할 경찰관서에 신고하여야 한다.

④ 진단기간 및 숫자 확인

출생일시, 사망일시, 진단기간 등의 오류가 발생될 경우에는 이로 인한 문제점이 많이 발생되고 있다. 또한 제증명에 의한 법적인 효력을 다투는 경우에는 더욱 큰 문제가 발생할 수 있으므로 진단기간이나 숫자는 정확하게 작성하여야 한다.

⑤ 사본보관 및 발급대장 관리

출의료법시행규칙 제9조 4항에 의하여 연도별로 진단서의 종류에 따라 일련번호를 붙이고, 진단서를 발급한 경우에는 그 부본을 갖추어 보관하여야 한다고 명시되어 있다. 또한 진단서의 보존기간은 3년으로 되어 있다.

㉮ 진단서 발급대장

진단서 발급대장								
일련번호	발급일	등록번호	성명	진단서종류	발급수량	발급의사		비고
						진료과	성명	

㉯ 사망진단서 발급대장

사망진단서 발급대장									
일련번호	발급일	등록번호	성명	사망일시	병명	발급수량	발급의사		비고
							진료과	성명	

(6) 제증명발급 수수료

국민건강보험 요양급여의 적용기준 및 방법에 관한 세부사항과 보건복지부고시의 일반사항에 의하면 진단서 등 각종 증명서 등에 소요되는 비용은 환자가 실비로 부담하도록 규정하고 있다. 제증명수수료는 비급여 항목에 해당되어 적정금액을 자율적으로 책정하여 관할 지자체장에 신고한 후 징수하고 있어, 제증명 발급에 대한 비용은 의료기관마다 다소 상이하다. 따라서 대한병원협회에서 권고한 제증명 발급 수수료의 상한기준을 참고하여 관리가 필요하다. 또한 의료법 제45조(비급여 진료비용 등의 고지)에 명시된대로 의료기관은 환자로부터 징수하는 제증명 수수료의 비용을 게시하고 게시한 금액을 초과하여 징수할 수 없도록 규정하고 있다. 진단서의 병원별 발급비용에 큰 차이를 있어 소비자 불만이 야기되어 보건복지부, 건강보험심사평가원, 한국소비자원에서는 2013년 1월에 해당 포털사이트에 병원별 제증명료를 공개하기도 하였다.

진단서 발급시 진찰료 별도 산정 가능 여부(보건복지부 민원회신)
국민건강요양급여의 기준에 관한규칙 제 9조 제1항 비급여대상에 의거 질병 · 부상의 진료를 직접 목적으로 하지 아니하는 건강검진, 예방접종, 등은 보험급여대상에서 제외하고 있음. 또한 보건복지부장관이 고시한 요양급여의 적용기준 및 방법에 관한 세부사항에 의거 진단서 등 각종 증명서 발급비용은 보험적용대상이 되지 않아 본인이 부담하는 것임을 명시하고 있음. 따라서 건강보험법령 등에서는 진료목적이 아니라 진단서 등을 발급받을 목적으로 내원하였다면 그와 관련한 일체의 진료비용(진찰료 등)은 보험급여대상에서 제외되는 것임.

(7) 제증명 발급 사실조회

제증명서 발급 사실여부를 확인하기 위해 법원이나 공공기관으로부터 진단서 발급 사실조회요청에 대한 문서 접수시에는 발급관련 자료를 찾아 문서로 회신하여야 한다.

(8) 제증명 양식(진단서, 사망진단서, 상해진단서, 출산증명서)

[별지제5호의2서식] 〈개정 2015.12.23.〉	**진 단 서**		
등록번호			
연 번 호			
환자의 성명		환자의 주민등록번호	
환자의 주소	(전화번호:)		
병 명 [ ] 임상적 추정 [ ] 최 종 진 단	(주 상병) (부 상병)	질병분류기호	
발병 연월일	년 월 일	진단 연월일	년 월 일
치료 내용 및 향후 치료에 대한 소견			
입원 · 퇴원 연월일	입원일: 년 월 일부터	퇴원일: 년 월 일	
용 도			
비 고			

「의료법」 제17조 및 같은 법 시행규칙 제9조제1항에 따라 위와 같이 진단합니다.

년 월 일

의료기관 명칭:	
주소:	

[ ]의사 [ ]치과의사 [ ]한의사 면허번호 제 호

성 명: (서명 또는 인)

작 성 방 법

1. 환자의 인적사항은 진찰한 의사, 치과의사 또는 한의사가 주민등록증, 기간 만료 전 여권, 운전면허증, 공무원증, 국립 · 공립대학 학생증, 군무원증, 건강보험증, 외국인등록증 등 국가공인 신분증(환자가 미성년자인 경우에는 주민등록등본 · 초본, 학생증 등으로 대체 가능합니다)과 대조하여 확인하고 서명 또는 날인합니다.
2. "병명"란에는 "임상적 추정"과 "최종진단" 중 택일하여 [ ]에 ∨ 표시를 하고, 질병명은 한글로 적되 영어로 적을 경우에는 한글을 함께 적으며, 질병분류기호도 함께 적습니다.

210mm×297mm[백상지 80g/㎡]

[별지 제6호서식] 〈개정 2018. 9. 27.〉

사망진단서(시체검안서)

※ [ ]에는 해당되는 곳에 "∨"표시를 합니다.

등록번호	연번호	원본 대조필인

① 성 명				② 성 별	[ ]남 [ ]여
③ 주민등록번호	-	④ 실제생년월일	년 월 일	⑤ 직 업	
⑥ 주 소					
⑦ 발 병 일 시	년 월 일 시 분(24시간제에 따름)				
⑧ 사 망 일 시	년 월 일 시 분(24시간제에 따름)				
⑨ 사 망 장 소	주소				
	장소	[ ] 주택 [ ]의료기관 [ ] 사회복지시설(양로원, 고아원 등) [ ] 공공시설(학교, 운동장 등) [ ] 도로 [ ] 상업 · 서비스시설(상점, 호텔 등) [ ] 산업장 [ ] 농장(논밭, 축사, 양식장 등) [ ] 병원 이송 중 사망 [ ] 기타( )			
⑩ 사망의 원인 ※(나)(다)(라)에는 (가)와 직접 의학적 인과관계가 명확한 것 만을 적습니다.	(가)	직접 사인		발병부터 사망까지의 기간	
	(나)	(가)의 원인			
	(다)	(나)의 원인			
	(라)	(다)의 원인			
	(가)부터 (라)까지와 관계없는 그 밖의 신체상황				
	수술의사의 주요소견			수술 연월일	년 월 일
	해부의사의 주요소견				
⑪ 사망의 종류	[ ] 병사 [ ] 외인사 [ ] 기타 및 불상				
⑫ 외인사 사항	사고 종류	[ ] 운수(교통) [ ] 중독 [ ] 추락 [ ] 익사 [ ] 화재 [ ] 기타( )		의도성 여 부	[ ] 비의도적 사고 [ ] 자살 [ ] 타살 [ ] 미상
	사고발생 일시	년 월 일 시 분(24시간제에 따름)			
	사고발생 장소	주소			
		장소	[ ] 주택 [ ]의료기관 [ ] 사회복지시설(양로원, 고아원 등) [ ] 공공시설(학교, 운동장 등) [ ] 도로 [ ] 상업 · 서비스시설(상점, 호텔 등) [ ] 산업장 [ ] 농장(논밭, 축사, 양식장 등) [ ] 기타( )		

「의료법」 제17조 및 같은 법 시행규칙 제10조에 따라 위와 같이 진단(검안)합니다.

년 월 일

의료기관 명칭 :

주소 :

의사, 치과의사, 한의사 면허번호 제 호

성 명: (서명 또는 인)

유 의 사 항

사망신고는 1개월 이내에 관할 구청 · 시청 또는 읍 · 면 · 동사무소에 신고하여야 하며, 지연 신고 및 미신고 시 과태료가 부과됩니다.

210㎜×297㎜[백상지 80g/㎡(재활용품)]

<table>
<tr><td colspan="2">[별지제5호의3서식] 〈개정 2015.12.23.〉</td><td colspan="2">상해진단서</td><td></td></tr>
<tr><td>등록번호</td><td colspan="4"></td></tr>
<tr><td>연 번 호</td><td colspan="4"></td></tr>
<tr><td colspan="5"></td></tr>
<tr><td>환자의 성명</td><td colspan="2"></td><td>환자의
주민등록번호</td><td></td></tr>
<tr><td>환자의 주소</td><td colspan="4">(전화번호 :)</td></tr>
<tr><td>병 명
[ ] 임상적 추정
[ ] 최 종 진 단</td><td colspan="3">(주 상병)

(부 상병)</td><td>질병분류기호</td></tr>
<tr><td>발병 또는 상해 연월일</td><td colspan="2">년 월 일</td><td>진단 연월일</td><td>년 월 일</td></tr>
<tr><td>상해의 원인 또는
추정되는 상해의 원인</td><td colspan="4"></td></tr>
<tr><td>상해 부위와 정도</td><td colspan="4"></td></tr>
<tr><td>입원의 필요 여부</td><td colspan="4"></td></tr>
<tr><td>외과적 수술 여부</td><td colspan="4"></td></tr>
<tr><td>합병증의 발생 가능 여부</td><td colspan="4"></td></tr>
<tr><td>통상활동의 가능 여부</td><td colspan="4"></td></tr>
<tr><td>식사의 가능 여부</td><td colspan="4"></td></tr>
<tr><td>상해에 대한 소견</td><td colspan="4"></td></tr>
<tr><td>치 료 기 간</td><td colspan="4">년 월 일부터 년 월 일까지 (진단일부터 일간)</td></tr>
<tr><td>치료 내용 및 향후 치료에
대한 소견</td><td colspan="4"></td></tr>
<tr><td>입원 · 퇴원 연월일</td><td colspan="2">입원일: 년 월 일부터</td><td colspan="2">퇴원일: 년 월 일까지</td></tr>
<tr><td>비 고</td><td colspan="4"></td></tr>
<tr><td colspan="5">「의료법」 제17조 및 같은 법 시행규칙 제9조제2항에 따라 위와 같이 진단합니다.</td></tr>
<tr><td colspan="5">년 월 일</td></tr>
<tr><td>의료기관 명칭:</td><td colspan="4"></td></tr>
<tr><td>주소:</td><td colspan="4"></td></tr>
<tr><td colspan="5">[ ]의사 [ ]치과의사 [ ]한의사 면허번호 제 호</td></tr>
<tr><td colspan="3">성 명:</td><td colspan="2">(서명 또는 인)</td></tr>
<tr><td colspan="5"></td></tr>
<tr><td colspan="5">작 성 방 법</td></tr>
<tr><td colspan="5">1. 환자의 인적사항은 진찰한 의사, 치과의사 또는 한의사가 주민등록증, 기간 만료 전 여권, 운전면허증, 공무원증, 국립 · 공립대학 학생증, 군무원증, 건강보험증, 외국인등록증 등 국가공인 신분증(환자가 미성년자인 경우에는 주민등록등본 · 초본, 학생증 등으로 대체 가능합니다)과 대조하여 확인하고 서명 또는 날인합니다.
2. "병명"란에는 "임상적 추정"과 "최종진단" 중 택일하여 [ ]에 ∨ 표시를 하고, 질병명은 한글로 적되, 영어로 적을 경우에는 한글을 함께 적으며, 질병분류기호도 함께 적습니다.</td></tr>
<tr><td colspan="5">210mm×297mm[백상지 80g/㎡]</td></tr>
</table>

■ [별지 제7호서식] 〈개정 2018. 9. 27.〉

출생증명서

<table>
<tr><td rowspan="2">출생아의 부모</td><td>부</td><td>성명</td><td></td><td>연령</td><td colspan="2">만 세(년 월 일생)
※ 주민등록상 생년월일을 기재</td><td>직업</td><td></td></tr>
<tr><td>모</td><td>성명</td><td></td><td>연령</td><td colspan="2">만 세(년 월 일생)
※ 주민등록상 생년월일을 기재</td><td>직업</td><td></td></tr>
<tr><td>산모의 주소</td><td colspan="8"></td></tr>
<tr><td rowspan="2">출생 장소</td><td colspan="8"></td></tr>
<tr><td colspan="8">① 자가 ② 병원 ③ 의원 ④ 모자보건센터 ⑤ 조산원 ⑥ 기타</td></tr>
<tr><td>출생일시</td><td colspan="4">년 월 일 시 분
(24시간제에 따름)</td><td rowspan="2">출생아</td><td>성별</td><td colspan="2">남 · 여 · 불상</td></tr>
<tr><td>임신기간</td><td colspan="4">주</td><td>성명</td><td colspan="2"></td></tr>
<tr><td rowspan="2">다태(多胎)</td><td rowspan="2">① 2태
② 3태
③ 태</td><td colspan="3">다태아(多胎兒) 출산 중의 해당 출생아의 출산 순위</td><td colspan="4">① 제1아 ② 제2아
③ 제3아 ④ 제4아</td></tr>
<tr><td colspan="3">다태아 출산 중의 태아의 상태</td><td colspan="4">출생 명(남 명,여 명)
사산 태(남태, 여태, 불상)</td></tr>
<tr><td>산모의 산아 수</td><td colspan="8">명 중 생존자 명, 사망자 명, 사산자 태</td></tr>
<tr><td rowspan="2">출생아의 신체 상황</td><td colspan="3" rowspan="2"></td><td colspan="3">몸무게</td><td colspan="2">□.□□kg</td></tr>
<tr><td colspan="3">신 장</td><td colspan="2">□□.□□㎝</td></tr>
<tr><td>출생아의 건강 상황</td><td colspan="8"></td></tr>
<tr><td colspan="9">「의료법」 제17조 및 같은 법 시행규칙 제11조에 따라 위와 같이 증명합니다.

년 월 일
의료기관 주소:
명칭:
면허번호 제 호 조산(의사, 한의사, 조산사) 성명 (서명 또는 인)
면허번호 제 호 조산(의사, 한의사, 조산사) 성명 (서명 또는 인)

※ 유의사항: 출생신고는 1개월 이내에 주소지의 구청 · 시청 또는 읍 · 면 · 동사무소에 하며, 지연 신고 및 미신고 시 과태료가 부과됩니다.</td></tr>
<tr><td colspan="9">210mm×297mm[백상지 80g/㎡]</td></tr>
</table>

(9) 제증명발급 수행업무 및 절차. 확인사항

① 진단서의 의의와 제증명서의 종류

㉮ 진단서란 의사가 다른 사람을 진찰 또는 검사한 결과를 종합하여 생명이나 건강의 상태를 증명하기 위하여 작성하는 의학적판단서이다.

㉯ 제증명의 종류에는 건강진단서, 진단서(일반, 병사용, 공무원요양용, 각종 보험용 등), 상해진단서, 사망진단서(또는 사체검안서), 출생증명서, 사산 및 사태증명서, 소견서감정서, 장애진단서, 치료확인서, 향후치료비 추정서 등이 있다.

② 의료법에 명시된 진단서의 기재사항

진단서의 기재사항은 ㉮ 환자의 주소 · 성명 및 주민등록번호 ㉯ 병명 ㉰ 발병연월일 ㉱ 향후 치료에 대한 소견 ㉲ 입원 · 퇴원 연월일 ㉳ 의료기관의 명칭 · 주소, 진찰한 의사 · 치과의사 또는 한의사(부득이한 사유로 다른 의사 등이 발급하는 경우에는 발급한 의사 등을 말한다)의 성명 · 면허자격 · 면허번호 등이다.

③ 제증명발급 절차

제증명발급 절차는 병원중심의 발급절차와 환자중심의 발급절차가 있다.

㉮ 병원중심의 발급절차는 진단서가 필요한 환자나 보호자가 의사에게 제증명 발급을 신청하고 의사가 발급한 진단서를 제증명창구에 제출하여 필요한 수만큼 발급한 후 다시 발급한 의사에게 제출하여 서명날인을 받는 방법이다.

㉯ 환자중심의 형태는 고객중심의 의료서비스가 강조되면서 환자나 보호자가 일일이 담당의사를 찾아 다녀야 하는 번거로움을 해소하고, 제증명 서류 발급을 신청하면 병원에서 발급과정을 전산화하여 발급하는 방법이며, 주로 개인의원에서 많이 이용되고 있다.

㉰ 외래 및 입원 경우 발급절차를 이해하고 실행한다.

④ 제증명 발급 방법

제증명 발급 방법에는 ㉮ 의사직접 발급 ㉯ 전산이용 발급 ㉰ 전자문서 이용방법 등이 활용되고 있다.

⑤ 제증명 발급시 유의사항

㉮ 의료법에 따라 진단서의 보존기간은 3년이다.

㉯ 제증명서를 발급한 경우는 발급대장에 기록하고 관리한다.

㉰ 진단서 발급시는 본인확인과 인적사항확인 및 진단기간 및 숫자확인, 사망진단서의 경우는 외인사에 대하여 확인 기재한다.

⑥ 진단서 및 제증명료 발급비용 보험급여사항

진단서 및 제증명발급료는 건강보험인 경우는 비급여대상이며, 산재 및 자보는 용도에 따라 급여대상 또는 비급여대상이다.

⑦ 진단서의 서식에 대하여 이해하고 관련 양식에 의해 발급

⑧ 제증명발급 사실조회가 있을 경우에는 문서로 회신

공공기관으로부터 진단서발급 사실조회요청이 문서로 접수되면 발급 관련 자료를 찾아 확인 후 문서로 회신하여야 한다.

⑨ 제증명발급 현황(진단서 발급 종류별)에 대하여 자료를 작성하여 부서장에게 보고

6-2 | 의무기록 열람

학습목표 | 1. 의무기록의 열람 및 사본발급 절차에 대하여 업무를 수행할 수 있다.

1. 의무기록 열람 관련 법률

(1) 의무기록 열람(의료법 제 21조)

① 환자는 의료인, 의료기관의 장 및 의료기관 종사자에게 본인에 관한 기록의 전부 또는 일부에 대하여 열람 또는 그 사본의 발급 등 내용의 확인을 요청할 수 있다. 이 경우 의료인, 의료기관의 장 및 의료기관 종사자는 정당한 사유가 없으면 이를 거부하여서는 아니 된다.

② 의료인, 의료기관의 장 및 의료기관 종사자는 환자가 아닌 다른 사람에게 환자에 관한 기록을 열람하게 하거나 그 사본을 내주는 등 내용을 확인할 수 있게 하여서는 아니 된다.

③ 제2항에도 불구하고 의료인, 의료기관의 장 및 의료기관 종사자는 다음 각 호의 어느 하나에 해당하면 그 기록을 열람하게 하거나 그 사본을 교부하는 등 그 내용을 확인할 수 있게 하여야 한다. 다만, 의사 · 치과의사 또는 한의사가 환자의 진료를 위하여 불가피하다고 인정한 경우에는 그러하지 아니하다.

㉮ 환자의 배우자, 직계 존속 · 비속, 형제 · 자매(환자의 배우자 및 직계 존속 · 비속, 배우자의 직계존속이 모두 없는 경우에 한정) 또는 배우자의 직계 존속이 환자 본인의 동의서와 친족관계임을 나타내는 증명서 등을 첨부하는 등 보건복지부령으로 정하는 요건을 갖추어 요청한 경우

㉯ 환자가 지정하는 대리인이 환자 본인의 동의서와 대리권이 있음을 증명하는 서류를 첨부하는 등 보건복지부령으로 정하는 요건을 갖추어 요청한 경우

㉰ 환자가 사망하거나 의식이 없는 등 환자의 동의를 받을 수 없어 환자의 배우자, 직계 존속 · 비속, 형제 · 자매(환자의 배우자 및 직계 존속 · 비속, 배우자의 직계존속이 모두 없는 경우에 한정) 또는 배우자의 직계 존속이 친족관계임을 나타내는 증명서 등을 첨부하는 등 보건복지부령으로 정하는 요건을 갖추어 요청

한 경우

㉣「국민건강보험법」에 따라 급여비용 심사 · 지급 · 대상여부 확인 · 사후관리 및 요양급여의 적정성 평가 · 가감지급 등을 위하여 국민건강보험공단 또는 건강보험심사평가원에 제공하는 경우

㉤「의료급여법」에 따라 의료급여 수급권자 확인, 급여비용의 심사 · 지급, 사후관리 등 의료급여 업무를 위하여 보장기관(시 · 군 · 구), 국민건강보험공단, 건강보험심사평가원에 제공하는 경우

㉥「형사소송법」에 따른 경우

㉦「민사소송법」에 따라 문서제출을 명한 경우

㉧「산업재해보상보험법」에 따라 근로복지공단이 보험급여를 받는 근로자를 진료한 산재보험 의료기관(의사를 포함한다)에 대하여 그 근로자의 진료에 관한 보고 또는 서류 등 제출을 요구하거나 조사하는 경우

㉨「자동차손해배상 보장법」에 따라 의료기관으로부터 자동차보험진료수가를 청구받은 보험회사등이 그 의료기관에 대하여 관계 진료기록의 열람을 청구한 경우

㉩「병역법」에 따라 지방병무청장이 징병검사와 관련하여 질병 또는 심신장애의 확인을 위하여 필요하다고 인정하여 의료기관의 장에게 징병검사대상자의 진료기록 · 치료 관 련 기록의 제출을 요구한 경우

㉪「학교안전사고 예방 및 보상에 관한 법률」 제42조에 따라 공제회가 공제급여의 지급 여부를 결정하기 위하여 필요하다고 인정하여「국민건강보험법」 제42조에 따른 요양기관에 대하여 관계 진료기록의 열람 또는 필요한 자료의 제출을 요청하는 경우

㉫「고엽제후유의증 등 환자지원 및 단체설립에 관한 법률」 제7조제3항에 따라 의료기관의 장이 진료기록 및 임상소견서를 보훈병원장에게 보내는 경우

㉬「의료사고 피해구제 및 의료분쟁 조정 등에 관한 법률」 제28조제1항 또는 제3항에 따른 경우

㉭「국민연금법」 제123조에 따라 국민연금공단이 부양가족연금, 장애연금 및 유족연금 급여의 지급심사와 관련하여 가입자 또는 가입자였던 사람을 진료한 의료기관에 해당 진료에 관한 사항의 열람 또는 사본 교부를 요청하는 경우

㉻의2. 다음 각 목의 어느 하나에 따라 공무원 또는 공무원이었던 사람을 진료한 의료기관에 해당 진료에 관한 사항의 열람 또는 사본 교부를 요청하는 경우

가. 「공무원연금법」 제92조에 따라 인사혁신처장이 퇴직유족급여 및 비공무상장해급여와 관련하여 요청하는 경우

나. 「공무원연금법」 제93조에 따라 공무원연금공단이 퇴직유족급여 및 비공무상장해급여와 관련하여 요청하는 경우

다. 「공무원 재해보상법」 제57조 및 제58조에 따라 인사혁신처장이 요양급여, 재활급여, 장해급여, 간병급여 및 재해유족급여와 관련하여 요청하는 경우

㉻의3. 「사립학교교직원 연금법」 제19조제4항제4호의2에 따라 사립학교교직원연금공단이 요양급여, 장해급여 및 재해유족급여의 지급심사와 관련하여 교직원 또는 교직원이었던 자를 진료한 의료기관에 해당 진료에 관한 사항의 열람 또는 사본 교부를 요청하는 경우

㉻의4. 다음 각 목의 어느 하나에 따라 군인 또는 군인이었던 사람을 진료한 의료기관에 해당 진료에 관한 사항의 열람 또는 사본 교부를 요청하는 경우

가. 「군인연금법」 제54조제2항에 따라 국방부장관이 퇴직유족급여와 관련하여 요청하는 경우

나. 「군인 재해보상법」 제52조제2항에 따라 국방부장관(같은 법 제54조에 따라 권한을 위임받거나 업무를 위탁받은 자를 포함한다)이 공무상요양비, 장해급여 및 재해유족급여와 관련하여 요청하는 경우

㉮ 「장애인복지법」 제32조제7항에 따라 대통령령으로 정하는 공공기관의 장이 장애 정도에 관한 심사와 관련하여 장애인 등록을 신청한 사람 및 장애인으로 등록한 사람을 진료한 의료기관에 해당 진료에 관한 사항의 열람 또는 사본 교부를 요청하는 경우

㉯ 「감염병의 예방 및 관리에 관한 법률」 제18조의4 및 제29조에 따라 보건복지부장관, 질병관리본부장, 시 · 도지사 또는 시장 · 군수 · 구청장이 감염병의 역학조사 및 예방접종에 관한 역학조사를 위하여 필요하다고 인정하여 의료기관의 장에게 감염병환자 등의 진료기록 및 예방접종을 받은 사람의 예방접종 후 이상반응에 관한 진료기록의 제출을 요청하는 경우

(2) 권리와 의무(의료법 제22조)

① 의료인은 각각 진료기록부, 조산기록부, 간호기록부, 그 밖의 진료에 관한 기록(진료기록부)을 갖추어 두고 환자의 주된 증상, 진단 및 치료 내용 등 보건복지부령으로 정하는 의료행위에 관한 사항과 의견을 상세히 기록하고 서명하여야 한다.

② 의료인이나 의료기관 개설자는 진료기록부(전자의무기록 포함) 등을 보건복지부령으로 정하는 바에 따라 보존하여야 한다.

③ 의료인은 진료기록부등을 거짓으로 작성하거나 고의로 사실과 다르게 추가기재 · 수정하여서는 아니 된다.

(3) 보고와 업무 검사 등(의료법 61조)

① 보건복지부장관, 시 · 도지사 또는 시장 · 군수 · 구청장은 의료기관 개설자 또는 의료인에게 필요한 사항을 보고하도록 명할 수 있고, 관계 공무원을 시켜 그 업무 상황, 시설 또는 진료기록부 · 조산기록부 · 간호기록부 등 관계 서류를 검사하게 하거나 관계인에게서 진술을 들어 사실을 확인받게 할 수 있다. 이 경우 의료기관 개설자 또는 의료인은 정당한 사유 없이 이를 거부하지 못한다.

② 제①항의 경우에 관계 공무원은 권한을 증명하는 증표 및 조사기간, 조사범위, 조사담당자, 관계 법령 등이 기재된 조사명령서를 지니고 이를 관계인에게 내보여야 한다.

(4) 기록 열람 등의 요건(의료법 시행규칙 제13조의3)

① 환자의 배우자, 직계 존속 · 비속, 형제 · 자매(환자의 배우자 및 직계 존속 · 비속, 배우자의 직계존속이 모두 없는 경우에 한정) 또는 배우자의 직계 존속(친족)이 환자에 관한 기록의 열람이나 그 사본의 발급을 요청할 경우에는 다음 각 호의 서류(전자문서를 포함)를 갖추어 의료인, 의료기관의 장 및 의료기관 종사자에게 제출하여야 한다.

㉮ 기록 열람이나 사본 발급을 요청하는 자의 신분증(주민등록증, 여권, 운전면허증 그 밖에 공공기관에서 발행한 본인임을 확인할 수 있는 신분증) 사본

㉯ 가족관계증명서, 주민등록표 등본 등 친족관계임을 확인할 수 있는 서류

㉰ 환자가 자필 서명한 별지 제9호의2서식의 동의서. 다만, 환자가 만 14세 미만의 미성년자인 경우에는 제외한다.

② 환자가 지정하는 대리인이 환자에 관한 기록의 열람이나 그 사본의 발급을 요청할 경우에는 다음 각 호의 서류를 갖추어 의료기관 개설자에게 제출하여야 한다.

㉮ 기록열람이나 사본발급을 요청하는 자의 신분증 사본

㉯ 환자가 자필 서명한 동의서 및 위임장. 이 경우 환자가 만 14세 미만의 미성년자인 경우에는 환자의 법정대리인이 작성하여야 하며, 가족관계증명서 등 법정대리인임을 확인할 수 있는 서류를 첨부하여야 한다.

㉰ 환자의 신분증 사본. 다만, 주민등록증이 발급되지 않은 만 17세 미만의 환자는 제외한다.

③ 환자의 동의를 받을 수 없는 상황에서 환자의 친족이 환자에 관한 기록의 열람이나 그 사본 발급을 요청할 경우에는 정하는 바에 따라(별표2의 2) 서류를 갖추어 의료인, 의료기관의 장 및 의료기관 종사자에게 제출하여야 한다.

④ 의료인, 의료기관의 장 및 의료기관 종사자는 환자가 본인에 관한 기록의 열람이나 그 사본의 발급을 요청하는 경우 요청인이 환자 본인임을 확인해야 한다.

⑤ 제①항 및 제③항에 따라 친족이 환자에 관한 기록의 열람이나 그 사본의 발급을 요청하는 경우 그 요청자는 신분증 사본의 제출을 갈음하여 다음 각 호의 어느 하나에 해당하는 방법으로 본인확인 절차를 거칠 수 있다.

㉮ 휴대전화를 통한 본인인증 등「정보통신망 이용촉진 및 정보보호 등에 관한 법률」제23조의3에 따른 본인확인기관에서 제공하는 본인확인의 방법

㉯「전자서명법」제2조제3호에 따른 공인전자서명 또는 같은 법 제2조제8호에 따른 공인인증서를 통한 본인확인의 방법

㉰「정보통신망 이용촉진 및 정보보호 등에 관한 법률 시행령」제9조의2제1항제1호에 따른 바이오정보를 통한 본인확인의 방법

(5) 환자진료기록 열람 및 사본 제출 허용 불가범위

의료법 제21조에 열거되지 않는 법 규정에 따른 환자기록열람 및 사본발급은 환자본인의 동의 없이는 허용을 불가 한다.

- 의료법 제61조(보고와 업무검사), 소비자기본법 제 77조(검사와 자료제출), 국민건강보험법 제 97조(보고와 검사), 형사소송법 제 198조(준수사항)

2. 진료기록 열람 및 사본 발급 비용

(1) 환자진료기록 열람 및 사본발급 비용 관련사항

① 환자제공을 위한 필름복사, 스캔복사, CD 복사, Monitoring Data 복사, Video Tape 복사, Diskette 복사, 진료기록부 복사 비용은 실비로 환자가 부담한다.

② 다만, 국가 · 지방자치단체 · 요양기관 · 보험업법에 의한 보험요율 산출기관 그 밖의 공공기관 및 공공단체가 공단 또는 심사평가원에 제공하는 자료에 대하여서는 사용료 · 수수료 등을 면제한다.

[별지 제9호의2서식]

<table>
<tr><th colspan="3">진료기록 열람 및 사본발급 동의서</th></tr>
<tr><td rowspan="3">환자 본인</td><td>성 명</td><td>연락처</td></tr>
<tr><td colspan="2">생년월일 (외국인등록번호)</td></tr>
<tr><td colspan="2">주 소</td></tr>
<tr><td rowspan="3">신청인</td><td>성 명</td><td>환자와의 관계</td></tr>
<tr><td>생년월일 (외국인등록번호)</td><td>연락처</td></tr>
<tr><td colspan="2">주 소</td></tr>
<tr><td rowspan="5">열람 및 사본 발급범위</td><td colspan="2">의료기관명칭</td></tr>
<tr><td colspan="2">진료기간</td></tr>
<tr><td colspan="2">발급사유</td></tr>
<tr><td colspan="2">발급범위(환자 본인이 직접 작성)</td></tr>
<tr><td colspan="2">예시) 진료기록부 사본, 처방전 사본, 수술기록 사본, 검사내용 및 검사 소견기록의 사본, 방사선 사진(영상물 포함), 간호기록부 사본, 조산기록부 사본, 진단서 사본, 사망진단서 또는 시체검안서 사본 등</td></tr>
<tr><td colspan="3">본인(또는 법정대리인)은 상기 신청인(　　)이 「의료법」 제21조제2항 및 같은 법 시행규칙 13조의3에 따라 본인의 진료기록 등을 열람하거나 사본을 발급받는 것에 대하여 동의합니다.

년　　월　　일
본인(또는 법정대리인)　　　(자필서명)</td></tr>
</table>

[별지 제9호의3서식]

진료기록 열람 및 사본발급 위임장

<table>
<tr><td rowspan="3">수임인</td><td>성 명</td><td>전화번호</td></tr>
<tr><td>생년월일 (외국인등록번호)</td><td>위임인과의 관계</td></tr>
<tr><td colspan="2">주 소</td></tr>
<tr><td rowspan="3">신청인</td><td>성 명</td><td>전화번호</td></tr>
<tr><td colspan="2">생년월일 (외국인등록번호)</td></tr>
<tr><td colspan="2">주 소</td></tr>
<tr><td colspan="3">위임인은 「의료법」 제21조제3항 및 같은 법 시행규칙 제13조의3에 따라 「진료기록 등 열람 및 사본발급 동의서」에 기재된 사항에 대하여 일체 권한을 상기 수임인에게 위임합니다.

년 월 일
위임인 (자필서명)</td></tr>
</table>

(2) 의무기록의 열람 및 사본발급 절차

① 외래 의무기록 열람 및 사본발급 절차

① 진료과 접수(원무창구) → ② 담당의사 면담(해당 진료과) → ③ 사본발급 신청서 작성(해당 진료과)→ ④ 수수료 수납(원무과) → ⑤ 사본발급/구비서류제출(사본발급창구)

② 병동(재원) 의무기록열람 및 사본발급절차

① 담당의사 면담(해당 병동) → ② 사본발급 신청서 작성(해당 병동) → ③ 수수료 수납(원무과) → ④ 사본발급/구비서류제출(사본발급창구)

(3) 의무기록열람시 구비서류

① 구비서류(의료법 시행규칙 제 13조 2 기록열람 등의 요건)

사본발급신청자	신청자 신분증	동의서	가족관계 증명서	위임장	환자신분증 사본
환자본인	○				
환자의 친족 (배우자, 직계존속 및 비속, 배우자의 직계존속)	○	○	○	○	○
환자가 지정하는 대리인	○	○		○	○

② 환자의 동의를 받을 수 없는 경우 기록 열람, 사본 발급 요청 시 구비서류

[별표 2의2]

환자의 동의를 받을 수 없는 경우 기록 열람 · 사본 발급 요청 시 구비서류
(제13조의2 제3항 관련)

구분	구비서류
환자가 사망한 경우	1. 기록 열람이나 사본 발급을 요청하는 자의 신분증 사본 2. 가족관계증명서, 주민등록표 등본 등 친족관계를 확인할 수 있는 서류 3. 가족관계증명서, 제적등본, 사망진단서 등 사망사실을 확인할 수 있는 서류
환자가 의식불명 또는 의식불명은 아니지만 중증의 질환 · 부상으로 자필서명을 할 수 없는 경우	1. 기록 열람이나 사본 발급을 요청하는 자의 신분증 사본 2. 가족관계증명서, 주민등록표 등본 등 친족관계를 확인할 수 있는 서류 3. 환자가 의식불명 또는 중증의 질환□부상으로 자필서명을 할 수 없음을 확인할 수 있는 진단서
환자가 행방불명인 경우	1. 기록 열람이나 사본 발급을 요청하는 자의 신분증 사본 2. 가족관계증명서, 주민등록표 등본 등 친족관계를 확인할 수 있는 서류 3. 주민등록표 등본, 법원의 실종선고 결정문 사본 등 행방불명 사실을 확인할 수 있는 서류
환자가 의사무능력자인 경우	1. 기록 열람이나 사본 발급을 요청하는 자의 신분증 사본 2. 가족관계증명서, 주민등록표 등본 등 친족관계를 확인할 수 있는 서류 3. 법원의 금치산 선고 결정문 사본 또는 의사무능력자임을 증명하는 정신건강의학과 전문의의 진단서

6-3 | 개인정보관리

학습목표	1. 개인정보보호법에 의한 내원고객의 개인정보관리를 관리할 수 있다.

1. 개인정보보호

1) 개인정보보호법

개인정보보호법(個人情報保護法)은 개인정보 보호를 위한 법체계를 일원화하고 개인의 권익 보호를 강화하기 위한 법으로 2011년 3월 29일 제정되었다. 개인정보보호법은 각종 컴퓨터 범죄와 개인의 사생활 침해 등 정보화 사회의 역기능을 방지하기 위한 목적으로 제정된 법률이며, 이 법의 보호대상인 개인정보는 주민등록, 신원조회, 병역사항 및 각종 납세자료 등 개인 신상에 관한 모든 정보를 포함한다.

(1) 목적(법 제1조)

이 법은 개인정보의 처리 및 보호에 관한 사항을 정함으로써 개인의 자유와 권리를 보호하고, 나아가 개인의 존엄과 가치를 구현함을 목적으로 한다.

(2) 개인정보 및 개인정보처리자(법 제2조)

① "개인정보"란 살아 있는 개인에 관한 정보로서 성명, 주민등록번호 및 영상 등을 통하여 개인을 알아볼 수 있는 정보를 말한다.

② "개인정보처리자"란 업무를 목적으로 개인정보파일을 운용하기 위하여 스스로 또는 다른 사람을 통하여 개인정보를 처리하는 공공기관, 법인, 단체 및 개인 등을 말한다.

(3) 개인정보 보호 원칙(법 제3조)

① 개인정보처리자는 개인정보의 처리 목적을 명확하게 하여야 하고 그 목적에 필요한 범위에서 최소한의 개인정보만을 적법하고 정당하게 수집하여야 한다.

② 개인정보처리자는 개인정보의 처리 목적에 필요한 범위에서 적합하게 개인정보를 처리하여야 하며, 그 목적 외의 용도로 활용하여서는 아니 된다.

③ 개인정보처리자는 개인정보의 처리 목적에 필요한 범위에서 개인정보의 정확성, 완전성 및 최신성이 보장되도록 하여야 한다.

④ 개인정보처리자는 개인정보의 처리 방법 및 종류 등에 따라 정보주체의 권리가 침해받을 가능성과 그 위험 정도를 고려하여 개인정보를 안전하게 관리하여야 한다.

⑤ 개인정보처리자는 제30조에 따른 개인정보 처리방침 등 개인정보의 처리에 관한 사항을 공개하여야 하며, 열람청구권 등 정보주체의 권리를 보장하여야 한다.

⑥ 개인정보처리자는 정보주체의 사생활 침해를 최소화하는 방법으로 개인정보를 처리하여야 한다.

⑦ 개인정보처리자는 개인정보를 익명 또는 가명으로 처리하여도 개인정보 수집목적을 달성할 수 있는 경우 익명처리가 가능한 경우에는 익명에 의하여, 익명처리로 목적을 달성할 수 없는 경우에는 가명에 의하여 처리될 수 있도록 하여야 한다.

⑧ 개인정보처리자는 이 법 및 관계 법령에서 규정하고 있는 책임과 의무를 준수하고 실천함으로써 정보주체의 신뢰를 얻기 위하여 노력하여야 한다.

(4) 안전조치의무(법 제29조)

개인정보처리자는 개인정보가 분실 · 도난 · 유출 · 변조 또는 훼손되지 아니하도록 내부 관리계획 수립, 접속기록 보관 등 대통령령으로 정하는 바에 따라 안전성 확보에 필요한 기술적 · 관리적 및 물리적 조치를 하여야 한다.

(5) 개인정보의 목적 외 이용 · 제공 제한(법 제18조)

개인정보처리자는 개인정보를 제15조제1항에 따른 범위를 초과하여 이용하거나 제17조제1항 및 제28조의8제1항에 따른 범위를 초과하여 제3자에게 제공하여서는 아니 된다.

(6) 개인정보의 파기(제21조)

① 개인정보처리자는 보유기간의 경과, 개인정보의 처리 목적 달성, 가명정보의 처리 기간 경과 등 그 개인정보가 불필요하게 되었을 때에는 지체 없이 그 개인정보를 파기하여야 한다. 다만, 다른 법령에 따라 보존하여야 하는 경우에는 그러하지 아니하다.

② 개인정보처리자가 제1항에 따라 개인정보를 파기할 때에는 복구 또는 재생되지 아니하도록 조치하여야 한다.

③ 개인정보처리자가 제1항 단서에 따라 개인정보를 파기하지 아니하고 보존하여야 하는 경우에는 해당 개인정보 또는 개인정보파일을 다른 개인정보와 분리하여서 저장 · 관리하여야 한다.

④ 개인정보의 파기방법 및 절차 등에 필요한 사항은 대통령령으로 정한다.

(7) 개인정보 관련법률

개인정보 관련 법률에는 개인정보보호법, 의료법, 국민건강보험법 등이 있다.

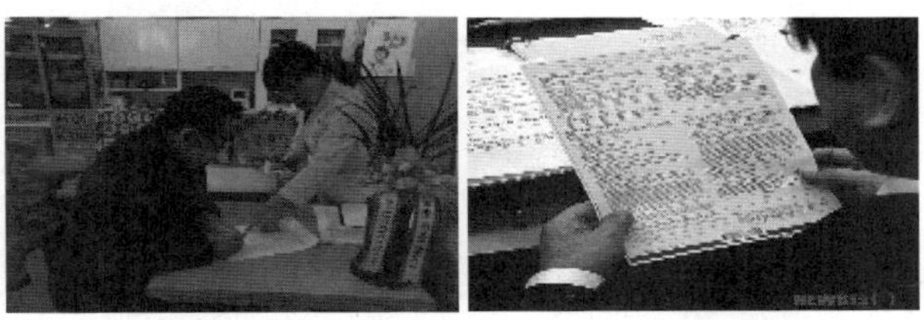

그림 6-2 개인정보동의서 작성

2. 개인정보관리(Personal Information Management)

개인정보 유출 사고는 인터넷 사이트 업체에서 누군가의 범죄 행위나 해킹 등에 의해 발생하기도 하지만, 대부분은 이용자의 부주의에 의해 발생한다. 특히 병원의 개인정보보호는 일반개인보다 더욱더 민감한 의료정보를 담고 있어서 보안에 보다 철저히 관리되어야 하며, 국민건강보험법 등에 따라 환자의 동의하에 관리되어야 한다. 따라서 소중한 개인 정보가 유출되지 않게 하기 위해서 먼저 개인정보보호에 관한 개개인의 의식이 확립되어야 한다.

제6장. 실전대비 요약정리 사항 및 예상문제

제증명 및 의무기록열람, 개인정보관리

1. 진단서 및 제증명의 용도 와 종류
2. 진료에 관한 기록의 보존(의료법 시행규칙 제15조)
3. 진단서 발급절차 및 방법
4. 의무기록 열람 요건 및 사본발급 절차. 구비서류
5. 개인정보보호법 및 위반 시 처벌규정

제 7 장

입 · 퇴원 및 진료비관리

7-1 | 입원예약 및 입원수속

학습목표

1. 입원 유형별로 입원 예약 및 수속업무를 할 수 있다.
2. 입원환자의 수진자격여부를 확인할 수 있다.

1. 입원진료

1) 입원진료의 개요

입원진료는 환자가 의사의 진료소견에 따라 소정의 절차를 거쳐 병원에 수용되어 진료를 받는 것을 말한다. 입원환자는 내원 동기나 진료형태에 따라 응급입원 및 외래입원으로 나누어지며, 입원은 응급실이나 외래진료 시, 의사의 판단에 따라 입원진료가 필요하다고 판단되는 환자와, 타 병원에서 입원 의뢰된 환자를 입원 결정한다. 입원관리는 입원결정에서부터 퇴원시 까지의 과정에서의 진료지원 업무라고 할 수 있다.

(1) 입원

입원(入院: Admission)은 환자가 치료를 받거나 요양을 하기 위해서 일정기간 동안 병원에 들어가는 것을 말한다.

(2) 입원진료와 입원관리

의사의 지시에 따라 의료기관에 수용된 입원환자에게 진단, 수술, (특수)검사 및 처치뿐 아니라 투약과 간호를 포함한 식이 등과 관련한 종합 서비스를 제공하는 것을 입원진료라 하고 입원을 위한 수속부터 치료가 종결되어 귀가할 때까지 수반되는 여러 단계의 수속과 업무절차를 이행하는 것을 입원관리라 구분한다.

(3) 입원경로

입원경로는 당일 외래진료 후 입원, 입원예약 후 당일내원 입원, 응급실 진료 후 입원, 전원 등이 있다.

(4) 입원환자 업무흐름도

입원대상은 외래진료 후, 응급실 진료 후, 타 병원 의뢰환자 등으로 입원을 하게 되며, 의사의 진료결정에 의하여 입원이 결정되면 입원수속을 거쳐 병동에 입원을 하게된다. 따라서 해당 병동에 입원을 하게 되면 그때부터 진료가 시작되며, 진료과정에서 협의진단, 전과, 전실, 주치의변경 등이 있을 수 있다. 진료가 종결되면 담당의사가 퇴원을 결정하고 퇴원수속을 하게되며, 퇴원수속 시에는 진료비를 납부하고 퇴원후의 투약, 진료 등에 관하여 상담한다. 입원환자의 업무흐름도는 병원의 여건과 특수성에 따라 다소 차이가 있으나 일반적으로 다음과 같다.

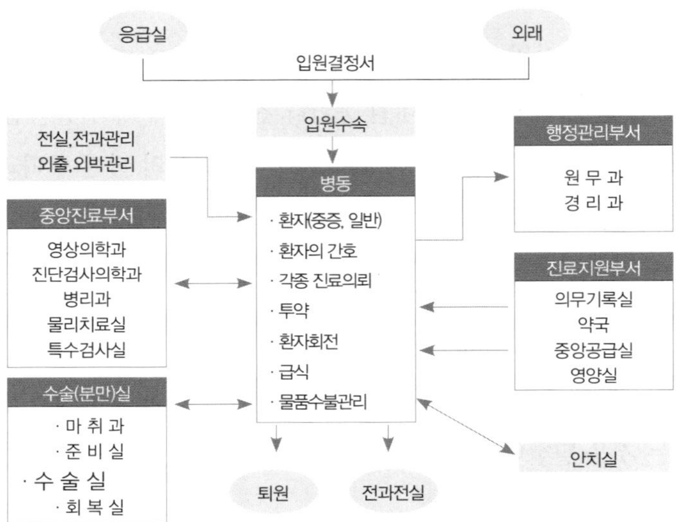

그림 7-1 입원환자 업무흐름도

2. 입원료 산정

입원료(入院料: hospital charges)는 환자가 병실에 입원하였을 때 산정되는 비용으로서 의학관리료, 간호관리료, 병원관리료로 구성이 된다. 의학관리료는 의사의 회진과 질병의 치료 및 상담, 의무기록과 진료계획 작성 등의 모든 비용을 의미하며, 간호관리료는 간호사의 간호와 상담, 간호기록지의 작성 및 환자의 진료를 보조하는 행위 등의 비용이고, 병원관리료는 환자복과 침구 등의 세탁비용과 비품 및 시설관리 등에 대한 비용이다.

(1) 입원료 산정지침

입원료(Inpatient Care)는 ㉮ 일반실 입원료 ㉯ 무균치료실 입원료 ㉰ 낮병동 입원료 ㉱ 신생아 입원료 ㉲ 중환자실 입원료 ㉳ 격리실 입원료 ㉴ 납차폐특수치료실 입원료 등으로 구분된다.

① 입원료 등의 소정점수(구성요소)에는 입원환자 의학관리료(40%), 입원환자 간호관리료 (25%), 입원환자 병원관리료(35%)가 포함되어 있으며, 요양기관의 종별에 따라 산정한다.

② 입원료 등을 산정하기 위해서는 국민건강보험법 제43조 및 동법 시행규칙 제12조에 따라 요양기관의 병실 및 병상 현황을 신고하여야 한다.

③ 무균치료실입원료, 낮병동입원료, 신생아입원료, 중환자실입원료, 격리실입원료, 납차폐특수치료실입원료 등 특수병실 입원료를 산정할 수 있는 경우는 다음과 같으며 특수병실 입원료를 산정하는 경우에는 입원료 등을 중복하여 산정하지 아니한다.

④ 의료기관에서 건강보험환자가 입원시는 입원보증금은 미리 받을 수 없다.

㉮ 일반병실 입원료 및 가산

㉠ 일반병실에 입원한 경우에 입원료를 산정한다.

㉡ 내과질환자, 정신질환자, 만 8세미만의 소아환자에 대하여는 소정점수의 30%를 가산한다.

㉢ 강내치료를 위하여 밀봉소선원치료실에 입원한 경우에는 3일 이내의 기간 동안 소정점수의 100%를 가산한다.

㉯ 무균치료실 입원료(Aseptic Room Patient Care)

조혈모세포이식환자를 「조혈모세포이식의 요양급여에 관한 기준」[별표 1] 제2호 가목에서 정한 시설 기준에 적합한 무균치료실에 격리하여 치료한 경우.

㉰ 신생아 입원료(Neonatal Care)

㉠ 신생아를 신생아실(신생아실 입원료) 또는 질병이 없는 신생아를 모자동실(모자동실입원료)에서 진료 · 간호한 경우 산정한다. (신생아제대처치, 기저귀 교환, 혈압, 맥박, 호흡측정, 목욕 등의 비용과 기저귀 비용이 포함되어 있으므로 그 비용을 별도 산정하지 아니한다.)

㉡ 모자동실 입원료는 질병이 없는 신생아를 모자동실에서 진료, 간호한 경우에 산정한다.

㉢ 신생아 모유수유관리료는 상기 ㉠, ㉡항을 산정하는 신생아에게 모유수유를 한 경우에 산정한다.

▣ 보육기(Incubator for Neonate)

질병이 있는 신생아를 보육기에서 진료한 경우에는 입원료와 함께 보육기료는 1일당으로 산정한다.

신생아 보육기 인정기준
① 저체중출산아 체중증가목적시 체중이 2,100g 도달시까지 ② 광선요법(phototherapy) 치료목적시(용혈이 없는 신생아 7일 이내 인정, 미숙아 저체중 출산아는 Pro-pylatic phototherapy 포함하여 10~14일 이내 인정) ③ 고위험 산모에게 태어난 출생아나 질환이 있는 신생아의 경우 경과과정 등 참조하여 사례별로 인정

㉣ 중환자실 입원료(ICU Patient Care)

중환자실의 시설 · 장비를 갖춘 중환자실(ICU)이 설치된 상급종합병원, 종합병원, 병원, 정신병원에서 지극히 심각한 질환이나 손상을 입어 집중적인 치료 및 간호가 필요한 성인 및 소아환자(일반 중환자실 입원료 또는 소아 중환자실 입원료) 또는 신생아(신생아 중환자실 입원료)를 중환자실에서 진료한 경우 산정한다.

㉤ 집중치료실 입원료(Sub-ICU Patient Care)

㉠ 뇌졸중 집중치료실 입원료(Stroke Unit)와 고위험임산부 집중치료실 입원료로 구분하여 산정한다.

㉡ 뇌졸중 집중치료실 입원료 : 급성기 뇌졸중환자를 뇌졸중 집중치료실에서 치료 및 지속적으로 관찰한 경우(1인 이상의 전담의를 두는 경우에는 353.68점을 별도 산정)

㉢ 고위험임산부 집중치료실 입원료 : 임신 기간 중 또는 출산 후에 고위험임산부로 진단된 임산부를 별도로 마련된 고위험임산부 집중치료실에서 치료 및 지속적으로 관찰한 경우(6시간 미만 및 6시간 이상으로 구분하여 1일당 산정)

㉥ 격리실 입원료(Isolation Room Patient care)

격리실입원이란 면역이 저하되어 타인으로부터 감염될 우려가 있거나 전염력이 강한 질환이 있어 타인에게 전염시킬 우려가 있는 환자를 격리할 수 있는 입원실에 입원하는 것을 말한다. 다음 각 호의 1에 해당하는 경우. 다만, 당해 전염성 환자만을 수용하는 요양기관에서는 입원료로 산정한다.

㉠ 면역이 억제된 환자를 보호하기 위하여 일반 환자와 격리하여 치료한 경우

㉡ 일반 환자를 보호하기 위하여 전염력이 강한 전염성 환자를 일반환자와 격리하여 치료한 경우

㉢ 중증화상환자 진료에 격리가 반드시 필요하여 치료한 경우

㉣ 기타 보건복지부장관이 반드시 격리가 필요하다고 인정하여 고시하는 경우

격리실 입원료 산정기준에 대한 세부산정기준
* 격리실 입원료는 의료기관 종별(상급종합병원, 종합병원, 병원, 의원)에 따라 산정한다. * 음압격리실을 설치한 경우에는 음압격리실 입원료를 의료기관 종별(상급종합병원, 종합병원, 병원, 의원)에 따라 산정한다. * 결핵상병으로 일반격리실에서 치료목적으로 마스크를 사용한 경우에는 1인용, 2인용, 다인용으로 구분하여 별도 산정한다. * 음압격리실 산정대상 상병으로 음압격리실에서 치료목적으로 마스크를 사용한 경우에는 1인용, 다인용으로 구분하여 별도 산정한다.

㉶ 중환자실 내 격리관리료 및 응급실 1인 병상 격리관리료

㉠ 중환자실 내 격리관리(일반격리관리료 및 음압격리관리료)를 실시한 경우 산정한다.

㉡ 응급실에 내원하여 KTAS(한국 응급환자 중증도분류기준)에 따라 중증도분류가 이루어진 환자 중 감염병이 의심되어 진료상 격리가 필요한 경우에 산정하되, 음압격리관리료의 경우 공기감염 예방이 반드시 필요한 감염병이 의심되는 경우에만 산정 가능하다(요양기관의 병실 및 병상 현황신고가 이루어진 응급실 내의 격리병상을 배정받아 진료받은 경우 1회에 한하여 산정)

㉷ 낮병동 입원료(Day Care)

낮병동 입원제도란 환자가 당일 입원해 치료를 받고 당일 퇴원하는 제도로, 불필요한 장기입원 환자를 줄이고 나머지 환자의 치료에 집중하기 위한 것이며 산정기준은 다음과 같다.

㉠ 분만 후 당일 귀가 또는 이송하여 입원료를 산정하지 아니한 경우

㉡ 지역응급의료기관, 응급의료시설, 응급의료기관이 아닌 종합병원 응급실, 수

술실 등에서 처치 · 수술 등을 받고 연속하여 6시간 이상 관찰 후 귀가 또는 이송하여 입원료를 산정하지 아니한 경우

ⓒ 정신건강의학과의 "낮병동"에서 6시간 이상 진료를 받고 당일 귀가한 경우

ⓔ 낮병동 입원료를 산정하는 당일 외래 또는 지역응급의료기관, 응급의료시설, 응급의료기관이 아닌 종합병원 응급실에서 진찰을 행한 경우에는 진찰료를 함께 산정할 수 있다. 다만, 예정된 외래 수술을 위해 내원하는 경우 또는 정신건강의학과의 "낮병동"에서 매일 또는 반복하여 진료를 받는 경우에는 진찰료를 산정하지 아니한다.

ⓜ 낮병동 입원료를 산정하는 당일에는 본인 일부부담금은 입원진료 본인일부부담률(20%)에 따라 산정한다.

㉶ 납차폐특수치료실 입원료

방사선옥소를 이용한 개봉선원치료를 위하여 원자력안전법령에 의한 시설을 갖춘 요양기관에서 납으로 차폐된 특수치료실에서 관리하는 경우 산정한다.

㉷ 입원환자 전담전문의 관리료

입원서비스 질 향상 및 환자안전 관리강화를 위해 2016년 9월부터 시범사업을 시행해오다가 2021년 1월 25일부터 본 사업이 실시되었다. 대상기관은 상급종합병원과 종합병원으로 운영형태는 병동별로 입원전담전문의를 배치하여야 하며, 인정 조건은 1주간의 근로시간이 휴게시간을 제외하고 평균 40시간 이상 입원전담전문의가 병동에 근무해야 하여야 한다. 이에 따라 의사 배치 수준에 따라 수가모형을 구분하고 환자당 의사 수를 제한하는 인력기준을 적용하며 실시되고 있다.

❶ (수가모형) 입원전담전문의의 입원실 의사 배치 수준[주 5일형(주간), 주 7일형(주간), 주 7일형(24시간)]에 따라 수가모형 구분

❷ (인력기준) 입원전담전문의 당 환자 수가 최대 25명을 초과하지 않도록 기준을 마련하였다.

관리료는 입원전담전문의 운영병동에서 입원전담전문의가 입원 진료한 경우 1일 1회 산정한다.

(2) 입원료 산정방법(Lead-Shielded Room Patient Care)

입원료는 1일당으로 아래와 같이 산정하며 단입법(퇴원일-입원일)으로 계산한다.

① 1일이라 함은 12시(정오)부터 다음 날 12시(정오)까지를 의미한다.

② 0시~06시 사이에 입원하거나 18시~24시 사이에 퇴원하는 경우는 입원료 소정점수의 50%를 별도로 산정한다.

③ 6~12시 사이에 입원하거나 12~18시 사이에 퇴원하는 경우에는 동기간의 입원료는 별도 산정하지 아니한다.

④ 입원일과 퇴원이 24시간 이내에 이루어진 경우에는 전체 입원시간이 6시간 이상인 경우에 한하여 1일의 입원료를 산정한다.

⑤ 입원료(가-2 입원료, 가-9 중환자실입원료, 가-10 격리실입원료)는 입원 1일째부터 15일째까지는 해당입원료(점수)의 100%를 산정하고, 가-2 입원료는 16일째부터 30일째까지는 해당점수의 90%를 산정한다.

⑥ 가-2 입원료는 입원 31일째부터는 해당점수의 85%를 산정한다.

㉮ 입원환자의 보험 유형별로 입원료 산정기준 및 체감제 적용(사례)

▣ 보험 유형별 입원료 체감제 비교(참고)

보험 유형별(건보, 의료급여, 산재, 자보 등) 입원료 체감제는 다음과 같다.

표 7-1 보험 유형별 입원료 체감제 비교

보험유형	입원일수 및 입원료 산정		
건강보험/의료급여	1~15일	16~30일	31일 이후
	100%	90%	85%
산업재해보상보험/자동차보험	1~50일	51~150일	151일 이후
	100%	90%	85%
요양병원	1~180일	181~360일	361일 이후
	100%	95%	90%

▣ 건강보험 입원료 체감제에 따른 본인부담

1일~15일까지 본인부담률은 20%, 16일째부터 30일까지는 30%, 31일째부터의 입원료에 대한 본인부담률을 40%로 한다. 다만, 요양병원 입원 환자 및 보건복지부장관이 정하여 고시하는 질병으로 입원 진료를 받는 환자의 경우는 환자 특성을 고려하여 적용하지 않는다.

㉯ 상급병실입원시 병실차액의 본인부담 적용

상급병실입원시 병실차액의 본인부담 적용
(1) 상급종합병원의 1인실(특실포함)에 입원하는 경우는 입원료 전액을 본인이 부담한다(비급여대상) (2) 2~3인실의 보험급여에 따라 입원료의 본인부담은 상급종합병원의 경우 2인실은 50%, 3인실은 40%, 4인실은 30%, 5인실은 20%를 본인이 부담하며, 종합병원 및 병원의 2인실은 40%, 3인실은 30%, 4인실 이상은 20%를 본인이 부담한다.

㉰ 입원료 및 재원일수 산정 실례

입원료 및 재원일수 산정 실례
입원료 산정방법에는 양입법(퇴원일-입원일+입원당일)과 단입법(퇴원일-입원일)이 있는데 우리나라는 단입법을 사용하고 있다. 단입법은 같은 달에 입·퇴원이 발생했다면 퇴원일에서 입원일을 빼면 재원일수가 된다. 예를 들어 4월1일 입원하여 4월 16일 퇴원하였다면 16-1=15일이 된다. 그러나 입원한 당일 퇴원한 경우(6시간 이상 경과)는 재원일수를 1일로 보며, 한편 입원한 다음날 퇴원한 경우도 재원일수는 1일이 된다. 보통 2박3일을 양입법으로 계산하면 3일이 되고, 단입법으로 계산하면 2일이 된다.

㉱ 입원환자의 외출·외박 또는 재입원시 입원료산정

㉠ 입원 중 환자 외박시

입원중 환자가 외박 시 병원관리료 산정방법
입원중인 환자가 주치의의 허가를 받아 외박 시 입원료는 산정할 수 있으나, 연속하여 24시간을 초과하는 경우는 입원료 중 입원환자 병원관리료만 산정함. 이 때 병원관리료는 내과질환자, 정신질환자, 만 8세 미만의 소아환자에 대한 가산, 간호인력 확보 수준에 따른 입원환자 간호관리료 차등 가산 및 입원일수에 따른 체감이 적용되지 않은 상태에서 입원료 소정점수의 35%를 산정함

㉡ 퇴원당일 재입원료 산정

퇴원 당일 재입원시 입원료 산정방법
퇴원한 후 당일 재입원한 경우에는 계속 입원 중이었던 환자로 간주하여 입원료를 산정하되 입원료 체감제는 최초 입원일로부터 적용해야 함

(4) 요양병원의 입원료 산정

입원 181일째부터 270일째까지는 해당점수의 95%, 271일째부터 360일째까지는 해당점수의 90%, 361일째부터는 해당점수의 85%를 산정하며, 퇴원 후 90일 이내 재입원하는 경우에는 입원기간에 이전 요양병원 입원기간을 합산하여 적용한다. (다만, 2020

년 12월 31일까지는 동일 요양병원에 재입원하는 경우에만 적용)

(5) 간호인력확보수준에 따른 입원환자 간호관리료 차등제

일반병동의 직전 분기 평균 병상 수 대비 당해 병동에서 간호업무에 종사하는 직전 분기 평균 간호사 수(병상 수 대 간호사 수의 비)에 따라 간호인력 확보 수준을 다음 각 호의 구분에 따라 1등급 내지 7등급으로 구분하되, 의원, 치과의원, 한의원, 보건의료원은 7등급에 해당되는 경우에도 6등급을 적용한다.

3. 입원진료절차

(1) 입원결정

입원진료의 필요성 여부는 외래나 응급실로 내원하여 진료를 받은 결과 진료를 담당하고 있는 의사의 의학적 판단에 따라 결정된다. 입원진료가 필요하다고 판단되면 담당 주치의는 병원의 양식에 의거 "입원결정서"를 발부하게 된다.

입원결정서에는 입원수속 및 진료에 참고할 수 있는 기본적이 사항들이 표시되며, 입 · 퇴원 결정서는 병원마다 사용하는 형태가 약간씩 다를 수 있지만 담당 의사는 환자의 등록(진찰권)번호, 성명, 진료과, 최초 병명, 입원지시(예정)일, 특수병실 사용 여부 등을 구분하여 기록하고 입원수속 과정이나 입원직후 병동 진료에 참고가 될 사항을 추가로 기재한 후 주치의 확인란에 서명하고 원무과로 이관하여 후속 절차를 받도록 전달한다. 그밖에, 입원결정서에 포함되어야 할 주요항목은 의료보장 유형, DRG 해당 여부, 입원 일자, 병실이동에 따른 병동 및 병실변동 사항, 진료과 변경 기록, 입원수속을 이행한 담당자의 확인란 등 병원의 업무 환경과 기능 및 절차에 따라 업무를 원활하게 수행되게 하는 확인 기능을 확보하는 것이 필요하다.

(2) 입원신청접수

입원예약당일의 지정된 시간에 내원하여 입원예약증을 제출하면 입원담당자는 입원결정서에 기록된 환자상태에 따라 필요한 절차를 수행하게 된다. 즉, 병명에 따라 환자 유형 파악, 예상재원기간 및 진료비 예상 등 환자의 특성을 파악한다. 입원수속시 수가 구분에 따른 환자의 유형을 파악하는 것은 매우 중요하다. 질병의 경우는 대부분 건강보험급여가 가능하나 외상에 따른 병명인 경우에는 급여가 제한되는 경우가 많다. 의료보험환자가 외상에 의한 병명인 경우 건강보험공단에 「급여제한여부조회서」를 통보할 수 있도록 필요한 조치를 취하고, 자동차사고나 산재사고의 경우는 담당자와 상담을 거치게 하여 입원단계에서 환자상태를 파악할 수 있도록 조치한다.

입 · 퇴원관리 전산 등록화면 내용
1. 입원등록 2. 입원등록취소 3. 퇴원등록 4. 퇴원등록취소 5. 전과전실관리 6. 가퇴원등록 7. 병실등급 8. 병실관리 9. 병실조회 10. 병실별재원조회 11. 입원안내 12. 입원기록조회 13. 전실전과조회 14. 진료사실통보서 15. 미청구등록 16. 전산퇴원증발급 17. 진료비계산(퇴원) 18.진료비계산(중간) 19. 처방전입력 20. 취소(일별) 21. 취소(전체) 22. 조정(과별) 23. 추가처방전입력 24. 요양비계산작성 25. 상병관리 26. 수납액입력 27. 환자유형변경 28. 입원일자변경 29. 중간수납입력 30. 처방전조회(일자별) 31. 수납액조회 32. 환자정보수정 33. 보험사항관리 34. 외래등록조회 35. 외래처방조회 36. 외래수납액조회 37.진료의뢰서관리 38. 마감 Sign 39.마감조회 40.진료수익조회 41.보고서관리 42.참고사항 등

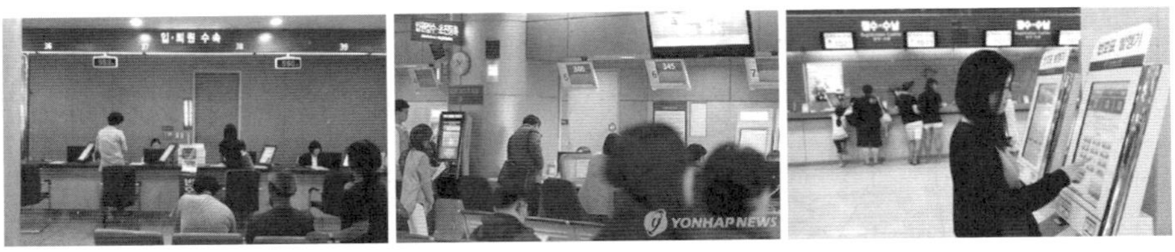

그림 7-2 입원수속

(3) 입원수속

외래나 응급실에서 진료한 결과, 입원 진료가 필요하다는 의학적 판단이 내려지면 진료를 담당한 의사는 입원을 권유하고 입원결정서를 발부함으로써 입원수속이 시작된다. 입원결정서를 발부 받은 환자나 보호자는 원무과에 의료보장 유형과 관련한 서류를 제출하여 입원진료를 신청하는 절차를 밟게 된다. 이 때, 모든 유형의 환자가 동일하게 작성하여 제출해야 하는 가장 중요한 서류가 입원약정서이다. 더 구체적으로 언급하면 응급실 및 외래에서 입원이 결정되면, 입원수속을 하게 되는데 병실이 부족하거나 수술 및 진료 계획에 따라 예약을 할 경우에는 입원예약 담당자에게 입원결정서를 제출하고 입원예약을 한다. 입원수속 시에는 입원서약서(입원약정서), 상급병실신청서 등을 작성하고 병상을 배정받는다.

입 · 퇴원 결정서

진찰권 번호 : 입원번호 :

급여종별 : 건강보험( ) 산재보험( ) 의료급여( ) 자동차보험( ) 일반( ) 기타( )

환자	성명		주민번호		휴대폰		전화	
	주소				남 · 여	나이 세	종교	

입 원

진료과		주치의			
상병명				예상입원 기간	일

입원지시(예정)일	( ) Emergency ( ) General ( ) C.U ( ) Incubator
년 월 일	( ) 격리실 ( ) 일일병실 ( ) First Admission
	( ) Re-Admission

입원 및 이동	일자	병동	병실침대	등급	확인	전 과		
						진료과	주치의	일자
	. . .		–					
	. . .		–					
	. . .		–					
	. . .		–					

입원 수속	입원원무과	수간호사	참고사항	

퇴 원

퇴원일자	년 월 일(오전, 오후) ( ) 정상퇴원 ( ) 전일퇴원 ( ) 사망 ( ) 기타
최종진단명	

구분	수술	마취	특수검사 및 처치		시험일	검사명
1차	월 일	유 / 무	MRI, CT, PET, Angio, ERCP, ESWL, EKG, 심장초음파, 방사선치료			
2차	월 일	유 / 무				
3차	월 일	유 / 무	퇴원일	물리치료, X-ray, 처치, 약 반환, 퇴원약, 예약		
4차	월 일	유 / 무				

퇴원 수속	주치의사	수간호사	입원원무과	주치의사 참고사항

그림 7-3 입 · 퇴원결정서

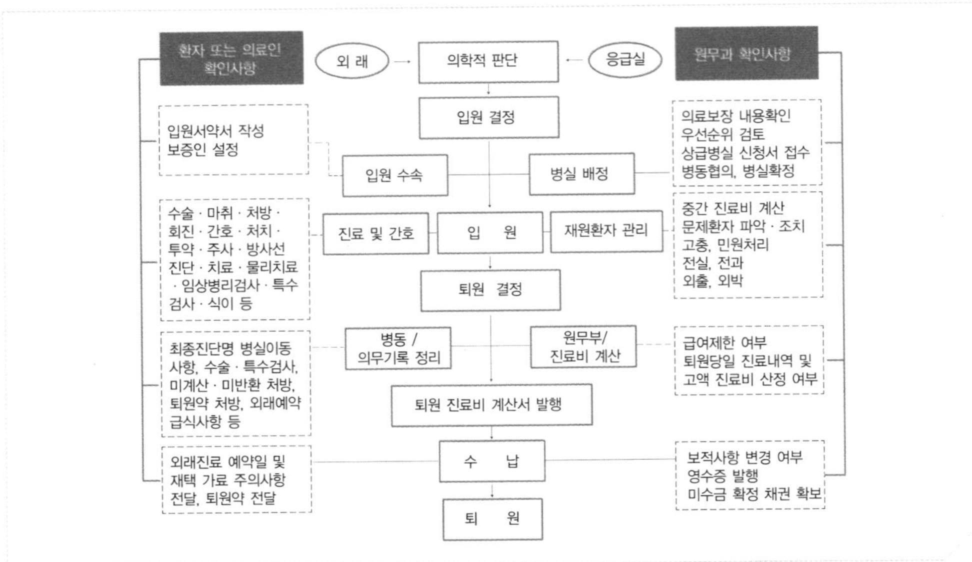

그림 7-4 입원환자 관리의 세부업무 흐름도

① 입입원등록사항에 대하여 알아보고 업무를 수행한다.

입원시 등록사항은 ㉮ 등록번호 ㉯ 입원일자 ㉰ 입원시간 ㉱ 입원진료과 ㉲ 진료의사 ㉳ 보험유형 ㉴ 산정특례 및 보조 유형 ㉵ 감면코드 ㉶ 병실조회 ㉷ 병실번호 ㉸ 병실등급(코드) ㉹ 도착경로 ㉺ 입원경로 등을 입력한다.

② 입원수속시 확인사항에 대하여 알아보고 업무를 수행한다.

㉮ 보험의 유형 및 자격에 대하여 확인한다(단, 산재 및 공상, 자동차보험의 경우 추가 제출서류를 확인한다).

㉯ 상급종합병원의 경우 의료전달체계 수급절차를 확인한다.

㉰ 상급병실 신청에 대하여 확인한다(대상자 경우)

㉱ 입원진료상병이 비급여 대상 또는 급여제한여부 대상자인지 확인한다.

㉲ 타 법령으로 이중 보험급여사항이 아닌지 확인한다.

㉳ 제 3자에 의한 상병의 보험급여 사항이 아닌지 확인한다.

㉴ 보험료체납여부(지역보험) 및 연대지불보증이 필요한 환자인지 확인한다.

㉵ 입원서약서의 기재사항이 전반적으로 누락사항이 없는지 최종 점검한다.

(4) 입원예약

담당의사로부터 발급 받은 입원결정서를 입원예약담당자에게 제출하여 입원예약을 하게 된다. 입원예약은 환자의 사정, 진료계획, 병상부족 등의 사유로 예약을 하게되며 입원결정당일에 입원하는 경우도 있다. 입원예약일이 정해지면 입원예정일시가 기재된 입원예약증을 발급한다. 따라서 입원예약제도는 입원진료가 결정된 환자는 진료계획, 환자의 사정, 병상부족 등의 사유로 입원일을 예약하는 제도를 말한다. 병원에 따라 조금씩 차이는 있겠지만 일반적으로 입원결정서가 접수되면 진료계획, 환자의 사정을 고려하여 입원예약일을 지정하고 입원접수증을 교부한다. 또한, 병상부족으로 예약이 밀릴 때에는 다음과 같은 우선순위도 고려한다. 입원예약제도의 실시로 기대할 수 있는 효과는 다음과 같다.

입원예약제도의 장점(기대효과)
① 환자의 편리 및 진료대기시간단축 ② 환자수 분산. 사전진료준비. 진료시간조정 등 계획적인 적정진료로 의료서비스향상 ③ 의사와 환자 간 신뢰감 조성 ④ 환자수용능력 적정 활용으로 업무능률 향상 ⑤ 혼잡완화의 안정적인 분위기 조성 ⑥병상의 효율적 배분

(5) 입원대기환자의 관리

입원대기환자는 첫째, 의사의 지시에 따라 진료스케줄에 의한 수술 또는 특수검사, 정기적인 약물치료 등을 목적으로 입원 예정일자를 미리 정한 경우에는 입원서약서를 입원 예정 일자별로 관리를 하고, 둘째, 입원예정일이 없이 신청순서 도는 환자의 질병상태에 따라 입원순위가 결정되는 경우에는 진료과별 접수순으로 관리한다.

(6) 입원서약서(입원약정서) 작성

입원서약서(hospitalization agreement)는 의료제공에 대한 대가인 진료비채권의 성격을 지니고 있을 뿐만 아니라 병원의 제규정과 절차를 이행할 것을 약속하는 쌍방계약의 과정이다. 따라서 작성된 서약서에는 인적사항 이외에도 건강보험증 내용, 연대보증 등을 성실히 기록하고 작성하도록 한다. 고액 진료환자나 문제환자로 예상되는 경우에는 입원 수속시 확실한 보증인을 확보하도록 한다. 특히 상해나 자해사고 등의 경우에는 국민건강보험공단으로 “급여제한여부조회서”를 통보하여 급여제한이 될 경우 고액진료비가 발생되므로 이에 대한 대비책도 가지고 있어야 한다. 한편, 일반환자나 교통사고, 산재사고라도 경우에 따라 건강보험으로 전환되는 경우가 있을 수 있으므로 건강보험자격이 있는지를 미리 파악하여 두는 것이 관리에 효율적이다. 따라서 입원수속을 진행하는 담당자는 입원진료를 신청하는 환자로부터 의료보장 유형과 수급자격을 확인할 수 있는 관련서류의 내용이 정확하게 기록되고 약정 내용이 누락되지 않도록 확인하고 입원약정서를 접수해야 한다. 입원약정서의 구성항목에는 입원환자 인적사항(성명, 성별, 주민등록번호, 주소, 전화), 피보험자, 연대지불보증인, 입원실, 희망병실, 담당자확인, 입원 경로, 등록번호, 약정내용 등이 있다.

▣ 입원서약서 작성절차 및 과정에 대해서 알아보고 업무를 수행한다.

① 입원서약서를 환자 또는 보호자가 작성하여 원무과 입원창구 담당자에게 제출한다.

입원서약서 내용
① 환자 인적사항 및 보험유형 ② 상급병실 사용여부 ③ 보증인 서명(필요에 따라 연대보증)날인 ④ 제규정 및 지시사항 준수 ⑤ 입원보증금(대상자) 및 진료비 납부기간 등

② 제출된 서약서와 수급자격을 확인한다.

③ 담당자의 확인이 끝나면 환자의 상태, 진료과, 성별, 감염성여부 질환, 희망병실 여부와 병원의 병실사정을 고려하여 병실을 배정한다.

입원 약정서	등록번호		성명	
	진료과		주치의	
	병실		전실	
환자성명	(남, 여)	주민등록번호		
주소		전화		
		휴대폰		

1. 귀 의료기관에서 제시한 제반규칙을 준수함은 물론, 치료와 퇴원 등의 의사 및 간호사(또는 직원)의 정당한 지시에 따르겠습니다.
2. 환자가 의료기관의 정당한 진료지침이나 교육에 반하는 무단 외출 · 외박으로 인하여 발생하는 손해에 대한 책임은 원칙적으로 환자에게 있습니다.
3. 입원료 기타 입원기간 동안 발생하는 진료비는 귀 의료기관에서 정하는 납부기한 내에 환자와 연대보증인이 연대하여 납부하겠으며, 정당한 이유 없이 체납될 때에는 채권확보를 위한 법적조치에 이의가 없으며, 만일 본건 의료분쟁 등으로 인하여 소송을 제기할 경우 관할법원은 민사소송법에 따릅니다.
4. 입원기간 중에 환자 및 보호자가 귀 의료기관의 비품 또는 기물을 고의 또는 과실로 망실, 훼손한 때에는 이를 변상합니다.
5. 입원기간 중 환자 또는 보호자 등이 소지 중인 현금 기타 귀중품은 귀 의료기관이 지정한 보관 장소가 있는 경우에는 보관 장소에 보관하고, 보관 장소가 따로 없는 경우에는 귀 의료기관이 지정한 직원에게 보관을 의뢰합니다. 이를 이행하지 아니하여 현금 기타 귀중품 등이 분실 및 훼손되어 발생한 손해에 대하여는 의료기관은 책임이 없습니다.
6. 진료상 발생하는 문제와 수술 후에 일어나는 문제에 분쟁이 생겼을 때에는 의료법에 따라 원인이 발생한 날부터 1년 이내에 시 · 도시사에게 의료심사조정위원회의 조정을 신청할 수 있습니다.

<table>
<tr><td colspan="5">202X년 월 일</td></tr>
<tr><td colspan="5">위 약정인: (서명 또는 기명날인)</td></tr>
<tr><td colspan="5">대리인(환자의:) (서명 또는 기명날인)</td></tr>
<tr><td colspan="5">주민등록번호: 전화: 휴대폰:</td></tr>
<tr><td colspan="5">주소:</td></tr>
<tr><td colspan="5">연대보증인(환자의:) (서명 또는 기명날인)</td></tr>
<tr><td colspan="5">주민등록번호: 전화: 휴대폰:</td></tr>
<tr><td colspan="5">주소:</td></tr>
<tr><td colspan="5">보증채무 최고액: 원 보증기간: 년</td></tr>
<tr><td colspan="5">00병원장 귀하</td></tr>
<tr><td rowspan="2">상급병실사용신청</td><td>환자성명</td><td></td><td>병실번호</td><td></td></tr>
<tr><td>호실</td><td>인실</td><td>차액</td><td>원</td></tr>
<tr><td colspan="5">위와 같이 사용을 신청하며, 상급병실 이용시 입원료 차액을 본인이 전액 부담하겠습니다.
202X년 월 일
신청인 성명: (인) 관계: 환자의( )</td></tr>
</table>

그림 7-5 입원약정서

(7) 입원서약(약정)서 작성시 고려사항

원무 담당자가 입원환자의 의료서비스 제공을 위해 이행하는 여러 수속 절차에 있어 가장 중요하고 철저하게 확인하여 처리해야 하는 과정이 입원약정서이다. 입원약정서가 정확하고 충실하게 기록되어야 하는 가장 주된 이유는 장기 입원이나 급여 제한 또는 비급여 질환 판정에 따라 진료비가 과다하게 발생하거나 가해자 및 피해자 간의 합의가 결렬되거나 보상이 지연되어 진료비 회수가 불확실해지는 상황을 해결할 수 있는 가장 확실하고 유일한 채권확보 대책이기 때문이다. 또한, 보험회사가 진료비 납부를 보증한 교통사고 환자도 해당 사고와 무관한 지병이나 상급병실차액 등을 포함하여 환자의 요구에 따라 제공 된 진료비는 지급대상에서 제외되기 때문이다. 또한 산재환자의 경우도 사업자가 보험에 가입하지 않았거나 급여사유가 적합하지 않아 요양급여 신청이 불승인되기도 하며, 장기입원에 따라 비급여 항목 진료비가 발생하게 되어 납부에 어려움을 초래할 수도 있다. 그러므로 입원수속 과정에서 환자 측이 작성하여 제출한 약정서 내용을 정확하게 작성되었는지 확인하여야 한다.

(8) 입원의 우선순위

입원환자의 우선순위결정에는 먼저 내원한 환자가 입원하는 것이 원칙이나 병원의 입장에서는 환자의 상태나 증상, 성별, 진료과, 감염성질환여부 등에 따라 입원순서가 결정되는데 일반적으로 다음과 같다. 특히 병실의 여유가 없을 경우에는 병원의 병실배정 규정에 의하여 병실을 배정하는 데 이때 공정성이 확보되어야 입원대기환자의 불만이 줄어들게 된다. 대부분의 병원에서는 일반적으로 응급수술이나 중환자의 입원을 우선으로 하여 병실을 배정하고 있다.

입원의 우선순위
① 응급수술을 요하는 환자 ② 수술이 예약된 환자 ③ 응급실에 대기 중인 중환자 ④ 검사 및 치료가 예약된 환자 ⑤ 담당의사의 진료일정에 따른 예약환자 ⑥ 환자의 사정으로 입원일을 예약하는 환자 등이다. – 입원예약 환자수는 최근 3개월간의 진료과별, 요일별, 입 · 퇴원 실적을 감안하고 해당 병동별 가동율 및 진료과별 특성에 따라 일정수를 정하여 예약을 하면 관리에 효율적이다. 그러나 환자의 중증도 등을 감안하여 담당의사의 특별한 요구가 있을 때에는 우선 예약한다.

(9) 병상의 배정

입원서약서가 작성되면 환자상태, 진료과, 성별(소아는 예외), 감염성질환여부, 희망병실여부와 병원의 병실사정을 고려하여 병상을 배정한다. 이때 상급병실을 희망할 경우에는 "상급병실사용신청서"를 작성하여 서명을 받도록 한다. 병상이 배정되면 환자인적사항 및 병명을 해당병동에 통보하여 준비가 되도록 하고, 입원결정서상에 배정병실을 기록하여 교부한다. 병원에 따라 외래진료부서나 응급실에서 병실까지 안내하는 병원도 있고 입원수속에서 병동으로 곧바로 안내하는 곳도 있다. 그러나 공병상이 없는 경우 퇴원 후 입실인 경우에는 환자의 상태에 따라 휴식을 취할 수 있는 입원대기실을 준비하여 두는 것이 서비스향상에 도움이 된다.

(10) 입원등록

입원등록은 병실의 파악과 진료비계산, 각종 처방입력, 급식제공 등이 전산으로 이루어질 수 있도록 병실배정 후 곧바로 등록하여야 한다. 전산화가 되지 않은 병원의 경우에는 입원진료비 계산 대장을 별도로 작성하여 처방전을 개인별로 보관하거나 매일 기록하여 계산하고 있다. OCS를 가동하고 있는 병원에서는 환자가 작성한 입원서약서와 건강보험증, 상급병실사용신청서 등을 중심으로 전산에 입력한다.

입원등록화면

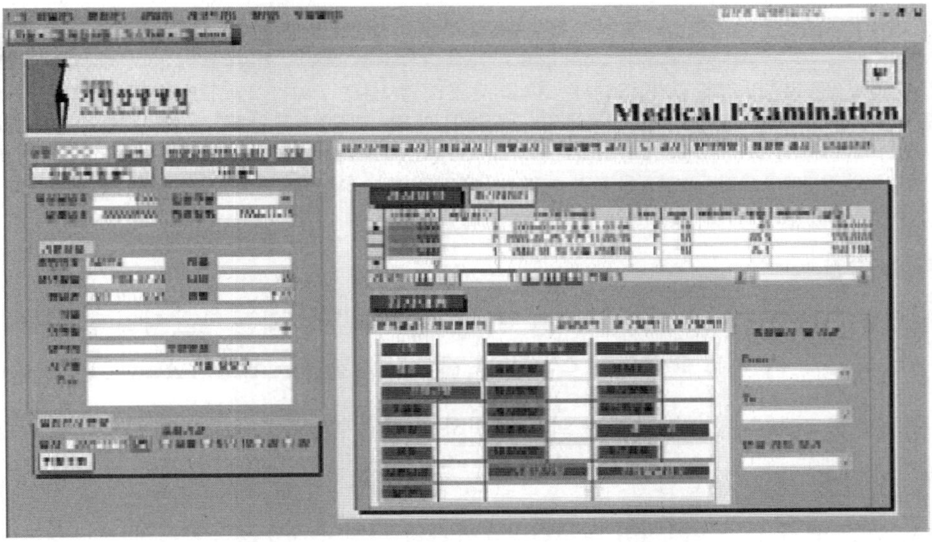

그림 7-6 입원등록 화면

(11) 입원전검사실과 낮병동

① 입원전검사실

입원전 검사실은 입원진료를 위해 입원수속이 완료된 환자가 병동으로 입원하기 전에 입원 후 시행할 일반적인 검사(일반혈액검사, 소변검사(Urine), 심전도검사(EKG), 일반 X-선 촬영 등)를 미리 시행하여, 그 결과를 검사 후 2시간 만에 해당 병동에 통보하며, 또한 신체계측, 활력징후를 측정(V/S: 혈압, 맥박, 호흡)하고 병원의 각종 편의시설, 입원생활에 대한 정보제공을 하는 곳으로 교육실, 일반혈액 및 소변검사실, 심전도실, X-ray실을 동일 공간 내에 설치하는 곳을 말하며 대형병원이나 일부 전문병원 등이 운영을 하여 내원고객으로부터 좋은 반응을 얻고 있다.

입원을 위해 내원하는 환자들은 보통 입원예약 당일 오전부터 입원수속창구 앞에서 입원수속을 기다리며, 병동에서는 당일 퇴원환자의 퇴원수속과 병실청소 등으로 입원준비가 덜 되어 바로 병실에 못 올라 갈 때가 많다. 따라서 입원전 검사실은 병동에서 입원을 위한 준비가 끝날 때까지 기다리는 시간에 입원수속을 먼저하고, 입원전 검사실에 들러, 입원 후에 행할 이와 같은 검사 및 안내를 미리 받음으로서 시간을 절약하여 재원시간을 단축함은 물론 입원환자의 진료에도 효과가 있다.

입원전검사실의 운영과 기대효과
입원전검사실을 운영한 결과, 환자입장에서는 기다리지 않고, 검사를 한 곳에서 시행하고, 입원생활에 대한 정보를 사전에 알고 시행착오를 줄이므로 만족해하며, 병원 입장에서는 재원일수를 단축하고, 당일 수술을 활성화할 수 있으며 계획적인 진료가 가능하다. 그리고 질병의 악화를 조기에 치료함으로써 회복이 빨라질 수 있고 병동 간호인력의 검사에 소요되는 비효율을 줄일 수 있는 장점이 있지만, 입원 후에 중복검사의 우려가 있을 수 있다.

② 낮병동

낮병동(Day care room)은 지속적인 입원진료를 입원환자와는 달리 당일 입원하여 6시간 이상 진료나 관찰 후 퇴원하는 환자를 말하며 입원료를 산정하지 않는 대신 낮병동 입원료를 진료수가 산정기준에 의거 산정하는 것을 말한다. 낮병동의 산정대상은 (1) 분만 후 당일 귀가 (2) 응급실이나 수술실 등에서 처치 · 수술 등을 받고 6시간 이상 관찰 후 당일 귀가 또는 이송 (3) 정신건강의학과의 낮병동에서 6시간 이상 진료받고 당일 귀가하는 경우에 산정할 수 있다. 낮병동환자의 본인부담은 건강보험은 20%, 의료급여 1종은 면제, 2종은 10%를 부담한다.

7-2 | 병상관리

학습목표 | 1. 입원환자의 상태, 성별, 연령 등을 확인하고 병실배정을 할 수 있다.

1. 병상관리

1) 병상관리

병상관리라 함은 병원이 보유하고 있는 병상을 운영하기 위한 계획을 수립하고 그에 따라 병상을 진료과별 또는 환자개인에게 배정하고 변경이나 이동상황 등을 점검하여 운용하며 그 운용결과에 대한 평가를 실시하여 보다 효율적인 병상활용을 가능케 하는 활동이다. 병상은 입원진료가 필요한 환자에게 적당한 진료를 적절한 시기에 편리하게 제공받을 수 있도록 관리되어야 한다. 또한 담당의사의 진료계획에 의한 진료가 가능하도록 최대한 보장되어야 하며 병원수익을 제고하는 차원에서 관리되어야 한다.

(1) 병상의 운용

진료의 능률과 환자의 편의를 고려하여 환자연령, 성별, 진료과, 질병군에 따라 병동을 구성하고 병동별로 적정한 인력배치와 필요한 시설을 하여야 한다. 가장 일반적으로는 진료과별분류로 동일 진료과 환자들로 병상을 배정하여 병동을 구성하는 것으로 이 방법은 의료진의 진료편의와 전문간호, 단순화 등의 장점이 있으나 병상이용률의 효율성 저하로 수익성이 악화되는 경향이 있다. 흔히 1개 진료과의 병상이 1개 병동을 구성하기에 부족한 경우에는 관련 진료과와 함께 추가병동을 구성한다. 또 다른 방법은 내과계, 외과계로 구분하여 내과, 신경과, 소아청소년과, 피부과 등을 내과계로 하고, 수술의 빈도가 많은 진료과를 외과계로 구분하기도 하고, 일부 특정진료과만 구분하고 전체병상을 혼합 운영하는 방법이 있다.

(2) 병상의 구분

병상은 다음과 같은 기준에 따라 여러 가지로 구분하여 관리되고 있다. 병실(病室)은 병을 치료하기 위해 환자를 따로 거처하게 만든 방을 의미하며 1개의 병실(호실) 한 개의 병상 또는 수개의 병상이 있을 수 있다. 병상(病床)은 입원환자의 침상을 의미한다.

① **허가병상과 가동병상**

허가병상(licensed beds)은 국가 및 지방자치 단체로부터 인가 받은 병상을 의미하며, 가동병상(beds set up & staffed)은 병원이 실제로 환자를 입원진료하기 위해 사용하는 병상을 의미한다.

가동병상 제외 병상
응급실병상, 분만실병상, 회복실병상, 주사실, 인공신장실, 물리치료실, 검사실 병상 등

② **병상**은 사용자에 따라 침상의 크기와 높이, 모양이 일반적으로 규격화되어 있는 성인용 병상(adult beds)과 추락이나 안전사고 예방을 위한 보호 장치가 있는 소아용 병상(cribs), 영아를 위한 시설 병상인 베지넷(bassinets) 등이 있으며 노인용, 산모용, 특수환자용 병상 등으로 구분되기도 한다.

③ **일반(기준)병상과 상급병상**

병실의 크기와 수용 인원수에 따라 일반(기준)병상과 상급병상으로 구분하기도 한다. 국민건강보험 요양급여 기준에 관한 규칙에 의하면 '일반병실'이란 의료법령에 의하여 허가를 받거나 신고한 병상 중 의료법령에 의한 시설기준에 적합하고 2인 이상의 환자를 동시에 수용할 수 있는 병실로 병원이 보유하고 있는 총 병상 중 50%(종합병원은 80%) 이상이 확보하여야 한다. 또한, 의료 법령에 규정된 시설규모 이상으로 한 병실에 3인 이하의 환자를 입원시킬 수 있는 병실을 '상급병실'로 규정하고 있다.

일반병상과 상급병상의 기준과 관리요령
(1) 일반병상은 6인실, 5인실, 2~4인실은 보험급여가 되는 병실을 말하며, 입원실료는 보건복지부에서 정한 의료기관별 종별수가를 적용한다. (2) 상급병상은 일반병상에 비하여 시설이 현저히 우수한 병상을 의미하며 특실, 1인실이 있다. 상급종합병원 및 종합병원의 경우는 특실 및 1인실(상급병실차액)은 전액 비급여 대상으로 본인이 부담한다.

④ **수용환자의 특성**에 따라일반병상(General bed), 중환자병상(I.C.U), 재활병상(Rehabilitation bed), 미숙아를위한보육기(Incubator)등으로 구분하거나, 정신병상(Mental bed), 결핵병상(T.B bed) 등과 같은 격리병상으로 구분하기도 한다.

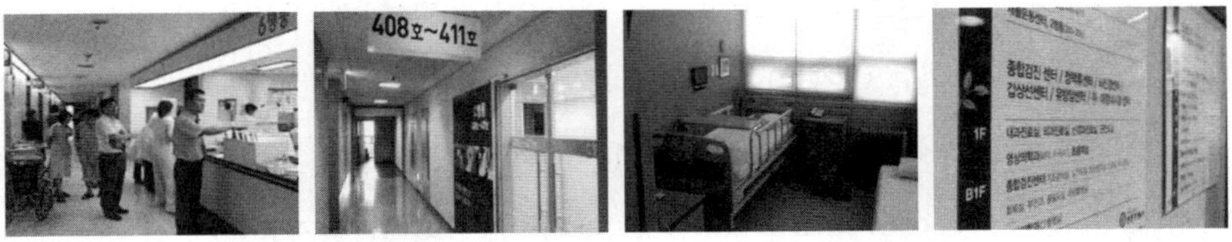

그림 7-7 병실안내

⑤ 종합병원이 확보하여야 할 예비병상수

응급환자를 위한 예비병상을 확보하여야 하며, 예비병상을 응급환자가 아닌 자에게 사요하게 하여서는 아니 된다. 예비병상수는 허가받은 병상수의 100분의 1 이상으로 한다(단, 병 · 의원의 경우는 1병상 이상)

(3) 병상관리 운영방식

병상은 각 병원의 진료과목수, 입원환자수, 병실규모, 병상가동률 등을 고려하여 병상운영방법을 결정하여야 할 것이며, 병상운영방법은 통합운영과 진료과별 분리운영으로 구분할 수 있다.

① 중앙관리(통합운영 방식)

중앙관리는 우선 병상관리를 총괄적으로 적정하게 운영할 수 있어서 병원 전체 병상의 가동율을 높일 수 있고, 병원의 수익성이 향상될 수 있으며, 진료과 간에 연계성 및 계절에 따른 질환의 대응, 요일별 운용 등이 용이하며, 주로 중소병원에서 운용하고 있다. 진료과목이나 질병의 종류에 관계없이 모든 병상에 대하여 어떠한 환자라도 입원할 수 있는 방법이다. 장점으로는 빈 병상을 효율적으로 이용할 수 있어 병상이용률의 향상으로 병원의 수익성 향상에 기여할 수 있고 분산관리방식보다 인력이 적게 투입되나, 단점으로는 의사가 진료를 하기 위한 동선이 길어질 수 있고, 간호사의 전문적인 서비스가 어렵다.

② 분산관리(진료과별 분리운영 방식)

일정규모의 병상을 진료과별로 배분하고, 입 · 퇴원 및 병상의 변경, 운용에 관한 모든 업무를 해당 진료과장이나 병동장, 의국장이 관리하는 방법으로 주로 대형병원에서 운용하고 있다. 분산관리는 해당 진료과 의사들의 진료계획에 따라 운용될 수 있어서 진료의 효과를 제고시킴은 물론 진료과별 책임운용으로 인하여 병동별 병상이용율을 높일 수는 있으나 병상이 특정 진료과의 사유병상이 될 수도 있고, 항상 일정수의 재원환자를 유지하기 위하여 불필요하게 재원일수가 길어질 수도 있으며, 병원 전체 보유병상의 이용율은 상대적으로 저하될 수 있다. 또한, 계절에 따른 진료과별 환자수의 변화와 진료과 간의 연계진료를 감안할 수 없어 효율성이 떨어진다.

그리고 총 병상수 중에서 진료과목별 환자의 분포, 외래환자수, 진료수입, 병상가동률 등 각종 통계의 분석을 통하여 진료과별로 병상수를 정하고 병실을 가급적 같은 층에 배정함으로서 회진 등 진료에 효율을 높이고, 전문간호사 및 필요한 설비들을 갖추어 전문적인 의료서비스를 제공하게 할 수 있다. 그러나 진료과별로 대기환자수가 균형을 이루지 못할 경우는 병상가동율이 저하될 수 있다. 이러한 경우 잔여병상이 생길 때를 위하여 별도의 내규를 정하고 원무부서의 역할을 증대시켜 타 진료과의 환자도 입원시킬 수 있는 병상종합관리 체계가 되어야 한다. 대부분의 대학병원이나 대형종합병원에서는 분산관리방식을 채택하고 있다.

③ **혼합운영방식**

병원의 특성이나 전문화 된 분야만 구분하여 별도로 구성하고 나머지 분야는 전체적으로 혼합하여 운용하는 방법이 있다.

그 밖에 병동을 구성하고 배정할 때 고려해야 하는 문제로 호흡기 내과 · 신경과 · 이비인후과 · 신경외과 등과 같이 의식불명 또는 호흡이 곤란한 환자가 많은 진료과는 침상마다 산소호흡기나 섹션(Suction)이 설치된 병동을 주 병동으로 하는 것이 필요하다. 아울러 신장투석 병동의 경우는 투석액 교환과 관련한 간호 및 처치업무에 숙련된 능력을 보유한 간호인력을 고정 배치하는 등 진료과 별로 시설이나 인적자원의 역량 등도 병상배정에 있어 고려해야 할 중요한 특성이라고 할 수 있다.

(4) 병상배정

병상배정은 진료과별 병동, 과별상한제(Ceiling), 담당의사의 동선, 야간입실, 격리여부, 병실내 동일상병, 질병의 상태 및 중증도, 소아, 노인, 남녀 등을 고려하여야 하며, 해당병동의 간호사실과 긴밀한 업무연락으로 환자진료에 효율성을 높이고 병상가동률을 높이는 요인들을 충분히 파악하고 있어야 한다.

진료과별 병상의 배치는 환자의 유형(소아, 산모, 장기, 단기, 귀빈용 등), 외래진료실, 수술실, 중환자실, 각 검사실 등과의 연결성, 건물구조 등을 고려하여 몇 층에 어떠한 진료과가 있어야 하는지 충분한 검토 후에 결정하여야 진료의 효율을 높일 수 있다. 또한 격리병실 등 특수병실의 확보와 다인용 병실의 남 · 여 구분, 소아병실 등의 구분을 하여야 한다.

따라서 환자를 입원 시킬 수 있는 병실보다 대기 환자가 많을 때는 병원이 정책적 차원에서 병실배정의 우선순위를 정하고 합리적으로 관리해야 민원이나 갈등의 발생을 최소화할 수 있다. 병실배정에 있어 가장 일반적인 방법은 입원결정서와 입원약정서가 접수된 순서에 따라 입원시키는 것이 일반적인 방법이지만 환자 상태나 위급 정도, 성별, 진료과, 격리 필요성 등을 감안한 의학적 판단에 따라 입원 순서를 결정하는 것이 더욱 중요할 수 있다. 또한, 진료계획에 따라 수술이나 특수검사가 예정된 경우나 정기적인 약물치료 예정일이 병실배정에 있어 우선순위의 기준이 될 수도 있다.

병상배정 과별 상한제(Ceiling)

A 병원의 입원병상이 1,000병상 경우 병원의 내부적으로 규정(입원환자 병상배정 관리지침)을 정하여 진료과별로 입원병상을 배정하여 관리하는 것을 말한다, 예를 들면 1,000병상 중 내과계(분과별 내과, 신경과 등) 입원배정 병상 500병상, 외과계(외과, 정형외과, 신경외과 등) 350병상, 안,이비인후과계 50병상, 피부,비뇨기계 30병상, 산부인과 30병상, 소아청소년과 30병상, 기타과 병상 10병상으로 운영하는 병상을 말한다. 따라서 원무팀에서는 매년 진료과별 입원환자의 진료과별 병상이용률과 평균 입원대기 기간을 분석하여 다음 연도에 진료과별 병상배정을 조정하고 있다.

① 병상배정 절차

입원 예약접수 후 귀가된 환자의 병상배정절차를 중심으로 보면, 입원전일 예약된 환자에게 연락하여 입원여부에 대한 최종확인을 받고, 확인과정에서 나타난 변경사항을 입원예약정보에 반영하여 익일 입원예정자 명단을 확정한 후 확정된 입원예약 정보를 각 진료과, 약국, 병동 간호사실, 의무기록실, 영양과에 보낸다. 병상배정직원은 빈 병상, 퇴원예정자, 전실현황 등을 고려하여 병실배정계획을 수립한 후 당일 입원예약자를 병동별, 진료과별, 남녀별 현황을 파악하고 배정한다. 병상배정의 업무흐름을 도식화하면 다음 그림과 같다.

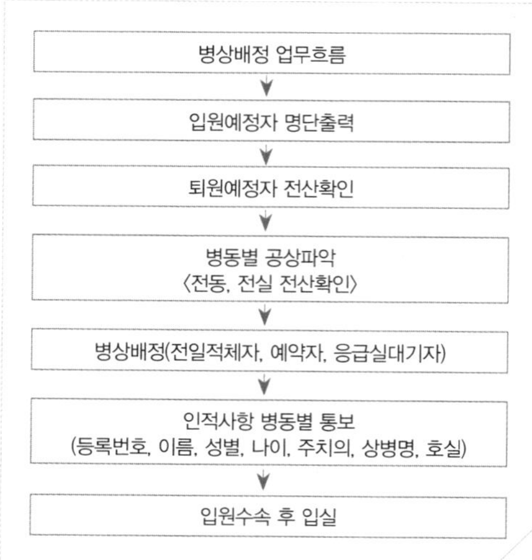

그림 7-8 병상배정 업무흐름

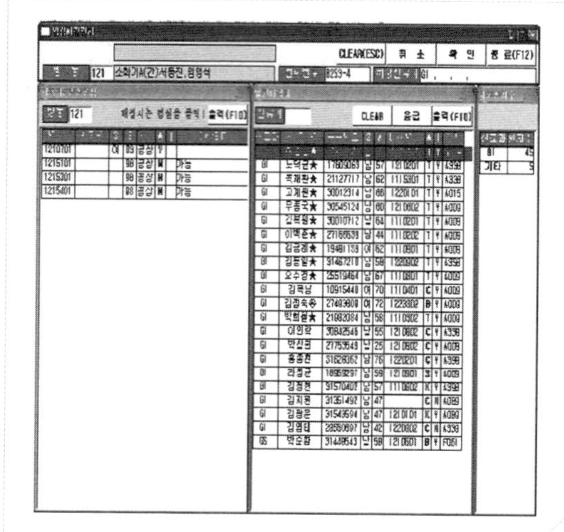

그림 7-9 병상배정화면

② 전과(前過) · 전실(專室) 병상

질환의 특성이나 진료과정의 필요성 또는 환자의 희망에 따라 병실을 이동하게 되는 불가피한 경우에도 정해진 순서나 기준에 따라 공정하고 신속하며 정확하게 전실업무가 처리되어야 환자의 불만이 최소화되고 효과적인 병실관리가 가능할 수 있다. 기본적으로 환자불만을 최소화하고 정해진 순서 및 원칙에 따라 공정, 신속, 정확하게 처리하여야 한다. 병실의 이동 없이 전과만 있는 경우와 전실이 있는 경우가 있으며, 담당의사 및 간호사의 확인으로 전과와 전실이 이루어지며 이때 원무부서의 확인절차는 필수적이다.

A 병원의 병상관리 사례

(1) 병상의 구분
병상은 환자의 연령에 따라 성인용 및 소아용으로 구분되며, 상병의 특성에 따라 일반병상, 특수병상(중환자병상, 응급병상, 특수치료 병상)으로 구분된다.
또한, 중환자병상은 질환의 특성 및 치료방법에 따라 내과계, 외과계, 심장계, 신경계, 소아 · 신생아계 중환자실로 구분되기도 한다. 병상의 운용은 치료 및 간호 적정도에 따라서 병동 즉, 간호단위별로 구분하여 운용되는 것이 보통이며 진료과별, 환자의 연령, 질환의 특성, 질환의 중증도, 치료방법에 따라서 간호단위별로 적정수의 병상수를 배분한다.
2) 병상의 배분
병원이 보유하는 병상은 일반병상과 특수병상으로 구분되는데, 특수병상은 질환의 중증도, 진료에 특성에 따라 배분되며 일반병상은 진료의 편의성과 수익성을 제고하는 측면에서 배분되는 것이 보통이다. 일반병상을 배분하는 방법에는 특수진료과를 제외하고 크게 내과계, 외과계로 구분하여 배분하며, 또한 내과계와 외과계 내에서 진료과별로 세분하여 배분되기도 한다. A병원은 진료 편의성, 즉 진료의사의 동선, 치료의 전문성, 또한 수술실, 중환자실, 검사실과의 연관성, 간호의 전문성, 진료과간의 연관성 등을 고려

(하여, 진료과별로 병상을 배분하고 건물 신축시부터 해당 진료과에 전문성과 특수성을 시설에 반영하였다. 진료과별 병상의 배분은 병원의 진료방침, 진료과별 진료실적 및 예상되는 질병의 변화에 따라 일정 병상수를 배정하였다. 1개과가 병동을 구성할 만큼 충분하면 한 진료과에 1개병동 전체를 배정하고, 그렇지 않으면 진료의 특성상 연관성이 있는 진료과에 합동으로 1개 병동을 배정하였다. 또한, 병상운용을 감안하여 몇 개 병동을 단기병동 또는 공용병동으로 지정하기도 하였으며, 진료과별 병상수 배분은 매년 초에 전년도 진료실적을 평가하고, 병원방침을 감안하여 조정하였다.

(3) 병상의 배정
환자별 병상배정은 환자의 신청, 환자 질병의 특성, 질병의 중증도, 연령에 따라 배정하게 된다.
① 일반 병상 및 상급병상 배정
㉠ 일반병상(4.5.6인실), 3인실, 2인실 : 일반병실은 진료의 적절한 진료 및 간호의 전문성을 위하여 과별 배정을 우선하되, 부득이 타과에 배정할 때에는 내과계와 외과계로 분류하여 배정한다.
㉡ 상급병상(1인실, 특실) 진료상의 편의를 고려하여 가급적 해당 진료과에 배정하되, 공병상이 있을 때는 진료과 구분 없이 내과계, 외과계로 구분하여 배정한다.
② 특수 병상 배정
· 응급병상 : 응급환자에게 배정하며, 일정병상수는 응급환자를 위하여 확보한다.
· 단기병상 : 각 진료과별로 자체 단기병상을 운영할 수 있으며, 진료특성에 따라 응급병상, 항암치료병상, 검사를 위한 단기병상 등을 별도 배정 할 수 있다.
· 기타 특수병상은 담당의사의 결정에 따라 배정한다

③ 병상의 운용

병원의 보유병상을 어떻게 효율적으로 운용할 것에 대해서 모든 병원들이 나름대로 제도를 마련하고 문제점을 개선하여 운용하고 있다. 병상을 효율적으로 운영하기 위해서는 무엇보다도 병상관리 업무를 전산화해야 한다. 서울 A병원은 모든 병원 업무를 통합전산시스템으로 구축하여 온라인 전산화하고 있다. 특히 병동업무를 OCS시스템으로 개발하여 의사업무, 간호업무, 검사 · 치료업무, 병상관리업무, 입 · 퇴원업무, 진료비계산업무, 재고관리업무 등이 상호 연계해서 운영되고 있다. 또한, 재원일수 단축을 위한 관리방안이 요구되며, 환자 1인당 평균 재원일수를 단축함으로서 병상회전율을 높여 수익증대에 기여할 수 있다. 그러나 재원일수가 길어지면 입원 대기환자가 더욱 늘어나고, 1인당 평균 진료비가 낮아져 병원수익성이 저하될 수 있다,

④ 단기병상 운영

진료과별로 병상을 배분하여 운용하고 있는데, 일부 진료과는 병상 부족으로 인하여 수술, 검사, 치료 등으로 단기간(보통 2~3일, 3~4일) 입원진료가 필요함에도 입원순서를 기다려야 하는 불편함과 적정시기에 진료를 제공하지 못하는 경우가 발생한다. 그래서 우선 진료과별로 상병 및 중증도에 따라서 자체적으로 단기환자를 정하고 그 환자는 해당 병동내에서 단기적으로 운영하는 병상을 이용할 수 있도록 한다. 또한 응급실에

서 입원을 대기 중인 환자를 위한 응급 단기병상, 수술지연을 막기 위하여 외과계에서 공동으로 배정하는 공용 단기병상, 항암치료 환자를 위한 단기병상도 운영하는 제도이다.

⑤ 음압병실

음압병상이란 격리병실로서 기압 차를 이용해 공기가 항상 병실 안쪽으로만 유입되도록 설계된 특수 병상을 말한다. 메르스, 결핵 등 각종 감염병 환자를 치료하는 데 쓰인다. 또한 음압병상은 코로나19 감염증 등 각종 감염병 환자를 치료하는 데 사용되며, 기압차를 이용해 공기가 항상 병실 안쪽으로만 흘러들도록 설계한 것이 이 병실의 가장 큰 특징이다. 즉 기압차로 병실 밖의 공기는 들어오지만 병실 안의 공기를 밖으로 나가지 못하는 것이다. 병실의 공기는 바이러스도 통과하지 못하는 고성능 필터인 헤파필터로 걸러진다.

음압유지격리병실이란 코로나바이러스 감염증-19, 메르스, 신종플루 등 호흡기 매개 감염병환자의 격리를 위한 특수 병실을 말한다. 병실 내 압력을 외부보다 낮게 유지해 공기가 항상 병실 안에서만 흐르도록 유도해 병실 내 공기가 외부로 유출되는 것을 막는다. 환자호흡으로 배출된 오염된 바이러스가 섞인 공기는 밖으로 흘러나가지 않고 병실 내부에 있는 정화시설로 흐르도록 돼 있다. 정화시설에는 세균, 바이러스를 거르는 헤파필터가 설치된 배기 시스템이 설치돼 정화된 공기만을 외부로 배출한다. 별도 폐수 저장소, 폐수 내 병원체 소독 시스템 등도 함께 가동된다. 공기를 통한 추가 오염을 막는 조치다.

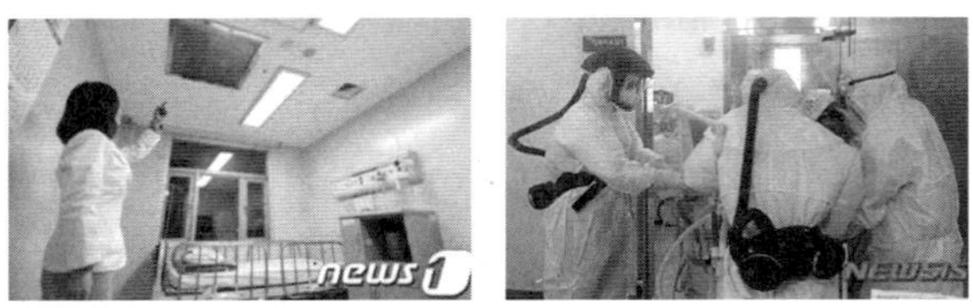

그림 7-10 음압병상 및 음압병상 의료진

(5) 병실환자관리

입원중인 환자를 중심으로 수급자격, 진료비계산, 전실 · 전과, 외출 · 외박, 문제환자 관리 등 행정적인 지원업무를 지속적으로 제공함으로써 양질의 의료서비스를 동시에 예상되는 문제를 조기에 파악하여 대응함으로써 환자와의 신뢰관계를 형성하고 나아가 관련 보험자 단체와 유기적인 협조체계를 유지할 수 있게 한다.

2) 입원환자 관리의 효율적 운영방안

(1) 당일 수술센터(Day Surgery Center)

당일수술센터는 환자를 입원시키지 않고 수술할 수 있는 상병에 대하여 수술 · 회복 · 귀가(퇴원)하는 일련의 과정을 당일에 시행 완료하는 병원수술의 한 형태를 말한다. 당일수술센터는 병상부족 해소 및 병원수익증대에 기여하고, 병원이 보유하고 있는 시설 및 장비의 가동을 극대화 할 수 있는 장점이 있다. 또한, 병원에서 6시간 이상 소요시 낮병동 수가를 별도로 산정할 수 있으며, 입원부담률에 의한 진료비 부담으로 환자부담을 줄여주고 수술 후에 정상적인 사회활동을 조기에 적응할 수 있다.

따라서 입원, 수술, 퇴원이 하루에 이루어지는 것으로 수일동안의 입원으로 인한 환자의 병원 내 감염, 정서적 불안을 줄이고 시간과 비용이 절감될 수 있으며, 가족과 격리 없이 수술 후 조기에 일상으로 복귀할 수 있는 장점을 가진다. 당일 수술의 종류에는 간단한 절제술, 및 생검술, 발치술, 복강경, 흉강경, 안검내반 수술, 라식수술 등이 있다.

(2) 일시 퇴원 재입원 제도

병원에 입원 후 검사, 협의진단, 수술, 다음진료를 위하여 3일 이상 대기하고 있는 환자로서 담당의사가 일시 퇴원 후 재입원이 필요하다고 판단되는 환자에게 적용되는 제도이다. 이 제도를 시행함으로서 일정간격을 두고 치료 및 검사를 받아야 할 환자가 무작정 병동에서 기다리는 경우의 수를 줄일 수 있다. 일시퇴원 재입원 제도의 절차를 보면 다음과 같다.

일시퇴원 재입원 제도의 절차
① 재입원 대상환자는 퇴원결정과 동시에 재입원 결정서를 작성하여 입원예약 창구에 접수한다. ② 입원예약 담당자는 지정된 재입원일에 예약해 준다. ③ 입원 담당자는 재입원 대상환자의 지정된 입원일에 병상을 우선적으로 배정한다.

(3) 인근병원과 연계진료

동일 진료권내에 개설되어 있는 의료기관끼리 유대를 강화하고 정보를 교환함과 아울러 협약병원(MOU)을 체결하여 환자 의뢰시스템(Refer System) 체제를 확립하는 일은 무엇보다도 중요하다. 특히 진료지역내의 병원과 응급환자 및 장기 입원환자의 이송, 회송에 관한 라인을 구축하여 운영하는 제도이다.

(4) 재원일수 예고제(Care map)

담당의사가 입원결정서 발급시에 해당환자의 예정 재원기간을 표시하면 입원예약 담당자는 해당 진료과 병상운용 계획을 수립하여, 그 환자에게 우선 입원 예약일을 배정하고, 예정된 재원기간이 넘으면 그 의사가 해당 사유를 입원담당자에게 통보하여 다음 환자의 병상 배정에 참고토록 하는 제도이다. 이 제도를 운용함에 따라 재원기간 단축 효과와 그에 따른 비용절감 효과도 기대할 수 있다.

(5) 진료표준 계획에 의한 진료(Clitical Path way)

담당의사는 질환별로 표준 진료계획서를 작성하여 입원결정하고, 입원후에는 표준계획에 의하여 진료한다. 예를 들면 입원후 첫날은 어떤 검사를 하고 다음날은 어떤 치료를 하여 재원예정기간을 정해놓고 진료하는 계획서다. 즉 표준진료지침(Critical Pathway : CP)은 특정 진단명의 진료순서와 치료의 시점 등을 사전에 정해 둔 표준화된 주진료과정으로서. 환자에게 제공하는 진료내용을 표준화한 계획으로 진료경로는 시작과 종료가 있는 일련의 과정을 의미한다(표준 진료지침서, 핵심진료경로, 주 임상경로, 주 진료경로 등으로 개발사용)

병원의 표준진료지침(CP)을 개발한 사례

▣ 대전 S병원 11개 전문 진료센터 100여 개의 주요 질환별 CP를 개발한 사례

- ○ 대전 S병원이 특정질환의 진료순서와 치료과정을 표준화시킨 표준진료지침(CP, Critical Pathway)를 도입해 환자와 보호자들로부터 좋은 평가를 받고 있다.○ S병원이 시행하고 있는 표준진료지침은 효율적이고 일관성 진료로 의료의 질과 환자의 안전을 높여주고 있다. 이와 관련 S병원 QI(Quality Improvement : 질향상)팀은 최적의 진료 프로세스와 사용자, 즉 의사와 간호사뿐만 아니라 환자 및 보호자들과의 지속적인 의사소통을 통해 현재까지 11개 전문 진료센터 100여개의 주요 질환별 CP를 개발해 환자들에게 적용하고 있다. 여기에 환자나 보호자들이 자주 묻는 질문들 FAQ(Frequently Asked Questions)를 추가해 환자에게 최대한 편의를 제공하고 있다. 대전 S병원은 "의사의 경험에 의존하여 다양하게 진행되던 의료서비스를 과학적인 자료를 기반으로 환자에게 최적의 치료시스템을 갖추어 적용한 결과, 환자들이 자기질환을 객관적으로 볼 수 있는 이해도와 만족도 높아졌고 과잉진료에 대한 우려도 없어져 아주 반응이 좋다"고 밝혔다. 이러한 표준진료지침(CP) 개발은 뇌졸중, 급성심근경색 등과 같은 응급환자의 진료에 있어 획기적인 변화로 이어졌으며, 또한 심장질환 등으로 실신하거나 흉통을 호소하는 환자가 응급실에 도착하면 표준진료지침(CP)에 의거, 응급당직의가 환자의 심전도 등의 결과를 심혈관센터 담당 의료진에게 스마트폰으로 전송해, 시술여부가 빠르게 결정될 수 있기 때문에 급성기 응급 환자의 안전과 의료의 질 향상에도 많은 도움을 주었다.
- ○ 이와 관련 대전 S병원은 지난 해 건강보험심사평가원의 '2013년 급성심근경색증 평가'에서 1등급(전국 단독 1위)을 받았으며, 또한 병원 도착 90분 이내 1차 경피적 관상동맥중재술(스탠트삽입술) 실시율에서 평균 시술시간 60분을 기록해 100점 만점을 받았다.

○ 이 병원은 "표준진료지침(CP) 진단에서 치료과정, 즉 입원 첫날부터 퇴원까지 진료계획을 세워 치료함은 물론 그 과정을 환자와 공유하는 자신 있는 진료시스템으로 그동안의 일방적이었던 진료 관행을 깨는 혁신적인 제도"라며 "병원업무의 효율성 증진은 물론 의료진과 환자 및 보호자와의 원활한 의사소통을 통해 의료의 질과 안전 강화 등 환자 만족도를 높여가고 있다"고 설명했다(자료출처: 쿠키뉴스 2014. 7. 8)

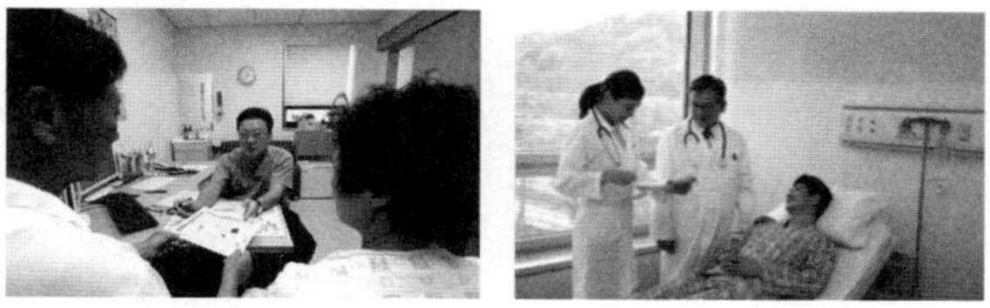

그림 7-11 병원의 CP활동

(6) 진료의 효율을 높이기 위한 진료과별 병상배치

진료과별 병상배치시 진료의 효율을 위해 각 검사실과 수술실 또는 중환자실 등과의 연결성, 건물구조, 환자의 유형(소아, 산모, 장기, 단기, 귀빈용 등) 다인용 병상의 남녀 구분 소아병실 등의 구분하여야 한다.

3) 병상관리의 평가

병상과 관련된 주요 평가 지표로는 환자 진료실적 지표(utilization indicator)범주에 속하며 지표에는 ① 100병상 당일 평균 재원환자수(명) ② 평균 재원일수(일) ③ 병상 회전율 ④ 병상 가동률 ⑤ 100병상 당일 평균 조정환자수(명) ⑥ 외래환자 입원율(%) ⑦ 응급환자 입원율(%) 등이 있으며 구체적인 산출방법은 이 교재의 맨 뒷 부분 제15장 원무통계 및 진료실적분석을 활용하면 된다.

7-3 | 재원환자관리

학습목표 | 1. 재원환자의 진료비정산, 전과/전실, 자격변경을 할 수 있다.

1. 재원환자 관리

1) 재원환자의 개념

(1) 의의

각종 환자에 관련된 사무를 신속하고 정확한 업무처리로 재원환자의 안정된 진료를 보장하고, 또한 환자관리에 필요한 상담을 실시하여 환자의 편의를 제공함은 물론, 철저한 개인별 정보 및 통계를 관리함으로써 원무행정의 질적 수준을 향상시키는 것을 의미한다.

(2) 재원환자관리

재원환자관리란 병원에 입원하고 있는 환자를 대상으로 여러 유형의 사무를 신속하고 정확하게 처리하고 환자에게 편의를 제공함으로써 안정된 상태에서 최상의 진료서비스가 제공될 수 있는 환경을 마련하고 의료보장 유형을 조기에 파악하여 적용하여 진료수익 확보에 차질이 없도록 하며 환자 별 정보 및 각종 통계를 정확히 관리함으로써 원무행정의 수준을 향상시키는 업무를 말하는 것이다.

(3) 재원환자관리의 목표

재원환자의 편의도모와 양질의 의료서비스 제공, 적정 진료수입의 확보와 같은 목표를 동시에 달성할 수 있는 가장 확실하고 절대적인 방법은 없으나 일반적으로는 다음과 같은 절차와 핵심 확인 사항을 중심으로 업무를 수행하는 것이 가장 효과적인 것으로 평가되고 있다. 재원환자 관리 업무를 통하여 달성하고자 하는 목표는 다음과 같다.

첫째, 입원 진료 과정에서 나타날 수 있는 환자의 건의나 불만 또는 민원 사항을 파악하고 고충을 해결함으로써 고객 중심의 병원을 만드는 것이다.

둘째, 재원 중인 환자나 새로 입원한 환자 중에서 개인적 문제나 의료제도, 경제, 진료 등과 같은 여러 가지 측면에서 일반적 사무절차에 의한 순조로운 업무처리가 불가능하여 중점 관리가 필요한 대상을 파악하는 것이다.

셋째, 여러 사유 때문에 진료비 납부가 어려운 사정에 직면한 환자에 대한 조기해결 방안을 강구하는 것이다.

넷째, 환자 또는 보증인이 진료비 납부를 회피하거나 의사가 희박한 것으로 판단되거나 납부하려고 노력은 하지만 현금 확보가 어려운 상황에 처한 것으로 판단될 경우, 적절한 시기에 채권을 확보하기 위한 것 등이다.

(4) 주요 업무내용

재원환자 관리업무의 주요 내용은 다음과 같이 대별할 수 있다.

첫째, 제공된 진료행위에 대한 진료비 계산(수가 사정 및 전산 입력 포함), 계산서 발행 및 진료비 수납업무

둘째, 진료비 사정 근거(처방전, 전산 입력자료)의 보관 및 관리업무

셋째, 의료보장 유형 별 요양급여 사항 및 자격변동 관련 확인 및 적용업무

넷째, 문제 환자 관리 및 채권확보 업무

다섯째, 외출외박 등 민원사항 처리업무

여섯째, 환자요양과 관련된 제반사항에 관한 보험자 단체 및 유관기관과의 협조업무 등이 있다.

(5) 재원환자 면담 대상자 선정

입원약정서에 기록된 상병명, 재입원 여부, 보증인 상황 등 환자에 관한 전반적인 정보를 취합하여 검토하고 진료 및 간호 계획 등을 감안하여 향후 장기간 입원이나 고액 진료비 발생 및 요양급여 승인을 중심으로 행정적 어려움이 발생할 우려가 있는 우선 면담대상을 선정한다. 보호자 면담을 통하여 입원경위, 경제적 · 행정적 측면의 실태와 문제점, 보험유형별 급여에 관한 문제점 등을 파악하고 미비사항에 대한 확인과 신속한 후속처리를 위한 환자 측의 협조를 요청하면서 기타 요양관리와 관련한 필요사항을 전달한다. 일주일 정도의 간격으로 중간 진료비 고지서를 발부하여 납부하도록 안내하고 입원기간에 발생할 수 있는 고충이나 민원사항에 관한 조치절차 등을 설명한다.

2) 재원환자 관리

(1) 병동환자 관리

입원중인 환자를 중심으로 자격, 진료비, 전실/전과, 외출 · 외박, 문제환자 등을 지속적으로 관리함으로서 환자에게는 충분한 의료서비스를 제공하고, 예상되는 문제점을 사전에 예방함으로서 환자와 신뢰관계를 형성하고 나아가 관련보험자단체와 협조체계를 유지하도록 한다. 환자의 관리방식은 병동별전담제와 수가유형별 관리방식이 있다. 병원의 사정에 따라 적용방법이 다르나 업무의 전문화를 위하여 수가유형별 혹은 혼합관리방식을 이용하는 병원이 많다.

① 병동별 관리

환자가 입원중인 병동을 중심으로 전담자를 두고 환자를 관리하는 방식으로 병동담당자와 병동간호사의 긴밀한 협조로 병동환자 파악이 쉬우나 수가형태에 따른 복잡한 업무를 처리하는데는 어려움이 있다.

② 보험유형별 관리

수가의 적용에 따른 보험유형별로 환자를 관리하는 방법으로 건강보험, 산재, 자동차보험, 의료급여, 일반 등으로 구분하여 담당자를 두어 관리하는 방법이다. 입원수속시부터 수가유형에 따라 수속절차를 받도록 함으로써 업무의 전문성을 높일 수 있고 대외적인 신뢰도를 확립할 수 있으며, 환자수에 따라 전담인원을 가감하거나 타 업무까지 겸무 하도록 하여 업무량을 조절할 수 있다. 이 방법은 각 유형별로 자격관리나 서류 등 복잡한 사무에 전문화를 높일 수 있는 장점이 있어 대부분 대형병원은 이 방법을 이용하고 있다. 그러나 입원수속당시 수가유형을 판단하기 어렵거나 입원 중에 유형이 변경될 때에는 담당자끼리 상호 정보를 협의하여 조정하고 진료비 계산이 올바르게 될 수 있도록 전산에 반드시 변경내용을 등록하여야 한다.

③ 혼합 관리

병동별 관리와 수가유형별 관리를 혼합하는 방식이다. 의료급여, 산재, 자동차보험의 담당자를 지정하고 나머지는 병동별로 관리하는 방식으로 대규모병원에서 활용되고 있다.

(2) 자격관리

입원수속 시 미비한 서류나 수속절차를 보완하여 담당자별로 필요한 자료를 보완한다. 수가유형별 관리담당자는 입원카드 및 서약서를 환자유형별로 분류하여 미비한 점이나 보완할 점을 점검하고 기록한 후 계속 추적하여 관리한다.

① 건강보험

입원 중 자격변동이 있는지 확인하고, 제3자 가해행위에 의한 상병인 경우는 국민건강보험공단에 "급여제한여부조회서(별지 제2호 서식)"를 통보하여 그 결과에 따라 조치한다. 이때 보증인의 미비나 문제점이 있을 때에는 공단과 협의하여 문제가 되지 않도록 예방한다.

② 의료급여환자

장기입원의 경우 급여 유효기간과 자격변동여부를 확인하고, 제3자 가해행위에 의한 상병인 경우는 해당 시 · 군 · 구청에 "급여제한여부조회서"를 통보하여 그 결과에 따라 조치한다. 또한 2종환자인 경우 진료비 본인부담 납부가 어려운 경우는 대지급금 제도에 대하여 환자 또는 보호자와 상담한다.

③ 산업재해보상보험

입원시 미비한 수속서류를 보완하고, 진료중 사고와 관련 없는 질환의 확인(기왕증 등)하고 조치한다. 또한 산재요양급여 신청 등 다음과 같은 사항을 확인하고 조치한다.

산재요양급여 신청 등
· 최초요양신청서(3부) 접수 및 담당의사 확인발급 및 통보 · 요양비청구서 및 신청서 필요시 발급(예 : 이송료, 보조기, 교통비, 식대 등) · 개호료 필요시 청구 : 환자상태가 위중하여 개호를 필요로 할 경우 · 추가상병신청서 : 최초요양신청서상의 상병 외에 상병이 추가로 발견될 때 · 재요양신청서 : 요양종료 후 증상악화로 추가요양이 필요한 경우 · 전원신청서 : 요양중 타 요양기관으로 이송할 때

④ 자동차보험

입원시 미비한 사항을 보완하며, 자동차보험 적용과 관련 사항(사고일시, 장소, 차량번호, 운전자, 보험회사, 책임보험 및 종합여부 등)을 확인 관리한다. 아울러 보험회사의 지급보증서를 서면으로 받도록 하고 곤란한 경우에는 Fax를 이용한다.

또한 진료 중 지병이나 사고와 관련이 없는 질환의 확인하여 조치하고, 보험회사 및 경찰서제출용 진단서 발급을 확인한다.

(3) 전실 · 전과 관리

전실은 입원(재원)환자가 병실을 옮기는 것을 의미하고, 전과는 치료 진료과를 옮기는 것을 의미한다. 따라서 환자의 증상이나 상태에 따라 진료과가 변경되거나 병실을 이동해야 하는 경우가 있다. 병실이동은 진료과가 바뀌는 경우와 환자 및 보호자의 희망에 따라 병실이 변경되는 경우로 어떠한 경우든 병실담당자에게 통보되고 관리되어야 한다. 진료과 변경은 입원중인 진료과보다 타과 진료가 더욱 필요하다고 판단될 때 전과를 하게되고 이때에는 대부분 병실의 이동을 동반하여 발생된다. 전실이나 전과사유 발생시 전실 · 전과 신청서를 작성하여 병실관리 담당자에게 확인을 받도록 한다.

전실 · 전과 신청서

등록번호:	환자성명:	(남, 여)

Dept

Date	From	To
	Dept	Dept

Room

Date	From	To
	호	호

Nr.

(4) 협의 진찰료(Consultation)관리

협의진찰료는 입원 중인 환자의 특별한 문제에 대한 평가 및 관리를 위하여 그 환자의 주치의가 아닌 다른 진료과목 [또는 세부 전문과목(분야)] 의사의 견해나 조언을 얻는 경우 산정하며, 협의진료를 요청하는 특별한 문제 및 협의진료의사의 견해 등을 의무기록에 명시하여야 한다.

진료과목당 산정횟수

가. 상급종합병원, 상급종합병원에 설치된 치과대학부속치과병원 : 입원기간 중 30일에 5회 이내(다만, 중환자실 입원환자의 경우 환자상태 변화 등으로 인해 협진이 필요한 경우 추가산정 가능)
나. 종합병원, 상급종합병원에 설치된 경우를 제외한 치과대학부속치과병원 : 입원기간 중 30일에 3회 이내
다. 병원, 한방병원, 치과병원 : 입원기간 중 30일에 2회 이내
라. 요양병원, 의원, 한의원, 치과의원, 보건의료원 : 입원기간 중 30일에 1회

(5) 외출 · 외박관리

외출 · 외박은 원칙적으로 제한하도록 하며 외박이 가능할 정도의 상병상태가 완화되어 외박을 신청하는 때에는 퇴원 후 재입원시키도록 한다. 따라서 입원환자가 사정에 의해서 외출 · 외박을 원할 경우에는 담당의사, 간호사의 허락을 받아 원무부서의 협조하에 외출 · 외박을 할 수 있도록 하되, 특히 장기재원환자의 외출에 따른 관련 보험회사와의 마찰이나 건강보험환자의 입원료 체감제 적용에 따른 손실이나 요양기관의 현지조사 등에도 영향을 미치므로 외출 · 외박은 특별한 사유가 없는 한 통제되어야 한다.

외출 · 외박신청서			
등록번호		환자성명	
진료과		병실	호실
외출시간	월 일 시 부터 ~ 월 일 시 까지		
행선지		사유	
확인/ 주치의: (인) 간호사: (인) 원무협조: (인)			
00병원장 귀하			

(6) 재원 진료비 심사제도

병원에 입원한 환자의 진료비는 입원기간 동안에 진료내역을 수가 항목별로 적정하게 산정하여 퇴원시에 계산을 완료하고 보험자 부담액은 보험자에게 청구하고, 본인부담액은 환자에게 고지하여 수납한다. 대부분의 병원들은 퇴원 후에 보험자에게 일정율의 보험자 부담액을 청구하기 위해서 진료비를 자체심사 하는데, 많은 종합병원은 입원기간 중에 당일 진료비를 자체 심사하는 제도를 도입하여 시행하고 있다. 환자가 재원기간 동안에 진료비를 자체심사 해야하는 필요성을 요약하면 다음과 같다.

첫째, 진료를 담당하는 의사 및 간호사, 기타 직원에게 건강보험 인정기준 및 진료비 산정정보를 사전에 제공하여, 처방 발생시에 적정을 기할 수 있도록 할 수 있다.

둘째, 건강보험 급여기준에 의한 적정한 진료비를 퇴원 전에 산정할 수 있어서, 병원 신뢰도를 확보하고 환자 민원을 사전에 방지할 수 있다.

셋째, 담당 의료진에게 행위별, 수가항목별, 진료정보와 통계자료를 제공하여 임상 연구 교육자료로 활용하고, 의료의 질 향상을 도모할 수 있다.

넷째, 입원환자가 퇴원하기 전에 진료비 자체심사가 종결되어, 보험자에게 청구하는 진료비를 조기에 청구할 수 있어서 자금운용에 도움을 주고, 수익증가에 기여할 수 있다.

다섯째, 퇴원일에 진료비계산이 아침시간에(09:00~10:00 사이) 종결되어, 퇴원예정환자는 오전 중에 퇴원수속을 마치고 귀가할 수 있다.

3) 재원일수관리

(1) 재원일수

재원일수란 한 환자가 입원하여 퇴원하기까지의 전체 입원기간을 말한다. 재원일수의 단축은 병상이 부족한 병원일 경우 수익증대의 효과가 있으나 병상이 비어 있을 경우에는 오히려 수익이 감소한다. 또한 한 환자당 재원일수가 길어지면 1인당 평균진료비가 낮아지고 1인당 총진료비는 높아진다. 따라서 병원의 병상 회전율이 높은 병원은 1일당 평균진료비가 높아야 더 많은 진료수익을 창출할 수 있다.

상급종합병원을 비롯한 대부분의 병원은 입원의료수요의 증가로 인한 병상부족의 어려움을 겪고 있으며 동시에 경영수지의 악화를 호소하고 있다. 이에 병원의 경영수지를 향상시키기 위해서는 수익은 늘리고 비용은 줄여야만 가능하다. 하지만 의료비의 대부분은 고정비로서 경영수지는 전적으로 의료수익의 증대에 의해서만 개선될 수 있을 것이다. 의료수익(입원수익+외래수익) 중에서도 전체수익의 60~70%를 차지하는 입원진료수익의 증가여부에 따라 병원의 경영수지가 크게 좌우됨은 분명하다. 따라서 입원환자진료수익의 증대를 위해서는 일평균 진료수익을 증액하는 방안이 검토될 수 있다. 일평균 진료수익은 의료수가와 진료량 및 재원기간에 의하여 영향을 받는다. 이 중 의료수가와 진료량은 정부의 엄격한 규제하에 있어 병원의 자의적 결정이 배제되므로 현실적으로 적용 가능한 방안은 재원기간을 단축하는 것이다. 입원환자의 재원기간을 단축하여 병상회전율을 높임으로써 일평균 진료수익 증가가 가능하고, 또한 재원일수의 단축은 입원환자의 진료비 부담을 경감시켜 주며 자원이용의 효율성을 제고하여 국민 의료비의 절감에도 기여하게 된다.

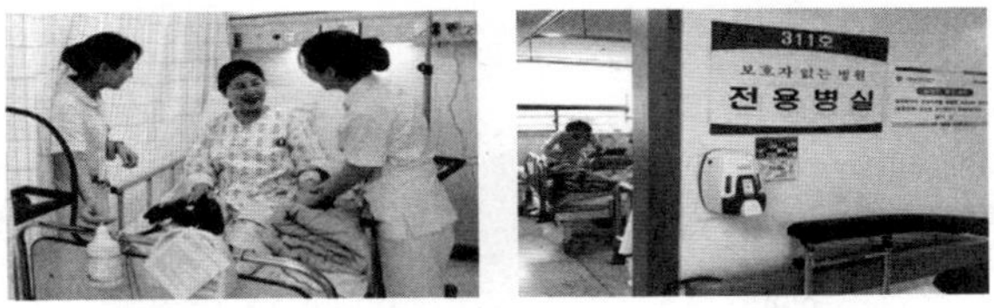

그림 7-12 재원환자 간호

(2) 장기 재원의 원인

① 병원측 요인

각종 특수검사지연, 입원 후 검사 및 수술예약(수술지연), 타과 협의진단, 환자편의 제공, 진료 및 진료비 문제, 의료분쟁 등이 있다.

② 환자측 요인

보상심리(산재, 자보, 상해보험), 개인보험가입(실손 등), 만성질환(노인성 질환), 보험회사와 합의 문제, 환자 간호상, 경제적사정, 진료상의 문제 등이 있다.

(3) 병상수입과 재원기간의 관계

입원환자의 진료비는 질병의 특성, 재원기간, 병원의 특성, 환자의 개인적 특성 등 여러 가지 요인에 의하여 영향을 받으나 이중에서 동일질병의 경우 특히 재원기간에 의해 큰 영향을 받고, 재원기간은 환자의 건강상태, 특성, 접근도, 병원의 특성, 진료형태, 서비스 정도 등에 영향을 받으며, 진료비는 재원일에 따라서 다른 양상을 나타낸다. 일반적으로 재원일별 진료비는 재원초기에 많고 재원일이 길어질수록 1일 진료비는 일정하다고 보고되었다.

환자가 병동에 입원을 했을 시 입원초기에는 진료비 발생액이 크나 재원기간이 경과함에 따라 재원일당 진료비가 점차 낮아지는 것이 일반적인 현상이다. 대부분의 질환은 입원초기에 집중적인 의료서비스를 필요로 하며 재원기간이 경과하여 증상이 호전됨에 따라 의료서비스에 대한 요구량이 감소하기 때문이다.

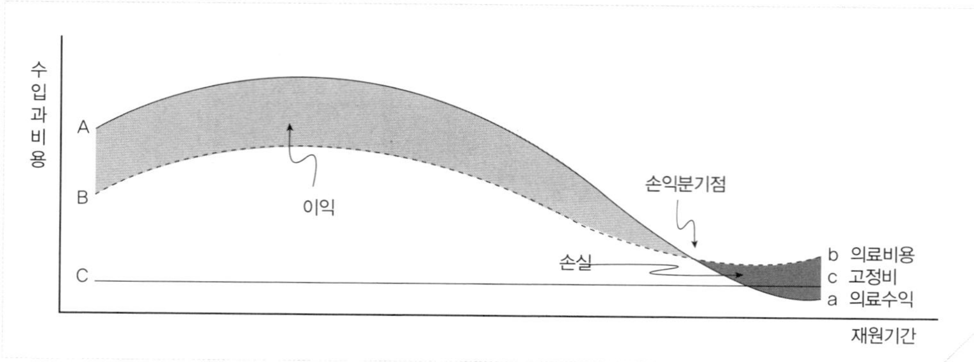

그림 7-13 재원일별 의료수익과 의료비용 모형

[그림 7-13]에서 Aa곡선은 입원환자의 진료수익으로 재원기간이 경과함에 따라 점차 감소하게 된다. Bb 곡선은 의료비용을 의미하며 진료수익 곡선과 마찬가지로 입원 초기에는 높다가 재원기간이 경과함에 따라 감소하나 진료수입에 비해서는 상대적으로 감소폭이 적다. 이는 의료비용의 상당부분이 고정비(Cc 곡선)로 구성되어 있어 의료수익의 감소에 따라 비례적으로 감소하는 변동비가 크지 않기 때문이다. 입원초기에 대부분의 의료서비스가 집중적으로 이루어짐에 따라 진료수익곡선이 의료비용곡선의 상위에 형성되지만 재원기간이 길어지면 반대로 진료수익곡선이 의료비용곡선보다 낮은 위치에 형성된다. 이때 진료수익곡선과 의료비용곡선이 교차하는 점에서 손익분기점이 형성되며 재원기간이 손익분기점보다 짧을 경우에는 이익이 발생하나 재원기간이 손익분기점보다 길어지게 되면 손실이 발생하게 된다.

(4) 재원기간 단축과 병상수입 증대효과

앞에서 언급한 바와 같이 입원환자의 진료비는 입원초기에 많이 발생하고 재원기간이 경과함에 따라 감소하므로 재원일수를 단축함으로써 병상회전율을 높여 의료수입을 증대시킬 수 있다. 아래 [그림 7-14]에서 보는 바와 같이 입원환자의 재원일수가 15일이라면 1개의 병상을 월 2회전시킬 수 있으나 재원일수를 10일로 단축시키게 되면 병상회전율은 월 3회로 증가하게 된다. 이때 재원일수의 단축에 의하여 B부분의 의료수입이 감소하는 반면 A와 C 부분의 수입이 증가하게 되어 월간(A+ C−B)만큼의 수익증대효과를 가져오게 된다.

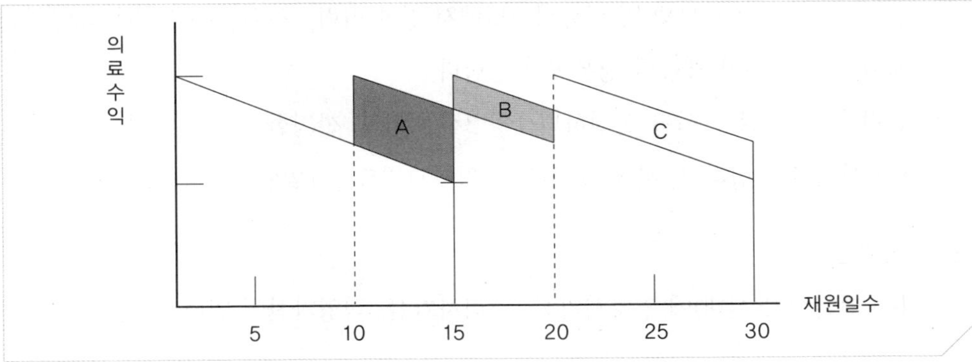

그림 7-14 재원일수와 의료수익과의 관계

(5) 재원일수의 단축시 기대효과

재원일수는 병원의 진료수익과 밀접한 관계가 있으며, 병원별, 질환별 특성에 따라 차이가 있을 수 있다. 대체적으로 재원일수의 효율적 관리가 이루어지는 병원은 재원일수가 짧게 나타나고 그렇지 못한 경우에는 길게 나타나는 경향이 있다. 재원일수의 단축시 기대되는 효과는 다음과 같다.

재원일수의 단축시 기대되는 효과
①병원의 진료 수익 증대 ② 의료자원의 효율적 활용 ③ 환자본인부담 감소 및 사회간접비용 감소 ④ 병상회전율 향상 ⑤장기간 입원대기로 인한 환자 불만해소

(6) 재원일수 단축방법

재원일수 단축방법에는 앞에서 명시한 바와 같이 입원전검사실 운영, 장기재원인의 원인 및 분석, 퇴원예고제 실시, 수술전 외래검사 및 수술 예약 후 입원, 협력병원 회송 또는 후송, 문제환자 신속한 처리 등이 있다.

4. 입원(재원)환자 식사관리

(1) 식대산정지침

① 입원환자 식대는 요양기관에 입원한 환자에게 의사 처방에 의하여 식사를 제공한 경우에 산정한다.

② 입원환자식대는 의료법 및 식품위생법에서 정한 인력·시설기준을 갖춘 요양기관에서 환자 식사를 제공한 경우에 산정한다.

③ 입원환자 식대는 1식당 산정하되 1일 3식 이내만 산정한다. 다만, 산모식은 1일 4식 이내로 산정하고, 분유 및 치료식 영양관리료는 1일당으로 산정한다.

(2) 식대가산

식사는 기본식사(식대)에 영양사가산, 조리사가산, 직영가산이 있다.

(3) 식사종류

① 일반식(일반 유동식, 연식포함) ② 치료식(당뇨식, 신장질환식 등) ③ 멸균식 ④ 분유 ⑤ 산모식 ⑥ 경관영양유동식 등이 있다.

(4) 식대본인부담

① 모든 입원환자의 식대(기본식대 및 가산식대) 본인부담률은 50%를 부담한다(건강보험환자)

② 본인부담 면제대상인 신생아(조산아, 저체중 출생아 포함)를 제외한 6세 미만 입원 아동의 본인부담률은 10%를 적용한다.

③ 자연분만(본인부담 면제대상) 및 제왕절개술분만(본인부담 5%)의 경우에도 식대 본인부담률은 50%를 적용한다.

(5) 병원의 식대수가 산출계산식 및 실례

입원환자 식대는 매년 다음 각 목과 같이 소비자물가지수변동률을 적용하여 항목별 식대를 산출한다.

① 식대 항목별 수가(금액)산출 계산식

해당 연도 식대 항목별 수가(금액)
= 전년도 식대 항목별 수가(금액) X (1 + 소비자물가지수변동률)

② 소비자물가지수변동률은 「통계법」 제3조에 따라 통계청장이 매년 고시하는 전전년도 소비자물가지수변동률을 말한다.

③ 소비자물가지수변동률이 100분의 5를 넘는 경우에는 100분의 5를 적용한다.

④ 10원 미만은 반올림한다.

표 7-2 병원의 일반식 식대산정 실례(2024년 기준)

구분	종별	기본식사(A)	식사가산			식대 (A+B+C+D)
			영양사(B)	조리사(C)	직영가산(D)	
일반식	상급종합병원	5,340원	620원	570원	200원	6,730원
	종합병원	5,110원	620원	570원	200원	6,500원
	병원	4,860원	620원	570원	200원	6,250원
	의원	4,440원	620원	570원	200원	5,830원

주) 의료급여환자의 식대는 식사가산이 되지 않으며, 고시한 기본식대만 산정한다.

5) 문제환자 관리

(1) 문제환자

문제환자관리라 함은 문제의 소지를 조기발견하여 철저히 관리함으로써 악성미수발생방지 및 병원수익의 안정적 확보에 기여하고자 하는 사무이다. 문제환자에는 행려 및 미상환자, 고액진료비 장기 체납자, 수개월 장기입원환자, 도주 또는 탈원 등의 사유로 진료비 납부와 제반 행정업무 수행에 문제가 발생하였거나 만성 중증질환으로 장기간 입원하거나 수차례 재입원하여 고액진료비가 장기체납 되거나 진료 결과에 대한 불만 등으로 인해 병원과 경제적 · 행정적 · 법률적 갈등을 야기할 가능성이 매우 높은 환자 등이 있다. 따라서 문제환자로 판단된 경우에 일반적으로 수행되는 업무추진과정을 유형별로 구분하면 다음과 같다.

(2) 문제환자 관리

① 중점 관리대상

환자의 질병이나 상태를 감안할 때 고액의 진료비 발생이 예상되는데 보증인의 경제적 능력이 발생하는 진료비를 감당하기 어렵다고 판단되거나 중간진료비 납부가 2~3차례 이상 지연되는 경우는 중점 관리대상으로 선별하여 진료비 회수를 위한 노력을 좀 더 적극적으로 수행함으로써 문제환자로 진행되지 않도록 관리해야 할 필요가 있다.

② 행려 및 신원미상 환자

거주지 및 보호자를 추적하기 위해서 환자가 최초로 발견된 장소의 관할 파출소에 연고지 및 연고자 소재파악 여부를 재차 확인 · 의뢰한다. 그 밖의 다각적인 노력에도 불구하고 최종적으로 신원 파악이나 보호자 확인이 불가능한 경우는 관할 동사무소 또는 구청 사회 복지과로부터 행려관리번호를 부여받아 '의료급여' 로 진료비를 청구하도록 한다.

③ 의료분쟁 주장환자

의료분쟁의 주장환자의 경우에는 대응책을 사전에 준비하여 의료진에게 진료경과를 문의한 후 과실여부를 판단하고, 진료상의 문제점이 있는 경우 고문변호사의 자문을 받은 후 면담을 통해 적절한 합의를 유도하도록 한다.

④ 불만 또는 민원제기 환자

진료 환경이나 행정 절차, 진료 서비스를 제공하는 직원의 태도 등에 대해 불만을 나타내거나 객관적으로 타당한 이유를 근거로 한 환자나 보호자의 문제 제기가 있을 경우는 이를 적극적으로 수용하고 해결하려고 노력하는 적극적인 자세를 유지하는 것이 무엇보다 중요하다. 또한, 진료 과정이나 결과에 대하여 불만이 있는 경우는 주치의를 포함하여 Q.I부서, 간호부, 경영자 등이 참여하여 객관적이고 합리적인 관점에서 문제점을 검토하고 대응 방안을 강구하는 체계적인 위기관리 기능을 확보하는 것이 매우 중요하다.

⑤ 상해 및 자해, 약물중독 환자관리

입원환자 중 상해 및 약물중독, 자해 등 질병이 아닌 환자가 건강보험을 요청할 경우 환자 및 보호자의 상담을 통해 "급여제한여부 조회서" 작성 및 퇴원 후 진료비 환수(건강보험공단 구상권 청구) 등의 문제에 사전 대비하여야 한다.

⑥ 장기입원 또는 수시 재입원 환자

장기 입원이나 재입원 환자의 경우는 환자 상태에 따라 급속하게 진료비가 상승할 경우도 종종 나타나게 된다. 따라서 재원 중인 모든 환자에 대해서는 중간 진료비 계산서를 정기적으로 발부하고 적절한 기간 내에 회수하여 미수금이 과다하게 누적되지 않도록 관리하는 노력이 계속되어야 한다. 아울러, 만성질환자의 경우는 환자 상태에 적합한 수준의 타 병원으로 전원을 유도하거나 가정간호사를 이용하게 하여 과다한 진료비로 인한 환자 측의 부담을 경감시키는 한편, 병상 및 의료시설의 이용률을 높일 수 있는 체계적인 관리기능의 확립이 필요하다.

⑦ 고액 진료비 (발생)체납 환자

중점 관리대상으로 분류된 환자는 지속적으로 보호자를 면담하여 중간진료비청구서를 교부하고 약속된 날짜에 진료비를 납부하기 위한 제반과정의 전개상황을 파악한다. 환자나 보호자 또는 보증인의 경제력이 미약하여 진료비 납입이나 채권확보가 불가능할 경우는 주치의와 환자상태 및 향후 진료계획에 대하여 상의하고 문제환자 보고서를 작성하여 병원 경영진의 최종 결정에 따라 퇴원이나 통원치료 또는 이송조치 등의 방안을 조속히 강구한다.

⑧ 불법체류 외국인 노동자 관리

불법체류 외국인 노동자의 의료이용 및 고액의 진료비 발생에 대한 관리가 요구되며, 특히 사업주 및 연대보증인의 확보가 필요하다.

⑨ 탈원환자 관리

입원기간 중 환자가 탈원(도주)하였을 경우에는 탈원보고서(병원양식)를 담당병동 간호사가 작성하여 간호부서장께 보고 및 원무팀에 통보하여 관리하도록 한다.

6) 의료비지원사업

(1) 의료비지원사업이란?

중점관리 대상이나 문제환자로 분류된 재원환자 중에서 경제적 어려움에 처한 환자에게 의료비 지원을 안내하고 알선함으로써 환자의 건강을 회복하고 생명을 보호하며 가정의 정서적 · 경제적 안정에 도움을 줄 수 있는 방법을 소개하고 협조하는 것도 원무담당자가 수행해야 하는 매우 뜻 깊은 업무라고 할 수 있다.

의료비 지원 사업이 다음과 같이 다양하게 전개되고 있으므로, 사회사업사와 긴밀한 협조를 통하여 중점관리 대상이나 문제환자의 질병이나 상황에 따라 적합한 단체를 선정하여 의료비 지원을 요청하거나 계약이 체결된 병원으로 전원을 안내할 필요가 있다.

(2) 국가에 의한 의료비 지원

국민의 의료보장 혜택을 강화하는 정책의 일환으로 과다한 진료비 때문에 경제적 어려움을 겪는 사람을 돕는 사업이 보건복지부의 주관 하에 다양하게 전개되고 있다.

① 희귀질환 · 중증난치성 질환자 의료비 지원 사업

이 사업은 질병진단과 치료가 어려울 뿐 아니라 계속 의료서비스를 이용해야 하는 희귀질환 · 중증난치성질환자의 경제적 부담을 경감시켜 줌으로써 대상자와 가족의 사회경제적 · 심리적 안녕을 도모하고 국민건강 및 복지수준을 향상시키는 것을 목표로 하고 있다.

이 조건을 충족한 대상자에 대한 지원범위는 아래의 내용과 같이 의료보장 유형과 질환의 종류에 따라 달라진다.

표 7-3 희귀질환 및 중증난치성 질환자 의료비 지원 사업범위

구분		의료급여 수급권자	건강보험가입자		
			저소득건강보험 가입자	필요한혈우병환자	중증근육병환자
지원범위	본인부담금	−	○	○	−
	보장구구입비	−	○	−	−
	호흡보조기 대여료	○	○	−	○
	간병비	○	○	−	−

▣ **지원절차**

진료비 지원은 대상자가 보건소에서 발급한 의료비지원 등록증을 요양기관에 제시하면서 의료비 지원 대상자임을 밝히면서 시작된다.

병원의 담당 직원은 의료비지원 등록증의 등록일, 만료일, 보건소 직인 등 기재사항을 확인하는 동시에, 의료비지원 등록증에는 개인정보 보호를 위해 주민번호, 질환명 등의 세부내용이 기재되어 있지 않으므로 신분증을 통해서 지원대상자의 자격을 확인해야 한다.

지원금 지급여부는 건강보험공단의 요양기관 정보마당(http://medi.nhic.or.kr)에서 확인할 수 있다.

② 미숙아 및 선천성 이상아 의료비 지원

과다한 의료비 발생으로 인한 경제적 문제 때문에 미숙아나 장애아의 치료를 포기하는 사회적 문제의 예방과 저출산 문제를 해결할 목적의 일환으로 건강증진기금을 재원으로 2000년부터 보건복지부 모자보건과에서 주관하고 있는 사업이다.

③ 긴급지원 사업 중 의료지원

긴급지원 사업이란 보건복지부 기초생활보장과에서 시행하는 사업으로 위기상황에 처한 자 등의 지원요청 또는 신고가 있는 경우 긴급지원대상자의 거주지를 관할하는 시장 · 군수 · 구청장이 지정한 긴급지원 담당 공무원의 현장 확인을 통해 긴급한 지원의 필요성이 인정되면 우선 지원을 실시하고 나중에 소득, 재산 등을 조사하여 지원의 적정성을 심사하도록 규정하고 있는 긴급복지 지원법 제6조에 의거하여 시행되는 제도이다.

▣ 긴급 의료비 지원사업(제도)

부상이나 질병으로 인해서 위기상황에 대처하기 위해서 정부에서 생계가 곤란한 사람들에게 일시적으로 의료비를 지원해주는 제도를 말한다. 따라서 갑작스러운 위기사항으로 생계가 곤란한 경우 생계비, 의료비 등을 일시적으로 지원해주는 제도로 외국인도 법령이 정하는 바에 따라 혜택을 받을 수 있다. 시 · 군 · 구청에서 지원하고 있는 의료비지원사업의 대상 및 신청절차는 다음과 같다.

긴급의료비 지원 사업
· 시기: 중한질병 또는 부상에서 발생한 의료비를 감당하기 곤란한 경우 · 자격: 최저생계비의 150% 이하(4인기준 224만 원), 금융재산 300만 원 이하, 재산(대도시 13,500만 원, 중소도시 8,500만 원, 농어촌 7,250만 원) · 신청: 주거지 시군 구청 주민생활지원과(센터) · 지원: 1회 입원비에 대해 최대 300만 원 한도 내에서 지원(동일상병에 대해 1회만 지원) 타 법률 지원(사보험비 지원) 우선적용. 보건소와 중복지원 안됨. 상급병실료, 제증명료, 기수납 금액 지원 불가

④ 외국인 근로자 무료 진료 사업

국내에 거주하는 외국인 근로자 중에서 의료혜택을 받지 못하는 사각지대에 있는 사람들에게 무료 진료서비스를 제공함으로써 인간으로서 최소한 누려야 할 건강한 삶의 질을 유지할 수 있도록 하기 위해 보건복지부 공공의료과에서 주관하여 시행하는 사업이다.

연간 지원횟수의 제한은 없으며, 회당 총 진료비가 500만 원 초과 1,000만 원 이내인 경우에는 의사 2인 이상으로 구성된 의료기관의 자체심의를 거쳐 초과 사유서를 작성하여 시 · 도에 제출하면 1,000만 원 범위 내에서 전액을 지원하고 1,000만 원을 초과하는 경우에는 초과한 금액의 80%가 지원된다.

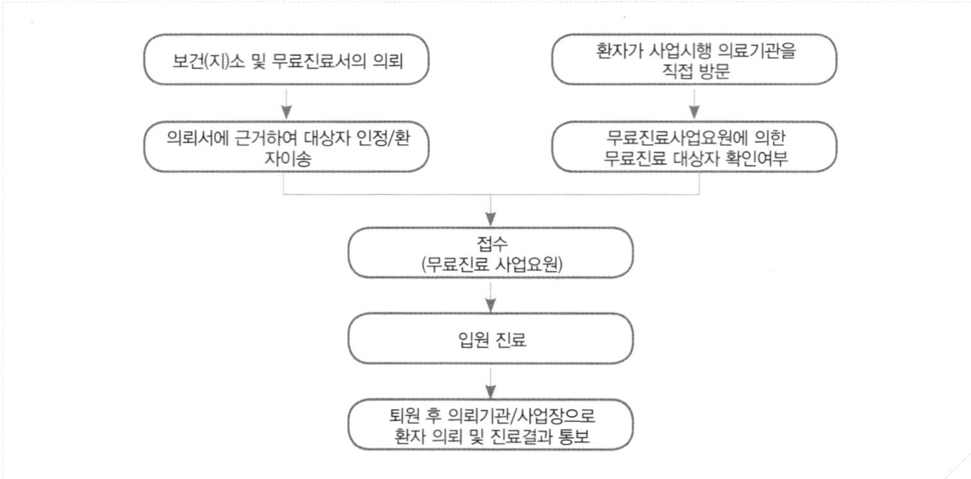

그림 7-15 무료진료사업 진행절차

(3) 한국심장재단(www.heart.or.kr)

한국심장재단은 경제적 형편이 어려워 치료받지 못 하고 질병의 고통 속에 있는 심장병 환자들에게 진료비를 지원하는 사업 등을 통하여 우리나라 국민이 건강하고 행복한 삶을 살 수 있도록 돕는 단체이다. 지원 대상 질환은 선천성 · 후천성 심장병과 신장이식, 골수이식, 얼굴기형 및 기타질환 등으로 경제적 형편이 어려운 만 75세 이하(골수이식의 경우는 만 65세까지)의 환자를 지원하고 있다.

(4) 한국혈액암협회(www.bloodcancer.or.kr)

한국혈액암협회는 소득수준에 비해 본인부담금이 과다하게 발생하는 백혈병 재생불량성 빈혈 등 혈액질환 환자의 가정을 대상으로 소정의 치료비를 지원하여 용기와 희망을 드리고 있다. 지원대상은 기초생활 보장 수급권자 등 소득평가액 기준 및 재산 기준이 극빈하다고 인정되는 혈액질환자가 해당되며 지원대상에 대한 연령제한은 없다.

지원절차는 지원대상자가 해당 의료기관 사회사업실(과)을 통하여 지원신청을 하면 협회 사무처에서 접수하여 서류심사 후 환자 1인당 치료비100~500만 원을 병원의 사회사업 또는 원무부서 통장을 통해 지원한다.

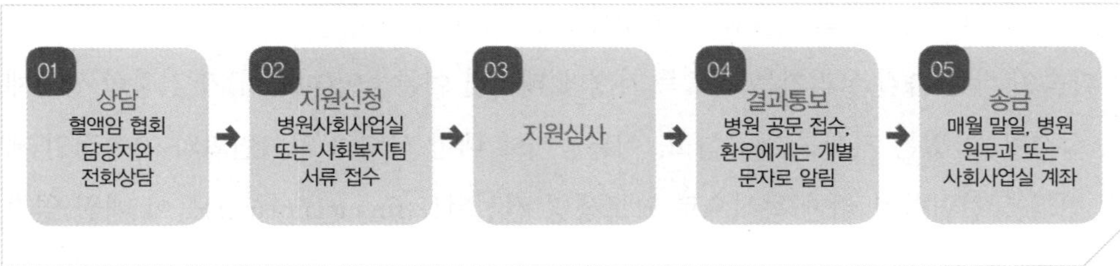

그림 7-16 지원절차

(5) 사회복지공동모금회(www.chest.or.kr)

사회복지공동모금회에서는 사랑의 열매 나눔의 상징으로 하고 있으며, 공동모금을 통해 아동. 청소년, 장애인, 노인, 여성, 가족, 지역사회 등 도움이 필요한곳을 지원하며 행보공동체를 만들어가는 전문 모금 및 배분기관이다. TV와 라디오 방송사와 다수의 사보 및 일간지 등에 어려운 사람의 사연을 소개하고 모금활동을 통해 모여진 성금을 지원한다. 난치병이나 희귀 질환을 앓거나 장애 가정, 소년소녀 가장, 교통사고 유자녀 등과 같이 생계비, 의료비 등의 지원이 필요로 하는 사람을 대상으로 방송을 통해 모여진 성금을 지원하게 된다. 지원은 개인이 직접 신청할 수는 없고, 읍 · 면 · 동사무소 사회복지 관련 공무원이나 사회복지기관 및 병원 사회복지사가 진단명 또는 대상자가 직면하고 있는 가장 중요한 문제와 타 기관에서 지원받은 경험 및 현재 지원받고 있는 지원금 현황을 비롯하여 사회복지사의 추천사유 등을 지원신청서에 기록하고 추천자 소속부서장 이상의 책임자의 확인 서명을 거쳐 접수할 수 있다.

(6) 하트-하트재단(www.chest.or.kr)

사회복지법인 하트-하트재단은 가난, 장애, 질병으로 소외되고 고통 받는 아동과 가족을 지원하여 삶의 질을 향상시키기 위해 의료비 지원사업을 포함하여 다양한 사업을 추진하는 단체이다. 저소득 가정의 아동을 지원 대상으로 최대 500만 원의 의료비를 지원하는데 병원과 사회복지기관, 시설 및 공공기관 등을 통해 신청서를 제출할 수 있다. 신청된 사례에 대해 재단이 판정회의를 거쳐 확정된 결과를 해당 협력병원 의료사회복지사에게 통보하고, 치료가 끝나면 의료비를 지원한다.

(7) 다솜이 작은 숨결 살리기(www.babydasom.org)

다솜이 작은 숨결 살리기는 저소득 가정에 태어난 이른둥이(미숙아)가 건강한 생명체로 성장할 수 있는 기회를 제공하고, 이른둥이에 대한 사회적 인식변화와 지속적인 제도 변화를 견인하기 위한 목적으로 교보생명 컨설턴트(financialplaner)들이 매월 일정액을 후원하고 교보생명 회사가 동일 금액을 후원하여 만든 '다솜이 기금' 과 일반시민의 모금으로 치료비 중 본인부담금을 지원하고 있다.

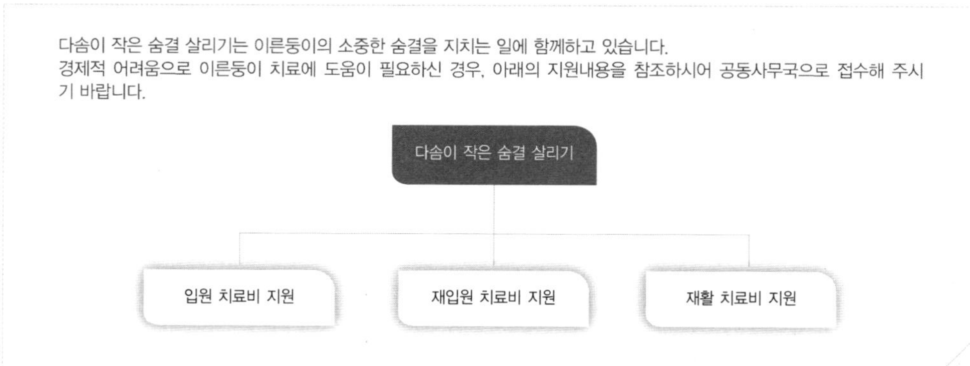

그림 7-17 다솜이 작은 숨결 살리기 의료지원사업

(8) 사회복지 법인 다정한 사람들 : 사랑의 징검다리

사회복지법인 '다정한 사람들'은 무의탁 결핵환자로 생계에 어려움을 겪거나 기타 질병에 걸린 환자 및 희귀병을 앓는 아동 중에서 전국 보건소, 의료기관, 공공기관에서 지원을 의뢰한 대상자 등을 돌보는 사업을 펼치고 있다.

(9) 병원의 무료진료비 지원사업

아산사회복지재단 등에서는 불우이웃환자, 저소득층환자. 소년, 소녀가장환자, 독거노인 등을 대상으로 관련 기관의 추천을 받아 심의를 거친 후 무료진료비 지원사업을 하고 있다.

7-4 | 퇴원수속 및 진료비 수납

학습목표

1. 입원환자의 퇴원 수속과 진료비를 수납할 수 있다.
2. 정산된 퇴원 진료비 내역을 설명할 수 있다.
3. 입원환자의 요청에 따라 퇴원수속 확인서를 발급할 수 있다.

1. 퇴원수속

(1) 퇴원결정

입원환자의 퇴원은 먼저 담당의사의 의학적 판단에 의해 퇴원결정이 이루어진다. 담당의사의 퇴원결정 후 미비한 병명이나 진료기록부를 정리하고 퇴원에 따른 투약 등의 처방과 동시에 진료비 계산부서로 진료기록부를 이송한다. 대부분의 병원들은 진료기록부와 퇴원결정서가 동시에 원무부서로 송부되고 있으나 처방전만으로 진료비를 계산하고 진료기록부는 정리 후 의무기록실로 송부하는 병원도 있다.

퇴원예고제 시행에 따른 원무부서에서는 퇴원진료비가 빨리 계산되어야 퇴원이 신속히 이루어지도록 하여야 한다. 특히 건강보험환자의 증가와 복잡한 진료비계산으로 퇴원이 늦어지는 경우가 많으므로 매일 발생되는 처방전을 신속히 입력하여 두고 퇴원통보와 동시에 진료비 계산이 될 수 있도록 한다.

(2) 퇴원수속절차

① 정상퇴원절차

① 퇴원결정 → ② 사전심사 → ③ 계산서 출력 → ④ 계산서 병동송부 → ⑤ 진료비수납 → ⑥ 재진예약 및 검사예약 → ⑦ 귀가

② 비정상 퇴원절차

공휴일이나 야간에 환자의 상병상태 변화나 희망에 의한 비정규퇴원이 생기는 경우 소수의 당직자가 근무할 때이므로 처방의 확인이나 정확한 진료비 산정이 어려워 전일까지의 진료비총액에 당일 발행된 처방을 계산하여 우선 수납하고 다음날 정산할 있게 안내한다.

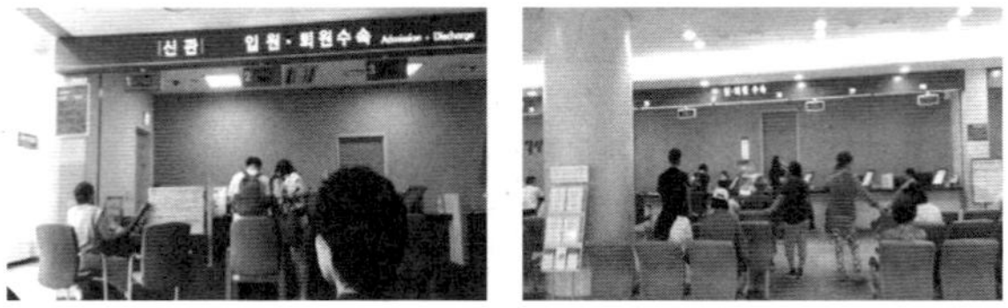

그림 7-18 퇴원수속

(3) 퇴원예고제

① 정의

퇴원예고제란 퇴원환자의 퇴원시간을 조정하여 퇴원대기시간을 단축시킴으로써 평균재원일수를 단축하고 소요인력의 증원을 억제하고자 하는 방법이다. 개선효과로는 입 · 퇴원 환자들의 대기시간 단축으로 서비스개선, 진료계획의 원활한 수행, 평균재원일수 단축과 수익증대, 인력의 효율적 관리 등이 있다. 따라서 퇴원예고제는 퇴원일 1일 전에 환자, 간호사 등 관련부서에 알림으로써 퇴원절차의 간소화와 진료계획에 의한 진료로 병상운영의 효율화와 평균재원일수 단축 및 인력절감효과 등이 있는 제도라고 할 수 있다. 또한 입원환자의 편의도모 및 대기시간 단축으로 고객만족도를 향상시킬 수 있는 제도이다.

② 시행 방법

퇴원 예고제가 목표한대로 시행되기 위해서 부서별로 담당해야 하는 업무의 내용과 절차는 다음과 같다.

㉮ 임상 진료과

㉠ 퇴원예정 환자에 관한 모든 진료처방은 퇴원전일 12:00까지 퇴원결정서와 진료기록부에 마감 기록한다.

㉡ 모든 진료 행위는 시행 즉시 처방전을 발행하거나 OCS를 시행하는 병원에서는 즉시 입력 한다. 특히, 수술이나 마취 및 특수검사 등과 같은 고액 진료비 항목이 누락되지 않도록 주의한다.

㉢ 월요일이나 공휴일 다음 날 퇴원할 수 있는 환자는 가급적이면 토요일이나 공휴일

전날 오전 중에 퇴원 여부를 결정한다.

㉣ 당일 퇴원이 부득이한 경우는 10:00 이전에 모든 조치를 종결한다.

㉤ 임상과 별 병상 배분제에 따른 입원예정자의 우선순위를 진료과에서 결정하는 경우는 그 명단을 입원 전일 12:00까지 원무과로 통보한다.

㉥ 수술 예약환자의 모든 검사는 외래에서 시행하고 입원 당일에 수술한다.

㉯ 진료지원 부서

㉠ 간호부는 혈액반환, 퇴원 당일 검사, 방사선, 퇴원까지 투여 될 약품, 퇴원약 등 진료비 산정과 관련된 제반 사항을 착오 없이 정리하여 퇴원 전일 15:00까지 퇴원 결정서와 함께 원무과로 송부하거나 입력 완료한다.

㉡ 퇴원 결정 후 추가 발생된 처방전은 '퇴원결정 후 처방' 을 명기하여 당일 09:00 까지 원무과에 신속하게 송부하거나 OCS 환경에서는 원무과에 추가 퇴원진료비 계산을 의뢰하고 추가로 입력한다.

㉢ 약제과에서는 퇴원약을 조제하여 퇴원당일 10:00까지 병동으로 배송한다.

환자가 퇴원하는 즉시 청소 및 소독을 완료한다.

㉰ 원무부서

㉠ 퇴원결정서가 도착되는 대로 진료비를 계산하여 퇴원 당일 10:00까지 진료비를 수납할 수 있도록 계산서를 발부한다.

㉡ 통보된 입원예정자가 익일 오전 중에 입원할 수 있도록 신속히 개별 통보한다.

㉢ 입원예정자가 결정되면 입원일 오전 중에 의무기록이 신속히 대출되도록 의무기록과에 명단을 통보한다.

③ 퇴원예고제의 필요성

㉮ 병원관리의 효율화를 통한 환자 Service 개선

병원에 대한 좋은 이미지 형성 퇴원시간과 입원 시간이 잘 지켜지면 환자들의 기다리는 시간이 단축되므로 그로 인한 병원의 이미지 및 서비스를 향상할 수 있다.

㉯ 전일 퇴원예고제로 입 · 퇴원 환자의 불편, 불만 요인 해소

입원을 하려는 환자의 대부분은 입원을 예약하고 내원했음에도 불구하고 입원

수속을 하기 위하여 아침부터 입원수속 창구 앞에서 장시간 기다리게 되고 오후 늦게야 입원을 하게 되기 때문에 이들 환자에 대한 검사, 처방 등은 오후 회진 후에야 발급되고 그 영향으로 이들 환자에 대한 수술이나 투약 등의 진료가 적어도 하루 이상 지연되는 결과를 초래하고, 타 환자의 진료에도 지장을 주는 불편함이 있다.

㉰ 병상 회전율 증가 및 의료수익의 증대 – 재원일수 감소
입원수속이 늦은 관계로 입원당일에는 검사 및 진료를 할 수 없기 때문에 입원환자의 평균재원일수가 하루씩 더 늘어나는 요인으로 작용한다.

㉱ 의료 인력의 효율적인 관리개선으로 능률적인 전문성 제고
입원환자가 오후부터 입원함으로 인하여 진료를 담당하는 전공 의사들이 일과시간에 진료하지 못하고 주로 일과 후부터 진료를 시작하기 때문에 야간 처방전을 쓰게 됨으로 인한 수면부족현상을 초래하여 다음 날 진료에 영향을 주게 되었다. 또한 책임자급 간호사들이 근무하는 일과 중에 시행되어야 할 입원환자와 관련된 간호업무 중의 상당부분이 초번 근무자들에 의하여 수행되어야 하기 때문에 간호인력관리에 지장을 주게 된다.

㉲ 재원(퇴원) 미수금의 조기 회수
환자 보호자들에게 퇴원일을 미리 알리면 사전에 진료비를 준비할 수 있고 진료비의 누락 및 지연을 방지할 수 있어 병원경영이 보다 효율적으로 이루어질 수 있다.

㉳ 사전심사 기능으로 진료비 민원 억제 및 의료보험 진료비 삭감율 감소장기입원환자의 경우 진료비 청구 업무가 매우 복잡하게 되어, 그 환자에 대한 진료비 사항들이 누락되거나 과잉 책정되는 경우가 발생하게 된다. 이에 따라 정확한 진료비를 책정할 수 없게 되고 본인일부 부담율도 늘어난다.

④ 기대효과

퇴원예고제를 도입함으로써 병원이 얻을 수 있는 기대효과는 다음과 같다.

첫째, 입원 대기 환자의 일정을 조정할 수 있어 환자의 불안감이나 막연함을 줄이고 퇴원 환자는 재원일수 감축에 따라 본인 부담 진료비가 감소될 뿐 아니라 사전에 퇴원

에 필요한 준비가 가능하게 되어 환자 서비스를 증대시킬 수 있다.

둘째, 퇴원 수속 및 입원 수속 시간과 업무수행 단계 별 소요 시간을 단축시켜 업무 효율성이 증대된다.

셋째, 입원대기 일수가 감소되어 실 입원환자수가 증가되는 효과를 거둘 수 있다.

넷째, 환자 1인당 1일 평균 진료수입이 증가한다.

다섯째, 입원 진료와 관련이 있는 분야의 인적자원을 효율적으로 관리할 수 있다.

결론적으로, 퇴원예고제는 병원의 경영 효율성을 증대시키기 위해서 도입하는 것이라는 사실을 병원의 모든 구성원의 이해하고 적극적으로 참여할 때 성공적으로 정착될 수 있다.

(3) 퇴원 전 진료비심사

퇴원 진료비심사란 입원진료 중 발행된 처방전에 의해 입력된 진료비가 정확하게 산정되었는지 진료기록부와 확인하는 과정이다. 따라서 진료기록부의 상병명, 보험유형별 진료수가 및 급여범위, 처치 및 수술료, 마취료, 특정재료대, 주사약제 등을 OCS 화면으로 확인하여 잘못 입력된 부분은 수정한다. 즉 퇴원심사는 입원환자의 퇴원에 있어서 최종진료비 계산 전에 진료비가 적절하게 계산 및 산정되었는지 검토하는 과정을 의미한다.

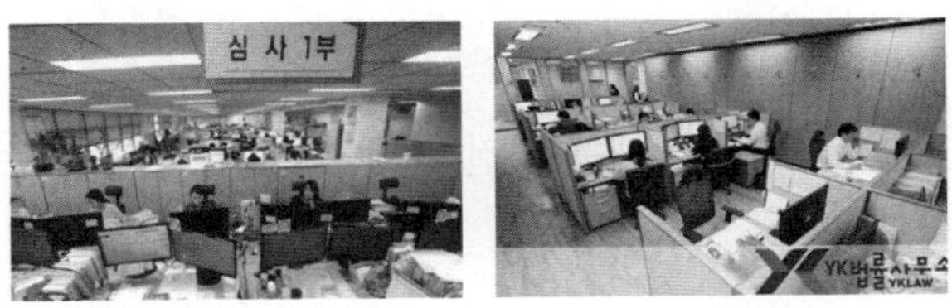

그림 7-19 진료비심사

▣ 퇴원 전 진료비 심사 유의사항

① 보험유형별 자격관리사항과 주민등록번호 누락여부를 확인한다.

② 본인부담산정특례대상자(중증질환, 암환자, 희귀질환 · 중증난치성환자등)인지 확인한다.

③ 처치 및 수술료, 마취료, 특정재료대, 야간가산율 적용 여부를 확인한다.

④ 고가약제 및 단백 아미노산제, 특수촬영(MRI, PET 등) 보험인정기준에 따른 급여여부를 확인한다.

⑤ 상해외인 특정기호부여에 대하여 확인한다.

⑥ 진료내역과 진료기록부(약제 및 치료재료 Order, 상병명과 검사 등)가 일치하는지 확인한다.

⑦ 산재보험 및 자동차보험환자의 경우 승인상병과 기왕증 진료여부를 확인한다.

⑧ 비급여대상 여부 및 전액본인부담항목, 기타 사항에 대하여 확인 후 퇴원심사를 완료한다.

(4) 퇴원진료비 계산

병원에서 진료를 받은 환자와 보호자가 진료 결과 다음으로 많은 관심을 갖는 문제가 진료비 계산이라고 할 수 있다. 퇴원진료비 계산은 입원한 환자에게 제공된 의료서비스에 대한 대가를 의료수익으로 전환하는 마지막 과정이므로 착오 또는 누락이나 과잉 계산이 발생하지 않도록 정확하면서도 신속하게 진행되어야 하며, 중요한 확인절차는 다음과 같다.

첫째, 퇴원결정서에 기록된 최종 진단명에 대한 보험급여 적용 여부를 확인한다.

둘째, 퇴원결정서 기록이나 의무기록을 중심으로 고액진료비가 발생되는 수술이나 특수검사, 비 급여 항목의 누락 여부나 사용량 또는 횟수가 제대로 계산되어 있는 지를 대조한다.

셋째, 퇴원결정서에 퇴원 당일 제공된 진료 내역이나 미반환 또는 미입력 사항으로 기록된 내역의 처리여부를 확인한다.

넷째, 입원일로부터 퇴원일까지 기간과 병실이동 상황에 따른 병실차액 및 급식내용에 따른 식대를 확인한다.

다섯째, 중간 진료비 납입 상황을 집계하여 총 진료비에서 차감하여 정산한다.

여섯째, 계산서를 발행하고 환자나 보호자, 병동의 간호사에게 계산종료 상황을 통보한다.

일곱째, 퇴원 진료비를 수납하면서 건강보험증 등 수급자격 확인서류를 제출 받아 입원 중에 의료보장의 종류나 보적사항의 변경 여부를 확인한 후, 영수증을 발행한다.

여덟째, 퇴원증을 발급하거나 유선 등을 이용하여 병동 간호사에게 퇴원 계산이 완료되었음을 통보하고 병동에서 퇴원약 수령, 퇴원 후 요양에 필요한 주의사항 및 외래 진료 예약 사항을 확인받도록 안내한다.

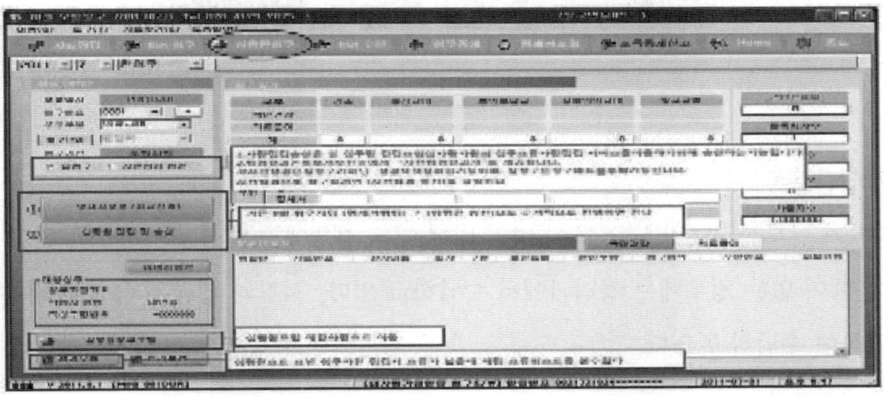

그림 7-20 퇴원진료비 수납화면

(5) 퇴원수속

① 퇴원수속

퇴원진료비 계산이 완료되면 해당병동이나 환자에게 연락하여 퇴원진료비를 청구하고, 은행이나 수납계에서 진료비를 수납후 퇴원수속 완료증을 발급한다. 진료비영수증은 중간진료비청구서와 같이 사용하고 퇴원증은 퇴원수속이 완료되었을 경우에 발급하도록 한다.

퇴원수속이 완료된 환자는 약국이나 병동에서 퇴원약을 받고 퇴원후의 주의사항 및 다음 진료에 대하여 자세한 설명을 듣고, 다음 내원일을 예약후 귀가하도록 한다.

증상의 호전이 있어 퇴원하는 환자 중 계속적인 진료가 필요하여 1차 진료기관으로 회송할 경우에는 진료회송서를 작성하여 의뢰병원이나 거주지 인근 병 · 의원으로 회송하도록 한다. 회송소견서에는 환자의 상태 및 현재의 증상, 경과기록(수술 및 처치 등) 실시한 검사내역과 결과, 예후 등을 구체적으로 기록하고 필요시에는 검사결과지나 자료를 함께 이송하도록 한다.

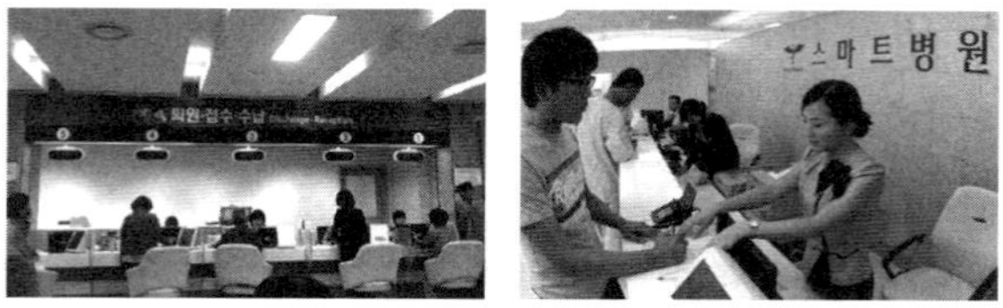

그림 7-21 퇴원수속

② **입금등록**

환자가 납부한 진료비는 은행이 병원 내에 있는 경우에는 직접 납부하도록 하고 있으나, 은행이 없는 경우에는 경리과에서 수납하고 있다. 시간외 입금은 응급실 원무당직을 겸하여 수납하고 있다.

③ **퇴원등록**

퇴원수속이 완료되면 퇴원등록을 하고 당일 입원환자를 등록할 수 있도록 준비한다. 퇴원수속시에 퇴원시간을 등록하는 것은 입 · 퇴원 당일 6시간 미만 병원에 입원시 입원료를 산정할 수 없기 때문이며, 퇴원사유를 입력시키는 것은 진료비청구서 작성시 진료결과를 표시하기 위함이다. 퇴원등록을 전산으로 하여 진료비 입금등록과 함께 마감 후 동시에 출력될 수 있도록 작성하는 곳이 많다. 그리고 입원당일 0~06시 사이 입원한 경우와 퇴원당일 18~24시 사이에 퇴원한 경우에는 건강보험의 요양급여기준에 의하여 입원료의 50%를 별도 산정할 수 있다. 또한 진료비청구명세서 작성 시 필요한 진료결과를 1.계속 2.이송 3.회송 4.사망 9.퇴원 중 입력(해당코드)하여야 한다.

(6) 가퇴원제도

가퇴원(假退院)이란 공휴일이나 야간에 환자 상태가 급격히 악화되거나 환자 측의 불가피한 여러 가지 사정으로 인하여 퇴원을 희망하는 경우에 밟게 되는 퇴원 절차를 시간외 퇴원 또는 가 퇴원이라 한다.

따라서 가퇴원제도는 근무시간 이외에 환자가 퇴원을 희망하거나 환자의 상태 악화로 사망 전 퇴원(Hopeless Discharge) 등과 같이 본인이나 보호자의 요구에 의해 진료비가 적정하게 계산되기 전에 퇴원이 필요한 경우에 가퇴원을 시키게 되며, 이 경우 진료비 보증금을 우선 예치하고 정산절차를 따르게 된다.

즉 가퇴원제도는 사망직전의 환자 또는 기타 부득이한 사유로 인해 병원이 정한 정규 퇴원 절차에 의하여 퇴원하지 못하고 가퇴원 하는 절차를 의미한다. 입원 중인 환자는 담당의사가 퇴원을 결정하거나, 환자의 퇴원요구에 의해서 언제든지 병원이 정해놓은 퇴원 절차를 거쳐서 퇴원수속을 마치고 퇴원할 수 있어야 하나, 진료비 계산을 위한 처방 사항들이 각 진료부서에서 미쳐 발급되지 못하는 경우가 있고, 또한 일과 후에는 진료비 계산 및 사정이 불가능한 경우가 보통이다. 그래서 병원들은 일정한 시간을(평일은 09:00~12:00사이)정해놓고 정상적인 퇴원수속(정규퇴원)을 하고 있다.

① 정상퇴원절차와 가퇴원

㉮ 정상퇴원절차

의사퇴원지시 – 병동차트정리 – 심사과 – 원무팀 – 병실퇴원통보 – 퇴원비 수납 및 외래 예약으로 이어진다.

㉯ 가퇴원

가퇴원 수속은 심사과에서 퇴원정산이 정확하게 산정이 안 되고 전산상 입력된 금액으로 납부를 하고 퇴원하는 것을 말한다. 정산할 경우, 납부하신 금액 차이가 발생하면 환자분이 추가납입 또는 환불의 경우가 발생하므로 정산은 가퇴원 영수증(진료비계산서)을 지참하여 퇴원 후 통상 1~3일 이후 부터 평일(월–금) 퇴원계로 근무시간에 내원 하여 재정산을 하게 된다.

② 가퇴원 시의 문제점

첫째, 퇴원 전일까지 발생된 진료비에 추가하여 일정금액을 가산해서 우선 수납함으로써 환자의 진료비 부담이 가중되고 진료비에 대한 병원의 신뢰도가 하락된다.

둘째, 정상적인 진료비로 다시 정산하기 위해 환자나 보호자가 다시 병원을 방문해야 하는 불편이 있다.

셋째, 진료비를 부족하게 납부하고 가퇴원 했을 경우 악성 미수금 발생으로 병원이 손실을 감수해야 하며, 가퇴원예수금 및 미수금 증가로 인한 업무가 증가한다.

이러한 문제점을 해소하기 위하여 병동전산화가 정착되는 시점에서 가퇴원은 극히 제한하고, 정규퇴원 시간을 늘려서 시행해야 할 것이다.

③ 가퇴원 환자의 관리

가퇴원은 적정한 진료비를 예측하기 어렵고 환자의 상태악화로 인한 퇴원이 많아 진료비에 관한 문제가 빈번히 발생되고 있어, 이를 방지하기 위해서는 당직 근무자도 항상 재원미수금을 파악하고 있어야 한다. 또한 수술, 마취 및 고가재료대를 사용할 때에는 사용과 동시에 처방전이 발급되고 입력될 수 있도록 사전관리가 잘 되어야하며, 효율적 관리로서는 다음과 같다.

첫째, 가장 최근 시점까지 발생한 진료비 잔액을 확인하고 미 발행(입력)된 수술이나 특수검사 및 비급여 항목의 존재여부, 수량 등을 파악하여 대략적인 예상 퇴원진료비를 추정한다.

둘째, (환자)보호자를 상대로 추후 진료비 정산의 필요성과 이에 따른 확정 진료비의 가변성에 대하여 상세하게 설명한다.

셋째, 추정 금액을 약간 상회하는 금액을 예치시킨 후, 영수증을 발행하고 퇴원절차를 진행한다.

넷째, 정상 근무시간에 입원진료비를 정산하여 과 · 부족분에 대하여 추가로 수납하거나 반환하면서 예치금 영수증은 회수하고 정산된 진료비에 해당하는 영수증을 발행한다.

④ 입원 중 사망자가 발생할 경우에는 병원의 처리과정

입원진료 중 의학적으로 치유가 불가능하여 사망에 이르게 된 때에는 영안실로 안치하고 진료기록부 및 간호기록부 등을 정리하여 원무팀으로 이송하게 된다. 또한 사망진단서를 발행하고 병동간호사는 사체발생보고서를 작성하여 원무팀으로 통보한다.

(7) 퇴원시간을 단축하기 위한 개선방안

퇴원시간을 단축하기 위해서는 진료계획의 원활한 수행과 처방입력 착오방지, 진료 및 지원부서 간의 협조체계, 퇴원예고제 및 평균 재원일수 단축방안 등이 있다.

7-5 | 진료비정산

학습목표

1. 입원환자의 유형별로 진료비를 계산할 수 있다.
2. 보험급여 유형변경에 따라 진료비를 정산할 수 있다.
3. 재원환자의 진료비를 중간정산 할 수 있다.

1. 진료비관리

1) 진료비의 개념

(1) 진료비관리의 의의

진료비 관리업무는 외래와 응급실 및 입원시설을 이용하는 모든 환자에게 제공된 진료행위나 재료(의료 소모품) 등과 같은 모든 의료서비스를 의료보장 유형별 수가기준을 적용하여 진료수익으로 전환하고 회수하는 일을 말한다. 진료비는 수입과 수익, 비용으로 나누어지며, 수입(Income)은 지출의 반대개념이다. 수익(Profit)이라고 함은 비용에 대응되는 개념으로 일정기간 고객에게 제공된 재화나 용역의 판매가격이라고 한다. 또는 수익은 현금 + (외상매출금) + 미수금이다. 비용이라 함은 수익을 위해 소요된 재화나 용역의 원가를 말하며 구체적으로는 다음과 같다.

① 수익

수익이란 특정회계기간 동안 자산의 증가나 부채의 감소로 인한 경제적 효익의 증가에 따른 자본 증가액을 의미하며 재화의 생산판매나 용역의 제공 등 기업실체의 주요영업활동을 그 발생원천으로 한다. 따라서 수익은 기업실체의 주요 영업활동의 결과로서 발생하였거나 발생할 현금유입액으로 수익 창출을 가져오는 자산의 증가는 현금, 현금청구권, 기타 재화나 용역 또는 생산에 의한 제품가치의 증가 등 여러 형태를 취할 수 있다. 수익은 영업활동의 종류와 당해 수익이 인식되는 방법에 따라 매출액 수입수수료, 이자수익, 배당수익 및 임대료 등 다양하게 구분할 수 있다.

■ 수익과 수입

- 수익 : 환자에게 제공한 의료서비스의 대가로 받을 권리가 발생된 진료비전체를 의미

한다. 따라서 수익은 현금의 수입이나 미수와는 상관없이 고객에게 제공된 재화나 용역으로 인하여 발생한 현금, 외상매출금 및 미수금의 합계액을 나타낸다.

- 수입 : 발생된 수익에서 현금으로 입금된 것을 말한다.

② 비용

비용은 병원실체의 주요 영업활동의 결과로서 발생하였거나 발생할 현금유출액으로 그 영위하는 주요 영업활동의 종류와 비용이 인식되는 방법에 따라 매출원가, 지급수수료, 이자비용 및 지급임대료 등 다양한 형태를 취한다. 기업회계기준에서는 매출원가, 판매비와 관리비, 특별손실로 구분하고 있다.

(2) 의료수익

발생주의에 의해 계상하며 환자수 산정에 대응하여 수진형태별, 진료과별, 진료비 지급방법별로 구분하여 계상한다. 따라서 병원의 수익은 진료수익과 진료외 수익, 기타 수익(부대사업 수익 등)으로 구분한다.

(3) 의료수익의 계산방법

의료수익을 계산하는 방법은 발생주의와 현금주의, 절충주의 등이 활용되고 있다.

① 발생주의

발생주의는 의료서비스를 제공한 시점에서 의료수익이 발생하였다고 보는 방법으로 발생된 진료수입을 그대로 인식하는 방법이다. 즉 입원환자의 경우 하루 동안 진행되는 진료행위를 모두 진료수입이 발생한 것으로 보며, 입원환자가 퇴원 시점에 진료비를 계산하기 때문에 퇴원 전까지는 발생되어 있는 진료비를 전액 미수금으로 인식한다. 발생주의의 장점으로는 진료미수금과 현금납입액을 포함한 총 진료수입을 관리하므로 착오나 부정의 소지가 발생할 수 가능성을 최소화한다는 점이다. 진료수입은 진료미수금과 현금의 합계이므로 이 두 가지를 종합적으로 관리하면 기간손익을 정확히 계산할 수 있다.

② 현금주의

현금주의는 입금된 현금만을 수입으로 계산하는 방법으로 주로 의원급에서 많이 사용하고 있는 방법이다. 현금주의는 업무처리가 매우 단순하고 편리하다는 장점이 있으나 당일의 의료수익이 얼마나 발생하였는지를 정확히 알 수 가 없다. 또한 미수금 입금시에도 조정된 금액이나 할인된 금액을 나타내지 아니하므로 진료비 수입관리는 물론 진료미수금이나 현금 관리면에서도 착오나 부정의 소지가 발생할 가능성이 높고, 진료비 계산상 착오가 발생할 수 있다.

③ 절충주의

절충주의는 외래수입은 발생주의로 처리하고 입원진료수익은 퇴원기준으로 처리하는 방법이다. 이는 현금주의와 마찬가지로 업무처리가 단순한 장점은 있으나 재원미수금이 계산되지 않으므로 퇴원이 이루어지기 전까지 진료수입과 진료미수금이 얼마나 발생하였는지를 알 수 없다. 또한 실제 발생하는 입원진료비 중 재원미수금으로 계산된 미수금과 진료비청구를 기준으로 파악된 퇴원미수금 간에 차이가 발생한다는 단점이 있다.

따라서 대부분의 병원은 의료수익의 발생이 현실적인 서비스 제공과 일치하기 때문에 기업회계기준, 의료기관회계기준, 법인세법 등 모든 기준에서는 발생주의를 채택하고 있다.

(4) 입원진료비 흐름도

입원환자의 진료비 흐름도는 다음과 같다.

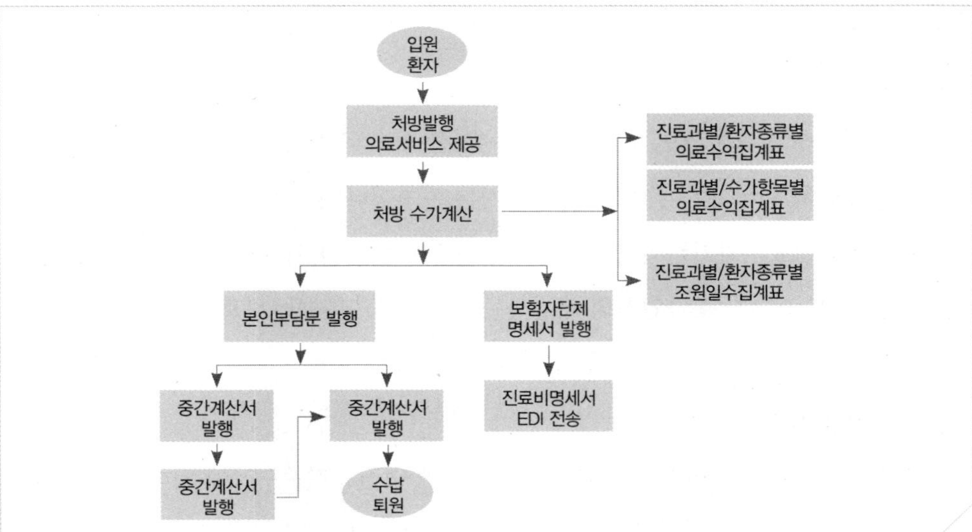

그림 7-22 입원환자의 진료비 흐름도

(5) 진료수익통계

진료수익통계는 크게 외래진료수익과 입원진료수익으로 구분하고 다시 환자종류별, 진료과별, 수가항목별(진료행위별)로 나누어 집계할 수 있다. 진료수익통계는 일별, 월별, 연간통계로 집계하고 있다.

기타수익통계에는 검진수익통계, 부대사업수익 통계(장례식장, 편의점, 커피숍, 식당수익 등) 등이 있다(진료수익통계는 학습15 원무통계 및 진료실적 관리하기에서 상세하게 서술하였음).

2. 진료비 관리

진료비관리라고 하면 통상 진료비에 대한 계수관리뿐만 아니라 그 금액이 결정되기 위한 기준이 필요하며, 환자에 대한 진료행위 또는 물자의 제공 시점부터 전체금액의 수납까지 지속적으로 연계 수행되어져야 한다.

(1) 의료수익관리

진료비관리는 서비스 또는 물자의 제공에서 현금의 회수 시까지 계속적으로 연계되어 이루어져야 하며, 수가기준의 인식, 계산, 산정, 청구 및 수납과 미수금관리의 단계로 구분할 수 있다.

① 수가기준 인식

병원이 환자에게 특정행위 또는 물자를 제공할 경우 특정제도의 적용여부 및 적용시 얼마의 진료비가 되는가? 에 대한 원칙 내지는 근거이다. 현 의료보장제도하에서는 요양급여기준과 진료수가기준이 주 내용이며, 단순한 수가가 아니라 많은 인식기준과 범위가 매우 광범위하다. 수가인식의 대상자는 의료행위자(의사, 간호사, 약사, 의료기사 등)와 사무요원(수가계산, 청구서작성, 수납자 등)이다.

② 수가산정 체계

입원환자의 진료비는 현행 행위별 수가체계하에서 진료기준수가에 의해 행위별로 산정하고 있다. 비급여 등 병원자체수가를 적용하는 환자를 제외하면 보건복지부가 고시한 진료수가 기준액표상의 항목에 상대가치점수와 환산지수를 곱하여 요양기관의 가산율을 적용하여 운영되고 있다.

③ 수가기준

진료수가란 크게 진료행위료와 재료대로 구분되어 있으며, 진료행위료는 검사료, 영상의학진단 및 방사선치료료, 처치 및 수술료, 마취료, 이학요법료 등과 같이 일정한 자격과 기술을 갖춘 의료진이 진료한 대가로 요양기관 종별 가산율을 산정할 수 있는 항목이다. 재료대는 진료행위에 대한 가산율을 적용할 수 없는 항목으로 약제 및 치료재료가 포함되며, 의료기관의 실구입또는 상한가에 따라 산정하고 청구하도록 되어 있다. 다만 진찰료, 입원료, 수혈료는 병원에 따라 수익을 인식하는 기준에 다소 차이가 있다.

표 7-4 의료보장별 진료비 산정기준 및 근거

구분	건강보험	의료급여	산재보험	자동차 보험
산정근거	보건복지부고시	보건복지부고시	고용노동부고시	국토교통 부고시
행위료종별가 산율(기술료)	상급종합병원: 30%, 종합병원: 25%, 병원: 20%, 의원: 15%	3차 의료급여기관 : 22% 종합병원: 18%, 병원: 15%, 의원: 11%	상급종합병원: 45%, 종합병원: 37%, 병원: 21%, 의원: 15%	산재와 동일
약품(약가) 및 치료재료	실구입가 또는 상한가	좌동	좌동	좌동

(2) 입원진료비 계산

진료비계산은 진료수가기준에 의해 환자에게 제공된 진료행위 또는 물자를 진료비로 전환하는 업무이다.

① 처방전발행

환자에게 제공된 각종 진료내용을 진료비를 계산하는 원무부서로 전달하는 방법이다. 가장 중요한 것은 제공된 행위 또는 재료비에 대한 누락은 수익의 감소를 의미하기 때문에 정확한 정보가 전달될 수 있도록 처방전을 발급작성과 동시에 수가화 되거나 정보전달체계에 의거 진료비 계산부서로 직접 전달되어야 한다. 처방전달시스템(OCS)을 이용하는 병원은 의료진의 의료행위나 진료용 재료가 진료기록부와는 별도로 처방전을 발급하지 않고 해당 병동이나 부서에서 전산에 곧바로 입력시키는 방법이다. 입력된 정보는 해당부서나 진료지원부서로 곧 바로 전달됨과 동시에 진료비도 자동으로 계산되며 대부분의 병원이 시행하고 있다. 특히 진료부서 및 지원부서의 처방전 발행시 진료행위에 대한 착오가 없도록 신속 · 정확한 발행과 입력이 요구된다.

처방전 발급 시 진료수가기준 적용착오 및 진료행위 누락방지
(1) 처치 및 수술행위에 대한 진료비산정과 처방누락이 없도록 하고, 비급여대상 관리를 철저히 한다. (2) 처방전발행누락, 입력오류, 약제료 누락, 치료재료의 누락이 없도록 한다. (3) 진료행위에 대한 가산율 적용이 누락이 없도록 관리한다.

② 입원 중 유형 변경시

보험의 유형에 따라 적용수가가 다르기 때문에 입원진료 중 환자의 자격 유형이 변경되는 경우를 확인하여 변경이 필요하다.

③ 헌혈증서 관리

혈액관리법 시행규칙에 따라 병원에서 진료 중 수혈 받은 환자가 헌혈증서를 제출할 경우 수혈비용 중 본인부담진료비에서 적십자사에 청구하는 금액을 공제하도록 하고 있다.

(3) 재원환자 진료비관리

재원환자의 진료 불만 및 경제적 능력 부족과 장기체납자인 경우 다음과 같이 관리한다.

① 진료 불만

진료에 불만이 있는 경우에는 조기에 문제를 파악하여 진료비청구 및 수납에 관한 문제를 절충하도록 하고 입금을 거부하는 경우에는 진료에 관하여 담당의사와 협의 후 조치한다.

② 경제적 능력 부족

경제적 능력이 없어 진료비를 지불하지 못할 때에는 연대지불보증인을 확보한다. 보증인의 능력이 미흡하거나 부녀자, 연소자인 경우에는 경제적 능력이 있는 자로 보증을 추가하도록 한다. 그러나 입원수속시 보증인이 미비하여 고액진료비가 체납된 이후 보증인을 확보하기는 많은 어려움이 있기 때문에 보증인을 추가하지 못할 경우에는 담당의사와 상의하여 최소한의 진료를 제고하면서 조기에 퇴원할 수 있도록 한다.

③ 장기체납자

장기고액체납자에 대하여는 1차로 진료비 납부책임이 있는 보호자와 2차로 입원서약서상의 연대지불보증인을 면담하여 진료비 납부를 촉구하고 납부능력여부를 타진한다. 2차에 걸친 독려에도 불구하고 진료비를 납부하지 않을 경우에는 환자 및 연대보증인의 주소지를 답사하여 납부능력을 점검하고 가정환경을 확인하도록 한다. 납부능력이 있으면서도 중간납부를 하지 않는 경우에는 환자 및 연대지불보증인의 재산에 대하여 가압류 조치를 점검 시행하고, 해당 진료과장이나 담당의사 및 수간호사에게 협조요청을 하여야 한다.

(4) 퇴원전 심사

진료비계산이 끝나면 자체 심사직원에 의해 환자가 퇴원하기 전에 진료기록부나 처방전과 진료비계산서를 검토 확인하는 과정과 그 목적은 퇴원계산서와 청구명세서상의 금액차이를 줄여 사후 발생될 수 있는 민원을 감소시키고, 수가유형에 다른 급여제한사항에 대하여 적정급여 여부를 사전에 검토하여 청구불가능으로 인한 "악성미수"의 발생을 감소시키며, 진료과의 처방전 발생누락 및 삭제 혹은 착오에 의한 중재적 홍보역할을 함으로서 병원경영에 도움을 줄 수 있다.

① 사전심사 내용

퇴원 전 심사의 주 업무내용은 다음과 같다.

㉮ 진료기록부에 의한 중증도에 따라 상병입력을 순서대로 입력하고, 제공한 진료행위가 보험기준에 부합한지 확인, 조정하고, 또한 수술적용 및 비급여 진료 등 점검 확인하여 입원진료비명세서 출력 시 반영되도록 한다.

㉯ 수가유형별 급여제한 여부

진료기록에 의한 보험급여의 적정여부를 판단하여 퇴원계산서 발행전에 유형을 변경하여 청구하도록 한다. 건강보험환자의 경우 급여제한이 되는 사항을 미리 파악하여 일반수가나 보험수가 전액부담으로 처리하도록 하고, 산업재해나 자동차보험, 공상 등의 경우에는 해당사고나 질병과 관련이 없는 질환(기왕증 등)의 소요된 진료비에 대하여 사전 심사시 건강보험급여로 청구될 수 있도록 조치한다.

② 처방전 발행과 수가산정

처방전발행은 진료행위가 발생할 때마다 수작업으로 발행하는 경우도 있겠지만, 대부분의 병원은 OCS를 이용하여 처방전을 발급하고 있다. 따라서 진료행위료 산정지침과 보험인정기준 등에 의하여 신속 · 정확한 수가산정으로 제공한 행위에 대한 누락이 없도록 관리되어야 한다. 처방전관리의 주요사항은 다음과 같다.

첫째, 진료 과정에 따라 각종 검사, 투약 및 입 · 퇴원 등에 관한 진료행위 내용을 전달하고 지시한다.

둘째, 지시된 진료 행위에 따라 시행된 각종 검사나 투약, 식이 처방 등에 대한 결과를 의료진에게 전달 · 보고하는 기능을 갖는다.

셋째, 의료법에서 규정하고 있는 대로 진료내용이 기재된 전반적인 의무기록 내역을 보관하는 기능이 있다.

넷째, 제공된 제반 의료서비스를 화폐단위로 정확하게 전환시킨 수납의 근거가 되고 있다.

다섯째, 업무진행 절차에 따라 필수적으로 선행되어야 할 업무의 이행 여부를 확인하거나, 업무절차상 전후 관계가 있는 부서 사이에 의사소통을 원활하게 한다.

여섯째, 경영 성과를 측정할 수 있는 기초 자료로 활용되며, 의학과 진료, 연구에 필요한 각종 통계 및 측정 자료로 활용된다.

7-6 | 진료비 지불보증 및 진료비내역 상담

학습목표

1. 보험급여 유형에 따라 진료비 지불보증 여부를 확인할 수 있다.
2. 진료비내역을 상담할 수 있으며, 비급여 내역을 설명할 수 있다.
3. 건강보험급여 제한여부 등에 관한 사실을 의뢰 및 확인할 수 있다.

1. 진료비 지불보증

(1) 지불보증

보증은 채무자가 채무를 이행하지 않을 경우에 보증인이 대신하여 채무자의 채무를 부담하는 것을 말한다. 병원의 진료비는 보험의 유형에 따라 본인부담금(율)이 상이하다. 따라서 진료비 지불보증은 본인부담금을 제외한 보험의 유형별로 제3자 단체에서 하게 된다.

(2) 보험급여 유형별 진료비 지불 보증 기관(청구액)

국민건강보험법 및 의료급여법, 산업재해보상보험법, 공무원연금법과 사립학교교직원연금법, 자동차손해배상보장법에 의하여 진료비 지불보증기관은 다음과 같다.

① 건강보험 : 심사는 건강보험심사평가원에서 담당을 하고, 진료비지급은 국민건강보험공단에서 지급한다.

② 의료급여 : 심사는 건강보험심사평가원에서 담당하고, 진료비 지급은 국민건강보험공단(시 · 군 · 구청의 예탁금)에서 지급한다.

③ 산업재해보상보험 : 심사 및 진료비지급을 모두 고용노동부 산하 근로복지공단에서 담당한다.

④ 공무상요양보험(공상) : 진료비심사는 건강보험심사평가원에서 담당을 하고, 공무원연금법과 사립학교교직원연금법에 의하여 공무상 사망 및 부상, 질병, 폐질 등이 발생할 경우에 요양급여를 한다.

⑤ 자동차보험 : 심사는 건강보험심사평가원에서 담당을 하고, 진료비 지급은 각 보험사에서 지급한다.

▣ 보험급여 유형별 진료비 지불 보증 내용

(1) 건강보험, 의료급여(1, 2종) 진료비 지불 보증
① 입원시 진료비 보증은 환자 본인 및 일반인 보증이 있다. ② 계약기관 진료비 지불보증에는 검사의뢰기관, 사회복지기관, 신용카드 회사, 기타 계약 기관 등이 있다. ③ 본인 부담금을 제외한 건강보험공단 진료비 지급(청구액)은, 건강보험심사평가원으로부터 진료비 심사 결과를 통보받아 공제내역(환자부담분 과오, 요양기관 미환수금, 소득세 등) 정산 후 진료비를 지급받는다.

(2) 산업재해보상보험 진료비 지불 보증
① 산재환자의 비급여진료 및 산재 미승인 등을 대비하여 진료비보증(입원서약서)을 환자 또는 보호자에게 받는다. ② 산업재해로 인한 입원경우는 산재승인신청 여부를 확인한다. ③ 산업재해 환자의 '요양급여결정통지서'에 외래 또는 입원 치료 요양 승인 기간을 확인한다. ④ 환자의 진단 및 상태 확인 후 "요양급여결정통지서"에 승인 상병 여부를 확인한다. ⑤ 산재 미승인 상병진료(기왕증 등)에 대하여 건강보험 또는 의료급여를 적용하여 본인부담금을 수납하고 보험자부담금(또는 의료급여기관)에 대한 미수금이 발생한다. ⑥ 진단 기간을 확인하고 퇴원 예정일 전에 퇴원통보를 한다. ⑦ 퇴원 및 통원 치료에 대하여 근로복지공단(의료기관 관할 지사)에 진료비를 심사 청구한다. ⑧ 청구가 끝나면 산재보험 관리대장에 환자에 대한 인적 사항과 지급받은 금액을 기입하여 관리한다. ⑨ 근로복지공단으로부터 진료비 심사지급내역서가 통보되면 미수금을 정산한다.

(3) 자동차보험 진료비 지불 보증
① 자동차보험환자의 비급여진료 및 지급보증 지연 등을 대비하여 진료비보증(입원서약서)을 환자 또는 보호자에게 받는다. ② 자동차 사고 시 보험접수가 되었는지 확인하고 해당 보험회사에 연락하여 진료비 지급보증서를 받고 자손, 책임, 대인보험인지 확인한다. (단, 보험회사 진료비 지급보증이 안 되는 경우에는 환자에게 먼저 자동차보험수가 100%를 수납 받고 차후에 진료비 지급보증이 확인되었을 경우 병원에서 환불 후 심평원에 청구 후 진료비를 지급받는다) ③ 환자의 진단이나 상태를 확인하고 입원 치료인지 통원 치료 대상자인지 확인한다. ④ 입원 환자인 경우 해당과의 진단이 몇 주가 나왔는지 확인한다(급수를 확인한다.). ⑤ 진단이 나온 주에 따라 입원하여 진단기간 확인 후 퇴원 예정일 전에 퇴원 통보를 한다(단, 추가 진단이 있을 경우 통보 전 확인하여 환자에게 추가 진단 내용을 알린다) ⑥ 자보 미승인 상병진료(기왕증 등)에 대하여 건강보험 또는 의료급여를 적용하여 본인부담금을 수납하고 공담부담금에 대한 미수금이 발생한다. ⑦ 퇴원 후 자동차보험치료비를 병원자체 심사 후 건강보험심사평가원에 청구를 한다. ⑧ 청구가 끝나면 자동차보험 관리대장에 보험사별 환자에 대한 인적 사항과 보험 회사에서 지급받은 금액을 기입한다. ⑨ 건강보험심사평가원에서 진료비지급내역서가 통보되면 분석 후 미수금을 정리하고 부당 삭감분은 자료보완 후 이의신청한다. ⑩ 보험회사와 분쟁이 있을 경우는 자동차보험 진료수가분쟁심의회에 심사를 청구 한다.

(2) 개인 지불 보증

입원서약서 또는 지불보증각서 등에 의하여 본인부담금을 환자본인 또는 보증인이 부담한다.

(3) 계약 기관에 진료비 지불 보증

병원과 계약기관, 검사의뢰기관, 사회복지기관, 신용카드 회사, 기타 계약 기관별로 진료비를 부담한다.

(4) 진료비 지원기관

환자의 경제적 사유 등으로 진료비 지급이 어려울 경우 지원기관의 심사와 승인을 거쳐 지원기관에서 부담한다.

2. 진료비 내역 상담 및 청구

(1) 중간 진료비 청구

처방전에 의해 입력된 진료비는 매일 입원환자 개인별로 계산되어 누계가 산출되고, 개인별 총진료비와 본인부담미수금 및 병원전체의 1일 재원수입을 집계할 수 있다. 따라서 중간진료비 청구는 병원에서는 운영자금을 조기에 회수할 수 있고, 또한 경제적 부담능력이 어려운 환자를 조기에 파악하여 대응할 수 있도록 중간납부청구서를 출력 환자 또는 보호자에게 주 1~2회씩 발부하여 입금(본인부담금)을 독촉하여야 한다. 건강보험인 경우 입원보증금은 받을 수 없지만 본인부담금은 입원 후 징수할 수 있다. 재원환자의 중간진료비 청구는

① 병원 실정에 맞게 정해진 금액을 초과한 환자를 대상으로 중간 진료비 계산서를 출력한다.

② 중간진료비계산서를 병동별로 분류하고, 병실을 방문하여 교부한다.

③ 중간진료비 납부기한과 현재까지 진료 내역을 확인한다.

④ 납부기한까지 진료비를 납부하지 않는 환자를 개별로 병실을 방문하여 면담하고, 면담 내용을 기록한다.

(2) 체납자 관리

재원환자의 본인부담 중간 진료비를 청구했으나 기한 내에 진료비를 미납하거나 미수금이 일정금액 초과한 환자는 체납환자로 분류하여 별도로 관리를 하도록 해야 한다.

① 체납자 중점 관리 대상자 등록

㉮ 환자나 보호자와의 면담 내용과 정황을 종합적으로 분석하여, 진료비 납부할 능력이 부족하다고 판단되면 체납자로 간주하고 중점 관리 대상자로 등록하여 관리한다.

㉯ 체납자 중점 관리 대상자로 등록된 환자는 보호자나 보증인의 진료 지불능력 조사와 채권을 확보하여 지불절차 및 계획을 수립한다.

② 장기 체납자 관리

환자에게 수차례 진료비 납부를 독촉했으나, 납부하지 않는 경우에는 다음 절차를 진행한다.

㉮ 환자의 주소지를 방문하여 생활환경을 조사하고 환자, 보호자, 보증인의 부동산 보유 및 주소지 이외에 부동산 소유 유무를 파악한다.

㉯ 병원장 명의로 진료비 납부 독촉장을 발송한다(내용: 납부 기한과 압류 조치사항 등).

㉰ 소유 부동산의 등기부 등본을 발급받아 근저당이나 가압류 등의 설정여부 및 최고 설정금액을 조사한다.

㉱ 환자, 보호자, 보증인의 경제력이 미약한 경우 담당 의료진과 상의하여 퇴원이나 통원 치료 또는 이송 조치 방안을 강구한다.

㉲ 당분간 현금 납부가 어려운 경우에는 경제력이 있는 보증인을 추가 설정하고, 보증 내용을 공증 받거나 환자나 보증인의 보유 부동산에 근저당 설정을 유도한다.

㉳ 체납 문제 해결에 소극적인 경우 소유 부동산에 가압류 절차를 진행한다.

(3) 재원 기간 중 유형(자격) 변경

① 재원 기간 중에 자격이 변경되는 경우는 변경된 일자를 기준으로 자격을 변경하여 등록한다.

② 산재보험 환자나 자동차보험 환자의 경우 재원 중 사고와 관련이 없는 질환(기왕증)이 발생한 경우는 의료 보장 자격으로 본인부담금 수납(계산)할 수 있도록 한다.

③ 자동차보험 환자 중 책임보험 환자나 자손 환자의 경우 지불 보증 한도액을 초과하여 진료비가 발생한 경우 급여 제한 여부 조회서(또는 의료급여 제한 여부 조회서)를 해당기관에 의뢰 후 보험자의 결정에 따라 자격을 관리하도록 한다.

3. 건강보험 비급여 대상 환자 관리

보험유형별 자격을 등록하고 입원을 하였더라도 재원기간 중 질병이나 진료행위가 비급여 대상으로 확인될 경우는 환자의 상담을 거쳐 진료비관리를 별도로 하여야 한다 (비급여대상 및 관리방법은 학습 3 의료수가관리하기 참조).

4. 급여제한여부 조회제도

건강 보험 가입자가 교통사고, 폭행 사고, 음독 사고, 자해 등으로 부상을 입고 요양기관(병원)에서 진료받는 경우에 해당 요양 기관에서는 국민건강보험공단에 그 수진자에 대한 건강보험 적용여부를 조회하여야 하며, 국민건강보험공단에서 수진자의 상병

(부상) 발생 원인을 조사하여 급여제한 사유에 해당하는지를 확인한 후 건강보험 적용여부를 결정하여 요양 기관 및 가입자에게 회신하면 요양기관은 국민건강보험공단의 결정에 따라야 하는 법적 제도를 말한다.

(1) 급여제한사유 및 급여제한여부 조회대상

급여의 제한 사유는 고의 또는 중대한 과실로 인한 범죄행위에 그 원인이 있거나 고의로 사고를 일으킨 경우는 보험급여를 받을 수 없다.

또한 건강보험 가입자가 재원환자 중 제 3자에 의한 교통사고, 폭행 사고, 음독 사고, 자해 등으로 부상을 입고 요양기관(병원)에서 진료 받는 경우는 국민건강보험공단에 수진자에 대한 건강보험 급여적용여부를 조회한다.

① 다음과 같은 사항인 경우는 환자 또는 보호자를 방문하여 면담을 실시한다.

㉮ 교통사고, 폭행 사고, 음독 사고, 자해 등으로 진료 받을 때

㉯ 고의 또는 과실에 의한 제3자의 행위로 부상을 당하여 진료 받을 때

㉰ 업무상 또는 공무상 질병 · 부상 · 재해로 인하여 진료 받을 때 등

② 국민건강보험공단 의료기관 관할지사에 해당사항을 기재하여 "급여제한여부조회서"를 발송한다.

㉮ 급여제한여부조회서는 요양기관이 3부를 작성하여 1부는 보관하고, 2부는 공단에 제출한다.

㉯ 국민건강보험공단은 급여제한여부결정통보서를 작성하여 1부는 보관하고, 1부는 요양기관에 회신한다. (공단은 7일 이내에 급여의 제한 여부를 결정하여 당해 요양 기관에 "급여제한여부 결정 통보서"로 회신하여야 하며, 사본 1부를 가입자에게 통보하여야 한다.)

㉰ 회신을 받은 요양기관은 요양급여를 개시한 날부터 소급하여 공단의 결정에 따라야 한다. (단, 회신이 있기 전에 요양급여가 종료되거나 회신 없이 7일이 경과된 때에는 공단이 당해 요양 기관에 대하여 요양급여를 인정한 것으로 본다. 다만, 공단이 7일이 경과된 후에 급여제한을 결정하여 회신한 때에는 요양기관은 회신을 받은 날로부터 공단의 결정에 따라야 한다.)

(2) 건강보험 급여의 제한여부의 조회

요양기관은 가입자 등이 법 제53조 제1항 제2항 또는 법 제58조 제2항에 해당되는 것으로 판단되는 경우에도 요양급여를 실시하되, 지체 없이 「급여제한여부조회서」에 의하여 국민건강보험공단에 급여제한 여부를 조회하여 국민건강보험공단의 결정에 따라야 한다.

(3) 보험급여 또는 급여제한사항을 보험자로부터 통보받으면 관리사항

① 급여 또는 급여제한

㉮ 급여 적용: 보험급여 또는 의료급여로 적용한다.

㉯ 조건부 급여 적용: 선요양 급여 적용 후 국민건강보험공단에서 사후 관리한다(구상권 대상)

㉰ 급여 제한: 일반수가 또는 보험수가 100%를 적용한다.

② 급여 제한 결정에 따른 처리 절차

㉮ 환자 및 보호자와 면담을 실시하고 결정 사항에 대하여 안내한다.

㉯ 급여제한여부 조회 결정 사항에 따라 보험유형을 변경한다.

– 급여 제한 여부 조회 양식은 제2장 국민건강보험 〈별지2 서식〉을 참조한다.

5. 진료비 확인 요청제도

건강보험가입자 또는 피부양자가 진료 후 요양기관에 지불한 본인일부부담금 외에 비급여(또는 전액본인부담) 비용이 요양(의료)급여의 대상에 해당되는지 여부를 건강보험심사평가원에 확인 요청하면, 요양기관에서 제출한 진료기록부 등을 분석하여 관련 법령 및 기준에 맞게 징수 하였는지를 확인하고, 과다 납부된 진료비를 요양기관으로 하여금 확인 요청자에게 환불토록 하는 국민권익보호제도(본인부담금환급제도)이다.

7-7 | 미수금관리 및 청구

학습목표	1. 보험급여유형에 따른 청구 및 미수 진료비를 관리할 수 있다.

1. 진료미수금 관리

1) 미수금의 개념

(1) 미수금 관리의 의의

의료기관에 있어 미수금은 제공하는 서비스 및 관련제도의 특성 때문에 전혀 발생하지 않도록 관리하기가 불가능할 뿐 아니라, 총 수익 중에 미수금이 차지하는 비율이 다른 업종의 조직이나 기업보다 매우 높고, 거의 회수가 불가능한 악성채권도 많으며, 특히 채무자(지불자)가 미수금을 일방적으로 삭감하거나 조정하는 제도 때문에 미수금관리자에게는 전문화된 지식과 복잡한 절차를 수행할 수 있는 숙련도가 요구된다.

(2) 진료미수금의 정의

진료미수금이란 병원이 환자에게 제공한 의료서비스 항목에 해당하는 수가를 적용하여 계산한 진료비총액 중 진료행위가 종료된 시점에 병원수입으로 현금화하지 못한 일부 진료비를 말한다.

(3) 진료미수금의 구분

① 미수금(未收金)은 기준에 따라 여러 가지로 구분되지만, 의료보장 제도에 의해 진료가 종결된 후 청구해야 하는 보험자(공단) 부담금과 환자본인이 납부해야 할 부담금 가운데 개인사유로 미납한 개인미수금으로 대별할 수 있다.

② 미수금은 회계처리를 위한 계정과목을 기준으로 할 때 입원환자에게 의료서비스를 제공한 결과에 의한 퇴원미수금과 재원미수금, 외래환자와 관련한 외래미수금으로 분류할 수 있다. 진료형태에 따라 외래미수금과 입원미수금으로 구분되며, 의료보장 여부 및 형태에 따라 건강보험, 의료급여, 산재보험, 자동차보험, 일반환자, 기타로 구분하기도 한다.

③ 지불처를 기준으로 하여 계약기관, 개인미수금, 기타 등으로 구분하기도 하는데, 원무부서에서는 효율적인 업무수행을 위해 진료미수금을 다음과 같이 분류하고 관리하는 것이 일반적이다.

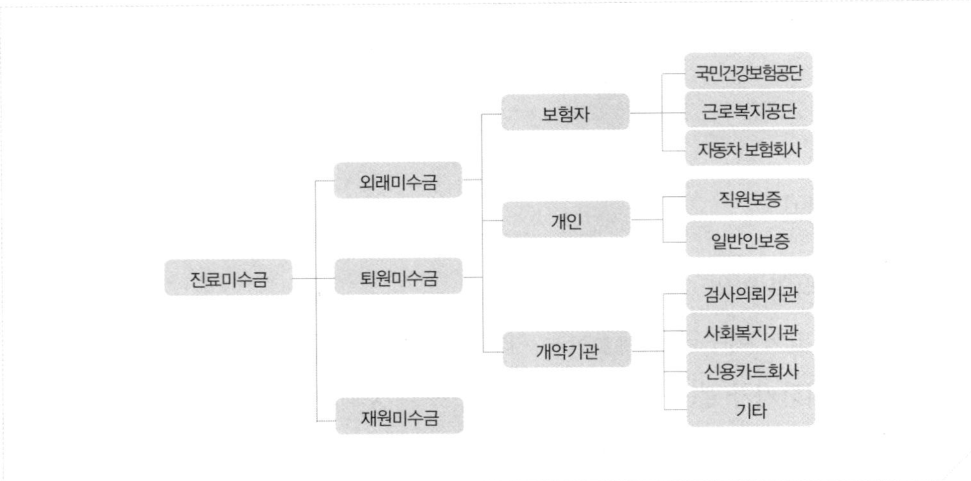

그림 7-23 진료미수금의 분류

(4) 진료미수금의 특성

진료미수금은 일반기업의 미수금과는 매우 다른 다음과 같은 특성을 지니고 있다.

첫째, 일반기업은 거래처의 지불능력, 신용도 등을 면밀히 검토하여 외상매출 여부를 결정하지만, 의료법에 따라 의료서비스를 공급하는 병원은 미수금이 발생하는 요인을 통제할 수 있는 신용판매 결정권을 행사할 수 가 없다.

둘째, 병원의 미수금 총액은 운영자금 확보에 영향을 줄 정도로 많지만, 건당 금액은 비교적 소액인 반면에 거래처는 다수인 경우가 많아 미수금 관리에 어려움이 크고 보조부 작성이나 회계처리에 과도한 행정비용이 소요된다.

셋째, 사회보장 확대와 신용사회를 지향하는 제도가 다양하게 도입되면서 병원 진료비도 현금거래보다는 후불거래가 늘어나고 있으므로 미수금의 증감을 기준으로 하여 병원의 업무능력을 파악하는 것은 큰 의미가 없으며, 경영효율성 확보에 영향을 주는 운영자금의 확보 여부가 더욱 중요한 의미를 지니게 되었다.

(5) 진료미수금의 관리과정의 주안점

병원의 운영자금을 안정적으로 조달해야 하는 재무관리 측면에서도 병원경영의 안정성을 확보하기 위해 미수금 관리업무를 수행함에 있어 주안점은 다음과 같다.

첫째, 정당하게 확보되어야 할 진료미수금이 누락되거나 환수되지 않도록 업무절차를 효과적으로 구축해야 한다.

보험자 미수금의 청구누락을 방지하기 위해서 발생건수와 청구건수를 비교하고 발생액과 청구액 및 조정액의 차이가 발생하는 원인을 확인하는 한편, 처방누락 사례를 중심으로 의료진을 교육하고 정보시스템을 정비하는 동시에, 삭감요인을 상세하게 분석하여 재발방지를 위해 필요한 조치를 취하며, 필요한 경우에는 재청구나 이의신청을 통해 법률에 의해 보장된 권리를 최대한 활용하고 행사하는 관리능력을 배양하는 것이 필요하다.

둘째, 모든 미수금은 지속적으로 비용을 발생시키는 경영악화 요인이라는 사실을 염두에 두어야 한다. 그 이유는 미수금의 크기와 회수여부도 중요하지만, 병원에 미수금이 존재한다는 사실 자체가 미수기간의 장단에 따라 기회이익(opportunity profit)은 상실되고 상당한 기회비용(opportunity cost)을 발생한다는 사실을 간과해서는 안 되기 때문이다.

셋째, 개인미수금을 중심으로 악성채권이 발생되지 않도록 사전에 관리하는 한편, 가능하면 모든 종류의 미수금을 조기회수하기 위해 채권확보와 보전과 관련하여 법률에 의해 규정된 범위 내에서 조직이 보유한 모든 역량을 투입하는 적극적인 노력을 기울여야 한다.

넷째, 정기적으로 원무부서의 미수잔액과 경리부서의 미수금을 대조하는 관리방식을 통하여 청구액과 입금액 및 삭감내역을 확인 · 조정하고, 특히 감액처리나 회수한 미수금의 입금과정에서 현금사고가 발생하지 않도록 점검하는 기능을 활성화해야 한다.

2) 진료미수금의 관리비용

미수금은 발생시점부터 전액회수 될 때까지의 다음과 같은 관리비용을 유발한다.

① 기회비용(opportunity cost)

기회비용(機會費用)이란 어떤 재화를 한 용도에 사용함으로써 다른 용도에 사용하지 못해서 상실한 편익으로서 즉 어떤 활동을 함으로써 포기해야 하는 다른 활동의 가치이다.

또한 기회비용은 여러 가능성 중 하나를 선택했을 때 그 선택으로 인해 포기해야 하는 가치로 표시한 비용을 의미한다. 일반적으로 일정량의 생산요소로 동시에 A와 B의 두 가지 재화를 생산하는 경우 A재를 추가로 몇 단위 생산하려면 B재의 생산단위를 어느 정도 희생해야 되며 이 한계점에서 대체되는 비용을 기회비용이라 한다. ⇒ 대치비용(代置費用), 이전비용(移轉費用). 따라서 병원의 의료미수금에 대해 발생할 수 있는 기회비용은 다음 두 가지의 경우로 생각할 수 있다.

첫째, 발생한 의료 미수금에 해당하는 금액을 회수하여 은행에 예금하거나, 수익성 있는 분야에 투자한다면 적어도 예금 이자율에 해당하는 추가 수익의 확보가 가능할 수 있다.

둘째, 병원이 의료미수금을 회수하지 못해 부족한 운영자본을 조달하기 위해 은행으로부터 자금을 차입한다면 적어도 대출이자율에 해당하는 지급이자는 추가비용이 되는 것이다.

② 수금비용

수금비용은 미수금을 회수하기 위한 비용으로 신용조사 비용과 미수금 회수비용으로 나눌 수 있다.

㉮ 신용조사 비용은 개인이나 기관의 신용상태를 조사하고 거래계약의 체결여부를 결정하는 부서나 담당자를 운영하기 위해 투입되는 비용을 말하는데, 우리나라는 전술한 바와 같이 의료법에 진료거부를 할 수 없도록 규정하고 있어 병원이 신용조사 부서를 운영할 필요가 없으므로 실제로 이 비용은 발생하지 않는다.

㉯ 미수금 회수비용은 병원에 따라 비용의 크기가 상당한 차이를 보이고 있는데, 특히 개인미수금은 악성 채권인 경우가 대부분이기 때문에 회수과정에서 지출되는 현금비용뿐만 아니라, 상당한 행정비용도 발생하게 된다.

③ 대손비용

대손비용은 미수금을 받지 못하고 비용으로 처리되는 경우를 말하며, 상당한 기간 동안 진료미수금을 회수하기 위해 노력해도 회수가 불가능한 상태로 남게 되는 미수금은 회계처리를 거쳐 대손상각을 한다. 대손상각(bad debts)이란 대손금이라고도 하며, 채권자가 보유한 채권 중 채무자의 상환능력이 없거나 사실상 회수가 불가능한 채권을 회계기준에 따라 대손충당금과 상계하여 채권 등의 자산을 손비로 처리하는 것을 말한다.

3) 진료미수금 관리업무의 흐름 및 발생과정

(1) 미수금 관리업무의 흐름

미수금의 발생과 회수 및 회계처리의 개괄적인 절차를 보면, 외래 원무부서와 입원 원무부서의 담당자가 미수금을 발생시켜 미수담당자에게 이관하면, 미수담당자는 미수채권을 거래처 또는 청구처별로 분류하여 미수금 관리대장에 등재한 후 해당기관이나 채무자에게 청구하게 된다.

미수금을 회수하면 미수금 관리대장의 해당되는 계정에 정확한 내역을 정리하고 회계기준에 따라 작성한 수입일보 또는 대체일보(전표)를 경리부서로 통보하여 회계 처리하는 과정을 거치게 된다. 진료비 미수금 관리업무절차 및 흐름도는 다음과 같다.

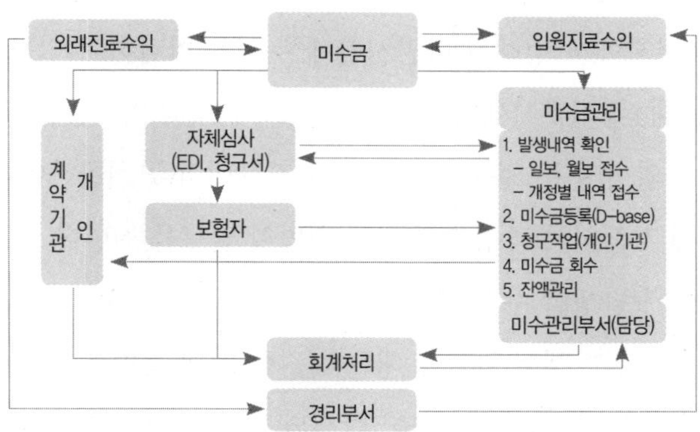

주 : 1) 미수금을 회수하면 미수금관리대장의 해당계정에 내역정리
2) 회계기준에 따라 작성한 수익일보 또는 대체일보(전표)를 경리부서 통보

그림 7-24 진료미수금 관리업무 흐름도

(2) 진료비 미수금 발생과정 및 발생원인

진료비 청구 미수금은 진료수입이 계상되는 시점에서 발생되며 입원환자는 퇴원 시 입원수익일보 상에 기장으로써 확정된다. 진료비 미수금 발생과정 및 처리절차는 다음과 같다.

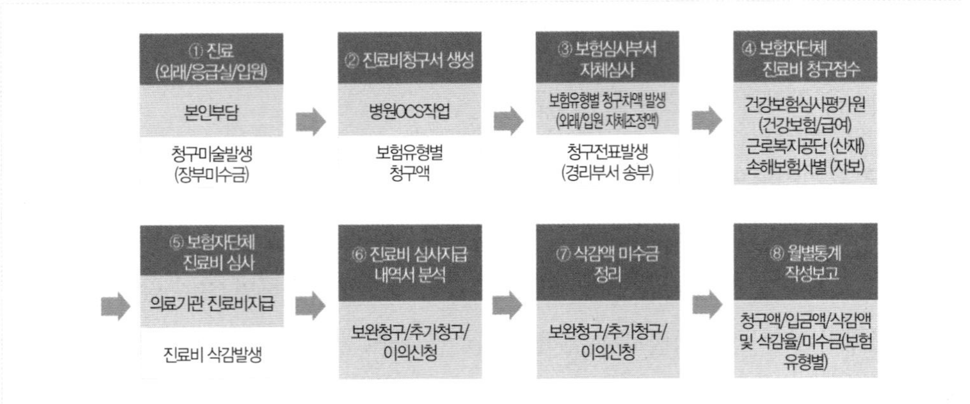

그림 7-25 진료비 청구 미수금 발생과정 및 처리절차

4) 진료미수금 발생 및 회수정리

(1) 진료미수금 발생(건강보험)

외래 및 입원 원무과에서 정해진 마감시간에 수익을 마감하여 일보를 작성함으로써 미수금이 확정되는데, 경리부서에서는 이 수익일보에 의해 미수금을 확정하게 된다. 그러나 보험자 미수금의 경우는 일정기간 동안의 진료내역을 취합하여 보험자부담 진료비를 청구하기 위해 자체심사 과정을 거치게 되면서 일보를 취합한 발생액과 실제로 청구하는 금액에 차이가 발생할 수 밖에 없는 데, 발생액과 청구액 및 조정액의 차이가 발생하는 원인을 규명하고 발생된 차액에 대한 적절한 회계 처리를 수행하는 것이 필요하다. 특히, 해당기간 동안 보험자 미수금이 발생된 건수와 실제로 청구하는 건수를 비교하여 누락이 되는 진료비가 없도록 철저히 관리해야 한다.

(2) 진료미수금 회수정리

① 진료미수금 중에서 개인, 계약기관, 산재보험, 의료급여, 자동차보험의 미수금은 개인별로 발생과 회수내역을 장부에 기록하고 관리하는 것이 정확한 미수금관리를 위해 필수적인 작업이라고 할 수 있다. 그러나 병원을 이용하는 환자의 대부분을 차지하는 건강보험의 경우는 환자 개인별로 미수금의 발생과 회수사항을 정리하기 위한 업무량이 너무 많아 상당한 시간이 소요되고 해당금액도 소액인 경우가 많아 업무수행에 따른 기대효과와 투입되는 행정비용을 비교하면 비효율적이라고

할 수 있으므로, 보험자부담 미수금의 발생과 회수와 관련한 회계처리는 청구단위별로 관리하고, 지급불능(반송)이나 삭감 또는 지급보류에 해당하는 대상만을 개인별로 관리하면서 해당 월별로 발생액 부분에서 정리하는 것이 효율적이다.

② 청구된 보험자부담 진료비에 대한 진료비 심사결과 통지서가 통보되면, 반송된 부분은 그 사유에 대한 조치를 거쳐 재청구(보완청구)하고 삭감된 내용은 면밀히 검토한 결과에 따라 발생액에서 조정하거나 이의신청을 한다.

③ 이미 삭감액으로 조정한 뒤에 이의신청 또는 재청구를 거쳐 지급되면 입금시점의 삭감액과 상계처리하고, 반대로 환자 측의 이의신청이나 민원제기로 인해 보험자가 의료기관에 지급할 진료비 중에서 환수하는 경우는 정산시점의 삭감액에 포함시켜 조정한다.

④ 최종적으로 지급이 확정된 진료비는 국민건강보험공단에 신고된 병원의 입금계좌로 송금되는 데 경리부서는 가수금계정으로 입금처리하고 원무부서로 입금액을 통보한다.

⑤ 미수담당자는 당일 및 익월 미 정리미수금 잔액현황과 미수잔액 현황을 대사하면서 오류를 수정하고 최종 확정한 결과에 따라 미수금 관리대장을 정리한 후, 미수발생 총액 · 회수 · 잔액현황, 총 수입대비 미수금 발생 현황, 청구일 및 금액현황 등이 반영된 미수금 총계표를 작성하여 경리부서로 송부한다.

표 7-5 진료비 미수금의 분류

구분	내용
진료형태에 따른 분류	외래미수금, 입원미수금
회계원칙에 의한 분류	외래미수금, 재원미수금, 퇴원미수금
환자유형에 의한 분류	건강보험미수금, 의료급여환자미수금, 산재보험미수금, 자동차보험미수금, 일반미수금, 기타미수금
지불처에 의한 분류	건강보험공단, 의료급여기관, 산재보험기관, 자동차보험 손보사, 신용카드회사, 계약기관, 개인, 기타미수금

2. 미수금 관리실무

1) 보험자 진료미수금

진료미수금은 거래처에 따라 여러 가지로 구분되며, 청구와 지급 및 관리과정에 적용되는 기준도 다양하므로, 특성에 관한 이해와 업무능력을 갖추는 것이 중요하다. 의료보장 유형별로 건강보험과 의료급여, 산재보험, 자동차보험으로 구분하여 보험자 미수금을 관리하며, 이러한 의료보장 유형은 관련법에 따라 급여 및 비급여 범위가 규정되어 있다. 환자의 본인부담금과 보험자부담금의 비율이 별도로 구분되어 있어 진료가 종결된 후에 보험자에게 진료내역을 송부하고 그 대가를 청구하여 지급 받게 된다. 보험자부담 진료비로 확정된 미수채권은 특별한 경우를 제외하고는 악성 채권이 되는 경우가 드물지만, 일방적인 삭감이나 지급이 지연되는 사례가 있으므로 이에 대한 적절한 대책을 강구하는 것이 필요하다.

(1) 건강보험 진료미수금

건강보험 진료미수금을 효율적으로 관리하기 위해서는 자체심사업무, 청구, 미수금의 회수 및 회계처리 과정을 효율적으로 수행할 수 있는 전산시스템을 구축하여 미수금관리 능력을 제고하는 것이 필요하다. 또한, 건강보험심사평가원에 공단부담금 청구가 늦어지면 심사와 회수가 늦어질 수 밖에 없으므로, 가능하면 신속하게 자체심사를 완료하고, 청구기간을 단축하는 방안을 강구해야 한다. 아울러 진료비 심사 보완자료 요청이나 심사보류로 심사가 지연되는 사례를 사전에 예방하는 것이 중요하다. 환자의 인적사항이나 보적사항에 관한 정보의 정확성을 유지하기 위해서 응급실 및 외래의 신환접수 담당자는 주민등록번호 검증 프로그램을 이용하여 정확한 내역을 입력하고 관리하는 노력이 중요하며, 심사청구 전 자격관리에 대한 재확인이 필요하다. 건강보험 미수금 관리업무의 진행 절차와 핵심 점검사항을 요약하여 정리하면 다음과 같다.

첫째, 외래 및 입원 진료실적과 미수금 발생 결과를 대사하고 오류가 발견되면 관련부서와의 확인을 거쳐 수정한다.

둘째, 자체심사가 완료되면 전산부서의 협조를 거쳐 청구서를 작성하거나 EDI청구파일을 전송하고 심사평가원으로부터 접수번호를 부여 받는다.

셋째, 접수번호 별로 심사결과 통보서가 접수되면 그 내용을 세밀하게 확인하고 지급지연 사안에 대해서는 보완자료를 준비하고, 주민번호 반송 건(91코드)과 같은 반송 사유는 건수 및 금액을 확인하고 필요한 정보를 보완하여 청구한다.

넷째, 지급통보서가 접수되면 이를 근거로 미수금을 정리하는데, 지급불능(49코드) 건은 해당부서로 통보하고, 공단서식에 의거하여 보완청구(재청구)한다.

다섯째, 경리부서로부터 입금내역이 통보되면, 접수번호별로 입금액을 확인하고 지연 및 반송 건수 및 금액을 확인한다.

여섯째, 해당 접수번호별로 미수액과 입금액을 대사하고 정리한다.

일곱째, 월별 미수현황 및 잔액현황과 가수금 대장 및 미수금대장을 작성, 보고한다.

(2) 의료급여 미수금

의료급여 기관부담금(시 · 군 · 구청)도 건강보험과 같이 심사평가원에서 진료비 내역을 심사하고, 국민건강보험공단에서 지급하는 과정을 거치게 되므로 효율적으로 의료급여미수금을 관리하기 위한 대부분의 방법은 건강보험의 경우와 동일하다고 하겠다.

의료급여 수급자의 자격은 주소지 관할 관청이 연1회 확정하고 있어 종별 상이자나 자격변동에 따른 미 자격자에게 진료를 제공하게 되면 기관부담금을 회수할 수 없으므로 의료급여 환자는 초진 및 재진 환자의 구분 없이 담당자의 자격확인을 거친 후 진료를 받도록 업무절차를 구축하는 것이 필요하다.

의료급여 미수금 관리의 절차 및 주요 사항을 요약정리하면 다음과 같다.

첫째, 의료급여 미수금은 시 · 군 · 구 별로 구분하여 관리하는 것이 효율적이다.

둘째, 반송된 진료비는 보완자료를 첨부하여 보완청구를 한다.

셋째, 관련법규가 개정되거나 변경되면, 원내 관련부서에 공지한다.

넷째, 청구된 진료비 중 환수 통보된 건은 의무기록 등 관련 자료를 첨부하여 이의 신청한다.

(3) 산업재해보상보험 미수금

산재보험 환자는 대부분 장기 입원하게 되므로 본인 부담금이 악성미수가 발생되지 않도록 조기회수에 노력하는 것이 중요하며, 기관부담금 회수에 큰 어려움은 없다고 할 수 있다. 건강보험과 달리, MRI 촬영의 보험급여는 인정범위가 높고, 초음파 검사

(Endo sonography 제외)는 특정한 신체부위를 대상으로 시행할 때만 요양급여에 해당되므로, 이에 대한 착오청구 또는 중복청구가 발생되지 않도록 철저하게 확인하는 것이 필요하다.

(4) 자동차보험 미수금

자동차보험 환자의 진료미수금 관리업무 수행과정의 가장 큰 어려움은 환자의 증상과는 상관없이 상급병실료에 대한 지급보증이 제외되기 때문에 환자와 병원 또는 관계기관과 병원간의 다툼이 발생할 수 있기 때문에 사전관리가 필요하다. 또한 보험회사 담당자의 잦은 교체로 인한 업무의 인계가 잘 되지 않아 업무처리에 상당한 어려움이 발생하기도 한다. 그리고 승인상병과 관계없는 기왕증에 대한 진료 및 외래환자의 소액 미수금관리에 문제가 없도록 관리가 필요하다.

2) 미수금관리

(1) 보험유형별 미수금현황을 분석 관리

표 7-6 보험유형별 청구 미수금 현황

(단위 : 천 원,%)

<table>
<tr><th colspan="2" rowspan="2">구분</th><th rowspan="2">전월 잔고 (A)</th><th rowspan="2">금월 청구 (B)</th><th rowspan="2">계 (A+B) =C</th><th colspan="3">입금 및 기타(D)</th><th rowspan="2">금월 잔고 (C-D) =E</th><th rowspan="2">삭감율</th><th rowspan="2">비고</th></tr>
<tr><th>금월 입금</th><th>삭감 및 기타</th><th>계</th></tr>
<tr><td rowspan="3">건강 보험</td><td>외래</td><td></td><td></td><td></td><td></td><td></td><td></td><td></td><td></td><td></td></tr>
<tr><td>입원</td><td></td><td></td><td></td><td></td><td></td><td></td><td></td><td></td><td></td></tr>
<tr><td>계</td><td></td><td></td><td></td><td></td><td></td><td></td><td></td><td></td><td></td></tr>
<tr><td rowspan="3">의료 급여</td><td>외래</td><td></td><td></td><td></td><td></td><td></td><td></td><td></td><td></td><td></td></tr>
<tr><td>입원</td><td></td><td></td><td></td><td></td><td></td><td></td><td></td><td></td><td></td></tr>
<tr><td>계</td><td></td><td></td><td></td><td></td><td></td><td></td><td></td><td></td><td></td></tr>
<tr><td rowspan="3">산재</td><td>외래</td><td></td><td></td><td></td><td></td><td></td><td></td><td></td><td></td><td></td></tr>
<tr><td>입원</td><td></td><td></td><td></td><td></td><td></td><td></td><td></td><td></td><td></td></tr>
<tr><td>계</td><td></td><td></td><td></td><td></td><td></td><td></td><td></td><td></td><td></td></tr>
<tr><td rowspan="3">자보</td><td>외래</td><td></td><td></td><td></td><td></td><td></td><td></td><td></td><td></td><td></td></tr>
<tr><td>입원</td><td></td><td></td><td></td><td></td><td></td><td></td><td></td><td></td><td></td></tr>
<tr><td>계</td><td></td><td></td><td></td><td></td><td></td><td></td><td></td><td></td><td></td></tr>
</table>

표 7-7 효율적인 미수금관리

번호	내용
1	매일 일보에 의거 수익 및 미수금 관리(점검 및 확인)한다.
2	매월 말 보험유형별로 미수금을 분석(보고)한다.
3	보험유형별 미수금을 기간별로 분석하여 장기미수금이 적체되지 않도록 관리한다.
4	자동차보험은 보험사별 개인미수금을 관리한다.
5	외래 및 입원 개인미수금은 입금을 지속 독촉하고 출장업무 등을 통하여 조기 입금되도록 한다.
6	악성미수금에 대해서는 list(보험유형/미수발생기간별)를 작성, 원인분석 보고 후 처리토록 한다.
7	예수금(예약금, 가퇴원)은 장기 적체되지 않도록 처리해야 한다.
8	미수금은 매달 마감 후 해당부서의 미수금과 경리장부(회계)와 일치하도록 한다.

자료출처 : A병원 및 S병원 경영진단 보고서(김회창)

3) 계약기관 미수금

의료기관과 환자를 대신하여 진료비를 부담하는 기관이 우선 환자에게 진료서비스를 제공하고 진료비를 나중에 납부하기로 약정하는 내용의 진료계약을 체결한 결과에 따라 발생한 진료미수금을 계약기관 미수금이라고 한다.

(1) 계약기관

병원과 협약을 체결한 대표적인 계약기관은 입양아 보호기관인 홀트 및 동방아동복지회를 비롯하여, 한국심장재단, 사회복지협의회, 어린이보호회 등과 같은 사회복지 단체들이 불우환자에 대한 진료비 지원사업을 확대하면서 여러 병원들과 진료비 협약을 체결하고 있다. 또한, 경제가 성장하면서 대기업을 중심으로 직원복지 차원에서 본인부담 진료비를 지원하기 위해 진료계약을 체결하거나, 외국기업이나 대사관도 진료계약을 체결하기도 한다. 한편, 다른 의료기관이 의뢰한 일부 항목의 검사업무를 대행하기 위한 후불계약을 체결하면 수탁검사미수금이 발생하게 되고 이를 계약기관미수금으로 분류한다.

(2) 신용카드 결제비용

신용카드 결제비용에 대한 소득공제 제도를 도입하면서 신용카드를 이용한 환자의 진료비 납부 비율이 급격히 증가하였으며, 신용카드 결제 비용을 관리하는 절차 및 주요 내용을 정리하면 다음과 같다.

첫째, 전일 승인된 미수금의 발생 및 승인현황을 대사하고 수정 · 정리한다.

둘째, 외래 및 입원수익 일보와 신용카드 미수액을 비교, 확인한다.

셋째, 신용카드사가 통보하는 승인내역을 확인하고 각 카드사 담당자와 승인액 및 입금액을 확정한다.

넷째, 건수 및 금액의 차이가 발생할 경우에 원인을 분석하고 확인한다.

다섯째, 경리부서에 미수금이 입금되면 가수금 처리된 내역과 미수액을 대조하며, 매월 회수현황 및 잔액현황을 파악하여 보고한다.

4) 개인 진료미수금

(1) 개인 미수금

개인 진료미수금이란 환자의 본인부담금을 경제적 사유 등으로 진료가 종결된 시점에 미납한 진료비를 말하며, 일반미수금이라고도 한다. 따라서 개인 미수금은 악성채권으로 변질될 소지가 크기 때문에 미수금 관리에 있어 가장 많은 노력과 신속한 대처가 필요한 분야라고 할 수 있다. 보험자부담금은 미수담당자의 노력으로 회수기간을 크게 단축할 수 없으나, 개인사정에 의한 미수금은 담당자의 노력에 따라 회수기간을 단축하고 전액 회수할 수 있다는 점에서 담당자의 역할이 매우 중요하다고 할 수 있다.

① 개인 미수금은 재원중인 환자의 상황을 파악하고 적극적으로 문제환자 발생에 대처함으로써 근본적으로 미수금 발생을 최소화하는 노력이 필요하다.

② 의료분쟁으로 인해 발생된 진료미수금은 병원 이미지에 나쁜 영향을 줄 수 있으므로, 경영진과의 긴밀한 검토를 거쳐 조속히 매듭을 짓는 것이 바람직하다.

③ 악성미수는 민간 신용평가회사에 의뢰하거나, 회수가 불가능하다고 판단되는 경우는 대손 처리함으로써 행정력 낭비를 최소화하고 기회이익을 확보하는 관리방안을 강구해야 한다.

표 7-8 개인(일반) 미수금현황(202X년 12월 31일 기준) (단위 : 건, 천 원)

구분		발생기간별			계
		6개월 미만	7~12개월	1년 이상	건수
건강보험					
의료급여					
산재					
자동차보험					
일반					
합 계	외래				
	입원				
	소계				

(2) 미수금 채권확보 및 회수

① 미수금에 대한 채권확보

진료가 종결되어 퇴원하면서 진료비 전액을 납부하기 어려운 환자의 진료비는 부득이 후불 조치해야 되는 데, 이 경우 환자의 형편에 따라 가장 안전한 채권을 확보하는 것이 중요하다. 후납을 전제로 채권을 확보하는 방법은 미수금의 액수와 채무자의 경제력을 종합적으로 판단하여 약속어음이나 지불각서 작성, 재력이 있는 추가 보증인 설정과 연대지불보증, 부동산에 대한 근저당권 설정, 손해배상 소송을 수임하고 있는 변호사의 지불보증 등과 같은 방법을 통한 채권을 확보한다.

② 미수금 회수 노력

후납 승인에 의해 미수금이 확정되면 지불보증서 등 채권확보와 관련한 서류를 포함하여 진료비계산서, 입원서약서 등을 정리 보관한 개인미수금 파일을 작성하여 건 별로 관리한다.

따라서 후불 약속을 이행하지 않으면 우선 전화로 사유를 파악하고 재차 독촉하며, 채무자의 형편을 감안하여 납부기일이나 분납금액을 조정하거나, 필요한 경우는 추가로 각서 제출이나 보증을 요구한다. 그래도 납부약속을 계속 지키지 않으면 내용증명으로 독촉장을 발송하는데, 그 내용은 상황에 따라 강도를 달리할 수 있으며, 독촉장이 반송되면 주거지를 방문하고 이전 주소지를 추적하도록 한다. 납부약속이 계속 이행되지 않거나 채무자와의 연락이 여의치 않은 경우가 발생되면, 채무자의 주소지를 방문하여 가정환경, 생활상태의 변화상황을 조사하면서 채권회수 가능성의 확보 여부를 파악하고 보고서를 작성하여 부서장에게 보고한다.

지불각서

환자성명 : 주민등록번호:
주 소: 전화번호: (자택: HP:)
금 액: 금 원정( )
지급기일: 년 월 일 지급구분: ▫ 외래 ▫입원 ▫응급실

본인은 위 환자가 0000병원에서 진료를 받는 동안 발생한 비용 중 지불하지 못한 위 금액과 관련하여 아래와 같이 준수할 것을 서약합니다.

1. 위 금액을 지급기일까지 납부한다.
2. 지급기일까지 납부하지 못하였을 경우 그 익일부터 완납일까지 미납액에 대한 연체이자(연 2할 5푼)를 추가로 납부한다.
3. 금액이 미납되었을 경우 공공기관의 개인정보 보호에 관한 법률 제16조 및 주민등록법시행령 제45조의 규정에 따라 본인의 각종 세금관련 과세증명서 및 주민등록등. 초본을 귀 병원에서 발급 및 열람하는 것을 동의하며, 이를 위임한다.
4. 지급기일 전이라도 귀 병원에서 채권확보가 필요한 경우 본인의 재산을 가압류하는데 동의한다.
5. 만약 지급기일까지 납부하지 않을 경우 귀 병원의 여하한 의법조치에도 이의를 제기하지 않는다.

년 월 일

서약인 : (인)

(3) 악성미수금의 관리방법

입원환자 중 경제적 부담이 어려운 환자, 진료비 장기체납환자는 병동의 간호사와 협조하여 진료중인 체납예상환자의 동태를 파악하고 도주가 예상되거나 미수발생이 우려되는 환자는 사전에 파악하여 보증인을 확보하고 집중관리를 해야 한다. 환자가 도주하였을 경우에는 진료비회수 및 채권확보를 위하여 최선의 조치를 취하고 환자 및 연대보증인에 대한 진료비납부 독촉장 발송과 주소지의 가정방문 등을 통하여 납부를 독촉하도록 한다. 악성미수금의 관리방법에는 ① 독촉장발송 ② 거주지 및 본적조회 ③ 현지출장 납부독려 및 생활상태조사 ④ 퇴원미수금의 분할납부 및 납부기한연기퇴원미수금의 징수 및 수납 등이 있다.

5) 진료미수금과 법

(1) 채무명의

일정한 사법상 급여청구권의 존재 및 범위를 표시함과 동시에 법률이 강제집행에 의하

여 그 청구권을 실현할 수 있는 집행력을 인정한 공정의 증서이다. 채무명의는 강제집행의 불가결한 기초이며 채무명의로 되는 증서는 민사소송법 기타 법률에 규정되어 있다.

따라서 진료미수금과 관련이 깊은 채무명의의 종류로 공정증서, 판결문, 가압류 명령, 가처분 명령, 지급명령, 화해조서 등이 있으며, 채무명의가 있어야 동산은 집달관에 의뢰하고, 부동산은 법원의 판결에 따라 경매를 거쳐 채권을 회수할 수 있다.

강제경매나 강제집행을 진행하기 위해서는 채무명의가 필요하나 임의경매는 채무명의가 필요하지 않다. 즉, 근저당권이 설정된 채권에 대한 경매를 진행하려면 근저당 계약서, 근저당권에 의해 담보된 채권증서, 근저당권이 등기된 등기부등본, 담보물에 부과된 재산세과세증명 등을 첨부하여 경매를 신청하면 된다.

약속어음과 공증
약속어음은 채무자(발행인)가 장래에 정해진 날짜 또는 채권자가 요구하는 날짜에 일정 금액을 지급할 것을 약속하는 단기 신용증서이다. 약속어음이 채권으로서 효력을 지니기 위해서는 약속어음을 표시하시 할 자의 명칭, 발행일과 발행지, 발행인의 기명날인 또는 서명 등 일곱 가지가 기재되어야 한다.

(2) 채권양도 약정

채권양도란 채권자가 보유하고 있는 채권을 다른 사람에게 양도할 것을 목적으로 체결하는 계약을 말한다. 즉, 진료비를 완납하지 못한 환자나 보증인이 가지고 있는 보상금이나 전세 보증금 등과 같은 채권의 계약이 해지되거나 종료될 때, 미수금에 해당하는 금액을 병원이 직접 회수할 수 있는 권리를 보장하는 약정서를 작성하고 그 사실을 제3채무자에게 통보함으로써 병원은 채권을 확보하게 된다.

환자나 보증인이 병원에 양도하는 동일한 채권에 대하여 또 다른 채권자가 가압류 등의 법적 조치를 취할 수도 있으므로 채권양도 통지문을 작성하여 내용증명으로 통보함으로써 채권확보의 우선순위를 확정하는 것이 필요하다.

(3) 진료비 채권소멸시효

의료기관의 진료비 채권은 민법 제163조 제2호의 규정을 적용한다면 3년의 단기소멸시효를 가진다. 따라서 3년 이내에 채권을 행사하지 못하면 소멸시효가 완성되어 채무자가 소멸시효의 이익을 포기하지 않는 한 동 채권은 자동 상실하게 된다. 진료비 채권 청구 소멸시효의 기산점은 통상적으로 진료가 만료된 날이라고 할 수 있다.

채권양도 약정서

채권자 : 000법인00병원

(주소):

채무자 : 000 (주민등록번호:)

(주소):

제3채무자:

(주소):

채무자와 채권자는 다음과 같이 채권양도 약정을 한다.

– 다음 –

1. 채무자와 채권자는 진료계약에 따른 금 원의 진료비 채무가 있다.
2. 채무자는 위와 같은 진료비채무에 대하여 현재 이를 변제할 여력이 되지 않기에 채무자가 제3채무자에게 가지고 있는 임대차계약상 임차 보증금 반환 채권 금 원 중 위 진료비 채무금 상당액을 채권자에게 양도한다.

202x 년 월 일

채권자 : 000법인00병원장 (인)

채무자 : 0 0 0(인)

(4) 채권확보를 위한 법적 절차

채권을 확보하기 위한 법률행위는 다음과 같은 것이 있으므로, 미수금이 발생하게 되면 채무자의 변제의사, 재산보유 상황 및 지급능력 등을 감안하여 가장 적합한 방법을 선정하여 신속하게 채권을 확보하는 것이 중요하다.

① 근저당

근저당(根抵當)이란 계속적인 거래관계로부터 발생하는 다수의 채권을 담보하기 위하여 담보물이 부담하여야 될 최고액을 정하여 두고 장래 결산기에 확정하는 채권을 그 범위안에서 담보하는 저당권(抵當權)이다(민법 제357조). 따라서 근저당은 부동산 등의 물권에 대한 소유권을 일정 한도액으로 정하고, 그 범위 내에서 장래의 결산기에 확정되는 채권을 보장하는 방법으로, 채권회수를 위한 순위를 확보하기 위한 대표적인 수단이다.

절차는 채권자와 채무자(부동산 소유자)간에 인감증명서를 첨부하고 인감도장을 날인한 설정계약서를 작성하여 법원에 신청하는데, 설정할 수 있는 채권최고액은 원금과 이자를 합산한 금액이며, 채무명의와 같은 효력을 지니고 있기 때문에 채무자가 약속을 이행하지 않으면 법원에 임의경매를 신청할 수 있다.

② 가압류

가압류(假押留)란 금전채권이나 금전으로 환산할 수 있는 채권에 대하여 장래에 실시할 강제집행이 불능이 되거나 현저히 곤란할 염려가 있는 경우에 미리 채무자의 현재의 재산을 압류하여 확보함으로써 강제집행을 보전함을 목적으로 하는 명령 또는 그 집행으로써 하는 처분을 말한다. 가압류는 원래 장래의 강제집행을 보전하기 위한 조치이지만, 현실에 있어서는 채무자에게 압박을 가하여 채무변제를 촉진하기 위한 수단으로 활용되기도 한다.

가압류를 하려면 약속어음, 지불각서, 지불보증 등과 같은 채권증서가 있어야 하며, 가압류 대상물권은 부동산을 비롯하여 상품, 자동차, 기계와 같은 동산 및 은행잔고, 전세권, 주식 등의 유체동산이 대상이 된다. 가압류 절차는 토지나 가옥대장, 차량등록원부등본 등 가압류 물권에 대한 해당서류를 구비하여 가압류신청서를 작성하고, 소정의 공탁금을 납부한 후 관할 법원 민사과에 제출하여, 법원의 가압류 결정이 내려지면 집달관 사무실에 가압류 물권에 대한 처분 신청을 하게 된다.

또한 가압류(假押留)는 수차에 걸친 퇴원미수금의 납부 독촉을 받고도 진료비를 납부하지 않는 환자 중에서 재산상 강제집행의 대상이 되며 환자 및 보증인에 대해 법원에 채권보전을 위한 재산가압류 신청을 말한다. 부동산은 소재지 관할법원이지만 예외적으로 채무자나 채권자의 주소지 관할법원에 신청할 수 있다.

가압류 신청서류
① 부동산가압류 신청서 및 신청(입원서약서 사본 1부, 부동산 등기부 등본 1부) ② 부동산 목록 첨부 서류(법인인 경우 법인등기부등본 1부) ③ 송달료 납부서(입원 진료비 계산서 1부) ④ 신청원인(위임시 업무대리인 위임장 1부) 등이 있다.

③ 공증

공증(公證)이란 특정한 사실 또는 법률관계의 존재여부나 내용을 공적으로 증명하는 법률행위를 말한다. 일반적으로 채무금액과 변제시한을 기록한 약속어음이나 합의서 등을 대상으로 공증사무소에서 확인을 받는 절차가 진행된다. 공증절차는 채권 · 채무자간에 작성된 합의서 또는 약속어음을 가지고 공증사무소를 방문하여 신청하는데, 공증사무소는 모든 변호사가 개설할 수 있는 것이 아니라, 법원으로부터 해당 업무를 위임 받은 변호사만 가능하다. 공증한 채권에 대한 채무자가 약속을 이행하지 않으면, 별도의 본안 소송을 거치지 않고 강제집행 절차를 진행할 수 있다.

④ 지급명령

지급명령(支給命令)이란 금전 기타의 대체물(代替物) 또는 유가증권의 일정 수량의 지급을 목적으로 하는 청구에 관하여 채권자의 일방적 신청이 있으면 채무자를 심문하지 않고 채무자에게 그 지급을 명하는 재판을 말한다(민사소송법 462~474조). 즉 지급명령은 일반적으로 채무에 대한 다툼이 없는 경우에 신청인의 주장이나 증거만으로 채무명의를 구하는 소송 절차를 지급명령이라 하는데, 본 소송을 하기 전 금전이나 기타 대체물, 유가증권의 지급을 목적으로 하는 청구권을 법원에 신청하면 법원이 채무자에게 즉시 지급명령을 하는데, 채무자가 14일 이내에 이의를 제기하지 않을 경우에 그 명령에 집행력이 부여되며, 채무자의 이의신청이 있는 경우 본안소송으로 전환되는 특별소송절차이다.

지급명령의 성립조건은 채무자(환자 또는 보증인)가 존재하고 우편물을 송달할 수 있는 채무자의 주소를 알아야 하며, 약속어음, 지불각서, 지불보증, 진료비계산서, 입원서약서 등과 같은 지불청구 요건이 충족되어야 한다.

따라서 지급명령은 변론, 심문 없이 진행되므로 증거서류가 매우 중요하고, 채무자에게 지급명령이 송달되지 않으면 신청이 각하되므로 송달 가능한 주소지 파악이 중요하다. 진행절차는 채권자의 신청에 따라 지급명령이 결정되면 채무자에게 결정문이 송달되고 14일 이내 이의제기 여부에 따라 확정되거나 본안소송을 진행하게 된다.

⑤ 소송

소송(訴訟은 진료비 미수금의 납부독촉과 가압류에도 불구하고 진료비를 납부하지 않는 대상자 중 재산상의 강제집행대상이 되는 환자 및 연대보증인을 가압류 부동산에 대해 강제집행을 법원에 소송을 제기하는 것을 말한다. 소송의 관할법원은 원칙적으로 피고의 주소지 관할법원이나 예외적으로 원고의 주소지에 관할법원에 소송을 신청할 수 있으므로 소송이 필요한 경우에는 병원의 소재지 관할법원에 소송을 제기하면 된다. 병원장을 대신하여 원무팀에서 소송을 대신할 경우에는 소송대리인의 허가를 받아야 한다.

소송 신청서류
① 소장(소장 부분 1부) ② 정부인지 및 송달료 납부서(입원서약서 사본 1부) ③ 입증방법 서류(송달료 납부영수증 1부)④소장청구원인(진료비계산서 1부) ④ 소송대리인 허가신청(소장위임장 1부) 등이 있다.

▣ 본안소송

본안소송(本案訴訟)이란 당사자 간에 다툼이 있는 법률문제 특히, 채무자가 채무를 이행하지 않는 경우에 이를 법적으로 강제하는 방법은 소송을 제기하는 것을 말한다. 즉 본안소송은 지급명령과 달리 일반적으로 상호 주장이 상이하여 다툼이 있는 경우에 채무명의를 판단하기 위하여 양 당사자에게 주장할 수 있는 기회를 부여하는 일반적인 소송절차를 본안소송이라 한다.

⑥ 강제집행

강제집행(强制執行)이란 사법상 또는 행정법상의 의무를 이행하지 않는 자에 대하여, 국가의 강제권력에 의하여 그 의무이행을 실현하는 작용 또는 그 절차를 말한다. 즉 강제집행은 지급명령 또는 본안소송을 통해 결정이나 판결이 확정된 후, 채무자의 재산을 상대로 강제적으로 실질적인 채권회수 절차를 취하는 법적조치이다. 이 때, 법원의 결정이나 판결이 확정되었더라도 채권자가 직접 채무자의 재산을 강제 집행할 수 없으며, 집행관을 통한 동산의 압류, 강제경매 신청 및 채권에 대한 압류 및 추심 등의 절차를 밟아야 한다. 따라서 강제집행이 성사되기 위해서는 집행청구권의 전제가 되는 채무명의가 있어야 하고 집행청구권 행사의 조건이 되는 정본이 있어야 하며 집행을 개시하는 조건이 되는 채무명의, 집행문 및 증명서 등의 송달, 이행기일의 도래, 담보(공탁금) 제공의 증명서 제출과 그 등본의 송달, 반대급부(급여)의 제공 등이 갖춰져야 한다.

⑦ 임의경매

임의경매(任意競賣)란 채무자의 채무불이행시 채권자가 담보로 제공받은 부동산에 설정한 저당권, 근저당권 전세권, 담보가등기 등의 담보권을 실행하여 자신의 채권을 회수하는 법적절차를 말한다. 강제경매와 달리 별도의 재판을 거치지 않고 곧바로 법원에 경매신청을 할 수 있다.

임의경매를 집행할 수 있는 대상은 근저당 설정계약이 체결된 부동산이며, 근저당 설정 계약서상의 채권최고금액의 범위 내에서 순위에 따라 변제를 받을 수 있는 순위보존의 효력이 있다.

3. 감액 및 대손처리

여러 가지 사유로 인해 진료비의 일부 또는 전액을 회수하지 못하는 경우는 보통 세 가지로 구분할 수 있는데, 요양기간 중 감액하거나 보험자 부담금에 대한 심사결과에 따른 삭감 및 미수금으로 상당기간 동안 관리하였으나 회수가 불가능한 경우에 손실로 처리하는 경우이다.

(1) 감액

감액(減額)이란 환자의 경제적 형편이나 의학적 필요에 따라 진료비의 일부 또는 전부를 탕감해주는 것을 말한다. 감액제도를 효과적으로 운영하기 위해서는 감액대상과 해당사유, 감액수준을 객관적으로 규정하고, 감액절차 및 전결권한의 범위를 명확하게 규정하는 것이 핵심이라고 할 수 있다. 뿐만 아니라, 감액처리와 관련한 모든 사항은 관련 법규나 일반적인 회계원칙에 부합해야 한다. 따라서, 병원이 실제로 운영하는 감액제도는 극빈자를 위한 자선시료, 의학발전을 위한 학술시료, 지역사회에 대한 의료시혜 등으로 국한하고 있어 관리자나 경영자가 임의대로 집행하는 것을 제도적으로 방지하고 있다.

(2) 대손처리

대손처리란 대손상각(貸損償却)이라고도 하며, 채권자가 보유한 채권 중 채무자의 상환능력이 없거나 사실상 회수가 불가능한 채권을 기업회계기준에 따라 대손충당금과 상계하여 채권 등의 자산을 손비로 처리하는 것을 말한다. 진료미수금 전액을 조속히 회수하기 위해 최대한의 노력을 경주해도, 채무자의 파산이나 행방불명, 사망과 같은 사유로 인해 불가피하게 진료미수금을 회수할 수 없는 경우가 발생하게 된다. 이와 같이 회수가 불가능한 미수채권을 대손(Bed Debts)이라 하며, 대손을 회수하지 못하는 손실로 회계처리하는 것을 대손상각이라 한다.

미수금을 대손상각을 할 수 있는 객관적 근거로 법인세법 시행령 제21조에 규정하고 있는 대손금의 법률적 기준(대손처리요건)은 다음과 같다.

① 채무자의 파산이나 강제집행 또는 형의 집행, 사업의 폐지로 인하여 회수할 수 없는 채권

② 채무자의 사망이나 실종 또는 행방불명으로 인하여 회수할 수 없는 채권

③ 미수금 발생 후 3년이 경과되어 소멸시효가 완성된 채권 (상법 제64조 및 민법 제163조)

또한, 경제적 효과성에 근거한 기준은 채권 회수를 위한 비용이 채권액 보다 많이 지출되거나 기타 이유로 인하여 채권을 포기하지 않을 수 없는 경우라고 할 수 있다.

따라서 대손처리를 위한 준비해야 하는 근거자료는 악성미수금 관리카드, 출장보고서, 독촉장발송 등으로 미수금 발생 시부터 시효가 완성될 때까지 진행사항에 관한 기록을 비롯하여, 사망 · 실종 · 이민 · 행방불명 등을 증명할 수 있는 공문서, 해당관서의 재해증명이나 환송된 내용증명과 같은 객관적인 소재불명을 인정할 수 있는 자료 및 어음이나 수표와 같은 부도물건 등이 해당된다.

(3) 미수금 회수와 관련 소멸시효를 규정하고 있는 법률조항

① 민법 제162조 : 채권에 대한 권리를 10년간 행사하지 않으면 소멸시효가 완성되고, 채권 및 소유권 이외의 재산권은 20년간 행사하지 아니하면 소멸시효가 완성된다고 규정하고 있다.

② 민법 제163조 2항 : 의사, 조산원, 간호사 및 약사의 치료, 근로 및 조제에 관한 채권은 3년간의 단기 소멸시효

③ 민법 제165조 : 판결 등에 의하여 확정된 채권의 소멸시효(판결에 의하여 확정된 채권은 단기의 소멸시효에 해당한 것이라도 그 소멸시효는 10년이다).

④ 상법에 의한 소멸시효가 완성된 외상매출금 및 미수금 : 상법 제64조는 상행위로 인한 채권은 상법에 다른 규정이 없는 때에는 5년간 행사하지 아니하면 소멸시효가 완성된다고 규정하고 있다.

(4) 병원의 미수금 대손처리안을 심의하고 확정하는 절차

① 미수담당자가 선정한 대손대상에 관한 대손처리안을 작성한다.

② 감사, 경리, 예산, 원무부서장이나 차상위 관리자로 구성된 심의위원회를 개최하여 대손대상을 구체적으로 검토한다.

③ 검토한 결과를 중심으로 최종 대손대상을 확정하고 회의록을 작성 후 병원장이나

이사장의 최종결재를 받는다.

④ 대손금액이 과다하거나, 특별한 검토가 필요한 경우는 상급관리자의 재검토 과정을 거치는 것이 바람직하다.

⑤ 최종 결정된 대손처리안은 미수금대장의 잔액에서 차감하고 종결한다.

⑥ 대손처리안을 경리부서로 통보하고 결산이사회의 최종 결의를 거쳐 확정한다.

제7장. 실전대비 요약정리 사항 및 예상문제

입·퇴원 및 진료비관리

1. 입원료 산정기준 및 지침. 산정방법
2. 입원등록 시 주요사항 및 확인사항. 입원서약서 주요내용
3. 입원예약제도 및 기대효과와 입원의 우선수위
4. 입원 전 검사실(정의 및 기대효과)과 낮병동
5. 허가병상과 가동병상/ 일반병상과 상급병상/전과. 전실/음압병상
6. 병상운영방식 및 병상배정 시 고려사항
7. 재원환자 및 재원일수 관리(단축방안 및 기대효과)
8. 의료비지원사업 정의 및 유형(종류)
9. 퇴원예고제 및 기대효과/가퇴원제도 및 문제점
10. 재원환자의 진료비 관리
11. 보험 유형별 진료비 지불보증기관 및 내용
12. 미수금의 분류 및 계약기간별 미수금관리. 대손처리요건
13. 채무명의, 채권양도, 소멸시효, 근저당, 가압류, 공증, 지급명령, 소송

제8장

진료비심사청구

8-1 | 심사청구 명세서 작성

학습목표

1. 심사청구서 및 명세서 작성요령에 의거 요양급여명세서를 작성할 수 있다.
2. 상병명 및 상병분류기호는 「한국표준질병·사인분류」에 의거 주상병, 부상병, 배제(추정) 상병 순으로 기재할 수 있다.
3. 진료비 명세서 작성 시 (I)란과 (II)란의 기재내용을 구분 작성할 수 있다.

1. 진료비 심사의 개요

진료비심사제도는 의료기관이 환자 진료 후 보험자단체에 진료비를 청구 했을때 보험자단체에서 의료기관의 부당한 진료비청구나 착오 등의 여부를 심사하는 것이다. 이는 진료질서의 확립을 유도하고 보험재정을 보호하며, 각 의료기관의 진료서비스가 적정하게 이루어지도록 하는데 목적이 있다. 따라서 요양급여심사제도는 의료기관이 제공한 요양급여에 대하여 본인부담진료비를 제외한 보험자부담진료비를 건강보험심사평가원에 청구하였을 때 청구된 진료비가 적정하게 산정되었는지를 심사하는 제도이다.

(1) 진료비청구 전 심사

진료비를 수납하고 환자가 퇴원한 후에 심사하는 것을 청구전 심사라고 하는데, 퇴원 후 진료비명세서를 출력하여 자체 심사한다. 심사방법으로는 진료비명세서에 의한 심사와 전산화면심사, 그리고 양자를 혼합한 혼합방식이 있다.

(2) 진료비 심사청구

진료비는 건강보험환자, 의료급여환자, 산재보험환자, 자동차보험환자 등 환자의 분류에 따라 청구절차를 밟는다. 청구방법에는 진료비명세서(서면), 전자매체, 전자문서교환방식(정보통신망)이 있다.

(3) 진료비 조정 및 삭감분석

보험자단체인 건강보험심사평가원, 근로복지공단 등이 심사에 의한 진료비를 삭감할 경우 의료기관에서는 그 삭감의 원인과 유형을 분석하게 된다. 진료비 삭감에 대해 불복하거나 이의가 있을 경우에는 삭감된 진료비에 대하여 이의신청을 할 수 있고, 그 이의가 인정되지 않는 경우에는 재심청구를 할 수 있다.

2. 요양급여비용 청구방법

1) 청구 개요

요양급여비용 청구방법, 심사청구서 · 명세서서식 및 작성요령은 보건복지부고시에 의거 아래와 같다.

(1) 청구인

요양급여비용청구인 또는 검체검사 공급내역통보인은 해당 요양기관의 대표자(개설자)가 된다.

(2) 작성방법

정보통신망으로 요양급여비용을 청구하거나 검체검사공급내역을 통보하는 경우에는 "전자문서 작성요령"에, 전산매체(디스켓 또는 CD 등)로 청구하는 경우에는 "전산매체 작성요령"에, 서면으로 청구하는 경우에는 "서면서식 작성요령"에 각각 의하되 이 요령에서 정하지 않은 세부작성요령은 건강보험심사평가원장이 정할 수 있다.

2) 요양급여비용 청구방법

(1) 요양급여비용 청구 및 자료제출 매체의 선택

요양기관은 정보통신망, 전산매체 또는 서면 중 한 가지의 방법을 선택하여 요양급여비용을 청구한다.

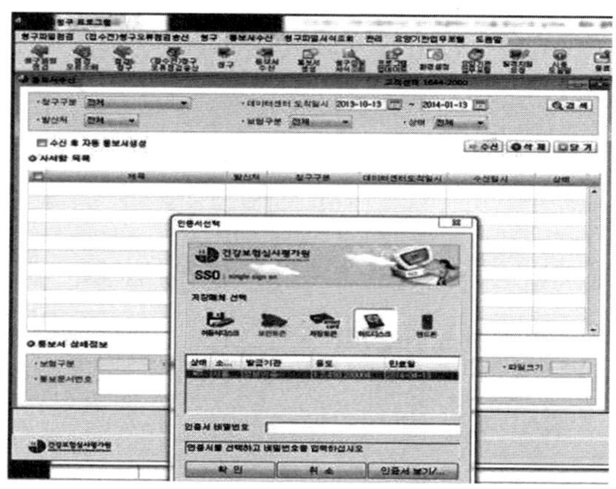

그림 8-1 심사평가원의 진료비청구 프로그램화면

(2) 요양급여비용심사청구서 등의 제출

① 상급종합병원, 치과대학부속치과병원, 한방병원은 심사평가원의 본원

② 종합병원, 병원, 치과병원, 요양병원, 의원, 치과의원, 한의원, 보건의료원 및 보건소, 보건지소, 보건진료소, 조산원, 약국, 한국희귀필수의약품센타의 요양기관 소재지별로 심사평가원의 지원

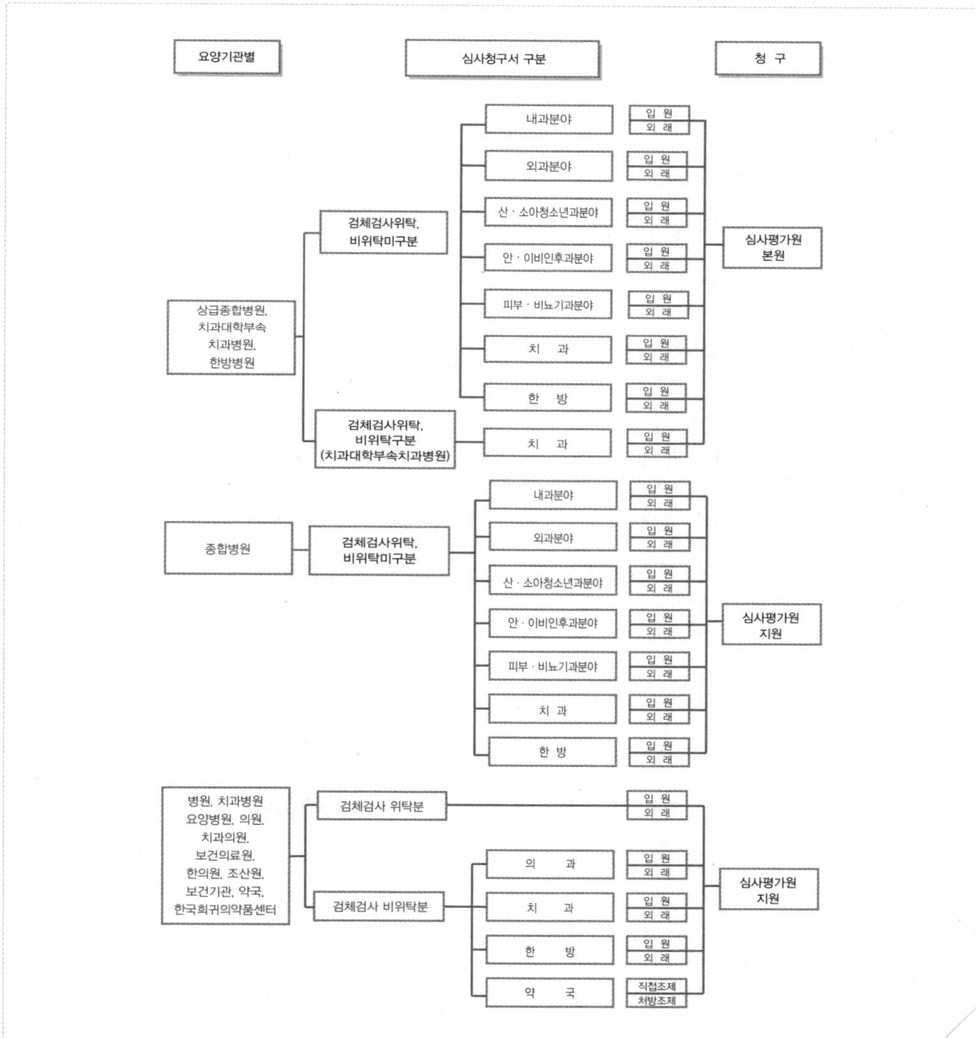

주) 1. 정보통신망, 전산매체로 요양급여비용을 청구하는 요양기관은 검체검사 위탁여부에 관계없이 진료분야별로 입원, 외래로 구분하여 청구함

2. 요양병원의 의과 입원은 장기환자와 제외환자의 요양급여비용으로 구분하여 청구함

그림 8-2 요양급여비용의 청구체계

(3) 요양급여비용 청구시기

① 입원진료는 퇴원일이 속한 날의 다음 주 월요일부터 청구할 수 있다. 다만, 월의 말일과 초일이 모두 포함된 주의 요양급여비용을 청구하는 경우에는 이를 월별로 구분하여 청구한다(월단위 : 0, 주단위 : 1~6)

② 외래진료는 내원일이 속한 날의 다음 달 초일부터 월별로 청구하거나, 내원일이 속한 다음 주 월요일부터 주단위로 구분하여 청구할 수 있다. 다만, 월의 말일과 초일이 모두 포함된 주의 진료수가를 청구하는 경우에는 이를 월별로 구분하여 청구한다.

③ 30일을 초과하여 입원진료를 하는 경우에는 연계 심사가 가능하도록 다음 각 호의 기재방법에 따라 월단위로 분할 청구할 수 있다. 다만, 의약품관리료의 경우에는 일괄하여 청구한다.

(4) 약제 및 재료 구입 목록부 제출

의료기관은 진료수가를 최초로 청구하는 때에는 실제 구입가격을 확인할 수 있는 구입증빙자료를 첨부한 목록표(1. 원료약 구입목록표 2. 치료재료 및 비급여약제 구입목록표 3. 자체 조제(제제)약 목록표 4. 비용산정 목록표 등)을 심사평가원에 제출하여야 한다. 이 경우 목록표 등은 진료수가 청구 전에 도달될 수 있도록 한다.

(5) 의료기관의 신고

① 의료기관은 진료수가를 최초로 청구하는 때에는「국민건강보험법」제43조제1항에 따라 시설 · 장비 및 인력 등에 대한 현황을 심사평가원에 신고하여야 한다.

② 의료기관은 제1항에 따라 신고한 내용이 변경된 경우에는「국민건강보험법」제43조제2항에 따라 15일 이내에 변경사항을 심사평가원에 신고하여야 한다.

(6) 심사청구서와 명세서의 구분

심사청구서와 명세서는 진료분야, 입원과 외래, 처방조제와 직접조제로 각각 구분한다.

표 8-1 상급종합병원, 종합병원, 치과대학부속치과병원 및 한방병원의 진료분야 구분

진료분야	진료과
내과분야	내과, 정신건강의학과, 신경과, 결핵과, 영상의학과, 방사선종양의학과, 가정의학과, 직업환경의학과, 병리과, 진단검사의학과, 핵의학과, 예방의학과
외과분야	외과, 흉부외과, 신경외과, 정형외과, 성형외과, 재활의학과, 마취통증의학과, 응급의학과
산·소아청소년과분야	산부인과, 소아청소년과
안·이비인후과분야	안과, 이비인후과
피부·비뇨기과분야	피부과, 비뇨의학과
치과	치과
한의과	한의과

(6) 심사청구서와 명세서의 보관

청구인은 심사청구서와 명세서의 사본을 「국민건강보험법 시행규칙」에서 정한 바에 따라 보관하며, 공단 및 심사평가원은 심사청구서와 명세서를 5년간 보관한다.

3) 심사청구서 및 명세서 서식

요양기관과 심사평가원이 요양급여비용 청구와 관련하여 사용할 수 있는 문서의 종류

(1) 요양급여비용심사청구서

(2) 요양급여비용명세서(별지서식)

① 의 · 치과용명세서

② 한방용명세서

③ 보건기관용명세서

④ 약국용명세서 등이 있다.

(별지 제9-1호 서식)

서식번호	G	I	0	1	(　　년　월분) **요양급여비용심사청구서**	보험자 종별 구분		※접수번호	

요양기관							
	①기　호		②명칭		③전화번호		④청구단위 구분
	⑤소재지				⑥우편번호		
작성자	⑦성명	(서명 또는 날인)			대행청구 단　체	⑨기호	
	⑧생년월일					⑩명칭	

구 분			⑪ 건수	⑫요양 급여 비용 총액1	⑬본인 일부 부담금	⑲ 지원금	⑳ 장애인 의료비	⑭청구액	⑮차등 수가 청구액	⑯ 본인부담 상한액 초과금총액	⑰ 요양급여 비용총액 2, 진료비총액	⑱ 보훈 청구액	㉑건강보험 100분의 100본인 부담금총액	㉒보훈 본인 일부 부담금	㉓ 100분의 100미만 총액	㉔ 100분의 100미만 본인일부 부담금	㉕ 100분의 100미만 청구액	㉖ 100분의 100미만 보훈 청구액
의과	입원	1																
	외래	2																
치과	입원	3																
	외래	4																
한방	입원	5																
	외래	6																
조산		7																
DRG		10																

상급종합병원 종합병원 치과대학부속치과병원 한방병원 진료분야구분	1	2	3	4	5	6	9
	내과 분야	외과 분야	산·소아청소년과 분야	안·이비인후과 분야	피부·비뇨의학과 분야	치과	한방

차등수가 적용기준	차등지수	진료일수
	.	.

☐ 「국민건강보험법 시행규칙」 제19조제1항에 따라 요양급여비용의 심사를 청구합니다.

☐ 「한국보훈복지의료공단법 시행령」 제17조의2에 따라 진료비용의 심사를 청구합니다.

청구일자:　　　년　　월　　일

청 구 인:　　　　　　　(서명 또는 날인)

☐ 건강보험심사평가원장 귀하

☐ 국민건강보험공단이사장 귀하

☐ 한국보훈복지의료공단이사장 귀하

※ 첨　부: 요양급여비용명세서　　매

전산매체 (　　)　　매

처　방　전　　매

주 : 1. ※란은 건강보험심사평가원이 기재합니다.

2. 상급종합병원, 종합병원, 치과대학부속치과병원 및 한방병원 요양급여비용명세서의 진료분야별 분리 청구시 해당 진료분야 구분란에 표시(○)하여야 합니다.

3. 보험자 종별 구분: 건강보험 진료분은 기재하지 않으며, 보훈위탁진료 요양기관의 "보훈 국비환자(상이처, 무자격자)" 입원·외래진료분인 경우에만 "7"을 기재합니다.

4. '진료비총액', '보훈청구액', '보훈 본인일부부담금' 및 '100분의100미만 보훈청구액'은 '보훈국비환자' 또는 '보훈병원의 보훈감면환자' 진료분인 경우에 한하여 기재합니다.

(190㎜ x 268㎜ 신문용지 50g/㎡(재활용품))

(별지 제10호 서식)

의과
입원

요양급여비용명세서

서식번호	G	I	O	2
등록번호				
가입자성명				
수진자성명				

증번호	
공상 등 구분	
주민등록번호	-

요 양 기 관	
기 호	
명 칭	

상 병 명	분류기호	수술	진료과목	상해외인	특정기호	면허종류	면허번호	당월요양개시일 / 최초입원개시일	당월요양급여일수 (투약일수포함)	진료결과
	.								일	
	.								일	
	.								일	
	.								일	

입원일수	일	처방전 발급번호		처방일수	
		점검번호			

구 분		기본진료 약제, 특정재료(Ⅰ)	진료행위(Ⅱ)
1. 진찰료 (외래관리료 포함)	①초 진 회	원	야간,공휴 회
	②재 진 회	원	야간,공휴 회
	③의약품관리료	원	
	④응급 및 회송료	원	
2. 입원료	①일 반 일	원	
	②내과질환자, 정신질환자 만8세미만의 소아 일	원	
	③중환자실 일	원	
	④격리병실 일	원	
	⑤신생아 일	원	
	⑥기 타 일	원	
	⑦기본식대	원	
	⑧가산식대	원	
3. 투약료 및 처방전	①내 복 일분	원	원
	②외 용 일분	원	원
	③처방전 회	원	
4. 주사료	①피하 또는 근육내 일	원	원
	②정맥내 일	원	원
	③수액제 회	원	원
	④기 타 회	원	원
	⑤특정 재료	원	
	⑥수 혈 회	원	원
5. 마취료	① 회	원	원
6. 이학요법료	① 종	원	원
7. 정신요법료	① 종	원	원
8. 처치 및 수술료	①처치 및 수술 종	원	원
	③캐스트 회	원	원
9. 검사료	①자체검사 종	원	원
	②위탁검사관리	원	
	③위탁검사 종	원	
10. 영상진단 및 방사선 치료료	①진 단 종	원	원
	②치 료 종	원	원
S. 특수장비	①CT 회	원	원
	②MRI 회	원	원
	③PET 회	원	원
A. 100분의50 본인부담	①의약품	원	원
	②치료재료	원	원
	③진료행위	원	원
B. 100분의80 본인부담	①의약품	원	원
	②치료재료	원	원
	③진료행위	원	원
D. 100분의30 본인부담	①의약품	원	원
	②치료재료	원	원
	③진료행위	원	원
E. 100분의90 본인부담	①의약품	원	원
	②치료재료	원	원
	③진료행위	원	원
U. 건강보험100분의100본인부담	①의약품	원	원
	②치료재료	원	원
	③진료행위	원	원
V. 보훈 등 100분의100 본인부담	①의약품	원	원
	②치료재료	원	원
	③진료행위	원	원
W. 비급여	①의약품	원	원
	②치료재료	원	원
	③진료행위	원	원
특수장비총액		원	원
보훈 등 100분의100본인부담금총액			원
비급여총액		원	원
11. 소계		원	원
12. 가산율		%	원
15. 요양급여비용총액 1			원
16. 본인일부부담금			원
17. 지원금			원
18. 장애인의료비			원
일련번호		※심사조정	

약품코드 (일반명 또는 제품명 코드)	약품명 (일반명 또는 제품명)		1회투약량	1일투여횟수	총투약일수	본인부담률 구분코드		
코드	분류 (예외구분코드)	단가	1회투약량	1일투여량 또는 실시횟수	총투여일수 또는 실시횟수	금액	면허종류	면허번호

특정내역

수술 코드			

19. 청구액	원
20. 본인부담상한액초과금	원
21. 요양급여비용총액 2. 진료비총액	원
22. 보훈청구액	원
23. 건강보험 100분의100본인부담금총액	원
24. 보훈본인일부부담금	원
25. 100분의100미만 총액	원
26. 100분의100미만 본인일부부담금	원
27. 100분의100미만 청구액	원
28. 100분의100미만 보훈청구액	원

※ 심사내역

구 분	코 드	조 정	Ⅰ.Ⅱ
			감Ⅰ
			감Ⅱ
			증Ⅰ
			증Ⅱ
계			

190mm×320mm(일반용지 60g/㎡(재활용품))

(별지 제 11-1호 서식) : 방문 일자별

의과 외래

서식번호	G	I	O	3	요양급여비용명세서		요 양 기 관	
등록번호					증번호		기 호	
가입자성명					공상 등 구분		명 칭	
수진자성명					주민등록번호	–		

상 병 명	분류기호	수술	진료과목	상해외인	특정기호	면허종류	면허번호	당월요양개시일	당월요양급여일수 (원내투약일수포함)	진료결과
	.								일	
	.								일	
	.								일	

총내원일수	일	내원일	1	2	3	4	5	6	7	8	9	10	11	12	13	14	15	16	17	18	19	20	21	22	23	24	25	26	27	28	29	30	31

구 분		기본진료 약제,특정재료(Ⅰ)	진료행위(Ⅱ)
1. 진찰료 (외래관리료 포함)	①초 진 회	원	야간,공휴 회
	②재 진 회	원	야간,공휴 회
	③ 의 약 품 관 리 료	원	
	④ 응 급 및 회 송 료	원	
	⑤ 가 정 간 호 기 본 방 문 료	원	
	⑥만성질환관리료 회	원	
3. 투약료 및 처방전	①내 복 일분	원	원
	②외 용 일분	원	원
	③처방전 회	원	
4. 주사료	①피하 또는 근육내 일	원	원
	②정맥내 일	원	원
	③수액제 회	원	원
	④기 타 회	원	원
	⑤ 특 정 재 료	원	
	⑥수 혈 회	원	원
5. 마취료	① 회	원	원
6. 이학요법료	① 종	원	원
7. 정신요법료	① 종	원	원
8. 처치 및 수술료	①처치 및 수술 종	원	원
	③캐스트 회	원	원
9. 검사료	①자체검사 종	원	원
	② 위 탁 검 사 관 리	원	
	③위탁검사 종	원	
10. 영상진단 및 방사선 치료료	①진 단 종	원	원
	②치 료 종	원	원
S. 특수장비	①CT 회	원	원
	②MRI 회	원	원
	③PET 회	원	원
T. 특수재료 및 관련 행위료	①치료재료	원	
	②진료행위		원
A. 100분의 50 본인부담	①의약품	원	원
	②치료재료	원	원
	③진료행위	원	원
B. 100분의 80 본인부담	①의약품	원	원
	②치료재료	원	원
	③진료행위	원	원
D. 100분의 30 본인부담	①의약품	원	원
	②치료재료	원	원
	③진료행위	원	원
E. 100분의 90 본인부담	①의약품	원	원
	②치료재료	원	원
	③진료행위	원	원
U. 건강보험100분의 100본인부담	①의약품	원	원
	②치료재료	원	원
	③진료행위	원	원
V. 보훈 등 100분의100 본인부담	①의약품	원	원
	②치료재료	원	원
	③진료행위	원	원
W. 비급여	①의약품	원	원
	②치료재료	원	원
	③진료행위	원	원

처방전 발급번호		처방일수		본인부담금 발생횟수		직접 조제 횟수	
점검번호							

약품코드 (일반명 또는 제품명 코드)	약품명 (일반명 또는 제품명)		1회투약량	1일투여횟수	총투약일수	본인부담률 구분코드		
코드	분류 (예외구분코드)	단가	1회투약량	1일투여량 또는 실시횟수	총투여일수 또는 실시횟수	금액	면허종류	면허번호

특정내역

수술 코드			

투약료총액	원	18. 장애인의료비	원
특수장비총액	원	19. 청구액	원 원
특수재료 및 관련 행위료 총액	원	20. 본인부담상한액초과금	원 원
보훈 등 100분의100본인부담금총액	원	21. 요양급여비용총액 2. 진료비총액	원
비급여총액	원	22. 보훈청구액	원
11. 소계	원 원	23. 건강보험 100분의100본인부담금총액	원
12. 가산율	% 원	24. 보훈본인일부부담금	원
15. 요양급여비용총액 1	원	25. 100분의100미만 총액	원
16. 본인일부부담금	원	26. 100분의100미만 본인일부부담금	원
17. 지원금	원	27. 100분의100미만 청구액	원
일련번호	※심사조정	28. 100분의100미만 보훈청구액	원

※ 심사내역

구 분	코 드	조 정	Ⅰ. Ⅱ
			감Ⅰ
			감Ⅱ
			증Ⅰ
			증Ⅱ
계			

[정률]

190mm×320mm(일반용지 60g/㎡(재활용품))

3. 심사청구서 명세서 작성요령

1) 요양급여비용 명세서 작성요령

(1) 요양개시일 및 요양급여일수 등

① "상병명 및 상병분류기호"란에는 통계청 고시에 따른「한국표준질병 · 사인분류」의 상병명 및 분류기호를 주상병, 부상병, 배제된 상병 순으로 기재(영문자는 반드시 대문자로 기재, ' ' 또는 *, † 등 특수기호는 기재 생략)한다.

② "당월요양개시일"란에는 해당 요양기관에 해당 상병의 요양급여를 위하여 그 달에 최초 입원한 연, 월, 일을 기재하고, 30일을 초과한 입원요양급여비용의 분리청구시에는 "최초입원개시일"란에 해당 상병의 요양급여를 위해 최초 입원한 연, 월, 일을 기재한다.

③ "내원일자"란에는 해당 요양기관에 해당 상병의 요양급여를 위하여 외래에 내원한 일자를 기재하며, 동일인에게 초진 및 재진을 1일에 2회 이상 행하고 초 · 재진 진찰료를 2회 이상 산정하는 경우에는 명세서 '특정내역'란에 그 사유를 기재한다.

④ "당월요양급여일수(외래 명세서의 경우는 '요양급여일수')"에는 해당 상병으로 당월(당일)에 요양급여를 받은 실 일수를 기재하며, 입원 또는 내원일수에 투약일수(의료기관의 경우 원내투약일수)를 산입하여 산정한다. 이때 입원 또는 내원일수와 투약일수가 중복될 때에는 1일로 계산한다.

⑤ "입원일수"는 상대가치점수표 제2부 제1장 2. 입원료 등 산정지침에도 불구하고 수진자가 입원한 날부터 퇴원일까지의 일수를 기재한다.

⑥ 동일인에 대하여 정률제 명세서, 정액제 명세서 등으로 각각 작성될 경우에 "당월요양개시일"은 각 명세서상의 해당 최초 진료일자를, "당월요양급여일수(요양급여일수)"는 해당 명세서상의 투약일수를 포함한 요양급여기간만을 기재하며, "총내원일수"란에도 해당 명세서상의 내원일수만을 기재한다.

⑦ "총내원일수"는 수진자가 내원하여 진료를 받은 실 일수를 기재하되, 동일인에게 초진 및 재진을 1일에 2회이상 행하고 초 · 재진 진찰료를 2회 이상 산정하는 경우에는 "특정내역"란에 그 사유를 기재하고 내원일수는 1일로 기재한다.

⑧ "진찰횟수"란은 차상위 (장애인) 만성질환 · 18세 미만 본인부담경감 대상자가 외래진료 시 동일한 상병에 대하여 1일 2회 이상 진찰을 한 경우 진찰한 횟수를 기재한다.

(2) 소계, 가산율 및 금액, 요양급여비용총액 1, 본인일부부담금, 청구액 등

① "소계"란은 "1"란부터 "T"란까지의 (Ⅰ)란의 합계금액과 (Ⅱ)란의 합계금액을 각각 기재한다.

② "가산율"란은 요양기관종별 가산율을 기재하고, 가산금액란은 (Ⅱ)란의 소계금액에 요양기관종별 가산율을 곱한 금액으로 기재하되, "원" 미만은 4사5입 한다.

③ "요양급여비용총액 1"란은 (Ⅰ)란과 (Ⅱ)란의 소계와 가산금액을 합한 총 금액에서 10원미만은 절사한 금액을 기재한다.

④ "본인일부부담금"란은 100원 미만 절사한 금액으로 기재하되, 입원진료의 경우에는 10원 미만 절사한 금액으로 기재한다.

⑤ "청구액"란은 "본인일부부담금"을 공제한 금액을 기재한다.

2) 작성요령

(1) 끝수계산

심사청구서와 명세서에 기재하는 금액 중 요양급여비용총액 1, 본인일부부담금, 청구액 및 건강보험 100분의100 본인부담금총액은 10원 미만의 끝수가 있을 때에는 그 끝수는 계산하지 아니하며, 금액 이외의 금액은 원 미만을 사사오입한다.

(2) 증번호

공단에서 발행한 증에 기재된 증번호를 기재한다.

(3) 수진자 성명, 주민등록번호 등

건강보험증과 주민등록상의 주민등록번호가 서로 틀리는 경우에는 건강보험증에 기재되어 있는 주민등록번호를 기재하되, "특정내역기재란"에 그 사실을 표기한다.

(4) 상병명 및 상병분류기호

요양급여비용청구시사용하는 상병명 및 상병분류기호는 「한국표준질병사인분류」에 따라 기재하되, 분류기호가 6단위로 분류되어 있는 경우 6단 분류기호까지 기재하고, 분류기호가 3단위, 4단위 또는 5단위까지만 분류된 경우는 3단, 4단 또는 5단 분류기호를 기재하며, 분류기호란의 앞자리에서부터 기재한다.

(5) 특정내역 등 기재

상해외인, 특정기호, 의약분업 예외 구분코드 등 특정의 진료(조제)내역 및 청구내역에 대한 추가적 기술사항 등이 있을 "특정내역기재란"에 기재한다.

① 상해외인 :

「한국표준질병 · 사인분류」에 따라 상병의 원인에 해당되는 분류기호 중 영문 첫 자리(V, W, X 또는 Y)만 기재한다.

② 특정기호 :

만성신부전증환자, 암환자, 조혈모세포이식대상질환자, 혈우병환자, 장기(간장, 심장, 췌장)이식환자 등 "특정기호코드"에 해당되는 기호를 기재한다.

(6) 진료결과

– 명세서상 최종 진료일의 환자상태를 구분하여 진료결과에 따라 해당 코드를 아래와 같이 기재한다.

진 료 결 과	구분코드
최종진료일 당시 입원중이거나 계속내원이 예정된 경우(계속진료)	1
타 요양기관으로 환자의 진료를 의뢰한 경우(이송)	2
당초 의뢰한 요양기관 또는 1단계 요양기관으로 보낸 경우(회송)	3
요양기관내에서 사망이 확인된 경우(사망)	4
이송, 회송, 사망에 해당되지 않은 퇴원인 경우이거나 계속 내원이 필요치 않아 외래진료가 종결된 경우	9

(7) 명세서 작성순서

명세서 중단 우측 란에는 "요양급여의 내역과 처방 내역"은 ① 처방전 발급번호 및 점검번호, 처방일수 ② 처방내역 ③ 요양급여의 내역 순으로 기재한다.

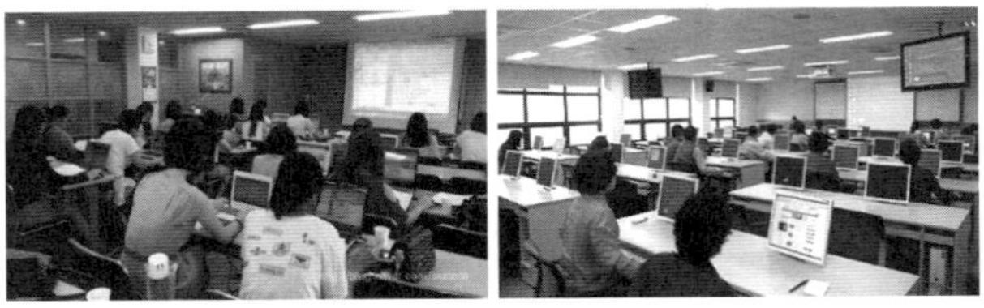

그림 8-3 건강보험 요양급여비용 명세서작성 실습

(8) 진료비 청구

① I항 : 기본진료료(진찰료, 입원료, 의약품관리료), 약제(투약 및 주사), 치료재료 및 혈액, 식대 등 : 종별가산율을 적용하지 않는다.

② II항 : 란은 요양기관 종별 가산율이 적용되는 주사행위료, 조제료, 검사료, 영상의학진단료, 마취료, 정신요법료, 이학요법료, 처치 및 수술료, 캐스트료 등 비용을 기재한다.

③ 종별가산금액(가산율) : 진료행위(II)의 소계란 금액에 요양기관종별가산율을 곱한 금액을 기재하고 원미만 4사5입 한다.

④ 요양급여비용총액 (진료비총액) : I항 + II항 + 종별가산금액 : 10원 미만은 절사한다.

⑤ 처방일수 : 처방전에 기재된 처방약품별 처방일수 중 가장 긴 처방일수를 기재하되, 일자별로 처방내역이 달라 각각 다른 의약품을 조제하도록 처방된 경우에는 각각의 처방일수를 합산하여 기재한다.

⑥ 검체검사 위탁의 경우 의뢰기관은 "검사료"란의 (I)란에 위탁검사관리료, 위탁검사료를 구분하여 각각 총 합산한 금액을 기재하되, 위탁검사료에는 위탁검사 해당항목의 소정 검사료와 별도 산정 가능한 재료대를 합산하여 기재한다.

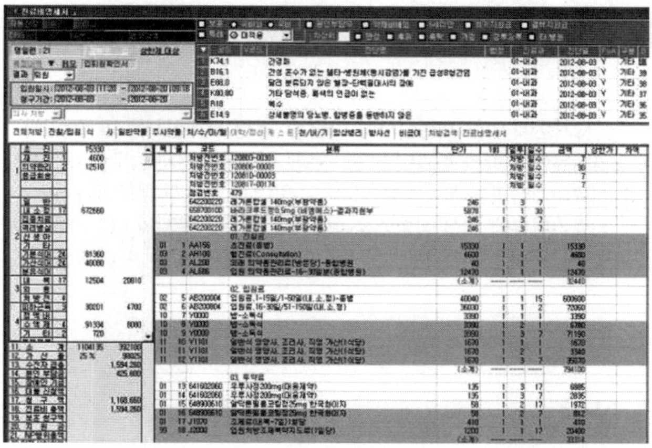

그림 8-4 진료비청구명세서 작성 심사화면

(9) 요양급여비용 명세서 작성 시 필수 기재사항

요양급여비용 청구 시 필수 기재사항은 ① 가입자의 성명 및 건강보험증 번호 ② 요양급여를 받은 사람의 성명 및 주민등록번호 ③ 상병명 또는 부상명 ④ 요양 개시 연월일 및 요양 일수 ⑤ 진료결과 ⑥ 요양급여비용의내용 ⑦ 본인부담금 및비용청구액 ⑧ 처방전내용 등이다.

8-2 | 진료비심사 및 청구

학습목표

1. 심사기준에 의한 재원심사와 퇴원 후 병원 자체심사를 할 수 있다.
2. 급여유형에 따라 진료비가 올바르게 산정되었는지 검토할 수 있다.
3. 진료비계산과정에서 산정착오나 누락이 없었는지 검토할 수 있다.
4. 진료기록부에 의한 상병명을 확인하고 의무기록지와 비교하여 심사청구할 수 있다.

1. 요양급여비용 심사

1) 심사의 개요 및 기준

(1) 심사의 필요성 및 의의

요양급여비용 심사는 관계법령에서 정한 기준과 원칙에 근거하여 의학적으로 보편타당하고 경제적으로는 비용효과적인 방법으로 요양급여가 행하여졌는지 여부를 공정하고 타당하게 심사함으로써, 불필요한 과다비용의 억제와 부당한 진료비용의 지급을 방지하고 의료자원의 과소이용 및 부적절한 이용을 방지하는 데 있다. 또한 사회보험제도 하에서 의료보장 취지에 합당한 적정진료를 보장함으로써 요양급여에 대한 사회적 책임과 국민에 대한 의학적 보호기능을 실제화 하는데 그 의의가 있다고 할 수 있다. 따라서 요양급여비용심사는 행위별로 산정한 요양기관의 청구내용이 요양급여기준 등에 적합한지를 심사하여 청구오류나 위반사항을 조정함으로써 요양급여비용의 청구질서를 확립하고 적정진료를 유도하는데 그 목적이 있다.

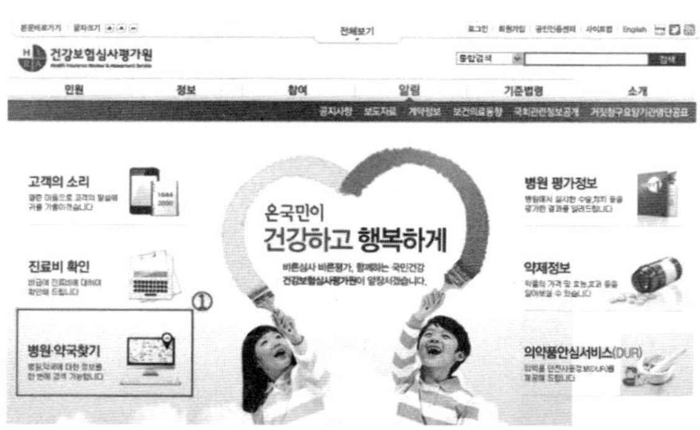

그림 8-5 건강보험심사평가원 홈페이지

(2) 심사의 법적 근거

요양기관으로부터 요양급여에 관한 비용의 청구가 있을 때는 건강보험심사평가원이 요양급여비용(진료비)를 심사하고 보건복지부령에 따라 보험자(공단)가 진료비를 지불하며 심사의 법적인 근거는 아래와 같다.

심사의 법적 근거
① 국민건강보험법 제43조(요양급여비용의 청구와 지급 등) ② 제56조(건강보험심사평가원의 업무 등) ③ 국민건강보험법 시행규칙 제13조(요양급여비용의 심사 · 지급) ④ 국민건강보험요양급여의 기준에 관한 규칙 제5조(요양급여의 적용기준 및 방법

(3) 요양급여비용의 심사

① 심사평가원은 요양급여비용의 심사청구를 받은 때에는 그 심사청구 내역이 다음 각호에 적합한지를 심사하여야 한다. 이 경우㉣에 해당하는 심사기준은 공개하여야 한다.

㉮ 요양급여기준에 관한 규칙에서 정한기준

㉯ 요양급여비용의 산정내역

㉰ 보건복지부장관이 정한 요양급여비용의 산정지침

㉱ 기타 심사평가원의 원장이 진료 심사평가위원회의 심의를 거쳐 정한 요양급여비용의 심사기준 등

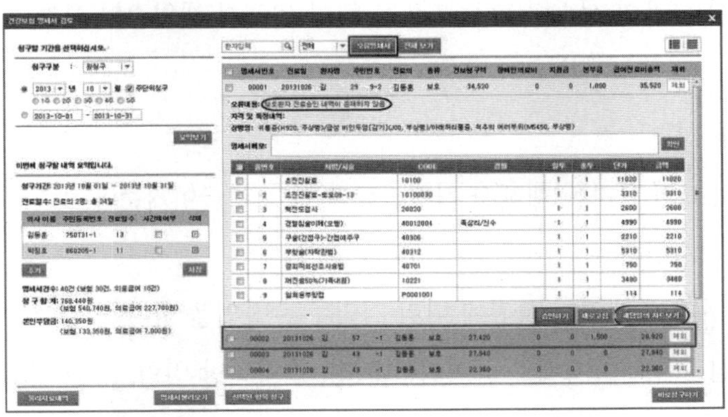

그림 8-6 진료비 청구 심사프로그램

(4) 심사기준

심사기준은 요양기관이 청구한 요양급여비용의 심사 시 적합성 여부에 대한 판단기준을 의미하며 요양급여비용 청구에 대한 심사기준은 아래와 같다.

심 사 기 준
① 국민건강보험법, 시행령, 시행규칙 ② 국민건강보험요양급여의 기준에 관한 규칙 ③ 요양급여의 적용기준 및 방법에 관한 세부사항[고시] ④ 요양급여비용의 내역, 건강보험 요양급여행위 및 그 상대가치 점수, 산정지침(고시) ⑤ 중증환자에게 처방 · 투여하는 약제중 보건복지부장관이 정하여 고시하는 약제에 대해 중증질환심의위원회의 심의를 거쳐 심사평가원장이 공고한 요양급여기준 및 방법에 관한 세부사항(공고) ⑥ 약가 실거래 상한액표 및 진료용 특정 재료대 실구입가 ⑦ 보건복지부 유권해석 및 행정해석 ⑧ 심사평가원장이 진료심사평가위원회의 심의를 거쳐 정한 요양급여비용의 심사기준(심사지침) ⑨ 진료비 심사위원회 및 분과위원회 지침 등 기타 심사기준

2) 심사내용 및 방법

(1) 병원자체 심사(청구 전)

환자가 보험유형별 본인부담진료비를 납부하고 퇴원한 후 보험자가 부담하는 진료비 대하여 청구하기 전에 심사하는 것을 사후심사 또는 청구전 심사라고 한다.

① 재원심사

진료기록부를 바탕으로 재원 중인 환자에 대한 처방이 적절한지 여부(처방누락, 처방과잉 진료, 적용 및 산정기준, 급여 및 비급여 적용 등)를 확인 심사하고, 퇴원심사 시(퇴원예고환자) 환자의 신속 정확한 퇴원을 하기 위해서 재원중인 환자의 처방 및 진단을 심사한다.

② 퇴원심사

㉮ 퇴원예고된 환자에 대해서 적정진료비 및 보험급여기준에 맞도록 처방이나 진단을 심사한다.

㉯ 사후 삭감에 대해서 사전에 미리 걸러주는 작업을 한다.

㉰ 재원심사와 마찬가지로 급여여부 조정, 누락처방 입력, 동일처방 삭제 등의 작업과, 환자의 보험자격 및 사후 청구시에 진단이 환자의 상태와 맞도록 조정한다.

㉣ 기타 부가적인 정보를 주기 위해서 부분, 전체 코멘트 등의 정보(명일련 단위, 줄번호단위)를 입력하고, 환자가 수납하고 퇴원할 수 있도록 심사완료 시킨다.

③ 퇴원 후 사후심사

환자가 퇴원 후 병원의 전문심사요원이 진료행위 산정기준과 심사지침에 의한 심사로써 의무기록과 대조하여 진료내역과 상병일치여부, 심사기준과 유권해석, 분과심사위원회지침 등을 참고하여 의무기록지와 대조 병원자체심사를 한 후 건강보험심사평가원으로 정보통신망을 이용 청구하게 된다.

생성된 요양급여비용 명세서의 내역과 의무기록지 대조 병원 자체 심사

① 심사시는 가능한 두 개의 전산 프로그램 화면(청구, 의무기록)을 활용한다.
② 보건복지부에서 고시된 심사청구서 및 명세서 작성요령을 참고한다.
③ 명세서의 맨 윗부분 기본사항(인적사항 등)이 잘 기재되었는지 확인한다.
④ 명세서 기재(입력) 내용과 의무기록지를 비교하여 자체 심사(조정)한다.

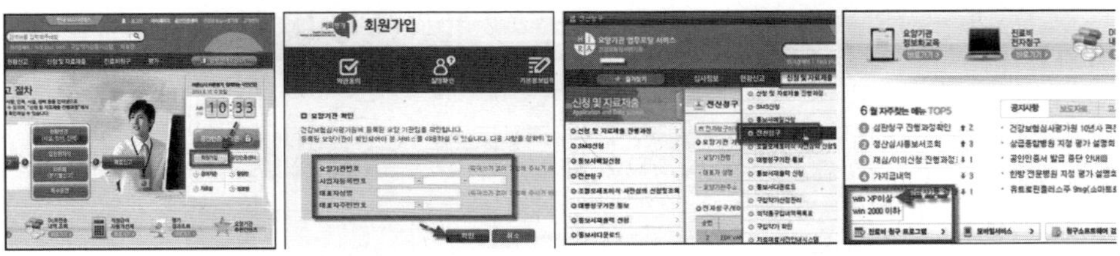

그림 8-7 진료비청구 포털서비스 화면

(2) 청구시기 및 심사방법

① 청구시기

진료비는 신속 · 정확하게 청구하여 조기에 미수금을 회수하는 것이 필요하며, 따라서 입원의 경우는 가능한 주간단위로 구분하여 청구하고, 장기재원환자의 경우에는 월단위로 분할청구 하는 것이 병원경영과 미수금관리에 효율적이다.

② 심사방법

심사방법에는 진료비명세서에 의한 심사와 전산화면심사, 혼합방식이 있다.

㉮ 진료비명세서에 의한 심사는 전산으로 출력된 진료비명세서를 진료기록부 및 심사기준과 대조 · 확인하는 심사방법으로 진료내역을 일자별이나 항목별로 출

력된 진료비명세서를 확인할 수 있는 장점이 있으나 출력에 따른 시간과 비용이 많이 소요되는 단점이 있다.

㈏ 전산화면심사는 진료비명세서를 출력하지 않고 전산화면으로 진료기록부와 대조심사하는 방법으로 시간과 비용이 절약되는 장점이 있다.

㈐ 혼합방식심사는 진료비명세서와 전산화면심사를 혼합하여 사용하는 방식이다. 병원별 심사방법은 상이하나 입원의 경우는 수정보완사항이 상대적으로 외래심사보다 많기 때문에 혼합방식을 많이 사용하고 외래진료비심사는 진료내역이 적고 상병기재 등 단순하므로 전산화면심사를 많이 활용하고 있다.

진료비심사화면

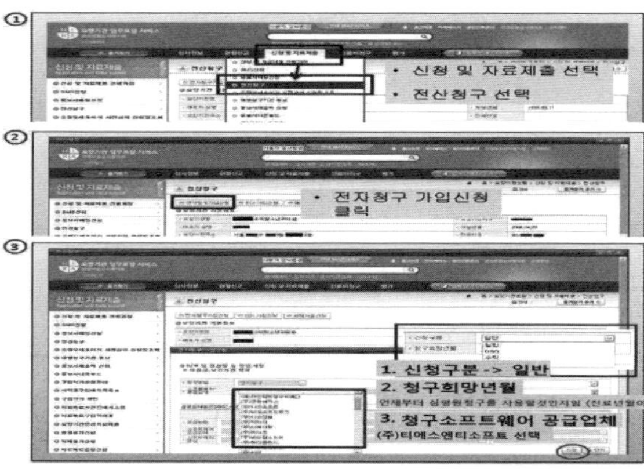

그림 8-8 병원 진료비심사화면

(3) 병원의 진료비 명세서 청구절차

진료비청구란 본인이 부담하는 진료비를 제외한 보험자 부담진료비를 보험자단체에 청구하는 과정으로서 일정한 양식에 의거 서면이나 전자문서를 이용하여 청구를 하게 되나 대부분 의료기관은 정보통신망을 이용하여 진료비를 청구하고 있다.

진료비 청구절차
① 환자 진료비 본인부담 계산 → ② 보험자 미수금 발생 → ③ 진료비청구명세서 생성(DATA정리) → ④ 명세서 출력 또는 전산화면심사(진료기록부와 대조) → ⑤ 병원자체심사(사전 및 사후) → ⑥ 진료비명세서 분류 → ⑦ 검사결과지 및 소견서 첨부 → ⑧ 진료비명세 마감 및 청구액 품의 → ⑨ 보험자 단체 EDI 전송

(4) 건강보험심사평가원의 심사

건강보험심사평가원은 요양기관의 청구내용이 법 제39조 제2항 및 제3항의 규정에 의한 요양급여기준과 법 제 42조에 의한 요양급여비용의 내역에 적합한지를 심사한다. (시행규칙 제13조) 심사방법은 청구진료비의 효율적 심사를 위하여 지표심사와 정밀심사 및 전문심사 등으로 이루어지고 있다.

3) 심사처리절차 및 기간

심평원의 심사처리절차는 다음과 같이 (1) 전산점검 → (2) 심사직원심사 → (3) 심사위원심사 → (4) 전문심사의 순서로 진행된다.

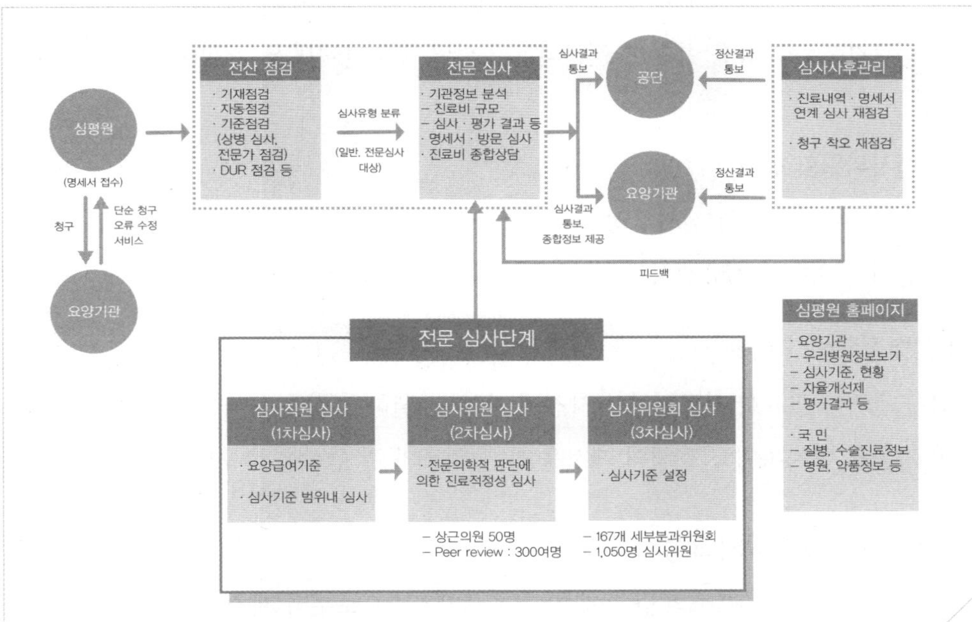

그림 8-9 심사처리절차

(1) 전산점검

요양급여비용청구 시 내역에 대한 적합성 여부를 심사하기 이전에 일반사항의 오류에 대한 기재점검, 약가나 수가의 단가 등에 대한 자동점검, 심사기준 적용착오 등에 대한 전문가 점검 등을 전산으로 점검하고 급증하는 심사대상건의 적시. 적정 심사처리를 위한 방안으로 의원 외래의 비교적 단순 상병이지면서 다빈도질환인 급성호흡기감염증을 대상으로 전산점검할 수 있는 시스템이 개발되어 전산으로 점검하고 있다.

(2) 전문심사

① 심사직원 심사

심사업무를 담당하는 직원이 수진자의 인적사항, 상병명, 진료기간 등 일반사항의 확인과 요양기관의 요양급여비용 청구경향을 분석하고, 심사기준의 범위 안에서 청구내역의 적합성여부에 대하여 점검하는 심사방법을 말한다.

② 심사위원 심사

심사위원이 의뢰한 전문심사대상기관에 대한 기관별 심사와 청구사례에 대하여 심사하는 것으로서 심사직원이 작성한 심사소견 등을 참조하여 해당기관 또는 해당명세서에 대한 진료경향분석 등을 통하여 전문의학적 판단에 의한 진료의 적정성 여부를 심사한다.

③ 심사위원회 심사

요양급여비용에 대한 심사결정을 위하여 고도의 의학적 판단을 요하는 경우 합의에 의한 결정을 위하여 진료심사평가위원회에서 심의하여 결정하는 것을 말한다.

(3) 선별집중심사 항목

심사 관리가 필요한 진료항목을 사전에 파악, 선별하여 집중 심사함으로 부적절한 진료비 지출을 방지하며 진료행태 개선을 통한 의료의 질 향상을 추구한다.

4) 심사관련 보완자료의 요청

(1) 심사평가원은 제2조의 규정에 의하여 요양기관으로부터 제출받은 자료만으로 요양급여비용의 심사가 곤란하다고 인정되는 경우에는 진료기록부, 수진자에게 발행된 진료비계산서 사본, 별지 제1~2호 서식에 의한 의료의 질 향상을 위한 점검표 등 요양급여비용 심사에 필요한 보완자료의 제출을 요청할 수 있다.

(2) 제(1)항의 규정에 의하여 보완자료의 제출을 요청하는 경우에는 심사평가원은 10일의 기간을 정하여 요청하여야 하며, 동 기간 내에 보완자료를 제출하지 아니하는 경우에는 다시 7일의 기간을 정하여 보완자료의 제출을 요청하여야 한다.

5) 요양급여비용 심사·지급

(1) 국민건강보험공단은 심사평가원의 요양급여비용의 심사결과를 통보받은 때에는 지체 없이 지급 전 사전점검 후 요양기관의 금융기관 계좌번호로 요양급여비용을 송금하고 그 내역을 요양급여비용 지급통보서에 의하여 요양기관에 통보하여야 한다.

(2) 국민건강보험공단은 제1항의 규정에 의한 지급 전 사전점검결과 지급불능사항이 있을 경우에는 당해 요양기관이 납득할 수 있도록 항목별 사유별 내역을 요양기관에 통보하여야 한다.

(3) 심사기간은 서면청구 및 전산기록장치에 의한 자기매체(diskette) 청구는 40일 이내, 정보통신망에 의한 청구는 15일 이내에 심사하여 그 내용이 기재된 요양급여비용 심사결과통보서를 공단 및 해당 요양기관에 각각 송부하여야 하며, 요양급여비용 심사결과 통보서를 받은 공단은 지체 없이 요양급여비용 지급명세가 기재된 요양급여비용 지급통보서에 따른 요양급여비용을 해당 요양기관에 지급하여야 한다.

요양급여비용 진료비지급방법
(1) 요양급여비용 지급기관은 의료보장의 유형에 따라 상이하며 건강보험은 국민건강보험공단, 의료급여는 시·군·구청, 자동차보험은 각 자동차보험 손보사, 산재는 근로복지공단으로 나누어져 있다. 의료급여진료비는 건강보험과 동일하게 시·군·구청에서 국민건강보험공단에 예탁한 진료비에서 지급하고 있으며, 산재보험의 경우에는 요양기관을 관할하는 근로복지공단 지역본부나 지사에서 심사하고 요양기관으로 지급하고 있다. 자동차보험의 경우는 심평원의 심사결과에 따라 각 보험사별로 진료비를 요양기관에 지급하고 있다. (2) 건강보험의 경우 요양기관에서 진료비를 청구하였을 때는 건강보험심사평가원 진료비청구명세서 접수일로부터 15일 이내(EDI 청구기관은 10일 이내)에 진료비의 90%를 개산불로 지급하고 나머지는 심사 후 지급함을 원칙으로 하고 있다.

6) 진단의 기재원칙 및 상병명 기재

(1) 진단의 정의

① 주진단(Principal Diagnosis)

환자가 병원에 입원하게 된 주원인에 대하여 입원기간 중의 모든 검사 또는 수술 등을 통하여 확립된 최종 진단이다. 단 진료 개시 후 의료시설을 방문하게 만든 병태와는 관련이 없는 새로운 병태가 발견되고, 이로 인한 자원 소모가 더 클 때에는 새로운 병태를 주진단으로 선정한다.

② **기타진단(Other Diagnosis)**

입원기간 중 발생했거나, 입원당시부터 주진단과 함께 가지고 있던 병태로서 다음과 같은 측면에서 환자진료에 영향을 준 주진단 이외의 추가진단을 말한다.

(2) 상병명, 상병분류 기호

① 통계청 고시에 의한 "한국표준질병 · 사인분류"의 분류기호를 주상병– 부상병–배제진단순으로 기재하되, 주상병은 반드시 첫 번째 자리(제1단)에만 기재하고, 부상병, 배제진단은 각각 2개 이상인 경우 중요도 순으로 각각 기재한다.

② 질병코드는 알파벳과 숫자를 사용하여 표현 : 한국표준질병 사인분류 8차 개정판(KCD–8) 분류체계에 의한다.

③ 요양급여비용 청구 시는 특수기호는 표기하지 않고 질병코드만 표기한다.

④ 청구된 질병코드는 의무기록 내용과 일치하여야 한다.

⑤ 요양급여비용 청구시에는 분류코드(V01–Y98)의 영문 첫 자리(V, W, X, Y)만 "특정내역기재란(서면의 경우 상해외인란)"에 기재한다.

⑥ 병원치료 또는 의료기관 방문을 하게 만든 가장 중요한 병태를 주진단으로 기재 한다.

⑦ 상병분류 구분은 주상병(치료나 검사에 대한 환자의 요구가 가장 컸던 상병)과 부상병(진료기간 중 주상병과 함께 있었거나 발생된 병태로서 환자 진료에 영향을 주었던 상병) 배제진단(최종 상병명이 확진된 경우 이전에 고려하였던 R/O 상병 등이 있는 경우)순으로 기재한다.

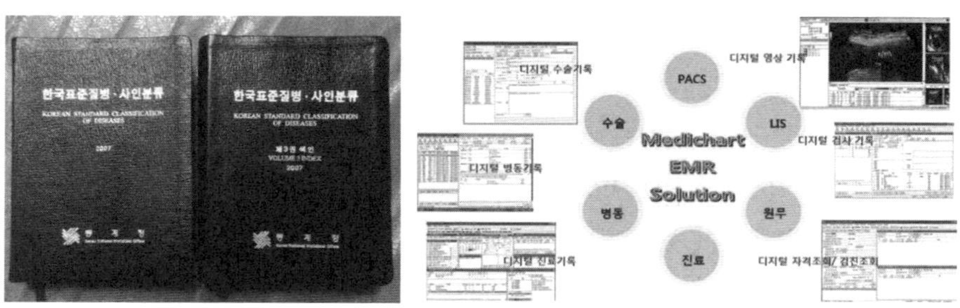

그림 8-10 한국표준질병 · 사인분류 및 전자의무기록

7. 진료비 심사 및 청구용 의무기록 서식

요양급여비용 심사청구용으로 활용되는 의무기록 서식 및 내용은 다음과 같다.

(1) 입퇴원기록지(Admission Discharge Record)

입원하여 진단, 치료, 퇴원까지 행하여진 진료과정에 대한 요약하는 문서로서 의무기록 맨 앞에 철하며, 또 다른 이름으로는 "Face Sheet" 또는 "Summary Sheet"라고도 한다.

① 입원진단명(Admitting Diagnosis): 환자가 입원, 검사, 진료 혹은 치료를 필요 하는 질병상태를 의사가 임시판단

② 퇴원진단명(Discharge Diagnosis Information): 최종진단명, 주진단명, 기본진단명, 주 처치명, 수술, 처치, 검사명, 퇴원과명, 날짜, 시간, 치료결과, 퇴원형태. 차후진료계획, 전공의, 주치의 서명

(2) 퇴원요약지(Discharge Summary Sheet)

입원 기간 동안 환자질병의 경과, 검사, 치료 및 결과에 대한 것을 한눈에 볼 수 있게 요약해 놓은 기록문서로서 주치의 및 담당전문의가 환자퇴원직후에 기록한다. 주요 기록내용으로는 ① 병원입원동기요인 – 주소(CC), 현 병력(PI) ② 신체조사, 임상검사, 방사선검사, 특수검사 ③ 최종진단명 ④ 앞으로의 치료계획 및 퇴원 약 처방 등이 있다.

(3) 병력기록지(Medical History)

환자 병력은 의사가 임시진단명(Diagnostic Impression)을 내기 위하여 필요한 정보를 활용(환자, 보호자, 동반자)기록하는 문서이며, 입원 후 24시간 이내 작성하는 것이 원칙이며, 수술이 예정된 환자는 수술 전에 작성해야 한다. 또한 병력기록지는 환자의 병력을 자세하게 기록하여 진찰과 치료의 방향을 계획하는 데 도움을 주며, 환자를 제일 처음으로 접한 인턴이 기록하는 것이 통례이다.

주요기록내용으로는 다음과 같다.

① 주소(C.C: Chief Complaint): 병원 찾게 된 증상, 기간, 상태기록

② 현재질병상태(P.I: Present illness): 초기 증상부터 진행양상과 상태, 중증도, 특징 등 기록

③ 과거병력(P.HX: Past history): 과거 앓았던 질병, 결과, 치료, 투약 등 기록

④ 개인력(P.H: Personal history): 결혼상태, 식습관, 수면습관, 종교, 술, 담배, 약물복용 등

⑤ 가족력(F.H: Family history): 환자의 가족관계, 유전적 질환, 체질, 선천적인 질병 등

⑥ 신체 각 계통 조사(ROS: Review System): 환자 진술 아닌 체계적인 검사 통한 진단상태이다.

(4) 경과기록지(Progress Notes)

질병 경과에 대한 의사와 그밖에 치료자 들이 직접기록 서명하는 서식으로 진료과정에서 진료팀이 서로 대화, 협의 하는 도구로써 환자진료를 수행한 질병의 경과를 직접 기록하고, 날짜, 서명, 전문직명(MD, RN)을 기록하는 서식이다. 주 내용으로는 ① 입원기록(Admission Note) ② 경과기록(Progress Note) ③ 교대근무기록(Service-in, Service-Out note) ④ 전과기록(Transfer-In, Transfer-Out note) ⑤ 최종경과기록지(Final Progress note) 등이 있다

(5) 수술기록지(Operation record)

수술을 담당했던 의사가 작성하며, 수술 직후에 기록하거나 녹음, 수술집도의사와 보조의사의 서명이 반드시 있어야 한다. 수술집도의 성명, 수술보조자 성명, 수술 전 및 수술 후 진단명 수술과정, 수술명, 수술일자 등이 기록된다.

(6) 의사기록지(Doctors Order Sheet)

주치의는 환자 진단이나 치료에 필요한 지시(검사, 처방, 처치 등)내용을 간호사나 house Staff에게 문서나 구두로 보내는 기록지이다.

(7) 간호기록지(Nurses Notes)

환자가 입원부터 퇴원 시까지 환자의 모든 상황, 간호내용, 환자의 반응, 상태 변화 등을 계속적 관찰하여 담당 간호진들이 기록하는 문서이다.

① Admission note: 입원 일시와 입원방법, 입원 시 환자 상태, 주증상 등을 기록한다.

② Nursing Progress Note: 시행된 치료 및 처치명, 검사명, 검사물채취, 전과 ,협진 등을 기록한다.

③ Discharge Note: 퇴원 일시, 퇴원 시 환자 상태, 퇴원 후 지시 내용 등을 기록한다.

(8) 투약기록지(Medication Sheet)

주치의 약물(투약)처방과 함께 간호사의 수행으로 이루어지며, 약물투입은 경구, 주사, 흡입 등의 방법으로 처방된 약물이 투입 된 후 약명, 투입방법, 일시, 양 등을 기록하는 문서이다.

(9) 외래기록지(OPD record)

① 응급실기록지(응급실에서 진료를 받은 환자 모두에게 작성되는 서식으로 법적문제와 관련 상세히 작성 필요함)

② 외래진료기록지

환자가 외래진료를 받을 때 마다 날짜, 주 호소, 검사명 등 그리고 진료의사의 서명이 기록되어야 한다.

③ 가정간호기록지

간호사가 환자를 방문하여 간호서비스를 제공할 때 마다 그 내용을 기록한다.

④ 재활치료기록지

매일 또는 정기적으로 외래를 방문하여 재활치료를 받는 경우에 작성한다.

(10) 기타 의무기록서식

협의진단기록(Consultation Report), 임상병리검사 보고서(Laboratory report), 조직병리검사 보고서(Pathology report), 방사선기록지(Radiology Report), 그라프기록지(graphic record), 심전도검사보고서(electrocardiographic report), 마취기록지(Aanesthetic record), 회복실 기록지(Recovery room record), 핵의학 검사지(Nucler Medicine), 수혈기록지(Transfusion record), 산과기록지(Obstetric record) 등이 있다.

8-3 | 심사지급 분석 및 이의신청 · 재심청구

학습목표

1. 보험자의 심사지급에 대한 진료비 조정내역을 분석할 수 있다.
2. 진료비심사 결정사항에 대한 이의신청이나 재심청구, 심사청구를 요청할 수 있다.
3. 보건복지부의 급여회신, 심사사례를 관리하고 의료진 및 직원들에게 교육할 수 있다.

1. 심사관리 및 이의신청

1) 심사관리

(1) 심사사후관리

심사사후관리란 요양급여비용 심사청구에 대하여 심사가 종결되고, 그 결과를 건강보험공단 및 요양기관에 통보한 후 심사가 심사기준에 의하여 정확하게 이루어졌는지를 재점검 하여 부당청구 및 지급된 금액이 확인된 경우 이를 환수하고, 점검결과를 추후 심사과정에 반영하는 것을 말하며, 세부업무로는 고액진료건 청구착오 점검, 중복청구건 점검, 소멸시효완료건 점검, 요양기관현황(변경) 신고에 대한 점검 등이 있다.

(2) 이의신청 및 권리구제

이의신청이란 심사평가원처분에 대한 권리구제절차로서 요양급여비용 심사 및 요양급여의 적정성에 대한 평가 등에 관한 심사평가원의 처분에 불복하여 법령에서 정한 서식에 의거 처분의 취소나 변경을 신청하는 것이며, 이의신청은 일종의 행정심판으로써 이는 행정기관이 행하는 행정법상의 분쟁해결의 절차이다.

① 이의신청은 요양기관 또는 공단은 심사평가원의 요양급여비용의 심사결과에 이의가 있을 때에는 법 제76조제3항의 규정에 의하여 처분이 있음을 안 날부터 90일 이내에 문서로 이의신청을 하여야 하며 처분이 있은 날부터 180일이 경과하면 이를 제기하지 못한다. 다만, 정당한 사유에 의하여 그 기간 내에 이의신청을 할 수 없었음을 소명한 때에는 그러하지 아니하다. 아울러, 제8조제2항의 규정에 의한 새로운 조정사유에 대한 이의신청일 경우에는 조정사유를 통보받은 날로부터 가

산한다.

② 이의신청 후 결과통보는 심사평가원이 제1항의 규정에 의한 이의신청을 받은 때에는 영 제51조의 규정에 의하여 60일 이내에 이의신청결과를 통보하여야 한다. 단, 부득이한 사정이 있을 경우에는 30일의 범위 안에서 그 기간을 연장할 수 있으며, 기간을 연장한 때에는 결정기간이 만료되기 7일 전까지 이의신청인에게 이를 통지하여야 한다.

③ 이의신청 및 이의신청의 결정서식은 규칙 제43조의 규정에 의한 서식(별지 제34호 및 제35호)에 의한다.

(3) 재심청구

재심청구란 요양급여비용의 심사결과에 이의가 있을 때에는 요양급여비용 심사결과 통보서를 받은 날로부터 90일 이내 재심사조정청구를 할 수 있으며, 신청방법은 서면 또는 웹(Web)으로 신청할 수 있다. 심사평가원은 30일 이내에 재심사조정 결과를 통보한다. 단 부득이한 경우에는 30일의 범위 안에서 그 기간을 연장할 수 있다. 또한 재심사조정청구에 대한 심사평가원의 결정에 불복이 있는 경우 심사평가원에 이의신청을 할 수 있다.

(4) 심판청구

심판청구는 이의신청에 대한 결정에 불복이 있는 자는 보건복지부 건강보험분쟁조정위원회에 심사청구를 할 수 있다. 심사청구는 처분이 있는 날로부터 90일 이내에 하여야 하며, 건강보험분쟁조정위원회는 심사청구를 받은 날로부터 60일 이내에 그 결정을 해야 한다. 부득이한 사정이 있는 경우 30일 범위 내에서 연장가능하다.

(5) 행정소송

행정소송은 국민건강보험공단 또는 건강보험심사평가원의처분에 이의가 있는 자와 제87조에 따른 이의신청 또는 제88조에 따른 심판청구에 대한 결정에 불복하는 자는 「행정소송법」에서 정하는 바에 따라 행정소송을 제기할 수 있다. 권리구제방법은 다음과 같다.

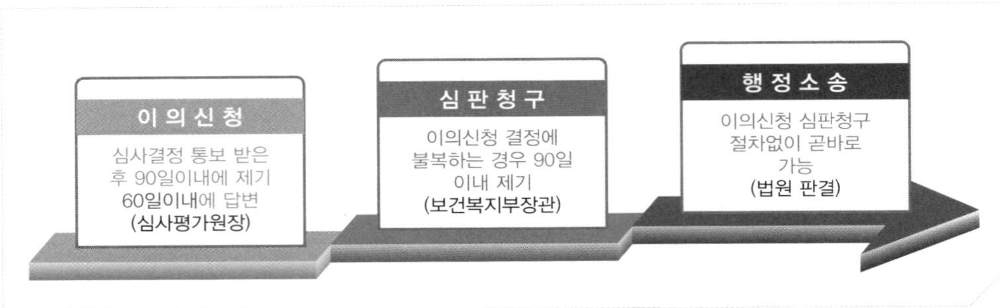
이의신청
심사결정 통보 받은 후 90일이내에 제기
60일이내에 답변
(심사평가원장)
심판청구
이의신청 결정에 불복하는 경우 90일 이내 제기
(보건복지부장관)
행정소송
이의신청 심판청구 절차없이 곧바로 가능
(법원 판결)

그림 8-11 권리구제방법

2) 요양급여비용 심사결과 통보 및 요양급여비용 지급

(1) 요양급여비용 심사결과 통보

건강보험심사평가원은 요양급여비용의 심사를 한 경우에는 지체없이 심사내역을 요양급여비용 심사결과통보서에 기재하여 요양기관 및 공단에 통보하여야 한다.

(2) 요양급여비용 지급

국민건강보험공단은 건강보험심사평가원의 요양급여비용의 심사결과를 통보받은 때에는 지체 없이 지급 전 사전점검 후 요양기관의 금융기관 계좌번호로 요양급여비용을 송금하고 그 내역을 요양급여비용 지급통보서에 의하여 요양기관에 통보하여야 한다.

3) 요양급여비용 심사결과통보서 및 정산심사내역서

(1) 요양급여비용 심사결과통보서

요양기관이 청구한 요양급여비용을 심평원에서 심사한 후 그 내용이 기재된 요양급여비용 심사결과통보서를 국민건강보험공단 및 당해 요양기관에 각각 송부한다.

(2) 요양급여비용 정산심사내역서

요양급여비용의 심사 · 지급 후 요양기관이 심사결과에 대한 이의를 제기(이의신청 또는 재심사조정청구)하여 정산(환급)이 발생하는 경우 또는 심평원이 사후 점검 후 정산(환수)을 하는 경우 정산결과에 대한 정산 심사내역서를 국민건강보험공단 및 당해 요양기관에 각각 송부한다.

(3) 심사결과통보서 및 정산심사내역서 송부방법

정보통신망을 이용한 전자문서교환방식 청구기관은 EDI로 송부하고 서면 청구기관은 서면으로 출력하여 우편으로 송부한다.

(4) 진료비 심사조정코드 및 상세설명 내역

요양기관에서 건강보험심사평가원으로 요양급여비용 청구 후 진료비 심사결과에 대한 통보시 심사조정코드 및 상세내역은 다음과 같다.

표 8-2 요양급여비용 심사(조정)내역 빈도 높은 사유별 코드

코드	내 역
A	행위, 약제, 치료재료의 금액 산정착오
B	요양급여비용 산정기준 적용착오
C	요양급여기준 범위 초과 진료, 처방내역 미확인 조제
D	계산착오
E	비급여대상, 요양급여비용의 100분의100 본인부담항목 청구
F	증빙자료 미제출
G	중복청구
H	소멸시효기간이 경과된 요양급여비용청구

4) 의료기관의 심평원 진료비조정(삭감)분석

건강보험심사평가원에서에서 청구된 진료비에 대해 심사가 이루어지는 과정에서 보건복지부 고시나 심사기준, 약가신고, 재료대 신고, 청구경향에 의해 삭감 처리한 진료비 내역을 확인하는 과정으로 삭감된 진료내역을 분석하여 진료비 관리기준 및 이의신청을 하기 위한 작업이다.

(1) 분석하는 방법

① 요양급여비용 심사결정금액의 정산내역서 - 삭감금액, 줄번호별 심사조정 코드 확인

② 요양급여비용 삭감 금액 - Ⅰ항, Ⅱ항 확인

표 8-3 보험유형별 청구현황 및 심사조정률 (단위: 건, 백만 원,%)

구분		전월			금월		
		건수	총진료비	조정율	건수	총진료비	조정율
전체	총계						
	외래						
	입원						

5) 보완청구 및 추가청구 요령

(1) 보완청구

요양기관에서 요양급여비용을 청구하였으나, 심사평가원에서 심사불능 처리된 건(반송건)에 대하여는 해당사유를 보완하여 명세서를 재작성하고, 심사청구서에 첨부하여 다시 청구한다.

(2) 추가청구

요양기관이 요양급여비용을 지급받은 명세서 중 진료내역의 일부가 당초 청구시 누락되어 누락된 진료내역만을 추가로 청구하는 경우에는 심사청구서 및 명세서의 청구구분란에는 추가청구 구분코드(“2”)를 기재하고, 명세서의 청구구분란에 이미 통보된 원청구서의 접수번호, 명세서 일련번호를 기재하여야 하며, 이 경우 반드시 진료기록부 사본을 첨부하여야 한다.

(3) 정산진료비 환수 및 재청구

정산진료비란 건강보험심사평가원이 요양기관에서 청구한 요양급여비용명세서에 의거 1차 진료비 심사결과 지불한 금액에 대하여 보험자단체나 요양기관의 이의신청에 의하여 진료비를 추가로 지급하거나 환수하는 것을 의미한다. 진료비정산에 따른 환수의 대부분은 진료비명세서 기재착오(보장기관 기호, 보험증 번호, 주민번호 착오), 수진자의 수급자격 확인소홀(자격상실자 진료, 미등재자 진료, 자격취득 전 진료), 진료비용의 이중청구, 진찰료 중복청구 등으로 자격관리에 보다 관심을 가지고 관리하면 정산진료비 환수를 사전에 예방할 수 있다.

(4) 분리청구, 추가청구건의 심사불능시 청구방법

① 당초 분리청구 명세서가 심사불능된 경우, "분리청구" 건으로 청구
당초 청구명세서의 접수번호 및 명일련은 이전 진료분 접수번호 및 명일련을 기재하고, 해당 심사불능사유를 보완한다.

② 당초 추가청구 명세서가 심사불능된 경우, "추가청구" 건으로 청구
당초 청구명세서의 접수번호 및 명일련은 원청구분 접수번호 및 명일련을 기재하고, 해당 심사불능사유를 보완한다.

6) 재원진료비 심사제도 운영안

■ 재원환자의 진료비 사전 심사제도의 운영시 기대효과는 다음과 같다.

- 진료담당의사, 간호사 등 직원에게 건강보험 인정기준 및 진료비 산정정보 사전 제공.
- 급여기준에 의한 적정진료비 퇴원 전 산정(신뢰도 확보, 민원사전방지)
- 행위별, 수가항목별, 진료정보와 통계자료 활용(임상연구자료, 질향상, DRG)
- 퇴원 전 진료비 자체심사 종결로 진료비 조기청구(자료운용 및 수익증가에 기여)
- 퇴원일에 진료비계산 오전 10시 이전 종결로 오전 퇴원 후 귀가 등이다.

7) 진료비심사청구의 효율화 방안

진료비심사청구의 효율화방안은 다음과 같다.

표 8-4 진료비청구심사의 효율화 방안

1	보험진료비는 미수발생 후 최단시일 내(외래는 익월, 입원은 퇴원 후 또는 분할청구) 청구하여야 한다.
2	심사단체(심평원 등)에서 보완자료 요청 시는 기한 내 자료를 송부하여 삭감을 미연에 방지하여야 한다.
3	청구심사 후 반송건에 대해 즉시 자료를 보완하여 누락없이 청구(재청구)하여야 한다.
4	약품 및 재료대 구입증빙자료를 기한 내(분기 최초월 14일 이내) 심평원에 자료를 송부하여야 한다.
5	진료비청구 후 누락이 발생하면 즉시 추가 청구하여야 한다.
6	산재 및 자보환자는 기왕증진료(미승인상병)는 본인부담금을 징수하고 별도청구(건보 또는 의료급여)하여 진료비누락을 방지하여야 한다.
7	한번의 진찰로 시행(연속처방)한 물리치료 및 주사에 대하여 진료기록부에 누락이 없도록 기록하여야 한다(향후 실사 대비).
8	청구심사시는 진료행위에 대한 행위별 가산율 적용(야간 및 공휴일, 나이로 인한 행위료 가산 등)이 잘 산정되었는지 확인하여야 한다.
9	심사지급 통보서에 대한 삭감내역을 면밀히 분석하여 수가산정 및 적용착오가 없도록 하여야 한다.

10	특히 입원환자의 항생제삭감을 보험유형별로 분석하여 약품관리에 활용하여야 한다.
11	자보환자에 대해 일률적으로 삭감(반복삭감)하는 건에 대해서는 진료과와 협의, 대응방안을 강구하여야 한다.

자료출처: C병원 경영진단분석보고서(김회창)

8) 진료행위에 대한 누락방지책

건강보험심사청구와 관련 진료행위에 대한 청구누락 방지책의 사례를 참고하여 사전에 효율적인 관리가 필요하다.

표 8-5 진료행위에 대한 누락방지책

	구 분	내 용
1	의료진의 진료기록(처방입력)	의무기록(경과기록, 수술기록, 상병 포함)
2	진료항목(행위)별 수가산정기준	산정(적용)기준 및 인정기준, 유권해석 등
3	미수발생액(청구대상액)과 청구차액	청구차액 최소화 필요(청구전 자체조정액)
4	보험교육 및 심사기준(지침)홍보	의료진 및 간호부서, 진료지원부서 등
5	수술 후 처치료 및 간호처치료	기준 및 인정범위, 산정방법 등
6	진찰료(초진 및 재진)산정 및 협진료 관리	산정기준과 지침에 의한 산정
7	산재 및 자동차보험 비대상 질환	승인된 상병 외의 진료비는 건강보험으로 청구
8	보험청구심사 기능의 전문화	보험청구심사 전문요원 양성 필요
9	특정진료재료 관리	처치 및 수술재료, 봉합사 인정기준 등
10	가산(율) 적용대상 관리	공휴일, 야간, 나이, 시간, 식사가산 기준 등
11	심사지급내역분석 사후관리	보완 및 추가청구, 부당한 조정 이의신청,
12	처방입력누락(착오) 방지	행위, 코드, 수량, 일수, 시간, 재료 등
13	응급의료관리료 산정	응급증상(급여) 및 비해당증상(전액본인부담)

자료출처: S병원 및 B병원 경영진단분석보고서(김회창)

9) 직원 보험교육

(1) 건강보험은 매년 보건복지부에서 건강보험요양급여비용이 개정 고시되고, 또한 심사기준과 지침, 유권해석, 질의회신, 진료분과위원회지침, 심사사례 등이 변경될 수 있으므로 보험심사 관리부서(적정진료팀 또는 보험심사실 등)에서는 변경된 주요 내용을 해당 직종별로 구분하여 보험교육이 필요하다.

(2) 병원에서 건강보험심사평가원으로 심사청구 후 심사지급내역서를 분석하여 주요

사항에 대해서는 해당 진료과 의료진 및 간호부서 등에 교육(또는 공지) 또는 협조요청이 필요하다. 교육 및 공지할 자료는 이해가 쉽게 자료를 요약하여 작성하여야 한다.

(3) 특히 신규약품 및 특정재료가 입고시는 보험심사기준을 미리 파악하여 자료를 정리 후 관련부서에 진료에 참고가 될 수 있도록 통보하여 사전 심사조정(삭감)을 방지하여야 한다.

(4) 대한병원협회 또는 대한의학협회 등에서 새로운 심사기준이 병원에 통보(신설 및 변경)시는 해당부분을 요약 · 정리하여 관련 부서에 알려서 진료에 참고가 되도록 한다.

(5) 건강보험심사평가원 홈페이지의 심사관련 사항 및 유사규모병원의 심사관련 자료를 수집하여 활용하도록 한다.

(6) 상기사항을 참고하여 진료행위에 대한 누락을 방지하고, 심사의 효율성을 제고할 수 있도록 관리가 필요하다.

제8장. 실전대비 요약정리 사항 및 예상문제

진료비심사청구

1 요양급여비용 청구방법 및 청구서 제출처. 청구시기

2 요양급여비용 명세서 작성요령 및 작성순서

3 진료비명세서 작성 청구시 I항(란) 및 II항(란) 항목

4 진료비 심사기준과 심사내용 및 방법, 절차

5 진료비심사 및 청구용 의무기록 서식(이해)

6 심사지급 분석 및 이의신청, 재심청구(대상, 기간). 보완청구 및 추가청구

7 진료비 심사조정코드 및 상세설명 내역

8 진료행위에 대한 누락방지책

제9장

건강검진관리

9-1 | 국가건강검진

학습목표

1. 국가건강검진의 종류 및 대상과 실시 절차에 대하여 관리할 수 있다.
2. 국가건강검진의 예약·접수·수납업무를 수행할 수 있다.
3. 건강검진실시자의 검진비용을 청구하고, 건강진단 실적을 분석 보고할 수 있다.

1. 건강의 개념

(1) 건강의 정의

세계보건기구(WHO)는 1948년 세계 보건기구헌장의 전문에서 건강의 정의를 "건강이란 단순히 질병이 없거나 허약하지 않을 뿐만 아니라 신체적, 정신적, 사회적 안녕이 완전한 상태이다(Health is a complete state of physical, mental, and social well-being and not merely the absence of disease or infirmity)"라고 정의하였다.

(2) 건강의 중요성

건강이 중요하다는 것은 건강이 생명의 존엄성을 유지해가는 기본적 요소라는 점과 삶의 가치를 실현해 가는데 중요한 요소로 작용한다는 점에서 그 중요성을 찾아볼 수 있다. 19세기경 까지도 인간의 건강개념은 신체적 건강에 초점이 맞추어졌으나 19세기 중엽 이후에는 정신건강과 신체건강을 불가분의 관계로 이해하는 심신(정신, 신체)개념의 건강으로 이해되어 왔다. 그러나 20세기 중반 이후는 WHO가 규정한 바와 같이 정신, 신체개념의 건강은 물론 생활개념의 건강에 무게중심을 두고 있으며, 최근에는 영적건강의 개념이 도입되어야 한다는 주장도 제기되고 있다.

1) 건강관리와 건강증진

(1) 건강관리

건강관리는 질병의 조기발견, 건강상담, 예방접종, 위생교육, 생활환경의 정비 등 예방의학의 실천이라는 것으로 인식되어 왔으나, 그와 더불어 건강 이상자에 대한 회복과 사회적응 등 치료의학의 활동이기도 하다고 하였다.

(2) 건강증진

건강증진은 단순히 질병의 치료나 예방에 그치는 것이 아니라, 건강향상을 위하여 사람들이 지니고 있는 건강잠재력이 충분히 발휘될 수 있도록 이를 개발하고 건강을 보호하기 위한 예방의학적, 행동과학적 및 보건 교육적 수단을 강구하는 것이라 할 수 있다. 즉 건강에 나쁜 생활양식이나 습관 등을 건강에 유익한 행동양식과 습관으로 바꾸고, 적당한 운동, 영양, 휴식과 스트레스관리 등을 통하여 건강잠재력을 함양함으로써 건강을 유지 · 증진시키고 건강의 위해요인들에 적극적으로 대처할 수 있는 저항력을 함양하는 것이라 하겠다. 국민건강증진법에서 건강증진은 보건교육, 질병예방, 영양개선 및 건강생활실천 등을 통해 건강을 증진시키는 사업으로 정의하고 있다(국민건강증진법 제2조 ①항).

2) 건강진단

(1) 건강진단의 개념

개인의 건강상태 및 질병이상 유무에 대하여 의사의 진찰과 검사 등을 통하여 건강을 진단하는 것을 의미한다. 따라서 건강진단의 목적은 체계적인 선별검사를 통하여 각종 질병을 조기예방과 조기발견 및 조기치료를 할 수 있게 하고, 생활습관을 개선하여 건강을 증진시키는 예방적 활동이라고 할 수 있다. 또한 조기예방과 조기진단을 통한 건강관리로 삶의 질을 향상시킬 수 있다.

① 건진(健診)과 검진(檢診)

건진(健診)은 건강진단(健康診斷)의 약어이며, 검진(檢診)은 검사(檢査)와 진단(診斷)의 약어이다.

② 조기검진

조기검진이란 특별한 자각증상이 없어서 치료를 받고 있지는 않지만 건강문제를 가지고 있는 사람들을 찾아내는 방법으로써 정의상 무증상자(no symptom)를 대상으로 하는 보건의료서비스(건강진단)를 의미한다.

③ 정기검진

정기검진이란 정기적으로 건강상태를 점검하여 질병의 조기발견과 그에 따른 대책과 치료를 목적으로 하는 의학적인 조사를 의미한다.

(2) 건강진단의 종류(유형)

건강진단의 종류는 국가검진과 일반건강진단으로 구분할 수 있으며, 국가검진은 ① 일반건강검진(1,2차) ② 암검진 ③ 의료급여생애전환기검진 ④ 영유아 건강검진 ⑤ 학생건강검진이 있다. 일반건강진단에는 ① 근로자건강진단 ② 신체검사 ③ 특수건강진단 ④ 일반건강진단 ⑤ 종합건강진단 등이 있다.

① 일반건강검진 및 암검진

국민건강보험법 제52조에 의거 국민건강보험공단 주관으로 건강보험가입자(피보험자 및 피부양자)를 대상으로 실시하는 건강진단이다. 일반건강검진(1차 및 2차)은 생활습관병(성인병)의 예방 및 조기발견을 목적으로 실시하고 있으며, 암검진은 국가차원의 암예방 및 암의 조기 발견을 목적으로 6대암(위암, 대장암, 간암, 유방암, 자궁경부암, 폐암)검사를 실시하고 있다. 또한 일반건강검진과 암검진은 질병의 사전예방과 조기발견 및 조기치료로 국민의 의료비를 절감하고 국민건강수준을 향상시키는데 목적이 있다.

② 학생건강진단

초등학교부터 고등학교 재학중인 성장기 학생을 대상으로 학교와 가정에서 예기치 못한 질병을 조기발견하고 유소견 학생에 대하여 철저한 사후관리를 함으로써 보다 나은 학교생활로 건강을 유지하기 위하여 학교보건법(제7조 ②항 및 학교 건강검사규칙 제7조)에 의하여 실시하는 건강진단이다. 검사항목으로는 근, 골격 및 척추, 눈, 귀, 콧병, 목병, 피부병, 구강, 기관능력, 병리검사(소변, 혈액형, 혈압)등을 실시하고 있다.

③ 근로자건강진단

㉮ 채용건강진단

채용건강진단은 신규채용 된 근로자가 일반질병 및 조기발견에 필요한 기초 건강자료확보와 배치되는 업무에 대한 적합성(Fitness) 평가를 위하여 부서에 배치되기 전에 받아야 하는 건강진단이다.

㉯ 일반건강진단

일반건강진단은 일반질병을 조기발견하기 위하여 사무직에 종사하는 근로자는 매 2년마다, 나머지 기타 근로자는 매1년마다 정기적으로 받아야 하는 건강진단이다.

④ 신체검사

신체검사는 용도와 목적에 따라 일반신체검사, 유학신검, 비자신검, 선원신검, 총포신검, 보건위생업종사자신검 등이 있다.

⑤ 특수건강진단

특수건강진단(特殊健康診斷)이라 함은 산업안전보건법에 의하여 유해인자에 노출되는 업무에 종사하는 근로자 또는 근로자 건강진단실시 결과 직업병유소견자로 판정받은 후 작업 전환을 하거나 작업장소를 변경하고 직업병 유 소견 판정의 원인이 된 유해인자에 대한 건강진단이 필요하다는 의사의 소견이 있는 근로자의 건강관리를 위하여 실시하는 건강진단을 말한다.

⑥ 종합건강진단

각종 성인병예방 및 질병의 조기발견을 위하여 선별적 검사를 통하여 종합적으로 건강진단을 실시하는 것을 의미하며, 의료기관별로 다양한 건강진단 프로그램(건강진단 종류별 검사 항목 상이)을 운영하고 있다.

(3) 건강진단기관

건강진단의 실시 내용에 따라 일반건강진단기관과 특수건강진단기관으로 구분된다. 일반건강진단기관은 인력 · 시설 · 장비 등 검진기관 지정기준 및 절차는 보건복지부령으로 정하고 있으며, 검진기관은 일반검진기관, 암검진기관, 영유아검진기관, 구강검진기관으로 구분하고 있다. 특수건강진단기관은 각 지방관서별로 1개 기관을 지정하는 것을 원칙으로 하되 2개 이상의 의료기관을 지정하고자 할 때에는 특수검진대상 사업체의 근로자수를 고려하여 검진지역이 중복되지 않게 지정한다.

2. 국가건강검진 제도

1) 국가건강검진

(1) 의의

"건강검진"이란 건강상태 확인과 질병의 예방 및 조기발견을 목적으로 건강검진기관을 통하여 진찰 및 상담, 이학적 검사, 진단검사, 병리검사, 영상의학 검사 등 의학적 검진을 시행하는 것을 말한다고 정의하고 있다.

(2) 목적

생활습관성 질환인 고혈압, 당뇨병, 이상지질혈증 등 심뇌혈관질환 예방과 5대 암을 조기에 발견하여 치료토록 함으로써 국민건강 수준의 향상과 국민의료비를 절감하고 생애전환기건강진단 및 영유아건강검진 등 맞춤형 건강서비스 제공과 철저한 검진기관 관리를 통한 검진의 질 향상으로 가입자의 수검 만족도 제고와 국민의 건강을 책임지는 세계 최고의 건강보장기관으로서 중추업무인 건강검진사업의 확고한 기반을 구축하는 데 있다.

(3) 건강검진 근거법규

① 국민건강보험법제47조 및 동법시행령 제26조

② 건강검진기본법, 시행령, 시행규칙

③ 암관리법 제9조,동법시행령 제9조 및 동법시행규칙 제7조

④ 건강검진실시기준(보건복지부고시)

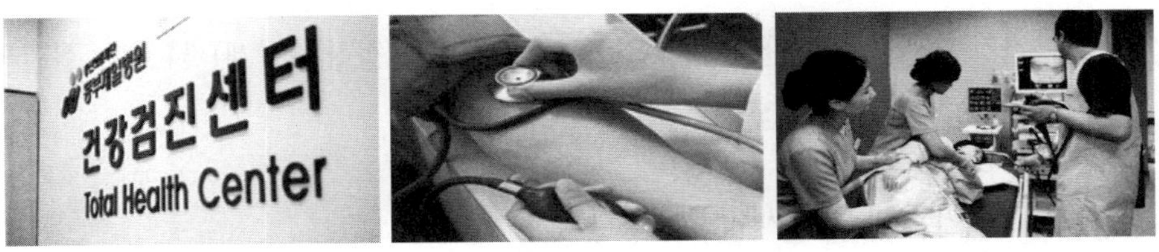

그림 9-1 건강검진

(4) 국가 건강검진기관 현황

표 9-1 국가 검진기관현황 (단위: 수, %)

구 분	계	종합병원	병원	의원	보건기관	치과병원	치과의원
지정 기관수	22,268	343	1,142	8,658	157	188	11,780

(자료출처 : 건강검진 통계연보(2019)

(5) 건강검진 수검현황

□ 국민건강보험공단이 발표한 2018년 건강검진 수검률 추이는 다음과 같다.

① 2018년도 수검률은 일반건강검진 76.9%, 암검진 53.9%, 영유아건강검진 74.5%로 나타났다.

② 최근 5년간 건강검진종별 수검률을 비교해 볼 때, 일반건강검진은 2013년 72.9%에서 2018년 78.5%로 4.8%p 증가하였으며, 암검진은 10.4%, 영유아 건강검진은 10.8%p 증가하였다.

표 9-2 건강검진종류별 수검률 추이 (단위 : %)

구분	2013년	2014년	2015년	2016년	2017년	2018년	2013년대비 2018년 증감율
일반건강검진	72.9	74.8	76.1	77.7	78.5	76.9	4.8
암검진	43.5	45.8	48.3	49.2	50.4	53.9	10.4
영유아 건강검진	63.7	69.8	69.5	71.9	72.1	74.5	10.8

자료출처: 건강검진통계연보(2019)

(6) 건강검진 결과 판정현황(2018년)

1차 일반건강검진의 종합판정 비율은 정상A 12.6%, 정상B(경계) 34.0%, 질환의심 30.4%, 유질환자 23.5%의 분포를 보이고 있다.

2) 건강검진기관의 구분 및 실시범위·대상

(1) 건강검진기관의 구분 및 지정기준 등

① 보건복지부장관은 법 제14조에 따라 검사항목을 고려하여 다음 각 호의 구분에 따라 건강검진기관을 지정한다. 이 경우 제1호의 일반검진기관으로 지정받거나 지

정받으려는 검진기관만 제2호 가목부터 다목까지의 위암검진기관, 대장암검진기관 및 간암검진기관으로 지정할 수 있다.

㉮ 일반검진기관

㉯ 암검진기관 : ㉠ 위암검진기관 ㉡ 대장암검진기관 ㉢ 간암검진기관 ㉣ 유방암검진기관 ㉤ 자궁경부암 검진기관 ㉥ 폐암검진기관

㉰ 영유아검진기관

㉱ 구강검진기관

① 일반검진기관

일반검진기관 지정기준			
신청자격	인력기준	시설기준	장비기준
가. 종합병원 나. 병원(요양병원 포함) 다. 의원 라. 보건소(보건의료원포함) 마. 의사를 두어 의과진료과목을 추가로 설치 · 운영하는 한방병원 및 치과병원	가. 의사: 연평균 일일 검진인원 25명당 1명을 두되, 그 단수에는 1명을 추가한다. 나. 간호사(간호조무사포함) 1명 이상 다. 임상병리사 1명 이상 ※ 내원검진만 실시하는 의원은 연간 검진인원을 실진료일수로 나눈 검진인원(일일 평균 검진인원)이 15명 미만일 경우 임상병리사를 두지 않을 수 있다. 라. 방사선사 1명 이상 ※ 내원검진만 실시하는 의원은 일일 평균 검진인원이 15명 미만일 경우 방사선사를 두지 않을 수 있다.	가. 진찰실 나. 탈의실 다. 검진대기실 라. 임상검사(검체검사 및 진단의학검사 포함)를 하는 시설 마. 방사선촬영실	가. 신장 및 체중계 나. 혈압계 다. 시력검사표 라. 청력계기 마. 원심분리기 바. 혈액학검사기기 사. 혈액화학분석기 아. 방사선촬영장치(직접촬영장치)

② 암검진기관

암검진기관 지정기준					
구 분	신청자격	인력기준	시설기준	장비기준	그 밖의 사항
위암	일반검진기관	가. 의사 1명 나. 간호사 1명 다. 방사선사 1명 (조영검사 실시기관만 해당)	가. 내시경실 나. 회복실	가. 위내시경 나. 위장조영촬영기기 (500㎃ 이상으로 위장조영검사를 실시하는 기관만 해당한다)	조영촬영기기는「진단용 방사선 발생장치의 안전관리에 관한 규정」에 따라 검사기준에 적합한 것으로 판정된 장비이어야 한다.
대장암				가. 대장내시경 나. 대장조영촬영기기 (500㎃ 이상으로 대장조영검사를 실시하는 기관만 해당한다)	
간암				초음파영상진단기	초음파영상진단기는 식품의약품안전처장이 정하여 고시하는 시험기준 및 시험방법기준에 적합한 장비이어야 한다.
유방암	가. 일반검진기관 나. 종합병원 다. 병원 라. 의원 마. 보건소	가. 의사 1명 나. 간호사 1명 다. 방사선사 1명	가. 진찰실 나. 탈의실 다. 검진대기실 라. 방사선촬영실	유방촬영기기(Mammography unit)	유방촬영기기는「진단용 방사선 발생장치의 안전관리에 관한 규칙」또는「특수의료장비의 설치 및 운영에 관한 규칙」에 따라 검사기준에 적합한 것으로 판정된 장비이어야 한다.
자궁경부암	가. 일반검진기관 나. 산부인과 진료과목이 개설된 병원 · 의원(산부인과 전문의가 개설한 경우만 해당한다)	가. 의사 1명 나. 간호사 1명	가. 진찰실 나. 탈의실	가. 산부인과용 진료대 나. 질경(speculum)	산부인과용 진료대는 식품의약품안전처장이 정하여 고시하는 의료기기 중 A01010 장비이어야 한다.

[별지 제1호서식]

검진기관 지정신청서

※ [ ]에는 해당되는 곳에 √표를 합니다. (앞 쪽)

<table>
<tr><td>접수번호</td><td></td><td>접수일자</td><td></td><td></td><td>처리기간</td><td>10일</td></tr>
<tr><td rowspan="3">신청인</td><td colspan="4">의료기관명</td><td colspan="2">요양기관 기호</td></tr>
<tr><td colspan="4">개설자(대표자)</td><td colspan="2">생년월일
면허번호</td></tr>
<tr><td colspan="6">소재지
(전화번호:)
□□□－□□□ (팩스번호:)</td></tr>
<tr><td>지정신청
내용</td><td colspan="6">[ ]일반검진기관 [ ]영유아검진기관 [ ]구강검진기관
[ ]암검진기관
([ ]위암 [ ]대장암 [ ]간암 [ ]유방암 [ ]자궁경부암 [ ] 폐암)
[ ]출장검진기관
([ ]일반검진 [ ]위암 [ ]대장암 [ ]간암 [ ]유방암 [ ]자궁경부암 [ ] 폐암 [ ] 구강검진)</td></tr>
<tr><td colspan="7">「건강검진기본법」 제14조 및 같은 법 시행규칙 제5조제1항에 따라 검진기관 지정을 신청합니다.
년 월 일
신청인 의료기관장(인)

국민건강보험공단 이사장 귀하</td></tr>
<tr><td>신청인
제출서류</td><td colspan="5">1. 검진 인력 · 시설 및 장비 현황 1부
2. 검진인력 자격과 채용관계 증명서류 1부
3. 진단용 방사선 발생장치 검사성적서, 방사선 방어시설 검사성적서, 진단용 방사선 발생장치 신고증명서 사본 각 1부(해당하는 기관만 제출합니다)
4. 유방촬영기에 대한 특수의료장비 등록증명서 및 특수의료장비 품질관리 검사성적서 사본 각 1부(해당하는 기관만 제출합니다)
5. 교육수료증(영유아검진기관, 일반검진기관 중 보건복지부장관이 정하여 고시하는 건강검진을 실시하는 기관 또는 구강검진기관의 지정을 신청하는 경우에만 제출합니다)</td><td rowspan="2">수수료
없 음</td></tr>
<tr><td>담당
공무원
확인 사항</td><td colspan="5">자동차등록증(해당하는 기관에 한정함)</td></tr>
</table>

행정정보 공동이용 동의서

본인은 이 건 업무처리와 관련하여 담당 공무원이 「전자정부법」제36조에 따른 행정정보의 공동이용을 통하여 위의 담당 공무원 확인 사항을 확인하는 것에 동의합니다.

* 동의하지 않는 경우에는 신청인이 직접 관련 서류를 제출해야 합니다.

신청인 (서명 또는 인)

(2) 실시 목적 및 범위

① 일반건강검진

고혈압, 당뇨 등 심뇌혈관질환을 조기 발견하여 치료 및 관리로 연계함으로써 건강증진 도모하기 위함이다.

: 1차 검진 및 2차 검진

※ 2차 검진은 1차 검진 결과 고혈압, 당뇨병 질환의심 또는 만 70세, 만 74세 중 인지기능장애 고위험군 판정자가 대상

② 의료급여 생애전환기검진

「의료급여법에 따른 의료급여수급권자 중 만 66세 이상 세대주 및 세대원에게 낙상, 치매 등 노인성 질환의 위험 증가 시기"인 만 66세에 생애전환기 검진을 실시하게 되었다. 뇌졸중 등 심 · 뇌혈관질환 위험요인 조기발견을 위해 고지혈증(중성지방, HDL□콜레스테롤), 노인신체기능(근력, 평형성), 일상생활 수행능력, 인지기능장애(치매), 골밀도 검사(골다공증) 등을 실시한다.

: 1차 검진 및 2차 검진

※ 2차 검진은 1차 검진 수검자 전체가 대상

③ 암검진

우리 국민들에게 많이 발병하고, 조기진단 방법이 있으며, 치료할 수 있는 6대암(위암, 대장암, 간암, 유방암, 자궁경부암, 폐암)으로 구성하여 실시하고 있다. 따라서 검진기관 사정(예약 집중 등)에 따라 예약이 조기에 마감될 수 있으므로 반드시 사전 확인 및 예약 후 검진이 필요하다.

④ 영유아건강검진

영유아 건강검진은 만 6세 미만 영유아에 대해 각 월령에 특화된 문진(시각 · 청각 문진 포함)과 진찰, 신체계측(신장 · 체중 · 머리둘레)을 공통 실시하고, 부모를 대상으로 3종의 건강교육(안전사고, 영양교육, 취학 전 교육 등)과 발달평가 및 상담을 실시하고 있다.

: 총 9회(일반검진 6회, 구강검진 3회) 실시

⑤ **기타 위탁사업 :** 의료급여수급자에 대한 국가암 조기검진사업, 생애전환기검진, 영유아건강검진이 있다.

(3) 일반건강검진 및 암검진 대상

① 일반건강검진

구 분	대 상	실시주기
지역가입자	· 세대주 및 만 20세 이상 세대원	· 2년에 1회
직장가입자	· 비사무직 근로자 전체 · 사무직 근로자중 격년제 실시에 따름	· 비사무직 1년 1회 · 사무직 2년 1회
직장피부양자	· 만 20세 이상 직장피부양자	· 2년에 1회

※ 출생년도를 짝수 또는 홀수연도로 구분하여 실시함.

② 암검진

○ 당해 연도 건강검진(일반건강검진, 의료급여생애전환기검진) 대상자로서 다음 기준에 해당 하는자(건강보험 및 의료급여 대상자)

구 분	대 상
위 암	· 만 40세 이상인 자(2년 1회)
간 암	· 만 40세 이상 고위험군–1년에 2회(상,하반기) 간초음팡검사와 혈청알피태아단백검사(혈액검사) 실시 [고위험군 기준] 1. 간경변증 2. B형 간염 바이러스 항원 양성 3. C형 간염 바이러스 항체 양성 4. B형 또는 C형 간염 바이러스에 의한 만성 간질환 환자
대장암	· 만 50세 이상인 자(1년 1회)
유방암	· 만 40세 이상인 여성(2년 1회)
자궁경부암	· 만 20세 이상인 여성(2년 1회)
폐암검진	만 54~74세 남녀 중 30갑년 이상 흡연력을 가진 흡연자 등*을 대상으로 2년마다 폐암검진을 실시

구분	암검진 실시과정
위암검진	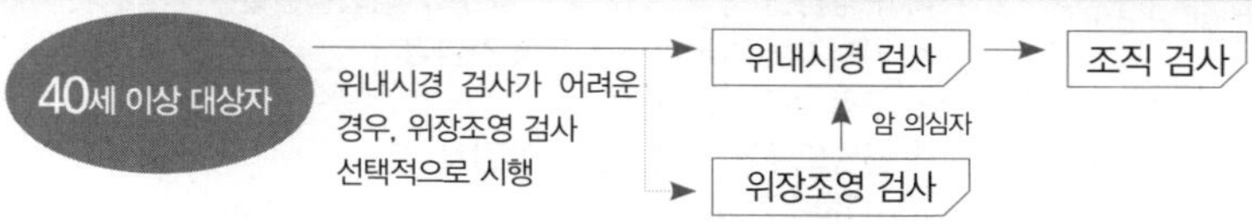

대장암검진	50세 이상 대상자 → 분변잠혈 검사(FOBT) → 양성(+) → 대장 내시경 검사 → 조직 검사 대장내시경 검사가 어려운 경우, 대장 이중조영 검사 선택적으로 시행 → 대장 이중조영 검사 → 암 의심자 → 대장 내시경 검사 ▶ 분변잠혈 검사(대변검사) 채취방법 채변통에 변을 받아서 하는 검사로, 대변의 3곳 이상을 깊이 찔러서 충분한 양의 분변을 깨끗한 채변통에 담아 서늘한 곳이나 냉장보관 하셨다가 검진기관에 제출하시면 됩니다. ▶ 주의사항 분변잠혈 검사(대변검사)를 실시하지 않고 대장 내시경 또는 대장 이중조영 촬영 검사를 받은 경우에는 검사비용을 전액 본인이 부담하셔야 합니다.
간암검진	40세 이상 대상자 간 초음파 검사 + 혈청 아파태아단백 검사 ▶ 고위험군 기준 1. 간경변증 2. B형 간염 바이러스 항원 양성 3. C형 간염 바이러스 항체 양성 4. B형 또는 C형 간염 바이러스에 의한 만성 간질환 환자 ▶ 주의사항 간암은 고위험군에서 주로 발생하므로 본인이 해당되는지 평소 확인하시고 건강관리에 힘써주시기 바랍니다. * 공단검진 외에 별도로 받은 간염 검사 결과 B형 또는 C형 간염보균자는 검사 결과서를 공단에 제출하시면 지속적으로 간암 검사 대상으로 적용받으실 수 있습니다.
유방암 및 자궁경부암 검진	유방암 검진 40세 이상 여성 유방 촬영 ▶ 2년마다 유방 촬영 검사 유방 촬영술은 유방질환의 진단에 있어 무증상 조기 유방암을 발견하는 가장 필수적인 방법으로 유방 압박으로 인한 고통이 수반될 수 있습니다. 자궁경부암 검진 20세 이상 여성 자궁경부 세포 검사 ▶ 2년마다 자궁경부 세포 검사 자궁적출술을 받았거나 성경험이 없으신 분은 검사 전에 반드시 검진의사와 상담하시기 바랍니다.

자료출처: 국민건강보험공단: 2018 건강검진 안내

3) 건강검진 주요항목

건강검진 주요항목은 다음과 같다.

표 9-3 건강검진 주요항목

구 분	검 진 항 목	비고
일반 건강검진	1. 문진과 진찰 2. 신체계측, 혈압측정, 시력 · 청력 측정 3. 흉부방사선 촬영, 요검사, 혈액검사 4. 구강검진 5. 심뇌혈관질환 위험평가 6. 인지기능장애 검사 7. B형 간염검사 8. 구강 치면세균막 검사 9. 골밀도 검사, 노인신체기능검사 10. 생활습관평가 11. 정신건강검사	나이에 따라 검사항목이 다름

의료급여생애전환기 검진 (만 66세)		1. 문진과 진찰 2. 신체계측, 시력 · 청력 측정 3. 인지기능장애 검사 4. 골밀도 검사, 노인신체기능검사 5. 생활습관평가 6. 정신건강검사(우울증에 대한 선별검사)	
암검진	위 암	· 위장조영검사, 위내시경검사, 조직검사	
	유 방 암	· 유방촬영(양측)	
	대 장 암	· 분변잠혈반응검사,대장이중조영검사,대장내시경검사,조직검사	
	간 암	· 간초음파검사, 혈청알파태아단백검사	
	자궁경부암	· 자궁경부세포검사	
	폐 암	· 흉부 저선량 CT	
영유아 건강검진		1. 문진과 진찰 2. 신체계측 3. 발달평가 및 상담 4. 건강교육 5. 구강검진	1차에서 6차까지 검사항목이 다름

(1) 1차 검진과 2차 검진

① 일반건강검진은 1차 검진을 실시한 후 고혈압, 당뇨병 질환 의심자 및 인지기능장애 고위험군에 대하여는 2차 검진을 실시한다.

② 의료급여 생애전환기 검진은 1차 검진 전체 수검자에 대하여 2차 검진을 실시한다.

(2) 검사항목

① 일반건강검진은 다음 각 호의 검사항목을 실시한다.

㉮ 문진과 진찰

㉯ 신체계측, 혈압측정, 시력 · 청력 측정

㉰ 흉부방사선 촬영, 요검사, 혈액검사

㉱ 구강검진

㉲ 건강위험평가(문진과 검사 결과 등을 토대로 건강검진을 받은 자)

㉳ 인지기능장애 검사

㉴ 1차 검진 결과 상담

② 암검진은 위암, 간암, 대장암, 유방암, 자궁경부암, 폐암의 발견을 위해 필요한 검사항목을 실시한다.

③ 생애전환기 건강진단은 제1항 및 2항에 따른 검사항목과 다음 각 호의 검사항목을 추가로 실시한다.

㉮ B형 간염검사, 구강 치면세균막 검사

㉯ 골밀도 검사, 노인신체기능검사

㉰ 생활습관평가(생활습관과 관련된 흡연, 음주, 운동, 영양, 비만 건강위험요인을 평가하고 평가 결과에 따라 생활습관 개선을 위한 상담 및 처방 등을 실시하는 것을 말한다. 이하 같다)

㉱ 정신건강검사는 우울증에 대한 선별검사를 실시하는 것을 말한다.

④ 영유아건강검진은 다음 각 호의 검사항목을 실시한다.

㉮ 문진과 진찰

㉯ 신체계측

㉰ 발달평가 및 상담

㉱ 건강교육

㉲ 구강검진

4) 건강검진의 실시시기 및 절차

(1) 검진 실시시기

① 건강검진의 실시는 해당 연도에 실시한다. 다만, 2차 검진과 검사항목 선택에 따라 단계별로 실시하는 위암, 대장암의 2단계 이상 검진은 다음연도 1월말까지 실시할 수 있다.

② 영유아건강검진은 각 호에서 정한 시기에 각 1회 실시한다.

③ 의료급여 생애전환기 검진은 대상자가 만 66세 연령에 도달하는 해에 실시한다.

④ 의료수급권자에 대한 일반건강검진은 2년마다 1회 이상 실시한다.

(2) 검진 실시절차

① 국민건강보험공단은 대상자에게 건강검진표를 미리 송부하고 건강검진 실시방

법 · 절차 등을 안내하여야 한다. 이 경우 지역가입자에게는 각 세대에 통보하는 보험료고지서에 이를 수록하여 안내할 수 있다.

② 시장 · 군수 · 구청장은 관할 지역 의료급여수급권자 중 건강검진 대상자에게 보건복지부장관이 정한 지침에 따라 건강검진 실시에 대하여 안내할 수 있다.

③ 대상자는 제1항에 따른 건강검진표와 본인임을 확인할 수 있는 증명서 등을 지참하고, 검진기관에서 건강검진을 받는다.

④ 검진기관은 대상자가 제시한 건강검진표 및 본인임을 확인할 수 있는 증명서 등으로 본인 및 검사 항목별 대상자 여부 등을 확인하여야 한다.

㉮ 건강검진 공통 문진표(별지 제1호 서식)

㉯ 생애전환기검진 추가 문진표(별지제2호 서식)

㉰ 구강검진 문진표(별지 제3호 서식)

㉱ 암검진 문진표(별지 제4호 서식)

㉲ 영유아건강검진 문진표(별지 제5호 서식)

㉳ 영유아 구강검진 문진표(별지 제6호 서식)

㉴ 영유아건강검진 시기별 발달평가도구(K-ASQ 또는 DENVER-II)

⑤ 검진기관은 검진 실시에 앞서 문진표 등을 구비하여야 하고 대상자는 검진기관의 안내에 따라 해당 문진표 등을 작성하여 제출한다.

⑥ 검진기관은 제5조에 따른 2차 검진 대상자에 대해서는 1차 검진일로부터 15일 이내에 2차 검진을 받도록 안내하여야 한다. 이와 같은 검진기관의 안내에도 불구하고 2차 검진 대상자가 1차 검진일로부터 30일이 경과하여도 2차 검진을 받지 아니한 경우에는 1차 검진일을 건강검진 완료일로 본다.

⑦ 출장검진 실시를 희망하는 검진기관은 출장검진 3일전에 지역보건법 시행규칙 제11조(건강진단신고)에서 정하고 있는 건강진단 등 신고서에 다음 서류를 첨부하여 관할 보건소장에게 신고해야 한다.

▣ 국가검진(공단검진) 실시절차는 아래와 같다.

㉠ 지역가입자 및 직장피부양자

○ 대상자에게 검진대상임을 확인할 수 있는 건강검진표 개인별 발송

(단, 영유아 건강검진 대상자는 보호자에게 발송)

○ 공단은 각종 매체를 활용하여 안내 및 홍보

○ 대상자는 건강검진표를 지참하여 검진기관에서 검진실시
(검진표 미지참 시 공단 홈페이지에서 대상여부 확인 가능)

㉡ 직장가입자

○ 사업장별 '00년도 건강검진 대상자명단 송부(영유아검진대상자는 개인별로 송부되므로 제외)

○ 사업장(사용자)은 발송된 명부에 의해 건강검진 실시

- 다만, 필요한 경우에는 사업장 건강검진대상자 변경(추가 · 제외) 신청서를 공단지사로 제출하고 명단을 재 수령한 후 검진 실시

○ 사업장별 단체검진을 실시할 때에는 대상자명단(전산파일)을 검진기관에 제출하고, 개별검진을 실시할 때에는 검진대상자 확인서를 사용자가 근로자에게 교부하여 개인별로 검진기관에서 검진 실시

○ 검진대상자 명단 또는 확인서에 국가암 조기검진 대상(본인부담 없음)여부를 표기하여 교부

(3) 건강진단 결과 판정기준

▣ 일반건강검진 및 의료급여 생애전환기검진

건강진단 결과 판정기준은 다음과 같다.

표 9-4 건강진단 결과 판정기준

판정구분	판 정 기 준
정상A	일반건강검진 및 의료급여생애전환기검진 결과 건강이 양호한 자
정상B(경계)	일반건강검진 및 의료급여생애전환기검진 결과 건강에 이상이 없으나 식생활습관, 환경개선 등 자가관리 및 예방조치가 필요한 자
일반 질환의심	일반건강검진 및 의료급여생애전환기검진 결과 질환으로 발전할 가능성이 있어 추적검사나 전문 의료기관을 통한 정확한 진단과 치료가 필요한 자
고혈압 · 당뇨병 질환의심 (2차 검진 대상자)	일반건강검진 결과 고혈압, 당뇨병이 의심되어 진료와 검사 등이 필요한 자
유질환자	고혈압, 당뇨병, 이상지질혈증, 폐결핵으로 판정받고, 현재 약물 치료를 받고 있는 자

(4) 건강검진 결과 통보

① 검진기관은 건강검진을 완료한 후 결과통보서를 작성하여 수검자에게 15일 이내에 건강검진 결과를 우편 등으로 통보하여야 한다.

㉮ 일반건강검진 결과통보서(별지 제7호 내지 제8호 서식)

㉯ 의료급여생애전환기 건강진단 결과통보서(별지 제9호 내지 제11호 서식)

㉰ 구강검진 결과통보서(별지 제12호 서식)

㉱ 암검진 결과통보서(별지 제13호 서식)

㉲ 영유아건강검진 결과통보서(별지 제14호 서식)

㉳ 영유아 구강검진 결과통보서(별지 제15호 서식)

② 영유아건강검진 및 구강검진을 실시한 검진기관은 수검자에게 전산출력물 등을 이용하여 결과통보서를 직접 교부하여야 한다.

(5) 국가건강검진 사후관리

① 검진기관은「건강검진기본법」제19조제1항에 따라 건강검진결과 건강을 위협하는 요인이나 질병을 의심할 수 있는 요인 등이 발견된 자에 대하여 상담 또는 전문 의료기관의 의뢰 등 필요한 조치를 취하여야 한다.

② 검진기관은 제2조에 따른 일반건강검진 결과 고혈압, 당뇨병 질환이 의심되는 수검자는 확진검사를 받을 수 있도록 안내하고, 폐결핵이 의심되는 수검자는 해당 분야의 진료를 받을 수 있도록 안내하여야 한다.

5) 검진비용 부담 및 청구, 지급

(1) 검진비용의 부담

① 건강보험가입자 및 피부양자의 검진비용 부담은 다음 각 호와 같다.

㉮ 일반건강검진, 영유아건강검진, 암검진 중 자궁경부암검진, 대장암검진은 공단이 전액 부담한다.

㉯ 암검진 중 위암, 유방암, 간암, 폐암 검진은 공단이 검진비용의 100분의 90을, 수검자가 100분의 10을 각각 부담한다.

㉰「암관리법」에 따른 암검진사업 수검자의 본인부담 비용은 국가와 지방자치단체에서 부담한다.

② 의료급여수급권자의 검진비용은 국가와 지방자치단체에서 부담한다.

(2) 검진비용의 청구 · 지급

① 검진기관은 건강검진을 완료한 날로부터 30일 이내에 검진비용을 공단에 청구하여야 한다.

㉮ 검진비용 청구서(별지 제18호서식) ㉯ 일반건강검진 결과통보서
㉰ 생애전환기 건강검진결과통보서 ㉱ 암검진 결과기록지
㉲ 구강검진 결과통보서 ㉳ 영유아건강검진 결과통보서
㉴ 영유아구강검진 결과통보서 ㉵ 문진표

② 검진비용을 청구할 경우에는 공단의 전산시스템(건강검진 포털) 등에 검진결과내역을 등록한 후 공단에 청구하여야 한다.

③ 국민건강보험공단은 검진비용 청구서가 접수된 날로부터 15일 이내에 해당 검진기관의 건강보험 요양급여비용 지급계좌로 검진비용을 지급하여야 한다.

④ 국민건강보험공단은 토요일 및 "관공서의 공휴일에 관한 규정"에 따른 공휴일에 검진을 실시한 기관에 대하여 건강검진 상담료 및 행정비용의 30%를 가산하여 지급할 수 있다.

6) 검진기관의 평가

(1) 보건복지부장관은 국가건강검진의 질 향상을 위하여 검진기관에 대하여 ① 국가건강검진 업무 수행에 적절한 인력 · 시설 및 장비 등을 갖추었는지의 여부 ② 국가건강검진의 질 관리 실시 현황에 대하여 3년마다 평가를 실시하고 있다.

(2) 검진기관의 평가 시기 · 범위 · 방법 · 절차 및 결과의 공개 등 그 밖에 필요한 사항은 보건복지부령으로 정하며, 검진기관 평가 결과를 공개할 수 있다.

7) 건강검진 관련 서식

(1) 건강검진 관련 양식에는 ① 건강검진 공통 문진표 ② 암검진문진표 ③ 일반건강검진 및 생애전환기검진 판정기준 ④ 건강검진결과통보서 ⑤ 건강검진비용청구서 등이 있다.

(2) 일반건강검진 건강검진 비용청구서는 다음과 같다.

<table>
<tr><th colspan="12">검진비용 청구서</th></tr>
<tr><td colspan="12">□ 일반건강검진 □ 의료급여생애전환기검진</td></tr>
<tr><td colspan="3" rowspan="2">청구기관</td><td colspan="3">기 관 명</td><td colspan="2">요양기관기호</td><td colspan="4">소 재 지</td></tr>
<tr><td colspan="3"></td><td colspan="2"></td><td colspan="4">(☎)</td></tr>
<tr><td colspan="3" rowspan="2">청구처
(지사, 보건소)</td><td colspan="3" rowspan="2"></td><td colspan="2" rowspan="2">사업장 또는 기관
(학교)</td><td colspan="3">명 칭</td><td>관리
번호</td></tr>
<tr><td colspan="3"></td><td></td></tr>
<tr><td colspan="12">청 구 내 역 (총청구액: 원)</td></tr>
<tr><td colspan="12">검진비용</td></tr>
<tr><th colspan="3">항목</th><th>건강
검진비
(A)</th><th>실시
인원
(B)</th><th>청구
금액
(A×B)</th><th colspan="3">질 환 별</th><th>건강
검진비
(A)</th><th>실시
인원
(B)</th><th>청구
금액
(A×B)</th></tr>
<tr><td colspan="3">검진 상담료</td><td></td><td></td><td></td><td rowspan="7">④ 생활
습관평가</td><td colspan="2">기본
(상담)</td><td></td><td></td><td></td></tr>
<tr><td colspan="3">토요일, 공휴일 검진 가산료</td><td></td><td></td><td></td><td colspan="2">흡연</td><td></td><td></td><td></td></tr>
<tr><td rowspan="3">구강검진</td><td colspan="2">구강검진</td><td></td><td></td><td></td><td colspan="2">음주</td><td></td><td></td><td></td></tr>
<tr><td colspan="2">토요일, 공휴일 검진 가산료</td><td></td><td></td><td></td><td colspan="2">운동</td><td></td><td></td><td></td></tr>
<tr><td colspan="2">① 치면세균막검사</td><td></td><td></td><td></td><td colspan="2">영양</td><td></td><td></td><td></td></tr>
<tr><td rowspan="4">흉부방사선검사</td><td rowspan="2">직접촬영</td><td>14"x14"</td><td></td><td></td><td></td><td colspan="2" rowspan="2">비만</td><td rowspan="2"></td><td rowspan="2"></td><td rowspan="2"></td></tr>
<tr><td>14"x17"</td><td></td><td></td><td></td></tr>
<tr><td colspan="2">컴퓨터영상처리장치(CR),디지털촬영장치(DR</td><td></td><td></td><td></td><td rowspan="8">⑤ B형
간염검사</td><td rowspan="3">항원</td><td>일반</td><td></td><td></td><td></td></tr>
<tr><td colspan="2">영상저장 및 전송시스템(Full Pacs)</td><td></td><td></td><td></td><td>정밀</td><td></td><td></td><td></td></tr>
<tr><td>요검사</td><td colspan="2">요단백</td><td></td><td></td><td></td><td>정밀
(핵의학적)</td><td></td><td></td><td></td></tr>
<tr><td rowspan="12">② 혈액검사</td><td colspan="2">혈색소</td><td></td><td></td><td></td><td rowspan="5">항체</td><td rowspan="2">일반</td><td rowspan="2"></td><td rowspan="2"></td><td rowspan="2"></td></tr>
<tr><td colspan="2">공복혈당</td><td></td><td></td><td></td></tr>
<tr><td colspan="2">총콜레스테롤</td><td></td><td></td><td></td><td>정밀</td><td></td><td></td><td></td></tr>
<tr><td colspan="2">HDL콜레스테롤</td><td></td><td></td><td></td><td rowspan="2">정밀
(핵의학적)</td><td rowspan="2"></td><td rowspan="2"></td><td rowspan="2"></td></tr>
<tr><td colspan="2">LDL콜레스테롤</td><td></td><td></td><td></td></tr>
<tr><td colspan="2">트리글리세라이드</td><td></td><td></td><td></td><td colspan="3" rowspan="2">⑥정신건강검사(PHQ-9)</td><td rowspan="2"></td><td rowspan="2"></td><td rowspan="2"></td></tr>
<tr><td colspan="2">AST(SGOT)</td><td></td><td></td><td></td></tr>
<tr><td colspan="2">ALT(SGPT)</td><td></td><td></td><td></td><td colspan="3" rowspan="2">⑦인지기능장애(KDSQ-C)</td><td rowspan="2"></td><td rowspan="2"></td><td rowspan="2"></td></tr>
<tr><td colspan="2">감마지티피</td><td></td><td></td><td></td></tr>
<tr><td colspan="2">혈청크레아티닌</td><td></td><td></td><td></td><td colspan="3" rowspan="3">⑧노인신체기능검사</td><td rowspan="3"></td><td rowspan="3"></td><td rowspan="3"></td></tr>
<tr><td rowspan="2">신사구체
여과율
(e-GFR)</td><td>MDRD</td><td>–</td><td></td><td>–</td></tr>
<tr><td>IDMS-MDRD</td><td>–</td><td></td><td>–</td></tr>
</table>

③ 골밀도 검사 (여자)	양방사선골밀도검사				장애인 안전 · 편의관리비			
	양방사선말단골밀도검사				계			
	정량적전산화단층골밀도검사							
	말달골정량적전산화단층촬영골밀도검사							
	초음파골밀도검사							

※ 주 ① 만 40세에 한함
② 콜레스테롤 검사는 남자 만 24세 이상, 여자 만 40세 이상에 대하여 4년마다
③ 만 54, 66세 여성에 해당 ④ 만 40세, 50세, 60세, 70세에 해당 ⑤ 만 40세에 해당
⑥ 만 40세, 50세, 60세, 70세에 해당 ⑦ 만 66세 이상 2년마다 ⑧ 만 66세, 70세, 80세에 해당

우리기관에서 20 . . . ~ 20 . . . 까지 실시한 검진비용을 위와 같이 청구합니다.

청구일 : 20 년 월 일

대표자(청구인) : (인)

첨부 1. 건강검진 결과통보서 매
2. 문 진 표 매
3. 구강검진결과통보서(구강검진기관에 한함) 매

※접수번호	※접수일	※처리일

8) 국가건강검진 수행내용 및 수행준거 사항

(1) 우리나라에서 실시하고 있는 건강검진 종류 이해

건강진단의 종류는 국가검진과 일반건강진단으로 구분할 수 있으며, 국가검진은 ① 일반건강검진(1,2차) ② 암검진 ③ 의료급여생애전환기검진 ④ 영유아 건강검진 ⑤ 학생건강검진이 있으며, 일반건강진단에는 ① 근로자건강진단 ② 일반신체검사 ③ 특수건강진단 ④ 일반건강진단 ⑤ 종합건강진단 등이 있다.

(2) 국가건강검진의 종류 및 대상.

① 국가건강검진의 종류에는 일반건강검진, 암검진(위암, 대장암, 간암, 유방암, 자궁경부암, 폐암), 영유아검진이 있다.

② 일반건강검진은 세대주 및 만 20세 이상 세대원은 2년에 1회 실시한다.

③ 의료급여생애전환기검진은 만 66세에 실시한다.

④ 위암검진은 만 40세 이상 2년 1회, 대장암검진은 만 50세 이상 1년 1회, 유방암검진은 만 40세 이상 여성 2년 1회. 자궁경부암검진은 20세 이상 여성 2년 1회, 간암검진은 전 2년간 보험급여내역 간암발생 고위험군 중 만 40세 이상인 자, 폐암

검진은 만 54~74세 남녀 중 30갑년 이상 흡연력을 가진 흡연자 등*을 대상으로 2년마다 폐암검진을 실시한다.

(3) 건강검진기관구분 및 검진기관 지정기준

① 건강검진기관은 일반검진기관, 암검진기관, 영유아검진기관, 구강검진기관으로 구분한다.

② 검진기관의 지정기준에 따라 인력 · 시설 · 장비기준을 준비하여 국민건강보험공단(지사)에 신청한다.

③ 국민건강보험공단은 검진기관지정기준에 적합한지 현지 확인 후(신청서 접수 후 7일 이내 처리) 적합하면 공단 홈페이지 게재 및 해당기관에 지정서를 발급한다.

(4) 건강검진의 실시시기와 절차 및 검사 주요항목과 비용부담 이해

(5) 건강검진센터에 수신자가 내원시 접수 등록

① 예약수진자 및 당일 내원 수진자를 확인한다.

② 건강문진표를 접수한다.

③ OCS 화면을 이용하여 등록한다(인적사항, 검진종류, 개인 및 단체검진 등)

④ 수납대상자에 대하여 수납한다.

(6) 검진절차에 따라 검진을 실시

① 탈의 후 검진수진복을 착용한다.

② 직원의 안내에 따라 문진(진찰) 및 프로그램에 의한 검사를 실시한다.

③ 검진이 완료되면 결과통보 일정을 알려준다.

(7) 건강검진실시 후 결과를 정리(입력)한 후 결과통보 또는 결과상담을 실시

① 검진기관은 건강검진을 완료한 후 지정된 양식에 의거 결과통보서를 작성하여 수검자에게 15일 이내에 건강검진 결과를 우편 등으로 통보하여야 한다.

② 국가건강검진은 우편으로 결과통보 또는 내원하여 결과상담을 실시한다.

③ 종합검진수진자는 결과상담을 실시하고 내원상담을 희망하지 않을 경우 메일 또는 우편으로 결과를 통보한다.

④ 건강검진 후 유질환자에 대해서는 사후관리를 한다.

(8) 검진료 청구

① 건강검진을 완료 후 검진기관은 30일 이내에 국민건강보험공단에 관련서식을 활용 청구한다.

② 토요일 및 "관공서의 공휴일에 관한 규정"에 따른 공휴일에 검진을 실시한 기관에 대하여 건강검진 상담료 및 행정비용의 30%를 가산하여 청구한다.

(9) 일일검진실적을 관리(결산)하고 월 검진실적을 분석

(10) 연1회 이상 검진센터의 SWOT 분석과 대응전략을 수립하여 실행

(11) 건강검진프로그램을 지속적으로 연구 개발하여 실행

(12) 건강검진료를 양식에 의거 작성하여 국민건강보험공단으로 청구

(13) 건강검진비용 지급내역서를 분석 후 지급불능건에 대하여 보완하여 재청구

(14) 건강검진 미수금 입금내역을 정리하고 월별실적을 분석 경영진에게 보고 한다.

9-2 | 종합건강진단

학습목표

1. 종합건강진단의 예약 · 접수 · 수납업무를 수행할 수 있다.
2. 종합건강진단의 프로그램을 관리하고, 건강진단실적을 작성 보고할 수 있다.

1. 종합건강진단

(1) 정의

종합건강진단은 개인의 건강상태 및 질병이상 유무에 대하여 의사의 진찰과 검사 등을 통하여 건강을 진단하는 것을 의미한다. 따라서 건강진단의 목적은 체계적인 선별검사를 통하여 각종 질병을 조기예방과 조기발견 및 조기치료를 할 수 있게 하고, 생활습관을 개선하여 건강을 증진시키는 예방적 활동이라고 할 수 있다. 또한 조기예방과 조기진단을 통한 건강관리로 삶의 질을 향상시킬 수 있다. 따라서 각종 생활습관병 예방 및 질병의 조기발견과 조기치료를 위하여 선별적 검사를 통하여 종합적으로 건강진단을 실시하는 것을 의미하며, 의료기관별로 다양한 건강진단 프로그램(건강진단 종류별 검사 항목 상이)을 운영하고 있다.

(2) 종합건강진단의 목적

종합건강진단의 목적은 자각증상이 없더라도 생명에 관계되는 질병에 걸려있는 경우를 조기에 발견하고 치료하는 데 있으며, 또한 현재는 병이라고 할 수는 없지만 장차 질병을 일으킬 수 있는 나쁜 인자들을 미리 알아내고 교정하는 데 그 목적이 있다(민영일, 2001).

또한 이미 발생한 질병을 조기에 발견하는 2차 예방과 건강위험 요인을 사전에 조절함으로써 질병의 발생자체를 예방하는 1차 예방이라 할 수 있다. 따라서 질병을 조기에 발견하여 치료하거나, 건강에 위험요소로 작용하는 생활습관을 파악하고 교정하여 건강을 증진시키고 질병으로 인한 이환률과 사망률을 감소시키는 이른바 1차 및 2차적 예방이라 할 수 있다.

(3) 종합건강진단 운영프로그램

종합건강진단의 운영프로그램 및 검사항목은 병원의 설립요건 및 운영의 특수성과 여건에 따라 병원별(상급종합병원, 종합병원, 병원, 전문센터)로 상이하며, 일반적으로 많이 시행되고 있는 프로그램을 다음과 같이 소개한다.

종합건강진단프로그램(사례)
• 기본종합건강진단 • 정밀종합건강진단 • 숙박건강진단 • 기업체임직원 종합건강진단 • 장기별 건강진단(뇌, 심장, 유방, 폐, 소화기, 척추, 갑상선, 전립선 등) • 특화건강진단(여성, 남성, 청소년, 수험생, 소아, 예비부부, 스포츠, 치매, 노인 등) • 주요암 발견(부위별)건강진단 • 재진정밀건강진단 • 맞춤건강진단 • 선택정밀 건강진단(종합건진검사항목+추가검사항목) 등
㈜ : 성별 및 연령(대)별 전문 프로그램운영은 확대추세이며, 병원별 프로그램이 상이함

① 기본종합건강진단 및 정밀종합건강진단

㉮ 기본 종합건강진단

가장 기본적인 건강진단 프로그램으로 약 80~90여 가지 검사를 통해 우리나라에서 유병율과 발생율이 높은 질환을 진단하기 위한 프로그램이다. 따라서 20~30대 이상의 성인을 대상으로 내과적인 주요 장기의 기능 진단 및 성인병 예방을 목적으로 실시하는 건강진단이다. 수면 내시경과 장 검사(직장 내시경/대장 내시경)는 추가검사이며, 건강검진 예약 시에 신청하면 된다.

남성과 여성이 다른 검사는 남성의 경우 전립선항원(PSA)검사를 실시하고, 여성의 경우는 유방촬영, 자궁경부암검사(Pap smear), 난소암검사(CA-125)를 실시한다.

표 9-5 검사항목 및 관련질환

연번	구분	검사항목	관련질환/비고
1	기본진료	진찰, 신장, 체중, 비만도, 부인과	관련질환
2	안과검사	시력, 안저, 안압	근시, 백내장, 녹내장
3	치과검사	치과진찰 및 치아검사	치주질환
4	영양상담	영양문진 및 영양상담	영양 관련 질환
5	폐질환검사	흉부방사선 직접촬영	폐결핵, 폐렴, 기타흉부질환
		폐기능검사	기관지 질환
6	간기능검사	GOT(혈청지오티)	급만성간염, 간경변
		GPT(혈청지피티)	급만성간염, 간경변

		γ-GTP(혈청감마지티피)	알콜성간염, 간경변
		Total protein(총단백)	간질환, 영양장애
		Albumin(알부민)	간질환, 영양장애, 신증후군
		ALP(알칼리포스파타제)	간질환, 담도질환
		Total bilirubin	황달, 간질환
		Direct bilirubin	황달, 간질환
		LDH(유산탈수효소)	간질환, 심근경색
7	간염검사	HBs Ag(B형간염항원)	B형간염검사
		HBs Ab(B형간염항체)	
		HBe Ag(B형간염e항원)	B형간염 전염성 여부검사
		HBe Ab(B형간염e항체)	
		Anti-HAV(A형간염항체)	A형간염검사
		Anti-HCV(C형간염항체)	C형간염검사
8	순환기계검사	혈압	고혈압/저혈압
		E. K. G	심근경색, 부정맥, 협심증
		C P K	심근경색
		Total cholesterol	동맥경화, 비만증, 심부전증
		Triglyceride	지방간, 지질대사
		HDL-cholesterol	순환기질환
9	신장기능	BUN	신기능장애, 신부전증
		Creatinine	만성신장염, 신부전증
		Uric acid	신기능장애, 통풍
		B/C ratio	뇨독증, 신부전, 저단백
		Urine	요로감염 및 신장질환
10	대변검사	Occult blood	분변잠혈검사
		분변충란검사	기생충검사
11	당뇨검사	Glucose	당뇨
12	췌장검사	Amylase	췌장기능장애, 소화기천공
13	혈액학검사	RBC, WBC, Hemoglobin, RDW	각종 빈혈검사
		MCV, MCH, MCHC, Platelet	
		백혈구백분율	염증성질환, 백혈병, 알러지
		Fe(혈청철)	철결핍성빈혈
		UIBC(불포화철결합능)	철결핍성빈혈
		ABO/Rh	혈액형

14	혈청학적검사	RA factor(류마티즘인자)	류마티스관절염
		CRP(C반응성단백)	급만성 염증
		VDRL(매독)	매독
		HIV(AIDS)	후천성면역결핍증
15	갑상선기능검사	T_3	갑상선기능
		T_4	갑상선기능
		TSH	갑상선기능
16	종양표지검사	AFP	만성간질환, 간암
		CEA	대장암
		CA19-9	췌장암, 담낭암
		CA-125	자궁내막증, 난소암, 골반염
		P S A	전립선염, 전립선암
17	상부위장관검사	Helicobactor pylori(Ig G)	위궤양유발인자검사
		UGI(위장조영촬영)	식도, 위, 십이지장검사
		위내시경	
18	초음파검사	복부초음파	종양, 담석증
19	유방검사	유방 X-선 촬영	유방암
20	골밀도검사	골밀도검사	골다공증

㉯ 정밀종합 건강진단

정밀종합건강진단은 주로 40세 이상 중, 장년층을 대상으로 성인병 예방과 주요 장기의 조기 암진단 및 예방을 목적으로 실시하는 건강진단이다. 또한 1일 건강진단으로서 가장 광범위한 건강진단 프로그램으로 주요암 및 각 장기별 질환을 조기 발견할 수 있는 정밀 프로그램 이며, 과중한 업무와 스트레스를 받는 비즈니스 리더를 위한 고품격 건강진단 프로그램이다.

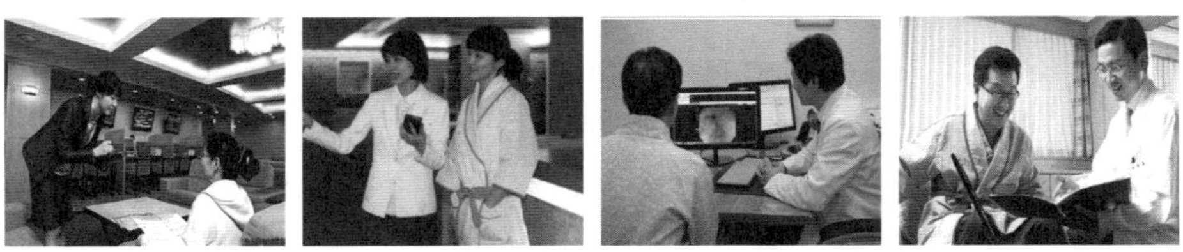

그림 9-2 종합건강진단

㉰ 기업건강진단

최근 기업의 경쟁력은 임직원의 건강과 직결되어 있으며, 이에 기업 차원에서의 세심한 관리와 임직원의 질병 예방과 신체적 정신적 건강관리를 위한 노력이 중요하다. 따라서 각 병원 건강증진센터는 법인별 조직 특성과 직원의 업무특수성을 고려한 맞춤검진시스템으로 기업 임직원 분들의 건강진단을 실시하고 있으며, 복리후생측면에서 확대추세에 있다. 검사항목은 기본종합건강진단과 비슷하나 기업체에서 요구하는 검사가 포함될 수 있다.

② 분야별전문 건강진단

㉮ 주요암 전문 건강진단.

주로 대형병원이나 검진전문센터에서 많이 실시하고 있으며, 한국인에게서 가장 많이 발병하는 암진단(위암, 대장암, 간암, 췌장암, 폐암, 전립암 등)을 중심으로 각종 호발암을 조기진단하기 위한 프로그램이다.

㉯ 소화기암전문 건강진단

소화기계 질환에 대한 가족력이 있거나 예방차원에서 검사를 원하시는 분들을 대상으로 하며, 한국인에게 가장 많이 발생하고 있는 소화기계암(위암, 대장암, 간암, 췌장암 등)을 조기진단 및 예방을 위한 전문 건강검진 프로그램이다. 병원에 따라 오전에 실시하기도 하고, 오후에 특화검진으로 실시하고 있다.

㉰ 폐암전문 건강진단

폐암 가족력이 있거나 폐암에 대한 정확한 진단을 통해 조기예방을 하고 싶으신 또는 최근 증가하고 있는 폐암 및 폐질환을 조기 발견, 진단하기 위한 전문건강진단 프로그램이다. 검사항목 중 병원에 따라 폐 CT 또는 방사선 조사량을 최소로 한 저선량 CT 등의 주기적인 검사로 폐암 및 폐질환을 진단하고 있다.

㉱ 뇌전문 건강진단

뇌질환(뇌졸중, 뇌종양 등)의 가족력이 있는 경우, 동맥경화도 및 뇌의 구조와 혈관상태를 확인할 수 있는 전문 프로그램이다.

㉲ 심장전문 건강진단

심혈관질환의 위험인 자를 확인하고 조기진단 및 발병 가능성을 측정하여 그에 따른 전문가에 의한 식습관 및 운동요법 상담과 교육 등 생활습관 개선에 대한 지도로 심혈관질환을 조기진단하고 예방하기 위한 전문 건강검진 프로그램이다. 또한 심혈관계 가족력이 있거나 동맥경화의 위험인자를 가지고 있는 경우 심혈관질환을 조기진단하기 위함이다.

㉳ 뇌졸중 전문건강진단

뇌졸중은 예방이 가능한 질환 이라는 기본 전제 하에 뇌졸중 고 위험 대상자를 조기에 진단하고 그 위험인자를 교정 및 예방할 수 있도록 교육하여 궁극적으로 뇌졸중 발생을 예방할 수 있도록 하기위한 전문 건강검진 프로그램이다.

㉴ 청소년 수험생 건강진단

중고생의 성장기 청소년(주로 15세~18세)들에게 우려되는 일반질환과 기초체력 및 영양상태, 스트레스, 신체적, 심리적 특성을 고려한 검사를 실시하여 질병을 조기에 진단하고 예방하기 위한 프로그램이다.

㉵ 알레르기전문 건강진단

기관지천식, 알레르기비염 등의 알레르기 질환이 의심되는 경우 혹은 가족력이 있어 관련 검사를 원하는 고객을 대상으로 알레르기 질환을 조기진단하기 위한 전문프로그램이다.

㉶ 생애주기 건강100세 건강진단

건강한 여생을 보내기 위한 70세 이상의 연령을 대상으로 마련된 건진 프로그램으로서 노인병 질환, 치매스크린, 전문의 진찰 등을 포함한 프로그램이다.

㉸ 예비부부 건강진단

결혼을 앞둔 예비부부에게 건강한 결혼 생활과 건강한 자녀 출산을 준비하기 위하여 필요한 검사항목으로 구성된 프로그램이다. 검사항목에 여성의 경우 풍진(Rubella)검사가 포함되는 특징이 있다.

③ 숙박건강진단 및 프리미엄 멤버십 건강진단

㉮ 숙박건강진단(1박2일 코스)

1박 2일 동안 고급 호텔과 같은 객실(병실)에 투숙하여 전담의료진의 일대일 맞춤 케어 서비스를 제공받는 고객중심의 초정밀 맞춤건강진단 프로그램이다. 주요특징은 검사항목이 다양하고 전문화되어 있어 해당검사의 시간을 조정하여 편안하게 2일 동안 분산하여 실시하고 있다. 특히 둘째날은 공복 전 검사와 공복 후 검사로 나누어 실시하고 있다. 또한 숙박건강진단은 대형병원이나 객실을 갖춘 전문검진센터에서 주로 실시하고 있다(2박 3일 코스 건강진단 별도 있음).

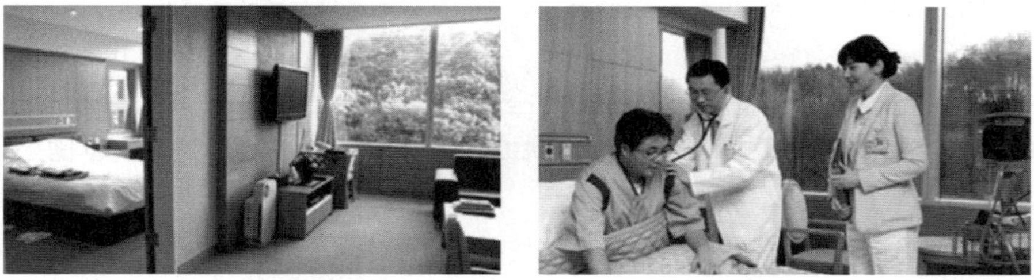

그림 9-3 S병원 숙박종합건강진단

㉯ 프리미엄(Premium) 멤버십 건강진단

개인별 건강이력과 요구도를 고려한 최적화된 정밀건강진단과 최고 교수진들의 체계적인 협진이 원스톱으로 이루어지는 차별화된 멤버십 프로그램으로, 건강진단 이후에도 전담의료진에 의한 지속적인 건강관리를 제공받을 수 있는 특화된 건강진단 프로그램이다.

④ 맞춤 SET 검사 프로그램

맞춤 개인별 건강 요구도에 따라 최소 기본건강진단 항목에 SET 검사항목을 추가하여 프로그램 내용을 결정할 수 있다. 신청한 검진프로그램에 당일 추가하여 실시 또는 결과상담 후 유질환 발견 시 맞춤 SET 검사를 주로 실시하고 있다.

(건강진단프로그램 자료출처 : 서울아산병원, 삼성서울병원 및 각 병원 건강검진센터 홈페이지)

(3) 종합건강진단의 중요성

종합건강진단의 중요성은 ① 각종 생활습관병(고혈압, 당뇨, 각조 암, 퇴행성 질환 등) 예방할 수 있으며, ② 질병을 조기발견하여 치료시기를 놓치지 않고 조기치료가 가능하며, ③ 건강관리와 건강의 중요성에 대해 인식하여 건강을 증진시킬 수 있으며, ④ 정기검진으로 건강한 상태를 유지하기 위해 예방책 및 생활습관에서 오는 위험인자를 발견할 수 있다.

(4) 종합건강진단의 대상

종합건강진단의 대상은 다음과 같다.

종합건강진단의 대상

01 쉽게 피로를 느끼거나, 이유없이 체중이 감소할 때	02 신체의 어느 한 부위가 계속 아플 경우	03 뒷목이 뻐근하거나 가슴의 통증을 호조하는 경우
04 계단을 오를 때 숨이 쉽게 차는 경우	05 갈증이 심하고 소변을 자주 보는 경우	06 유방암, 자궁암, 골다공증의 위험에 노출되기 쉬운 여성
07 복부 불쾌감이나 변비, 설사를 자주 하는 경우	08 중년 후에 빈발하는 고혈압, 당뇨병, 동맥경화 등의 성인병 유무를 확인하고 싶으신 분	09 1년 이상 검진을 받지 않으시고 정확한 건강진단을 받기 원하시는 분

(5) 종합건강진단에서 실시하고 있는 기본검사

기본종합건강진단에서 실시하고 있는 검사에는 위내시경, 상복부초음파(간, 담도, 쓸개, 췌장, 신장), 혈압, 안과(시력, 안압, 안저), 청력, 소변(요단백, 잠혈, 적혈구, 백혈구 등), 대변(잠혈, 기생충), 체성분검사(체지방율, 체질량지수, 비만도, 복부 지방율), 일반혈액(빈혈, 백혈구, 혈소판 등), 혈액형, 혈당, 전해질, 고지혈증, 신장기능, 간기능, 갑상선기능, 간염(B형, C형), 매독, AIDS, 적혈구침강속도, 류머티스인자, 통풍, 혈액종양표지자(간암, 대장암, 췌장암, 전립선암, 난소암), 흉부 X선 촬영, 심전도(여성: 부인과검사(자궁경부암), 유방X선촬영, 인유두종바이러스 검사 추가) 등 약 80~90항목 검사를 시행하고 있다.

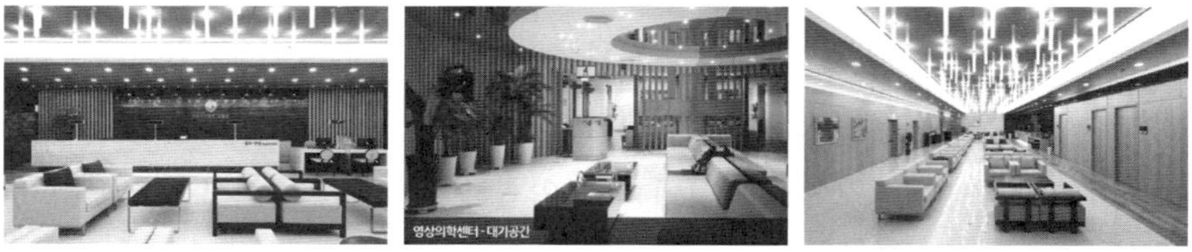

그림 9-4 종합건강진단실 내부 환경

2. 종합건강진단 절차 및 내용

(1) 예약

예약은 ① 내원 ② 전화 ③ 인터넷 ④ 문서(주로 단체검진 경우) ⑤ FAX 등의 예약을 실시하고 있으며, 대부분 전화 및 내원예약으로 이루어지고 있다. 고객편의를 위해 실무경험이 풍부한 건강관리전문 상담직원을 창구에 배치하는 것이 효율적이며, 24시간 음성안내시스템 및 모바일 서비스 등을 제공하는 것이 수진서비스 향상에 도움이 된다.

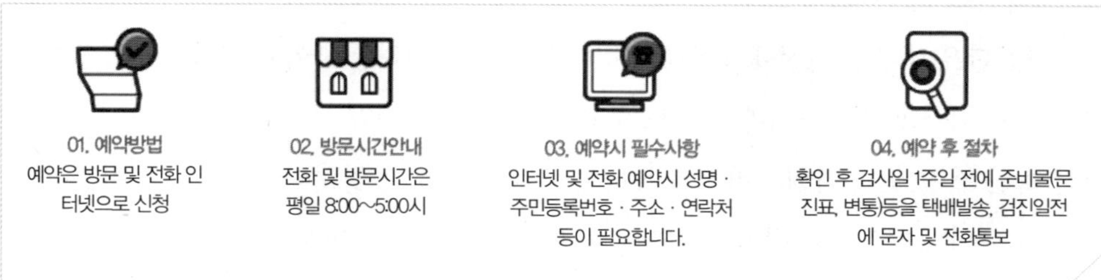

그림 9-5 예약안내

(2) 접수 및 수납

사전예약 또는 당일 내원하여 신청한 종합건강진단의 프로그램에 의한 접수 및 검진료를 수납 후 직원의 안내를 받아 건강진단을 하게 된다.

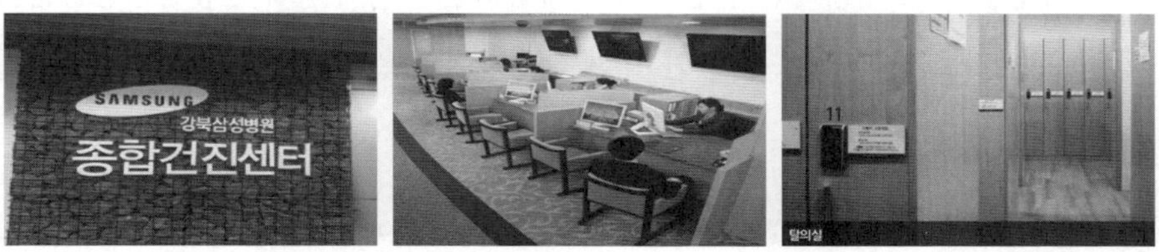

그림 9-6 검진접수 및 수납/탈의

(3) 탈의

접수 및 수납 후 직원의 안내에 따라 탈의실에서 탈의를 하게 된다. 탈의 시 속옷(팬티)만 착용하며, 목걸이 및 귀걸이 등의 액세서리는 착용하지 않는다(※ 핸드폰은 응급상황 시를 제외하고는 개인보관함에 보관하여야 한다).

(4) 일정관리

각 병원 및 전문센터 간 운영 System과 건강진단 실시종류가 상이하므로 일일 적정 수진인원(오전, 오후), 건진종류(프로그램), 성별, 초 · 재진, 개인 및 단체 수진인원, 일반 및 특수검사 건수 등을 고려하여 효율적인 일정관리가 필요하다. 또한 건강진단 수진자는 쾌적한 공간에서 편안한 건강진단을 희망하고 있기 때문에 적정 수진인원에 대한 분산관리가 무엇보다도 중요하다.

(5) 예약 부도율 관리

건강진단은 대부분 사전예약제로(적정수진인원) 운영하는 관계로 예약수진자에 대하여 부도율 최소화 관리가 무엇보다도 중요하다. 따라서 예약 수진자에게 건강진단 1~3일전 확인 전화 및 모바일서비스를 통하여 관리하는 것이 필요하며, 취소 및 변경이 많은 때는 예약대기수진자 대기프로그램을 운용하는 것이 관리에 효율적이다.

(6) 사전준비

사전에 건강진단검사에 대한 안내문과 일반적인 주의사항, 건강위험요인평가 문진표 및 식습관관련 문진표(영양) 작성준비가 필요하며, 또한, 대장검사 및 수면내시경검사 등을 추가로 실시할 경우는 별도 준비(유의)사항이 필요하다.

▣ 문진표 작성

문진표 작성은 고객의 정확한 건강상태와 위험요인을 파악하고 건강진단결과를 평가하는데 중요한 자료가 되므로 검진 전 사전 작성하여 당일 검진 시 제출하여야 한다.

(7) 수진자의 개인정보관리

건강진단 신청 수진자에 대하여 개인정보와 결과관리에 대하여 신중을 기하여 관리하여야 한다.

(8) 건강진단절차 및 소요시간

① 건강진단절차는 건강진단의 프로그램에 따라 상이하며, 종합건강진단은 다음과 같다.

종합건강진단절차
① 상담예약 – ② 건진일 내원 – ③ 접수 및 수납 – ④ 탈의 및 교육 – ⑤ 진찰(문진, 예진) – ⑥ 검사 및 영양상담(일반 및 특수) – ⑦ 검사종료 – ⑧ 결과상담(당일, 내원, 결과발송, 전화, 인터넷 등)

② 검진 소요시간은 종합건강진단은 프로그램에 따라 다르며 통상 2시간~3시간 30분 정도 소요되고 있으며, 특수검사가 추가되는 경우는 시간이 추가 소요될 수 가 있다.

(9) 기본 종합건강진단 순서 및 절차

① 건강진단의 순서는 일반적으로 다음과 같다.

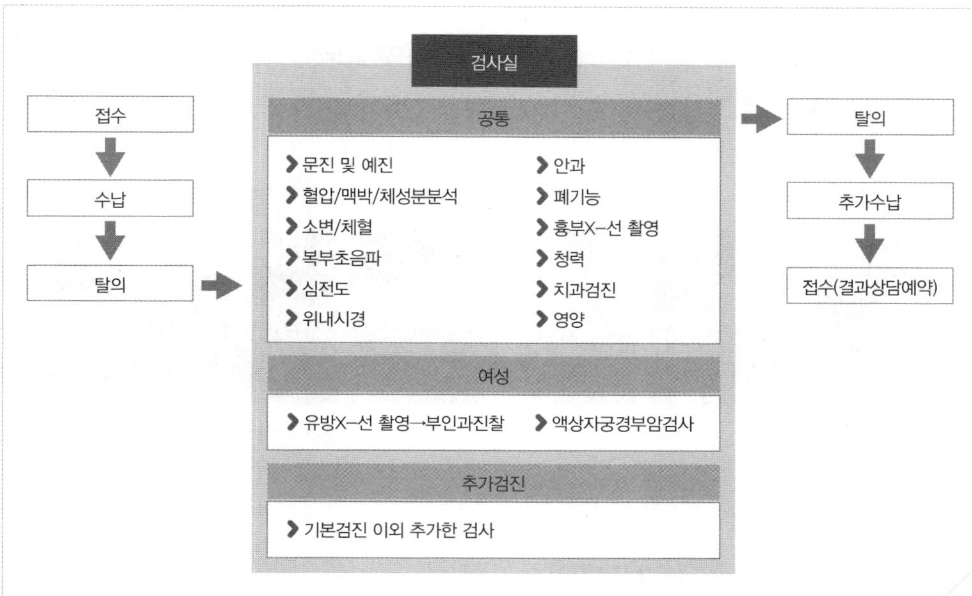

그림 9-7 종합건강진단 순서

②종합건강진단절차는 다음과 같다.

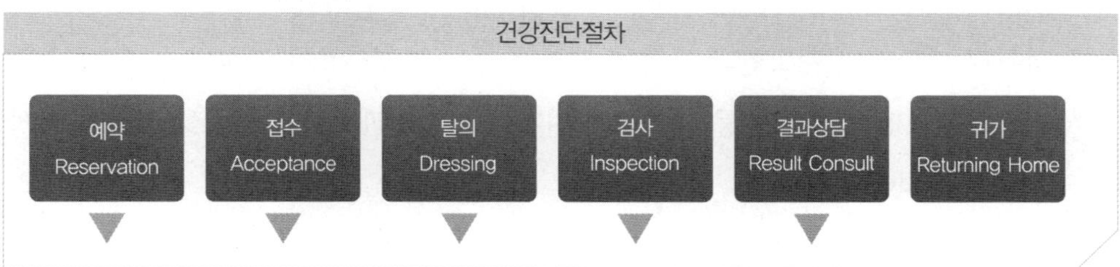

그림 9-8 종합건강진단 절차

(10) 검사 및 검사진행관리

① 검사는 직원의 안내를 받아 실시하게 되며, 검사순서는 검진프로그램별로 다르다. 기본종합검진은 먼저 예진 또는 진찰을 담당 전문의에게 받은 다음 혈압측정 –신

체계측 및 비만도측정 – 안저 및 안압 – 흉부촬영– 심전도 및 청력, 폐기능검사– 초음파검사 등의 순으로 검사를 실시한다. 내시경 검사 및 특수검사는 기본검사를 먼저 실시한 다음 그 다음으로 대부분 실시하고 있다. 또한 숙박검진인 경우는 당일(첫째날)은 기본검사를 실시하고 다음날 공복관련 검사를 실시한 먼저 실시한 다음 특수검사를 주로 실시하고 있다.

② 검사진행에 있어서 건강진단 수진자는 검사대기시간이 짧고 신속, 정확한 검사를 희망하고 있기 때문에 각 검사실마다 병목현상이 없도록 "검사대기프로그램"을 개발(활용)하여 한 검사 시행 후 다른 검사를 안내하면 검사 대기시간을 최소화 할 수 있으며, 수진자 만족도가 향상되고 효과적이다.

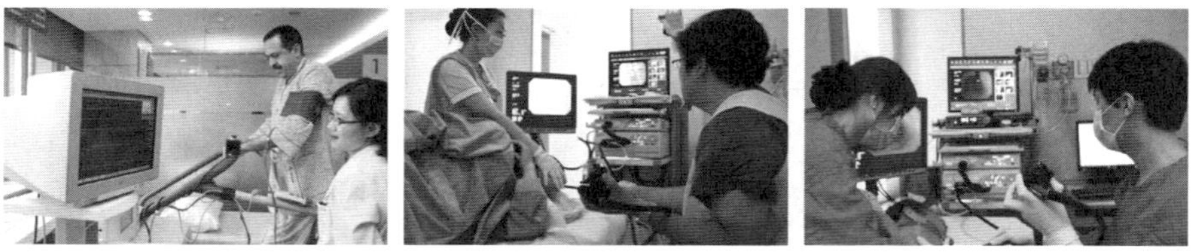

그림 9-9 종합건강진단 검사

(11) 결과정리 및 결과상담 · 사후관리

① 검사가 완료되면 검진센터 내 자체검사는 담당직원이 관리하고, 검체검사(혈액, 소변, 대변 등) 및 방사선 검사 등은 결과를 관련부서에서 통보받아 종합적으로 정리한 다음 종합건강진단 결과표를 작성하게 된다. 종합결과표 작성이 완료되면 결과관리 담당자의 재확인과 점검을 거쳐 최종 종합결과표가 작성된다. 특히 종합건강진단결과 악성종양 등 유질환 발견자는 검사결과관리에 신중을 기하여 작성되고 관리되어야 한다.

② 종합결과표 작성이 완료되면 결과상담을 실시하게 되는 데 수진자의 희망에 의한 방문상담, 전화상담, 인터넷상담, 우편발송 등을 시행하고 있다.

③ 결과상담 후 유질환자에 대하여서는 추가 정밀검사 실시 및 관련 진료과 외래진료 예약 등을 실시하며, 또한 정기적으로 첵크가 필요한 검사는 사후관리를 해 나가야 수진자의 만족도를 향상시킬 수 있다. 대형병원 등 활성화된 검진센터에서는

고객관리실을 별도 설치하고 수진자의 사후관리를 효율적으로 실시하여 병원의 신뢰도 향상은 물론 평생고객을 확보해 나가는데 중추적인 역할을 수행하고 있다.

(12) 건강진단 관련 양식

건강진단 관련 양식으로는 ① 예약증 ② 안내문 ③ 건강 및 영양 문진표 ④ 검사별 실시 check 표 ⑤ 건강진단결과표(file) ⑥ 예약일보 ⑦ 수익 및 미수금 일보 ⑧ 영수증 ⑨ 검사별 유의사항 ⑩ 건강검진 프로그램별 실시자 현황표 ⑪ 홍보팸플릿(검진 브로슈어) 등이 사용되고 있다.

3. 직원교육 및 고객관리

(1) 직원교육

건강진단을 담당하는 직원은 기본예절과 건강의학 기초상식 등 소양(지식)의 직무교육이 필요하며 교육의 종류에는 ① 기본예절(인사, 표정, 복장, 응대, 상담, 전화, 안내 등) ② 건강진단 일반관리 ③ 기초건강 의학전문지식(질환, 의학용어, 암정보 등) ④ 일반 및 특수검사 전문지식(장비 용도별) ⑤ 건강진단 결과관리(정상 및 비정상 수치 등) 교육 등이 있다.

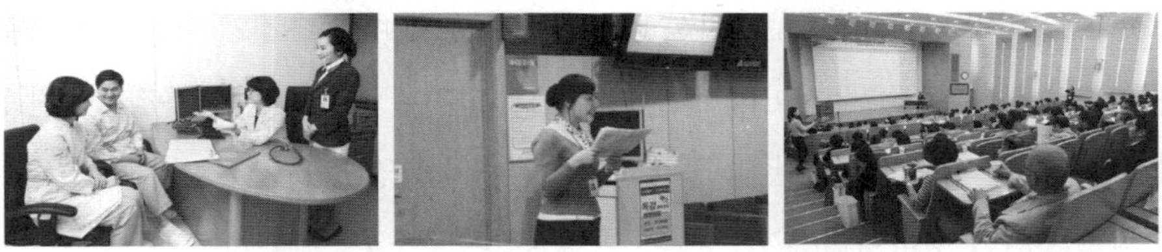

그림 9-10 종합건강진단 교육

(2) 고객관리(CRM)

수진자에 대한 고객관리는 운영상 매우 중요하며 고객의 의견을 적극 반영하여 건강진단의 질적인 향상과 지속적인 서비스 개선이 필요하며 아래와 같은 방법을 활용하면 효과적이다.

고객관리(사례)

- 수진자만족도설문조사
- 건강진단 수진차수별 관리
- 건강정보 리플렛 발송
- 건강관리지침서배부
- 건강진단 후 전화상담(불편, 불만, 건의사항 등)
- 인터넷결과조회
- 재진 수진자 맞춤형 건강진단
- 암 의심자 추적관리
- 건강관리홍보교육
- 정기건강진단대상자 홍보물발송 및 전문 상담
- 평생고객관리
- 가족건강관리
- 암 의심자 발견시 신속조치 및 편의도모 등

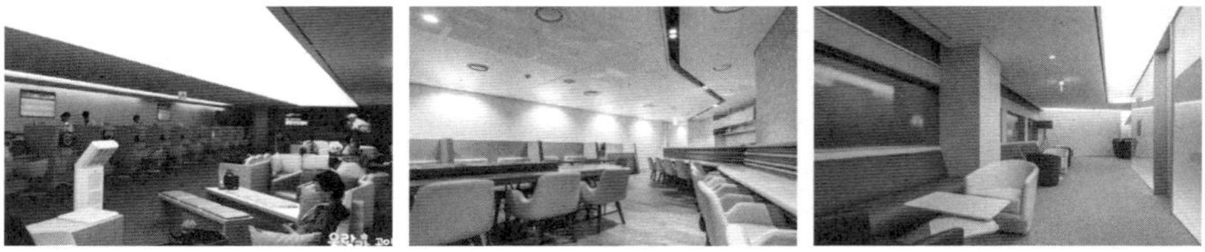

그림 9-11 검사 및 고객대기실

4. 건강진단 수가관리 및 검진홍보

(1) 건강진단 수가관리

건강진단의 수가관리는 관리운영상 매우 중요하므로 정부에서 고시하여 시행중인 건강진단수가(종류 및 검사항목)를 제외하고 기초의학지식을 갖춘 담당직원이 관리하고 지역 및 병원여건, 특수성을 고려하여 가능한 건강보험 수가 조정시기(연초 1~3월)에 수가를 조정하는 것이 효율적이다. 또한 정부에서 고시한 건강검진 및 특정암검진 등의 건강진단수가 외 종합건강진단 및 정밀건강진단 등의 운영수가를 산정 할 때는 산출 근거에 의거 수가를 정하여 운영하는 것이 바람직하다.

■ 건강진단 종류별 수가 산출 근거

(검진프로그램명:)

구분	검사명	영문명	보험분류번호	적용수가	비고
	합계	(운 영 수 가)		( )	

(2) 건강진단 홍보

건강진단홍보는 운영상 매우 중요하므로 홍보팸플릿을 자체 제작하여 병원 내 비치

활용하고, 또한 단체섭외와 고객배포용으로 활용토록 한다. 건강진단 브로슈어 제작은 일반인 및 수진자가 이해가 쉽도록 작성하는 것이 효과적이다. 병원 내 건강진단 브로슈어 비치장소는 종합안내창구, 외래 진료각과, 건강진단 예약접수창구, 응급실 보호자 대기실, 병동 휴게실, 강당 앞, 교육실 앞 등의 장소에 비치하도록 한다.

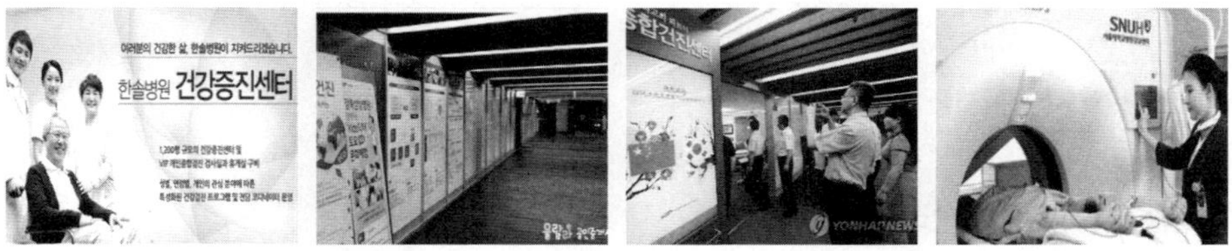

그림 9-12 종합건강진단 홍보

5. 건강진단 주요검사 장비

건강진단에서 사용되는 주요 검사 장비는 아래와 같다.

구분	장비명
일반검사	심전도, 폐기능, 청력, 안압, 안저, 신체계측, 혈압측정, 운동부하, 체력측정기, 자동혈액분석기, 핵의학장비(RIA) 등
내 시 경	내시경(위내시경, S상결장경, 대장내시경), 내시경세척기 등
영상의학 (방사선)	흉부촬영, 위장관투시(UGI), 유방촬영, 골밀도(BMD), 치아촬영, MRI, CT, PET, PET-CT, 초음파 및 Probe(복부, 심장, 갑상선, 전립선, 경동맥, 질, 골반, 유방 등) 등
진찰장비	치과 진찰대, 부인과 진찰대 등
기타	특수 및 진폐건강진단기관을 지정 실시할 경우는 별도 추가 장비 필요

6. 건강진단 발견 주요 질환

건강진단 후 결과판정에서 발견되는 빈도 높은 주요 질환은 아래와 같다.

구분	질환명
소화기계	위염 및 위궤양, 대장용종 및 대장질환, 간질환 등 소화기계 질환
호흡기계	폐결핵, 천식, 기관지염, 부비동염, 알레르기성 비염 등
심장 및 혈액질환	고혈압, 협심증, 부정맥, 심근경색, 빈혈, 백혈병 등
신장 및 비뇨기질환	신장염, 신결석, 요로결석, 전립선염, 전립선비대 등

내분비질환	당뇨, 갑상선질환, 골다공증 등
감각계질환	근시, 난시, 원시, 백내장, 녹내장, 망막질환, 중이염 등
부인과 질환	부인과질환(질염, 자궁근종), 요실금 등
각종 암	위암, 대장암, 폐암, 간암, 췌장암, 전립선암, 갑상선암, 자궁경부암, 유방암, 난소암, 식도암, 신장암 등

7. 건강진단 결과 및 사후관리

(1) 검사결과 분석 관리

건강진단 후 결과관리는 마지막과정으로 매우 중요하며 진찰(문진/예진)과 검사결과 비교분석 등을 통하여 종합결과표를 작성(의사소견포함)하게 된다. 또한 재진수진자는 전회와 금회 검사결과를 비교하는 것이 효과적이다. 그리고 진단결과 유질환 발생 및 암 의심자 등에 대해서는 신속한 조치(임상각과 진료의뢰)가 필요하며, 또한 건강진단을 실시한 기관에서는 수진자의 편의 제공이 필요하다. 우리나라의 경우는 "전회"결과 기록은 일부 대형 건강진단센터를 제외하고 1회만 기록하지만 일본의 경우 건강진단종합결과표에 수회의 "전회"기록을 명시 금회와 비교하여 변화 추이를 관리하고 있어 "전회"검사결과 기록관리의 확대가 필요하다고 본다.

표 9-6 건강진단 결과표(A병원)

검사명	참고치	검사결과		관련질환
		전회(년)	금회	

표 9-7 건강진단 결과표(B병원)

검사명	참고치	검사결과			관련질환
		전회(년)	전회(년)	금회	

(2) 당일검사 후 당일 결과(One Stop 검진)

현재 일부병원에서 종합검진시 시행하고 있으나 확대 추세될 전망이다. 일본의 경우에는 인간 Dock에서 많은 병원들이 시행하고 있다. 당일검진제도는 오전에 검사를 시행하고 오후에 결과상담을 시행하는 제도이다. 장점으로는 수진자의 편의도모(시간활용용이 및 경제적비용 등)와 만족도가 상승할 수 있으나, 단점으로는 추가인력소요와 검사시약 소모비용이 증가될 수 있다. 그러나 건강진단시 내시경조직검사를 시행한 경우(검사) 등 일부 특수검사는 당일 결과를 시행하기가 어렵다.

8. 건강진단 보험급여대상 여부

(1) 건강진단 급여대상여부

정부주관(국민건강보험공단)으로 실시하는 건강검진 및 암검진, 의료급여생애전환기검진, 영유아건강검진 등을 제외하고 종합건강진단은 비급여 대상으로 개인 또는 기업체(회사)가 전액 부담해야 한다.

(2) 건강진단 후 요양급여

건강진단 후 결과에 이상소견이 발견되어 상급종합병원에서 2단계 요양급여를 받아야 할 경우는 1차 의료기관 경유 없이 국민건강보험 요양급여기준의 요양급여절차 제2조 ④항에 의거 건강진단결과표(서) 소견에 의거 보험급여를 받을 수 있다. 따라서 상급종합병원에서 2단계 진료가 필요시는 "건강진단결과표"를 예약접수시 제출하면 된다(요양급여의뢰서로 갈음).

9. 건강진단이 병원운영에 미치는 영향

건강진단은 질병의 조기예방과 조기발견(진단)을 목적으로 실시하고 있다. 병원의 운영 측면으로 볼 때 기대효과로서는 국민의 건강관리와 삶의 질 향상 및 평균수명 연장에 기여할 뿐만 아니라 병원의 홍보와 신뢰도 향상에 기여하고, 병원의 경영수익증대 및 환자증가(외래 및 입원)에 지대한 역할을 할 수 있다. 따라서 건강진단관리는 진료진의 협조와 부서 간 상호지원체계구축으로 체계적 관리운영이 필요하며, 경영진의 높은 관심과 지원이 필요하다. 또한 고객에게 편안하고 신속, 정확한 건강진단의 실시를 하기 위해서는 지속적인 연구와 건강진단의 질적인 향상 및 서비스개선활동이 요구된다.

10. 건강검진 행정사항

건강진단의 관리업무와 관련된 ① 예약 및 접수 · 수납 ② 건진 종류 및 일정, 절차 관리 ③ 수익실적 및 미수금관리 ④ 검사 및 결과관리 ⑤ 건강진단관련 법규준수 ⑥ 건진통계 ⑦ 고객관리 ⑧ 사후관리 ⑨ 건강진단의 질적 향상 및 서비스 개선 등 건강진단에 필요한 사무행정을 총괄하는 것을 의미한다.

11. 종합건강진단 수행내용 및 수행준거 사항

종합건강진단관리를 수행하기 위한 수행내용과 절차 및 관련사항은 다음과 같다.

(1) 종합건강진단의 건강진단프로그램 종류 이해

건강검진센터가 활성화된 대형병원 및 검진전문센터의 홈페이지를 검색하여 검진종류와 특징을 알 수 있으며, 일반적으로 실시하고 있는 종합건강진단의 종류로는 기본종합건강진단, 정밀종합건강진단(성별, 연령별), 분야별 전문건강진단(주요암검진, 폐암검진, 소화기전문검진, 뇌검진, 심장검진, 알레르기 등) 숙박건강진단, 기업건강진단, 기타건강진단(수험생, 예비부부 등) 등이 있다.

(2) 기본종합건강진단의 검사항목 및 관련질환에 대하여 전문지식을 습득

(3) 건강진단 희망 수진자에게 상담(전화, 내원, 방문, 인터넷, 기업방문 등)을 실시하고 예약 및 설명

- 내원상담 예약 수진자에게는 예약 당일 검진준비물(문진표, 검진홍보물, 검사준비물품 및 약제, 주의사항, 주차권 등)을 드리고 주의사항 등을 설명(안내)한다.
- 종합건강진단예약 후 전일 및 검진당일의 준비(유의)사항은 검진 신청 프로그램에 따라 상이하며, 일반적인 사항을 요약하면 다음과 같다. 다만 병원의 검진운영의 특성에 따라 일부 다를 수가 있다.

① 건강진단 전날

㉮ 금식

- 건강진단 하루 전 저녁식사는 8시 이전에 가볍게 드시고 건강진단 2~3일 전부터는 술, 육류, 기름진 음식은 금합니다.

• 자정 이후에는 절대 금식 하십시오.(물, 담배, 껌, 은단 포함/단, 콜론라이트는 제외)

• 오전검진 : 검진 전날 저녁식사는 오후 8시까지 가볍게 드시고 밤 9시 이후부터 금식하십시오.

• 오후검진 : 검진 전날 밤 12시 이후부터 금식하십시오.

㉯ 채변

• 대변채취는 건강검진 전날 또는 당일 채변용기에 밤알 크기 정도(용기의 1/3정도)를 넣어 주십시오.

• 채취하신 대변은 검사의 정확도를 높이기 위해 차고 서늘하게 보관해 주십시오.

• 대장내시경, 가상대장내시경 예약고객은 장정결제를 복용하기 전에 채취하시기 바랍니다.

㉰ 객담(해당자에 한함)

• 아침에 일어나자마자 객담을 받습니다.

• 심호흡을 하여 폐에 공기를 가득 채우고 깊은 기침을 하여 받습니다.

• 객담의 양은 차 한 스푼 정도나 그 이상이어야 합니다.

• 객담을 2일 연달아 받으시는 고객은 미리 받은 객담을 냉장보관합니다.

㉱ 약물

• 평소 복용하시는 약은 가급적 2~3일전부터 드시지 마십시오.

• 내시경조직검사 또는 용종을 제거할 경우 출혈의 위험이 있으므로 내시경 검사를 하시는 분들은 반드시 항혈전제를 일주일 전부터 복용을 중단합니다.

※ 단, 뇌졸중, 혈전증, 심장질환, 폐질환을 앓고 있거나, 최근 3개월 이내 수술 및 입원치료를 받은 분은 출혈 위험성을 높일 수 있는 약물을 중지해도 무방한지 반드시 주치의에게 확인 후 검사여부를 결정하십시오.

□ 아스피린, 항혈소판제, 항응고제 복용 고객

• 심근경색, 협심증, 심실세동, 뇌졸중(뇌혈관 질환)과 같은 질환의 병력이 없는 건강한 고객님이 1차 예방을 위해 아스피린을 복용하고 있을 때는 건강진단 1주일 전부터 복용을 금합니다.

• 심근경색, 협심증, 뇌졸중(뇌혈관 질환)과 같은 질환의 병력이 있어 동일 질

환의 2차 예방을 위해 아스피린, 항혈전제(티클로피딘, 클로피도그렐, 디피리다몰, 플레탈 등)를 복용하고 있거나, 심실세동, 심장판막증, 색전증의 병력이 있어 항응고제(쿠마딘, 와파린)를 복용하고 있을 때는 위, 대장내시경 조직검사나 대장 용종 제거 후 출혈의 위험성이 증가하므로 건강진단 1주일 전까지 처방을 받은 병원의 담당의사와 약복용 여부에 대해 상의하시기 바랍니다.

㉮ 여성고객

- 생리 중일 경우 소변 및 부인과 검사를 제외하고는 검사 가능합니다.
- 생리로 인해 시행하지 못하는 검사는 생리 종료 5일 후부터 가능합니다.(건강진단 당일 시행하지 못하는 검사는 재방문이 가능합니다.)
- 임신 중일 경우 건강진단이 불가능합니다.
- 가임기 여성 고객은 생리주기를 체크하여 반드시 임신여부를 확인하시기 바랍니다.

② 건강진단 당일

㉮ 약복용

㉠ 항고혈압제, 부정맥치료제, 항경련제 복용 고객

- 항고혈압제, 부정맥치료제, 항경련제를 복용하는 고객은 오전 6시경에 복용하십시오

㉡ 혈당강하제(당뇨약)복용고객

- 혈당강하제(당뇨약)을 복용하는 고객은 건강진단 당일 아침 인슐린 주사나 당뇨약 복용을 금합니다.
- 메포민(다이아벡스 정, 글루코파지 정 등)을 복용하는 고객 중 당일 조영제를 사용하는 CT 촬영 검사를 하는 경우 검사 후 48시간 경과한 후에 복용하시기 바랍니다.

㉯ 준비물

- 아침 식사는 물론 담배, 껌 등 아무것도 드시지 마십시오.
- 건강검진 문진표, 예약증, 채변통을 지참하여 주시기 바랍니다.
- 장신구, 귀중품은 분실의 위험이 있사오니 소지하고 오지 마십시오.

- 안경이나 콘택트렌즈를 가져오시기 바랍니다(교정시력 측정)
  (단, 채용 건강시는 사진1장, 신분증을 지참하여 주시기 바랍니다)

㉰ 기타

- 편안한 환경에서 최상의 건강진단 서비스를 제공하기 위해 예약시간제를 운영하오니 방문시간을 준수하여 주십시오.
- 원활한 건강검진을 위해 간편한 복장으로 예약시간 20분 전까지 내원하여 주십시오.
- 하복부초음파(전립선, 방광, 난소)검사는 아침소변을 보지 마시고, 많이 참은 상태에서 내원하시기 바랍니다.
- 수면내시경을 하시는 고객 분은 당일 자가운전이 불가능하오니 대중교통을 이용해 주십시오(보호자 동반)
- 생리중인 분은 차후 부인과 및 소변검사를 위해 재 방문 하셔야 합니다.
- 귀중품 휴대 및 어린이 동반은 자제하여 주십시오.

ㅁ 진정(수면)내시경 예약고객

진정(수면)내시경을 하시는 고객 분은 당일 자가운전이 불가능하오니 대중교통을 이용해 주십시오.(안전한 귀가를 위하여 보호자와 동반하여 주시기 바랍니다.)

수면내시경 후 당일 오후에는 휴식을 하는 것이 바람직하므로, 중요한 약속이나 업무 등 일정조정을 바랍니다.

③ 대장내시경예약 고객

- 대장내시경, 가상대장내시경 예약고객은 대장이 충분히 비워져야 정확한 검사가 가능하므로 별첨 안내문에 따라 준비하시기 바랍니다.
- 3일전부터 씨 있는 과일(포도, 키위, 참외, 메론, 수박 등)과 흑미 섭취는 삼가해 주시기 바랍니다.
- 대장내시경 예약고객은 별첨 안내문에 따라 장정결제를 시간에 맞추어 복용하시기 바랍니다.

■ 검사전 준비사항(사례)

구분		검사 전날 처치 사항
오전검사 (검사전날)	아침	최대한 가볍게 식사 하십시오. 물은 드셔도 됩니다.
	점심	반찬없는 흰죽만 드시고 저녁 6시 이후 금식하셔야 합니다.
	저녁	물은 드셔도 됩니다. (단, 검사 3시간 전부터는 드시지 마십시오)
	저녁 7시~11시	· 콜론라이트산 1포를 500ml 용기에 넣은 후 생수를 1/3정도 넣은 후 흔들어 녹입니다. 500ml 용기 눈금표시 만큼 생수를 더 부어 천천히 복용합니다. · 밤 7시부터 10분 간격으로 1/2병씩 천천히 8포(4L)를 복용합니다. · 4시간 안에 대장하제(콜론라이트산) 8포를 다 드셔야 검사 가능합니다. · 약이 내려가지 않아 구토를 할 것 같은 느낌이 들 때에는 쉬었다가 드십시오. · 가소콜은 마지막 약의 컵에 섞어 복용합니다.

④ 문진표(인터넷 포함)작성

- 문진표 작성은 고객님의 정확한 건강상태와 위험요인을 파악하고 건강진단 결과를 평가하는데 중요한 자료가 되므로 원활한 건강진단을 위하여 반드시 건강진단 내원 전까지 문진표를 작성을 완료해 주시기 바랍니다.
- 부득이한 사정으로 문진표(인터넷 포함) 작성을 완료하지 않은 경우 검사진행이 지연될 수 있으므로 반드시 사전에 완료하시기 바랍니다.
- 인터넷 문진표작성방법 : 0000병원 건강증진센터 홈페이지방문 – 작성 : 회원가입 → 로그인 → 인터넷 문진 작성

병원의 검진센터에 따라 검진 1~3일 전 SMS와 전화로 검진안내 및 일정을 다시 알려드리고 있다.

(4) 건강진단 상담 후 예약수진자에게 검진준비물을 우편 또는 택배로 발송.

준비물은 건강진단 안내문, 홍보팸플릿, 문진표, 내시경검사 준비 하제, 대변통 등이 있으며, 직접내원 예약 수진자는 당일 준비물을 드리고, 전화예약이나 인터넷으로 예약한 경우에는 우편 또는 택배로 발송하고 있다.

(5) 예약 후 검진당일 내원시 신청프로그램과 준비사항을 확인하고 접수 및 검진료를 수납한다.

① 예약수진자 및 당일 내원 수진자를 확인한다.

② 건강문진표를 접수한다.

③ OCS 화면을 이용하여 등록한다(인적사항, 검진종류, 개인 및 단체검진 등)

④ 수납 대상자에 대하여 수납한다.

(6) 수납이 완료되면 직원의 안내에 따라 탈의실에서 탈의 후 수진복을 착용하고 수진 절차에 따라 검사를 실시

종합건강진단 수진자에게 대부분의 병원(검진센터)은 검진당일 무료주차권 제공과 검진종료 후 식사(식사. 죽 등) 및 식사 Ticket를 제공하고 있다.

(7) 검진이 완료되면 결과정리 작업과 행정담당직원은 당일 검진실적표를 출력하여 마감 후 내부결재를 득한다.

(8) 검사 완료 후 직원의 안내에 따라 결과상담일정을 지정하고 수진자는 결과 상담일에 내원하여 상담을 실시

(9) 건강진단 후 유질환자에 대해서는 자체 고객관리 프로그램(시스템)에 의한 사후관리 실시

(10) 부서장 주관으로 직원대상 월1회 이상 CS교육 및 건강의학상식 등 직무교육을 실시

교육은 자체강사 활용 또는 외부 전문강사를 초빙하여 직무교육을 실시한다.

(11) 종합건강진단 실적을 월말기준 종합분석하여 다음달 초 경영진에게 보고한다.

실적보고는 총수진인원, 일일평균 수진인원, 개인 대 단체검진 비율, 기본검진 대 정밀검진비율. 수익, 1인당 평균검진료, 미수금, 특수장비 사용실적(내시경, 초음파, 특수촬영 등), 지역별 이용 수진자 등 자체 프로그램으로 산출되는 실적을 전월과 비교분석 보고한다.

(12) 건강진단 전일 및 당일의 유의사항에 대하여 알아보고 수진자에게 안내한다.

종합건강진단예약 후 전일 및 검진당일의 준비(유의)사항은 검진 신청 프로그램에 따라 상이하며, 일반적인 사항을 요약하면 다음과 같다. 다만 병원의 검진운영의 특성에 따라 일부 다를 수가 있다.

(13) 부서장 주관으로 수진자 확보 및 건강진단의 질 향상을 위한 업무파트별 선임자회의를 월 1회 이상 실시후 홍보마케팅전략과 특성화(차별화)전략을 수립하여 실행

9-3 | 일반신체검사

학습목표	1. 일반신체검사의 접수, 수납과 관리업무를 수행할 수 있다.

1. 일반신체검사

1) 학생 건강검진

(1) 근거

학교보건법 제7조(건강검사 등) 및 제7조의2(건강증진계획의 수립), 제7조의3(건강검사기록), 학교건강검사규칙에 근거한다.

(2) 목적

학생에 대한 정기적인 건강검진을 통하여 질병의 치료 및 예방에 필요한 조치를 하며, 또한 질병 또는 건강 문제가 발견된 학생에 대해서는 건강 · 상담 · 치료 및 보호 등 적절한 대책을 강구하는데 있다.

(3) 실시대상

학생의 건강상태파악과 질병의 사전에 예방을 목적으로 초등학교에 취학한 후 매 3년마다 실시하는 신체건강검사(초등학교 1 · 4학년, 중 · 고등학교 1학년)

(4) 건강검진 실시항목 : 기본진찰, 신체측정, 구강검사. 소변검사, 혈액검사, 간염검사 흉부촬영 등

(5) 학생건강검진 절차

학교장은『건강검진기본법』제14조의 규정에 의한 2개 이상의 검진기관을 선정, 다만 검진기관을 2개 이상 선정할 수 없는 경우에는 교육감(장)의 승인을 얻어 1개의 검진기관만 선정할 수 있다.

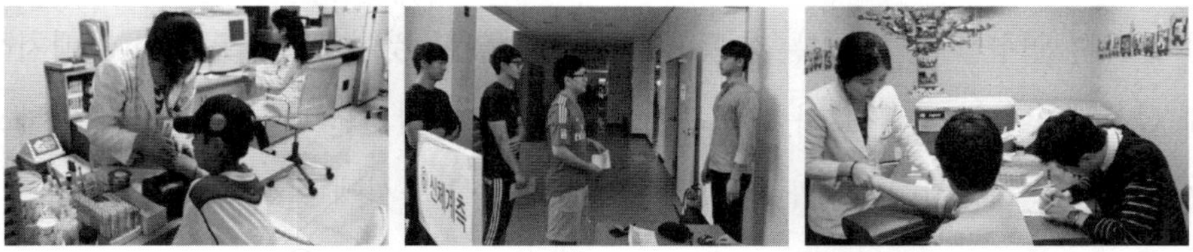

그림 9-13 학생건강검진

(6) 검진결과 통보

검진기관은 학생건강검사결과통보서 규칙(별지 제1호의5 서식), 학생구강검사결과통보서(규칙[별지 제1호6서식])를 각각 작성하여 검진완료 후 15일 이내에 학생 또는 학부모, 학교장에게 통보하여야 한다.

2) 예방접종사업

(1) 국가에서는 영유아 접종비용의 가계 부담 경감과 전염병 예방률 제고를 위해 국가필수예방접종비용을 지원하고 있다. 이를 위해 국가에서 민간의료기관을 접종기관으로 지정하여 지역주민들이 예방접종을 받을 때 예방접종비 전액을 지원하는 사업으로, 검진기관은 국가필수예방접종지정기관으로 등록하여 국가사업에 적극 동참할 수 있다.

■ 필수예방접종 지원사업 접종항목은 국가필수예방접종

• 결핵(BCG 피내용), B형간염, DPT(디프테리아/파상풍/백일해), 소아마비, MMR(홍역/유행성이하선염/풍진), 일본뇌염(사백신), 수두 등이다.

(2) 개인예방접종

독감, 자궁경부암, A형간염, B형간염, 파상풍, 풍진, 폐렴구균, 대상포진 예방접종 등 개인 예방접종사업들 실시한다.

3) 일반신체검사

(1) 채용신체검사

근로자를 신규채용할 때 사업주가실시하는 건강진단이다. 또한 채용건강진단은 신규

채용근로자의 건강기초자료를 확보하고, 건강상 배치 대상부서에의 적성여부와 동료의 건강에 나쁜 영향을 줄 수 있는지 등을 평가하기 위한 것이므로 작업부서에 배치하기 전에 실시하여야 한다. 근로자를 신규채용하여 특수건강진단 대상 업무에 배치하고자 하는 경우에는 채용시 건강진단과 배치전 건강진단을 동시에 실시하여야 한다.

(2) 기타검사

기타검사에는 총포소지자 신체검사, 보건분야종사자 신체검사, 운전면허적성검사, 비자 · 이민 · 유학신검, 자동차 적성검사, 유학생 건강검진 등이 있다.

제 9장. 실전대비 요약정리 사항 및 예상문제

건강검진관리

1. 국가건강검진의 종류 및 실시대상, 시기. 절차
2. 국가건강검진 종류별 검진료 부담(수진자, 공단)
3. 건강검진기관의 구분 및 지정기준
4. 건강진단 결과 판정기준(구분)
5. 건강검진결과 통보 및 검진료 청구기간, 검진료 지급일정, 검진료 가산
6. 종합건강진단 종류 및 대상, 절차
7. 종합건강진단 절차, 검사진행, 결과관리, 사후관리
8. 건강검진(건강진단) 보험급여 대상 및 검진 후 요양급여(제출서류)
9. 일반신체검사 종류 및 용도

제10장 의료급여관리

10-1 | 의료급여제도

학습목표

1. 의료급여제도의 정의 및 목적과 수급권자의 유형에 대하여 알 수 있다.
2. 의료급여의 의료전달체계에 따라 수급권자의 자격을 관리할 수 있다.

1. 의료급여제도

(1) 의료급여제도의 개념.

의료급여제도는 생활유지 능력이 없거나 생활이 어려운 저소득 국민의 의료문제를 국가가 보장하는 공공(적)부조제도로서 건강보험과 함께 국민 의료보장의 중요한 수단이 되는 사회보장제도의 하나이다. 따라서 의료급여는 생활유지능력이 없거나 생활이 어려운 국민들에게 발생하는 의료문제 즉, 개인의 질병, 부상, 출산 등에 대해 의료서비스(진찰 · 검사, 치료 등)를 제공하는 제도이다.

(2) 목적

의료급여법에서는 생활이 어려운 사람에게 의료급여를 실시함으로써 국민보건의 향상과 사회복지의 증진에 이바지함을 목적으로 하고 있으며, 국민기초생활 보장법에서는 생활이 어려운 사람에게 필요한 급여를 행하여 이들의 최저생활을 보장하고 자활을 돕는 것을 목적으로 한다고 명시되어 있다.

(3) 연혁

의료급여법의 모태는 국민기초생활보장법으로서 1961년 제정된 「생활보호법」으로 볼 수 있으며, 「생활보호법」에 보호내용의 하나로 의료보호가 명기되어 있기 때문이다. 실질적으로 의료보호가 실시된 것은 1977년 「의료보호법」이 제정되어 의료보호가 「생활보호법」에서 분리 · 독립되면서부터이며, 이후 국민건강보험이 실시되고, 「국민기초생활보장법」이 시행됨에 따라 「의료보호법」이 「의료급여법」으로 개정되었다. 주요연혁은 다음과 같다.

표 10-1 의료급여 주요 연혁

연도	내용
1961.12	생활보호법 제정
1977.12	의료보호법 제정
1978.5~12	의료보호법시행령 및 규칙제정, 의료보호법 개정
1980.1	의료보호법 시행령 및 규칙 개정(1종, 2종, 3종 구분)
1982.7	의료보호법 시행령 개정(3종대상자를 2종대상자에 통합)
2000.12	종별가산률 확대(의원11%, 병원15%, 종합18%, 3차22%)
2001.5	의료보호법 폐지, 의료급여법 전면개정
2005.1	의료급여법 시행령 개정(차상위계층 12세 미만 아동 2종 의료급여 실시)
2010.12	의료급여수가 개정,등록 희귀난치성질환자 5년간 본인일부부담금 면제
2012.6	의료급여법 및 시행령 일부개정(노숙인1종 자격, 노인 틀니)
2014.1	4대 중증질환 (암, 심장 · 뇌혈관질환, 희귀난치질환)보장 강화
2016.7	치과임플란트 보험급여 적용(만 65세 이상)

(4) 용어의 정의

① "수급권자"라 함은 이 법에 따라 의료급여를 받을 수 있는 자격을 가진 사람을 말한다.

② "의료급여기관"이라 함은 수급권자에 대한 진료 · 조제 또는 투약 등을 담당하는 의료기관 및 약국 등을 말한다.

③ 의료급여기관 : 의료법 및 약사법 등에서 정하는 의료기관 및 약국 등을 말하며, 의료급여기관은 1차(의원급의료기관), 2차(병원급의료기관), 3차 기관(보건복지부장관이 지정한 상급종합병원)으로 구분하고 있다.

2. 의료급여 수급권자의 구분 및 운영체계

(1) 수급권자

① 이 법에 따른 수급권자는 다음 각 호와 같다.

㉮ 「국민기초생활 보장법」에 따른 의료급여 수급자

㉯ 「재해구호법」에 따른 이재민으로서 보건복지부장관이 의료급여가 필요하다고 인정한 사람

㉰ 「의사상자 등 예우 및 지원에 관한 법률」에 따라 의료급여를 받는 사람

㉱ 「입양특례법」에 따라 국내에 입양된 18세 미만의 아동

㉲ 「독립유공자예우에 관한 법률」, 「국가유공자 등 예우 및 지원에 관한 법률」 및 「보훈보상대상자 지원에 관한 법률」의 적용을 받고 있는 사람과 그 가족으로서 국가보훈처장이 의료급여가 필요하다고 추천한 사람 중에서 보건복지부장관이 의료급여가 필요하다고 인정한 사람

㉳ 「무형문화재 보전 및 진흥에 관한 법률」에 따라 지정된 국가 무형문화재의 보유자(명예 보유자를 포함한다)와 그 가족으로서 문화재청장이 의료급여가 필요하다고 추천한 사람 중에서 보건복지부장관이 의료급여가 필요하다고 인정한 사람

㉴ 「북한이탈주민의 보호 및 정착지원에 관한 법률」의 적용을 받고 있는 사람과 그 가족으로서 보건복지부장관이 의료급여가 필요하다고 인정한 사람

㉵ 「5 · 18민주화운동 관련자 보상 등에 관한 법률」 제8조에 따라 보상금 등을 받은 사람과 그 가족으로서 보건복지부장관이 의료급여가 필요하다고 인정한 사람

㉶ 「노숙인 등의 복지 및 자립지원에 관한 법률」에 따른 노숙인 등으로서 보건복지부장관이 의료급여가 필요하다고 인정한 사람

㉷ 그 밖에 생활유지 능력이 없거나 생활이 어려운 사람으로서 대통령령으로 정하는 사람

② 제1항제2호 및 제5호부터 제9호까지의 규정에 따른 수급권자의 인정 기준 등에 관한 사항은 보건복지부장관이 정하는 바에 따른다.

③ 제1항에 따른 수급권자에 대한 의료급여의 내용과 기준은 대통령령으로 정하는 바에 따라 구분하여 달리 정할 수 있다.

④ 제1항에 따른 수급권자에 대한 의료급여의 개시일 등에 관하여 필요한 사항은 대통령령으로 정한다.

(2) 수급권자의 구분(시행령 제3조)

수급권자는 법 제3조 제3항에 따라 1종 수급권자와 2종 수급권자로 구분한다.

① 1종 수급권자(대상자)

㉮ 법 제3조제1항제1호 및 제3호부터 제8호까지의 규정에 해당하는 사람 중 다음 각 목의 어느 하나에 해당하는 사람

㉠ 다음의 어느 하나에 해당하는 사람만으로 구성된 세대의 구성원

ⅰ. 18세 미만인 사람

ⅱ. 65세 이상인 사람

ⅲ. 「장애인고용촉진 및 직업재활법」에 따른 중증장애인

ⅳ. 질병, 부상 또는 그 후유증으로 치료나 요양이 필요한 사람 중에서 근로능력평가를 통하여 특별자치시장 · 특별자치도지사 · 시장 · 군수 · 구청장"이 근로능력이 없다고 판정한 사람

ⅴ. 세대의 구성원을 양육 · 간병하는 사람 등 근로가 곤란하다고 보건복지부장관이 정하는 사람

ⅵ. 임신 중에 있거나 분만 후 6개월 미만의 여자

ⅶ. 「병역법」에 의한 병역의무를 이행중인 사람

㉡ 「국민기초생활 보장법」 제32조에 따른 보장시설에서 급여를 받고 있는 사람

㉢ 보건복지부장관이 정하여 고시하는 결핵질환, 희귀난치성질환 또는 중증질환을 가진 사람

㉯ 법 제3조제1항제2호 및 제9호에 해당하는 사람

㉰ 제2조제1호에 해당하는 수급권자

㉱ 제2조제2호에 해당하는 사람으로서 보건복지부장관이 1종 의료급여가 필요하다고 인정하는 사람

㉲ 제2항제1호가목4)에 따른 근로능력평가의 기준, 방법 및 절차 등에 관하여 필요한 사항은 보건복지부장관이 정하여 고시한다.

② 2종 수급권자(대상자)

㉮ 법 제3조제1항제1호 및 제3호부터 제8호까지의 규정에 해당하는 사람 중 제2항제1호에 해당하지 않는 사람

㉯ 제2조제2호에 해당하는 사람으로서 보건복지부장관이 2종 의료급여가 필요하다고 인정하는 사람

(3) 수급권자 수

2002년도에 142만 명이었던 의료급여 수급권자 수가 건강보험 차상위계층에 대한 의료급여 적용에 따라, 2005년 176만 명, 2006년 183만 명으로 확대되었다. 2008년부터 복지 재원의 합리적 배분을 위해 단계적으로 차상위계층을 건강보험 가입자로 전환하였다. 2015년 7월 맞춤형 복지제도가 시행되었고, 2017년 11월 부양의무자 및 수급자 가구 모두에 노인、중증장애인 포함 시 부양의무자 기준 적용에서 제외되었고, 2019년 1월 부양의무자 가구에 중증장애인이 포함된 경우, 30세 미만 한부모가구인 수급권자의 경우, 30세 미만 시설 퇴소(보호종료) 아동인 수급권자의 경우 부양의무자 기준 적용에서 제외되었다. 의료급여 수급권자 수는 2019년 말 기준으로 약 149만 명에 이르고 있다(보건복지백서 2020).

표 10-2 연도별 의료급여 수급권자 수 추이 (단위 : 명, %)

구 분	2016년		2017년		2018년		2019년	
	수급권자	증가율	수급권자	증가율	수급권자	증가율	수급권자	증가율
계	1,509,472	−2.2	1,485,740	−1.5	1,484,671	−0.1	1,488,846	0.3
1종	1,065,551	−1.2	1,065,398	−0.0	1,081,803	1.5	1,104,404	2.1
2종	443,921	−4.7	420,342	−5.3	402,868	−4.2	384,442	−4.6

자료출처 : 보건복지백서(2020)

(4) 수급권자의 유형별 선정절차

보건복지부장관이 수급권자의 선정기준, 시 · 도별 수급권자 수를 결정하여 시 · 도지사에게 통보하면, 시 · 도지사는 지역적 특수성을 고려하여 시 · 군 · 구별 수급권자 수를 확정하여 시장 · 군수 · 구청장에게 통보하며 수급권자의 유형별 선정 절차는 다음과 같다.

① 국민기초생활보장 수급권자

기초생활보장 신청(수급권자가 읍·면·동에 신청) → 행복e음 상담신청 등록(시·군·구 통합조사관리팀) → 소득·재산 조사(시·군·구 통합조사 관리팀) → 결정(시·군·구 의료

급여사업팀) → 자격상실 사유 발생 시 자격상실 조치(시·군·구 의료급여 사업팀)

② 행려환자

행려환자 치료중인 의료기관이 신청(시 · 군 · 구에 신청) → 행복e음 상담신청 등록(의료급여 사업팀) → 심사 및 결정(시 · 군 · 구 의료급여사업팀) → 자격상실 사유 발생시 자격상실 조치(시 · 군 · 구 의료급여 사업팀)

행려환자 신고요령
행려환자 발생 → 시 · 군 · 구 및 경찰관서에서 응급진료 조치 → 경찰관서의 신원파악 및 무연고자 확인 → 주민등록번호가 없으면 행려환자 관리번호 부여(시 · 군 · 구) → 건강이 회복되거나 퇴원 시 의료급여 자격상실 조치(시 · 군 · 구)

③ 타법 의료급여 대상자

㉮ 이재민, 의사상자, 입양아동, 5 ·18민주화운동관련자

㉯ 국가유공자

㉰ 중요무형문화재 보유자

㉱ 북한이탈주민

㉲ 노숙인

ㅁ 의료급여기관은 수진자 자격확인을 통해 내원한 수급권자의 급여제한 여부를 확인 후 동 사실을 수급권자에 알리고 의료급여 수급권자로 진료할 수 없음을 설명한다. 수진자의 자격조회화면은 다음과 같다.

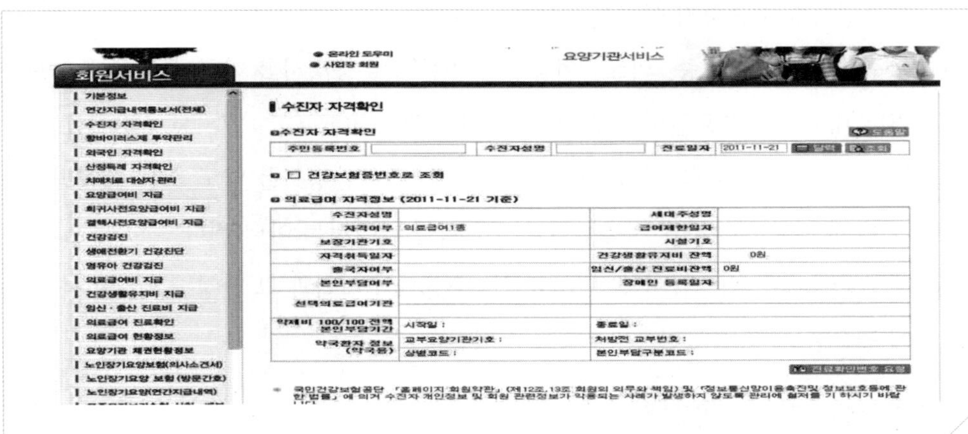

그림 10-1 의료급여기관 수진자 자격확인 조회화면

(5) 급여개시일 및 종별 선정 요령

① 의료급여 개시일

㉮ 의료급여 수급권자는 원칙적으로 수급자로 결정된 날부터 의료급여를 실시한다.

㉯ 의료급여 개시일의 적용에서 국민기초수급자(시설수급자, 특례자 포함)는 국민기초수급자로 책정된 날로부터 개시하고, 이재민은 특별재난지역으로 선포된 원인이 된 재해가 발생한 날부터, 의사상자는 의사상 행위를 한 날부터 개시한다.

(6) 의료급여증

① 시장 · 군수 · 구청장은 수급권자가 신청하는 경우 의료급여증을 발급하여야 한다. 다만, 부득이한 사유가 있는 경우에는 의료급여증을 갈음하여 의료급여증명서를 발급하거나 보건복지부령으로 정하는 바에 따라 의료급여증을 발급하지 아니할 수 있다.

② 수급권자가 의료급여를 받을 때에는 제1항의 의료급여증 또는 의료급여증명서를 의료급여기관에 제출하여야 한다. 다만, 천재지변이나 그 밖의 부득이한 사유가 있으면 그러하지 아니하다.

③ 수급권자는 제2항 본문에도 불구하고 주민등록증(모바일 주민등록증을 포함), 운전면허증, 여권, 그 밖에 본인 여부를 확인할 수 있는 보건복지부령으로 정하는 신분증명서로 의료급여기관이 그 자격을 확인할 수 있으면 의료급여증 또는 의료급여증명서를 제출하지 아니할 수 있다.

④ 누구든지 의료급여증, 의료급여증명서 또는 신분증명서를 다른 사람에게 양도하거나 대여하여 의료급여를 받게 하여서는 아니 된다.

⑤ 누구든지 의료급여증, 의료급여증명서 또는 신분증명서를 양도 또는 대여받거나 그 밖에 이를 부정하게 사용하여 의료급여를 받아서는 아니 된다.

⑥ 제①항에 따른 의료급여증 및 의료급여증명서의 서식과 그 신청 · 발급 및 사용 등에 필요한 사항은 보건복지부령으로 정한다.

(7) 의료급여사업의 운영체계

의료급여업무의 운영체계는 의료급여 사업기관인 보건복지부와 지방자치단체, 건강보험공단, 건강보험심사평가원으로 나누어 의료급여 수급권자가 원활한 의료급여를 받을 수 있도록 각각의 역할을 부여하고 있다. 보건복지부는 의료급여 주요 정책 개발 · 결정 및 의료급여사업의 총괄적인 조정 및 지도감독 업무를 수행하고, 시 · 도는 의료급여기금 관리 · 운영 및 보장기관에 대한 지도감독업무를 담당하고 있다. 보장기관인 시 · 군 · 구는 수급권자의 자격선정과 관리업무를 수행한다. 이외에 건강보험심사평가원은 진료비 심사 및 급여 적정성 평가를, 국민건강보험공단은 진료비 지급업무, 수급권자 자격 및 개인별 급여내역의 전산관리 등을 각각 위탁받아 업무를 수행하고 있다.

의료급여의 운영체계는 다음과 같이 의료급여 사업기관인 보건복지부와 지방자치단체, 국민건강보험공단, 건강보험심사평가원으로 나누어진다.

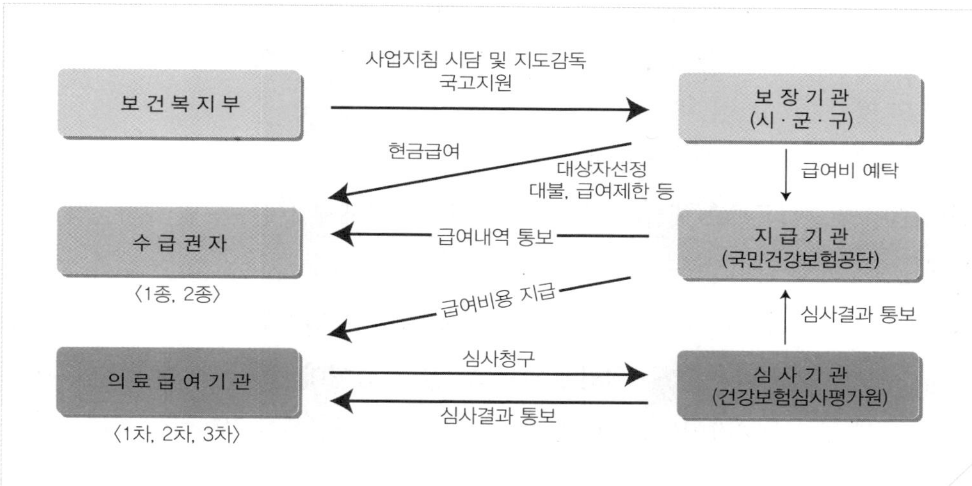

그림 10-2 의료급여 관리운영체계

① **보장기관**

㉮ 이 법에 따른 의료급여에 관한 업무는 수급권자의 거주지를 관할하는 특별시장 · 광역시장 · 도지사와 시장 · 군수 · 구청장이 한다.

㉯ 제①항에도 불구하고 주거가 일정하지 아니한 수급권자에 대한 의료급여 업무는 그가 실제 거주하는 지역을 관할하는 시장 · 군수 · 구청장이 한다.

㉰ 특별시장 · 광역시장 · 도지사 및 시장 · 군수 · 구청장은 수급권자의 건강 유지 및 증진을 위하여 필요한 사업을 실시하여야 한다.

② **업무의 위탁**

시장 · 군수 · 구청장의 업무 중 수급권자의 관리, 급여비용의 심사 · 조정, 의료급여의 적정성 평가, 급여 대상 여부의 확인 및 급여비용의 지급 업무 등 의료급여에 관한 업무 중 그 일부를 관계 전문기관에 위탁하는 제도이며, 위탁기관 중 진료비심사는 건강보험심사평가원이 담당하고 진료비지급은 국민건강보험공단이 담당하고 있다.

3. 의료급여의 지원범위 및 기준

(1) 급여범위

① 법 제7조 제1항 각 호의 의료급여 : 제9조에 따른 비급여대상을 제외한 일체의 것

② 법 제7조 제1항 제2호의 의료급여 :「국민건강보험 요양급여의 기준에 관한 규칙」 제11조의2, 제12조 및 제13조에 따라 요양급여대상으로 결정 또는 조정되어 고시된 것

동규정에 따른 고시에는 "치료재료급여 ·비급여목록 및 급여상한금액표", "건강보험 행위급여 ·비급여목록표 및 급여상대가치점수", "한약제제급여목록 및 상한금액표", " 약제급여목록 및 급여상한금액표"가 있음

㉮ 급여범위는 건강보험과 유사(정신과 등 일부 수가체계 상이)하며, 다만, 건강보험에 제외되어 있는 영안실 안치료(3일)는 급여대상이다. 또한 장애인복지법에 의한 등록장애인의 의료보장구는 의료급여기관에서 구입하여 지급하고 상한가를 초과하는 금액은 본인이 부담한다.

㉯ 입원병상은 보건복지부 고시 요양급여기준에 준하여 기준병상으로 한다.

㉰ 의료급여기관이외의 장소에서 분만한 경우 요양급여기준에서 정한 출산비를 지급받을 수 있다.

(2) 급여내용

의료급여법 제7조에 의한 수급권자의 질병 · 부상 · 출산 등에 대한 의료급여의 내용은 다음과 같다.

급여내용
① 진찰 · 검사 ② 약제 · 치료재료의 지급 ③ 처치 · 수술과 그 밖의 치료 ④ 예방 · 재활 ⑤ 입원 ⑥ 간호 ⑦ 이송과 그 밖의 의료목적의 달성을 위한 조치 등

(3) 요양비

시장 · 군수 · 구청장은 수급권자가 보건복지부령이 정하는 긴급하거나 그 밖의 부득이한 사유로 인하여 의료급여기관과 동일한 기능을 수행하는 기관으로서 보건복지부령이 정하는 기관에서 질병 · 부상 · 출산 등에 대하여 의료급여를 받거나 의료급여기관외의 장소에서 출산을 한 때에는 그 의료급여에 상당하는 금액을 보건복지부령이 정하는 바에 따라 수급권자에게 요양비로 지급한다.

(4) 임신 · 출산 진료비의 지원

시장 ·군수 ·구청장은 임신한수급권자가 보건복지부장관이 정하여 고시하는 기준에 해당하는 의료급여기관에서 받는 임신 및 출산과 관련된 진료비용을 지원(단태아 및 다태아 구분)하고 있다.

(5) 장애인에 대한 특례

① 시장 · 군수 · 구청장은 「장애인복지법」에 따라 등록한 장애인인 수급권자에게 보장구(補裝具)에 대하여 급여를 실시할 수 있다.

(6) 건강검진

① 의료급여법 제14조 "시장 ·군수 ·구청장은 이 법에 의한 수급권자에 대하여 질병의 조기발견과 그에 따른 의료급여를 하기위하여 건강검진을 실시할 수 있다."

② 의료급여 수급권자 대상 건강검진 실시하고 있으며 의료급여 수급권자의 검진비용은 국가와 지자체에서 부담하고 있다

(7) 건강생활유지비 지원

지원대상은 1종 수급권자로 1인당 매월 6천 원지원, 병. 의원 이용시 본인부담금을 차감하고 잔액은 정산하여 보장기관에서 다음해에 본인의 생계급여계좌로 지급한다.

(8) 의료급여의 적용기준 및 방법

의료급여의 적용기준 및 방법은 「국민건강보험 요양급여의 기준에 관한 규칙」 제5조제2항 · 제3항 및 별표 1에 따른다.

(9) 비급여대상

법 제7조제3항의 규정에 의하여 의료급여대상에서 제외되는 사항은 「국민건강보험

요양급여의 기준에 관한 규칙」 별표 2에 규정된 비급여 대상으로 한다. 그러나 안치료는 의료급여의 경우에는 건강보험의 비급여와 달리 입원기간 중 의료급여 대상(3일간)에 포함된다.

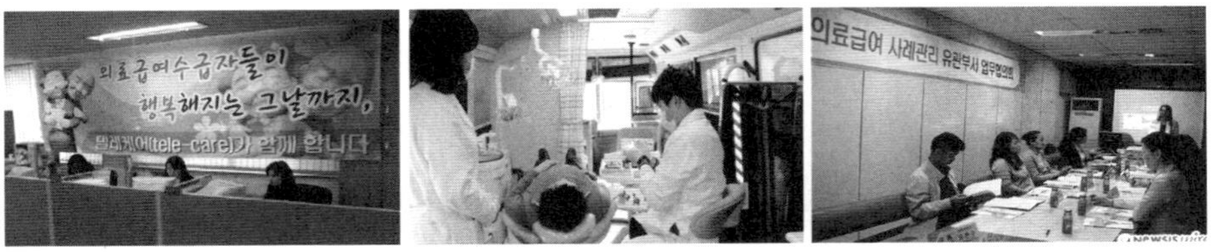

그림 10-3 의료급여사업

4. 대지급금 제도

(1) 의의

대지급금제도는 2종 의료급여대상자 중 생계유지가 곤란하여 일시에 과중한 진료비의 부담에 따른 수급자의 어려움을 보호하기 위하여 본인부담비용이 많을 경우 보장기관에서 이를 대신 지불해 주고 나중에 수급권자로부터 회수하는 제도이다.

(2) 대지급 신청

① 수급권자 또는 그 부양의무자가 기금에서 급여비용을 대지급받으려는 경우에는 별지 제19호 서식의 급여비용대지급신청서를 의료급여를 행한 의료급여기관의 확인을 받아 시장 · 군수 · 구청장에게 제출하여야 한다.

② 급여비용의 대지급 신청을 받은 시장 · 군수 · 구청장은 지체 없이 대지급 여부를 심사 · 결정하고 대지급을 승인한 때에는 급여비용대지급승인서를 수급권자 또는 그 부양의무자에게 발급하여야 하며, 수급권자 또는 그 부양의무자는 급여비용대지급승인서를 의료급여를 행한 의료급여기관에 제출하여야 한다.

③ 급여비용대지급승인서를 받은 의료급여기관은 시장 · 군수 · 구청장이 급여비용의 대지급을 결정한 금액을 의료급여비용명세서에 기재하여 심사평가원에 심사청구를 하여야 한다.

④ 대지급을 승인한 시장 · 군수 · 구청장은 심사평가원으로부터 심사결과를 통보받

은 때에는 그 급여비용대지급금을 지체 없이 의료급여기관에 지급하여야 한다.

(3) 대지급 신청 및 상환방법

① 대지급을 받은 수급권자 또는 그 부양의무자는 대지급금 총액을 다음의 구분에 따라 3월마다 같은 액수로 분할하여 상환하여야 한다.

㉮ 대지급금액이 10만 원 미만은 3회

㉯ 대지급금액이 10만 원 이상 30만 원 미만은 8회

㉰ 대지급금액이 30만 원 이상은 12회

② 시장 · 군수 · 구청장은 대지급금상환 의무자의 경제적 사정을 고려하여 상환기간 및 상환횟수를 달리할 수 있다.

③ 대지급금을 받은 사람은 보건복지부령으로 정하는 바에 따라 대지급금을 그 거주지를 관할하는 시장 · 군수 · 구청장에게 상환하여야 한다. 이 경우 대지급금의 상환은 무이자로 한다.

(4) 대지급의 범위

규칙 제27조의 규정에 의한 대지급은 2종수급권자가 의료급여기관에서 입원진료를 받은 경우, 본인이 부담하는 금액(제1장 의료급여수가의 기준 및 그 계산방법에 의한 급여비용 중 2종수급권자 본인이 부담하는 금액)이 200,000원을 초과하는 경우에 그 초과하는 금액중 2종 수급권자 본인 또는 부양의무자의 신청에 의하여 보장기관이 승인한 금액으로 한다.

이용범위 및 방법
의료급여비용 총부담액을 기준으로 본인부담진료비가 20만 원을 초과하는 경우 20만 원은 본인이 부담하고 초과하는 금액에 대하여 수급권자 본인 또는 부양의무자의 신청과 보장기관의 승인에 의해 대지급금이 이루어진다. 따라서 의료급여기관에서는 의료급여 수급권자의 퇴원 시 본인부담 진료비가 부족한 경우에는 환자나 보호자가 서명한 대지급금신청서를 받아 의료보장기관으로 대지급금 승인을 신청하여 미수 진료비 발생을 예방할 수 있다.

5. 의료급여 절차

(1) 진료체계

의료자원의 효율적 활용과 대형병원으로의 환자 집중현상 방지, 의료급여 기금의 재

급여비용대지급신청서

의료급여법 시행규칙 [별지 제19호서식]

접수번호		접수일자		처리기간	즉시

신청인	성명		주민등록번호
	주소		전화번호

세대주 성명		주민등록번호
수급권자성명		주민등록번호
주소		
진료기간	년 월 일부터 년 월 일까지(일간)	
의료급여기관명		주소

급여비용	급여비용총액	
	본인부담금	
	현금납부액	
	대지급신청액	

「의료급여법」 제20조 및 같은 법 시행규칙 제27조제1항의 규정에 따라 대지급을 신청하며 대지급금은 보장기관에서 정하는 바에 따라 상환할 것을 약속합니다.

년 월 일

성 명 : (서명 또는 인)
의 료 급 여 기 관 명 :
대 표 자 : ㊞

특별자치시장 · 특별자치도지사 · 시장 · 군수 · 구청장 귀하

유 의 사 항

이 신청서는 수급권자가 2부를 작성하여 진료를 한 의료급여기관의 확인을 받아 해당 특별자치시장 · 특별자치도지사 · 시장 · 군수 · 구청장에게 제출하여야 하고, 특별자치시장 · 특별자치도지사 · 시장 · 군수 · 구청장은 대지급 승인을 할 경우 대지급승인서 1부를 수급권자에게 발급하여야 하며, 수급권자는 대지급승인서를 의료급여기관에게 제출하여야 합니다.

급여비용대지급승인서

「의료급여법 시행규칙」 제27조제2항에 따라 위와 같이 대지급을 승인합니다.

년 월 일

특별자치시장 · 특별자치도지사 · 시장 · 군수 · 구청장 직인

의료급여기관 대표자 귀하

정안정화를 기하기 위하여 1단계-2단계-3단계체계로 운영하고 있다. 따라서 의료급여 수급권자가 의료급여를 받고자 하는 경우에는「의료급여법 시행규칙」제3조의 규정에 따라 제1차 의료급여기관 → 제2차 의료급여기관 → 제3차 의료급여기관에서 단계적으로 이용하여야 하며, 반드시 "의료급여의뢰서"(별지 제3호 서식)를 발급받아 단계별로 제출해야 한다. 의료급여의뢰서는 그 발행일로부터 7일 이내(공휴일 제외)에 의료급여기관에 제출하여야 한다.

제1차 의료급여기관은「의료법」에 따라 시장 · 군수 · 구청장에게 개설 신고한 의료기관, 보건소 · 보건의료원 및 보건지소, 약국이 포함되며, 제2차 의료급여기관은「의료법」에 따라 시 · 도지사가 개설 허가한 의료기관이다. 아울러, 아울러 제3차 의료급여기관은「의료법」제3조의4에 따라 지정된 상급종합병원을 말한다. 응급환자 및 분만 등의 경우는 진료체계 관계없이 의료기관을 이용할 수 있다. 의료급여 절차에 의하지 않고(의료급여의뢰서 없이) 의료급여기관을 이용한 경우에는 진료비 전액을 본인이 부담해야 한다.

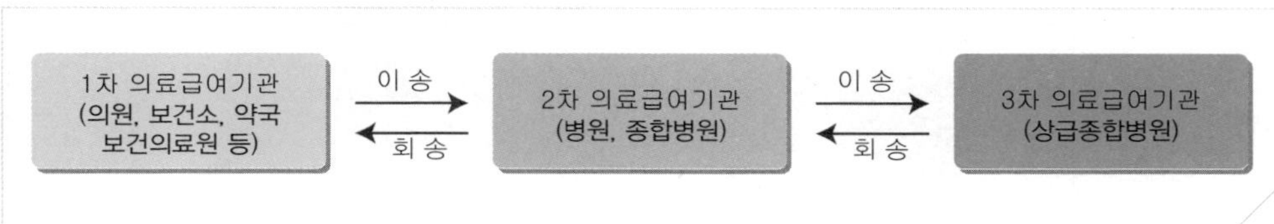

그림 10-4 의료급여 진료절차 체계도

3차의료급여기관과 이용방법 및 제출서류

① 3차의료급여기관은 의료법 제3조의 4에 따라 보건복지부장관이 지정한 상급종합병원을 말한다.
② 3차의료급여기관에서 진료를 받아야 할 경우는 2차의료급여기관에서 발급한 '의료급여 의뢰서'를 지참하여야 한다.

(2) 관리 운영 체계

의료급여 업무의 운영 체계는 의료급여 사업기관인 보건복지부와 지방자치단체, 건강보험공단, 건강보험심사평가원으로 나누어 의료급여 수급권자가 의료급여를 원활하게 받을 수 있도록 각각의 역할을 부여하고 있다.

보건복지부는 의료급여 주요 정책 개발 · 결정 및 의료급여사업의 총괄적인 조정 및 지도 감독 업무를 수행하고, 보장기관인 시 · 도는 의료급여기금 관리 · 운영 및 보장기

<table>
<tr><td colspan="6">의료급여의뢰서 [별지 제3호서식]</td></tr>
<tr><td></td><td></td><td></td><td></td><td></td><td>(앞쪽)</td></tr>
<tr><td rowspan="4">사용 구분
(해당 항목
[ ]에 ✓표기)</td><td colspan="5">[ ] 선택의료급여기관 미적용자를 다른 의료급여기관으로 의뢰하는 경우
(「의료급여법 시행규칙」 제3조제3항에 따른 의료급여 진료절차)</td></tr>
<tr><td colspan="5">※ 노숙인진료시설인 경우 추가 표시
[ ] 노숙인진료시설인 제1차/제2차의료급여기관에서 다른 노숙인진료시설인 제2차의료급여기관으로 의뢰
[ ] 노숙인진료시설인 제2차의료급여기관에서 제3차의료급여기관으로 의뢰</td></tr>
<tr><td colspan="5">[ ] 선택의료급여기관에서 다른 의료급여이고나으로 의뢰하는 경우
(「의료급여법 시행규칙」 별표 1 제1호다목에 따른 의료급여 진료절차)</td></tr>
<tr><td colspan="5">[ ] 선택의료급여기관으로부터 의뢰받은 후 다른 의료급여기관으로 재의뢰하는 경우
(「의료급여법 시행규칙」 별표 1 제1호라목에 따른 의료급여 진료절차)</td></tr>
<tr><td>보장기관기호</td><td colspan="2"></td><td>보장기관명</td><td colspan="2"></td></tr>
<tr><td>세대주성명</td><td colspan="2"></td><td>생년월일</td><td colspan="2"></td></tr>
<tr><td>수급권자성명</td><td colspan="2"></td><td>주민등록번호</td><td colspan="2"></td></tr>
<tr><td>주소</td><td colspan="5"></td></tr>
<tr><td>상병명</td><td colspan="2"></td><td>상병분류기호</td><td colspan="2"></td></tr>
<tr><td>진료기간</td><td colspan="2"></td><td>진료구분</td><td colspan="2">입원 · 외래</td></tr>
<tr><td>환자상태 및
진료의견</td><td colspan="5"></td></tr>
<tr><td colspan="6">「의료급여법」 제7조제2항과 같은 법 시행규칙 제3조제3항 및 별표 1에 따라 위와 같이 의료급여를 의뢰합니다.</td></tr>
<tr><td colspan="6">년 월 일</td></tr>
<tr><td colspan="3"></td><td>의료급여기관 기호 :</td><td colspan="2"></td></tr>
<tr><td colspan="3"></td><td>소재지 :</td><td colspan="2"></td></tr>
<tr><td colspan="3"></td><td>대표자 :</td><td colspan="2">(인)</td></tr>
<tr><td colspan="3"></td><td>담당의사 :</td><td colspan="2">(서명 또는 인)</td></tr>
<tr><td colspan="6">의료급여기관 대표자 귀하</td></tr>
<tr><td>첨부서류</td><td colspan="4">없음</td><td>수수료
없음</td></tr>
</table>

유 의 사 항

1. 환자상태 및 진료의견란에는 현재 증상, 검사, 투약 등 주요 진료내용을 구체적으로 적고, 여백이 부족하면 뒤쪽을 활용하기 바랍니다.
2. 수급자는 의사의 발급일로부터 7일 이내(공휴일 제외)에 의료급여기관에 제출하여야 합니다.

관에 대한 지도 감독 업무를 담당하며, 시 · 군 · 구는 수급권자의 자격 선정과 관리 업무를 수행한다. 이외에 건강보험심사평가원은 진료비 심사 및 급여 적정성 평가를, 국민건강보험공단은 진료비 지급 업무, 수급권자 자격 및 개인별 급여내역의 전산 관리 등을 각각 위탁받아 업무를 수행하고 있다.

(3) 의료급여기관 유형 및 진료범위 · 절차

① 의료급여기관

㉮ 「의료법」에 따라 개설된 의료기관

㉯ 「지역보건법」에 따라 설치된 보건소 · 보건의료원 및 보건지소

㉰ 「농어촌 등 보건의료를 위한 특별조치법」에 따라 설치된 보건진료소

㉱ 「약사법」에 따라 등록된 약국 및 같은 법 제91조에 따라 설립된 한국희귀 · 필수의약품센터

② 의료급여기관의 유형

의료급여기관은 다음 각호와 같이 구분하되, 의료급여기관별 진료범위는 보건복지부령으로 정한다.

㉮ 제1차 의료급여기관

㉠ 「의료법」에 따라 시장 · 군수 · 구청장에게 개설신고를 한 의료기관(의원급)

㉡ 「지역보건법」에 따라 설치된 보건소 · 보건의료원 및 보건지소

㉢ 「농어촌 등 보건의료를 위한 특별조치법」에 따라 설치된 보건진료소

㉣ 「약사법」에 따라 등록된 약국 및 같은 법 제91조에 따라 설립된 한국희귀 · 필수의약품센터

㉯ 제2차 의료급여기관 : 「의료법」에 따라 시 · 도지사가 개설허가를 한 의료기관(병원급 이상)

㉰ 제3차 의료급여기관 : 제2차의료급여기관 중에서 보건복지부장관이 지정하는 상급종합병원

㉱ 의료급여기관에서 제외되는 의료기관

㉠ 「의료법」 제35조에 따라 개설된 부속의료기관

㉡ 「의료법」 제66조 또는 「약사법」 제79조 제2항에 따른 면허자격정지처분을 5년

동안에 2회 이상 받은 의료인 또는 약사가 개설 · 운영하는 의료기관 또는 약국

㉢ 법 제28조 또는 법 제29조의 규정에 의한 업무정지 또는 과징금 처분을 5년 동안에 2회 이상 받은 의료기관 또는 약국

㉣ 법 제28조의 규정에 의한 업무정지처분의 절차가 진행 중이거나 업무정지처분을 받은 의료급여기관의 개설자가 개설한 의료기관 또는 약국

③ 의료급여기관별 진료범위

법 제9조제2항의 규정에 의한 의료급여기관별 진료범위는 다음 각 호와 같다.

㉮ 제1차 의료급여기관(약국 제외)에서 행할 수 있는 진료의 범위

㉠ 간단한 외과적 처치 그 밖의 통원치료가 가능한 질병의 진료

㉡ 장기치료가 필요한 만성질환으로서 입원할 필요가 없는 질병의 진료

㉢ 질병상태 · 이송거리 및 이송시간을 고려할 때 환자를 다른 의료급여기관으로 이송을 하여서는 환자의 생명에 위험이 초래되는 경우의 입원진료

㉣ 제1차 의료급여기관에서 입원진료를 받는 것이 수급권자에게 유리하다고 판단하여 보건복지부장관이 정하여 고시하는 입원진료

㉤ 「지역보건법」에 의한 보건의료원에서의 입원진료

㉥ 제3조제4항의 규정에 의하여 제2차 의료급여기관 또는 제3차 의료급여기관으로부터 회송받은 환자의 진료

㉯ 약국에서 행할 수 있는 조제의 범위

㉠ 처방전에 의한 조제

㉡ 「약사법」 제23조제3항 단서의 규정에 의하여 처방전에 의하지 아니한 직접 조제

㉰ 제2차 의료급여기관에서 행할 수 있는 진료의 범위

㉠ 제3조제1항 각호의 1에 해당하는 경우의 진료

㉡ 제3조제2항의 규정에 의하여 제1차 의료급여기관 또는 다른 제2차 의료급여기관으로부터 의뢰받은 환자의 진료

㉢ 당해 의료급여기관에 입원하였던 환자로서 퇴원 후 경과의 관찰이 필요한 환자의 진료

㉣ 제3조제5항의 규정에 의하여 제3차 의료급여기관으로부터 회송받은 환자의 진료

㉣ 제3차 의료급여기관에서 행할 수 있는 진료의 범위

㉠ 제3조제1항 각호의 1에 해당하는 경우의 진료

㉡ 제3조제3항에 따라 제2차의료급여기관 또는 다른 제3차의료급여기관으로부터 의뢰받은 환자의 진료

㉢ 당해 의료급여기관에 입원하였던 환자로서 퇴원후 경과의 관찰이 필요한 환자의 진료

④ 의료급여의 절차

수급권자가 의료급여를 받고자 하는 경우에는 「의료급여법」 제9조 제2항 제1호의 규정에 의한 제1차 의료급여기관에 의료급여를 신청하여야 한다. 다만, 다음 각 호 중 제1호부터 제5호까지의 어느 하나에 해당하는 경우에는 동항 제2호 또는 제3호의 규정에 의한 제2차 의료급여기관 또는 제3차 의료급여기관에 의료급여를 신청할 수 있고, 제7호부터 제11호까지의 어느 하나에 해당하는 경우에는 제2차 의료급여기관에 의료급여를 신청할 수 있다.

㉮ 「응급의료에 관한 법률」 제2조제1호에 해당하는 응급환자인 경우

㉯ 분만의 경우

㉰ 영 제3조제2항제1호라목에 따라 보건복지부장관이 정하여 고시하는 결핵질환, 희귀난치성질환 또는 중증질환을 가진 사람이 의료급여를 받고자 하는 경우

㉱ 제2차 의료급여기관 또는 제3차 의료급여기관에서 근무하는 수급권자가 그 근무하는 의료급여기관에서 의료급여를 받고자 하는 경우

㉲ 「장애인복지법」 제32조에 따라 등록한 장애인이 장애인 보장구를 지급받고자 하는 경우

㉳ 감염병의 확산 등 긴급한 사유가 있어 보건복지부장관이 정하여 고시하는 기준에 따라 의료급여를 받고자 하는 경우

㉴ 단순물리치료가 아닌 작업치료 · 운동치료 등의 재활치료가 필요하다고 인정되는 자가 재활의학과에서 의료급여를 받고자 하는 경우

㉵ 한센병환자가 의료급여를 받고자 하는 경우

㉶ 「장애인복지법」 제32조에 따라 등록한 장애인이 의료급여를 받고자 하는 경우

㉰「국민건강보험법 시행령」 제43조의3 제1호에 해당하는 지역의 의료급여수급권자가 의료급여를 받고자 하는 경우

㉱「국가유공자 등 예우 및 지원에 관한 법률 시행령」 제14조에 의한 상이등급을 받은 자가 의료급여를 받고자 하는 경우

㉲ 8세미만의 소아가 보건복지부장관이 정하여 고시하는 야간 · 공휴일에 의료급여를 받으려는 경우

- 8세 미만 소아(만 7세 까지)의 경우 야간(평일 오후 6시부터 익일 오전 9시까지), 토요일(오후 1시부터 익일 오전 0시까지), 공휴일은 2차 의료급여기관에 신청가능(3차 의료기관 신청불가)
- 상기 1~6호의 경우 제2차또는 제3차 의료급여기관에 신청가능하고 7~12호의 경우 제2차 의료급여기관에 신청 가능하다.

(4) 제3차의료급여기관의 지정

① 제3차 의료급여기관은「의료법」 제3조의4에 따라 지정된 상급종합병원으로 한다.

② 보건복지부장관은 제1항의 규정에 의하여 제3차 의료급여기관을 지정한 때에는 별지 제10호서식의 제3차 의료급여기관지정서를 교부하여야 한다.

③ 보건복지부장관은 법 제28조제2항의 규정에 의하여 제3차의료급여기관의 지정을 취소한 때에는 제2항의 규정에 의한 지정서를 지체없이 회수하여야 한다.

(5) 선택의료급여기관 제도

상한일수를 초과하여 의료급여를 받으려는 자 중 중복투약으로 인하여 건강상 위해가 발행할 우려가 있는 자로서 보건복지부 장관이 정하여 고시하는 기준에 해당하는 자에 대하여 의료급여를 받을 수 있는 의료급여기관의 선택범위를 차기연도 말까지 제한하는 것을 조건으로 승인하는 제도이다. 의료기관의 중복방문이나 약물오남용 등으로 건강상의 위해가 발생할 위험이 높은 급여상한일수 초과자는 의료급여기관을 어느 한 곳으로 선정하여 이용토록 하고 있다.

선택의료급여기관별 본인부담 여부는 ① 1종 수급권자는 제1, 2 선택의료급여기관 이용시 본인부담 없으나, 제 3, 4 선택의료급여기관 이용시 본인부담 있다. ② 2종 수급권자는 선택의료급여기관 이용시 본인부담 있다. ③ 선택의료급여기관에서 진료의뢰 받아 진료 시 본인부담 있으며, 의뢰서 없이 다른 병의원 이용시 전액 본인부담으로 한다.

10-2 | 의료급여 관리 및 수가적용기준

학습목표	1. 의료급여의 종별 가산율과 수급권자의 본인부담금을 관리할 수 있다.

1. 의료급여 관리

(1) 소멸시효

다음 각 호의 권리는 3년간 행사하지 아니하면 소멸시효가 완성된다.

① 의료급여를 받을 권리

② 급여비용을 받을 권리

③ 대지급금을 상환 받을 권리

(2) 의료급여의 개시일

수급권자에 대한 의료급여는 제4조제3항의 규정에 의하여 수급권자로 선정된 날부터 개시한다. 다만, 제2조 제1호의 규정에 해당하는 무연고자는 행정기관이 응급진료를 받게 한 날부터, 법 제3조 제1항 제3호의 규정에 해당하는 의상자 또는 의사자의 유족은 의상자 또는 의사자가 다른 사람의 생명 · 신체 또는 재산을 구하다가 신체의 부상을 입거나 사망한 날부터 개시한다.

(3) 급여의 제한

시장 · 군수 · 구청장은 수급권자가 다음 각호의 1에 해당하는 경우에는 이 법에 의한 의료급여를 행하지 아니한다. 다만, 보건복지부장관이 의료급여의 필요가 있다고 인정하는 경우에는 그러하지 아니한다.

① 수급권자가 자신의 고의 또는 중대한 과실로 인한 범죄행위에 기인하거나 고의로 사고를 발생시켜 제7조의 규정에 의한 의료급여가 필요하게 된 경우

② 수급권자가 정당한 이유 없이 이 법의 규정이나 의료급여기관의 진료에 관한 지시에 따르지 아니한 경우

(4) 구상권

① 시장 · 군수 · 구청장은 제3자의 행위로 인하여 수급권자에게 의료급여를 한 때에는 그 급여비용의 범위 안에서 제3자에 대한 손해배상청구의 권리를 얻는다.

② 제1항의 경우 의료급여를 받은 자가 제3자로부터 이미 손해배상을 받은 때에는 시장 · 군수 · 구청장은 그 배상액의 한도 안에서 의료급여를 하지 아니한다.

(5) 서류의 보존

① 의료급여기관은 의료급여가 끝난 날부터 5년간 보건복지부령이 정하는 바에 따라 제11조의 규정에 의한 급여비용의 청구에 관한 서류를 보존하여야 한다.

② 제1항의 규정에 불구하고 약국 등 보건복지부령이 정하는 의료급여기관은 처방전을 급여비용을 청구한 날부터 3년간 보존하여야 한다.

(6) 전산시스템 활용

① 사회복지통합관리망을 통한 업무처리

㉮ (정의) 사회복지통합관리망(이하 "행복e음"이라 함)은 각종 사회복지 급여 및 서비스 지원 대상자의 자격 및 이력에 관한 정보를 통합관리하고, 지방자치단체의 복지업무 처리를 지원하기 위한 정보시스템

㉯ (의료급여 업무 활용)

의료급여 수급자 선정 및 자격관리 업무, 본인부담면제 · 선택의료급여기관, 중증환자등록, 의료급여 제한 등이 있다.

② 의료급여 종합정보지원시스템을 통한 업무처리

㉮ (정의) 의료급여 종합정보지원시스템(이하 "DW"이라 함)은 「의료급여 자격관리시스템」을 통하여 축적된 자료를 바탕으로 수급자별, 질환별, 병의원별 의료이용행태 및 건강생활유지비 사용현황 등 각종 의료급여 정보를 사용자(보건복지부, 보장기관, 국민건강보험공단)에게 제공하는 시스템

㉯ (업무 활용)

자격, 급여일수 등 의료급여 자격관리시스템 등록정보 열람 · 확인, 연장승인 신청서, 동일성분의약품 중복투약 사실통지서 등 업무추진에 필요한 각종 서식 출력 활용

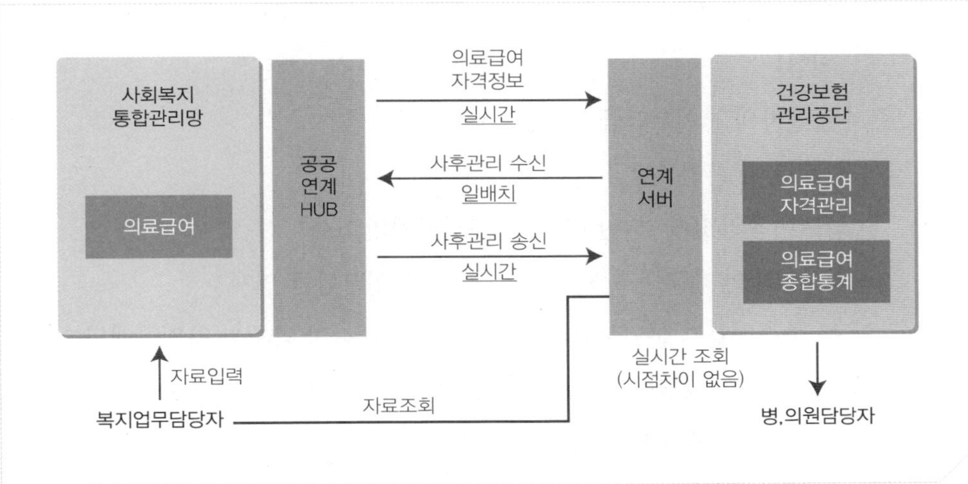

그림 10-5 의료급여 자격관리 전산시스템

(7) 의료급여의 본인부담 및 본인부담금 보상금제도

① 본인부담

급여비용은 그 전부 또는 일부를 의료급여기금에서 부담하지만, 일부를 부담하는 경우 그 나머지 비용은 본인이 부담한다. 이 본인부담금은 의료급여기관의 청구에 의하여 수급권자가 의료급여기관에 지급한다. 1종과 2종 수급권자에 대한 의료급여기관 및 의료급여의 내용에 따른 본인부담금은 다음과 같다.

㉮ 1종 수급권자의 본인부담금

㉠ 입원진료 시 본인부담금 : 없음

㉡ 외래진료시 의료급여기관 및 의료급여의 내용에 따른 본인부담금

㉢ 1종 수급권자 중 본인부담금 면제자

ⅰ. 사유발생 시 당연 적용 : 18세 미만인 자, 행려환자, 등록 희귀난치성질환자, 선택의료급여기관 적용자

ⅱ. 신청에 의한 적용(외래진료 본인일부부담 면제 신청서 제출 시) : 20세미만 재학자, 임산부, 가정간호대상자, 장기이식환자(1종 수급권자에게 매월 6,000원 건강생활유지비를 지원하면서 외래진료 시 본인부담금을 납부하도록 하고, 중복투약 등으로 건강에 위험이 있는 수급권자를 대상으로 병의

원을 한 군데 지정하여 의료이용을 할 수 있도록 하는 선택병의원제도를 도입함)

㉯ 2종 수급권자의 본인부담금

㉠ 입원진료 시 본인부담금

- 급여비용의 10% (다만, 약제는 구입금액의 10%)
- 자연분만한 산모와 6세 미만의 아동 : 본인부담금 면제

㉡ 암 등 중증질환자 본인부담금 경감(5% 적용), 다만 약제는 구입금액의 5%

㉢ 외래진료 시 의료급여기관 및 의료급여의 내용에 따른 본인부담금

- 1 · 2종 수급권자의 보건기관(보건소, 보건지소, 보건진료소) 본인부담금-본인부담금 없음

표 10-3 의료급여 수급권자의 본인부담(수준)

구분		1차 (의원)	2차 (병원, 종합병원)	3차 (지정병원)	약국	특수장비 (PET,MRI,CT)
1종	입원	없음	없음	없음	-	없음
	외래	1,000원	1,500원	2,000원	500원	5%
2종	입원	10%	10%	10%	-	10%
	외래	1,000원	15%	15%	500원	15%

* 보건복지부장관이 고시하는 경증질환으로 종합병원 이상급 기관에서 원외처방전을 발급받아 약국에서 조제받는 경우급여비용의 3%

※ 본인부담금은 급여청구분에 대한 것이며, 비급여 청구분은 전액 본인이 부담해야 함

주요개정 내용

- 65세 이상 치과임플란트 의료급여 수급권자 본인부담율 인하(1종 20→10%, 2종 30→20%)
- (상급병실 입원료 급여화) 종합병원 · 상급종합병원 상급병실(2 · 3인실) 입원료 급여 전환에 따른 의료급여 본인부담률 적용 등

* 의료기관 종별(종합병원 · 상급종합병원) 및 인실별(2인실 · 3인실) 본인부담률

구분	2인실	3인실	구분	2인실	3인실
종합병원	40%	30%	상급종합	50%	40%

㉰ 수급권자가 전액부담(100분의 100)하는 경우

① 의료급여 절차에 의하지 아니하고 의료급여기관을 이용한 경우

② 다음의 경우에 보건복지부장관이 정하여 고시하는 기금부담 급여비용의 상한금액을 초과하는 비용

- 의료급여의 필요성이 의학적으로 인정되는 약제 · 치료재료로서 그 약제 · 치료재료의 상한금액이 대체 가능한 약제 · 치료재료의 상한금액의 2배 이상인 경우
- 「국민건강보험법 시행규칙」별표5 제1호 나목(2)에 해당하는 약제 · 치료재료의 경우

③ 「국민건강보험법 시행규칙」별표5 제1호다목부터 아목에 해당하는 경우 또는 항목의 비용

④ 수급권자(무연고자 제외)가 입원 시 발생하는 식대 중 보건복지부장관이 정하는 비용

⑤ 상한일수를 초과하여 의료급여를 받은 경우, 그 초과일수에 대한 급여비용

⑥ 경구투여가 가능함에도 불구하고 보건복지부장관이 고시하는 진통 · 진양 · 수렴 · 소염제인 외용제제를 처방 · 조제 받은 경우, 그 외용제제 비용

② 본인부담금 보상금 제도

㉮ 의료급여기관에 지급한 본인부담금이 1종의 경우 매 30일간 2만 원, 2종의 경우 20만 원을 초과 시 시장 · 군수 · 구청장을 그 초과금액의 절반을 수급권자에게 보상한다.

㉯ 보상제를 선적용한 후에도 본인부담금이 일정 수준(상한 기준)을 초과한 경우 본인부담금 상한제를 적용, 그 초과금액 전부를 보상(입원진료비 외에 외래진료비 · 약제비도 포함, 다만 2천 원 미만인 경우는 수급권자가 부담)

③ 의료급여 수급권자 본인부담 산정특례제도 및 본인부담 인허 적용

㉮ 의료급여 수급권자가 본인부담 산정특례(암. 희귀난치성질환, 중증화상, 결핵, 치매 등) 대상자일 경우는 의료급여 산정특례 등록(지원) 신청서(별지 20호 서식)에 신청하여 해당 시, 군, 구청에 신청하여 승인을 받아야 한다.

㉯ 의료급여 수급권자가 만 65세 이상 노인틀니 및 치과임플란트을 할 경우 대상자는 사전에 서식을 활용(별지 21호 서식, 22호 서식) 해당 시, 군, 구청에 신청하여 승인을 받아야 한다.

2. 의료급여 수가 적용기준

(1) 급여비용 산정

① 의료급여기관의 급여비용 산정은 「국민건강보험법 시행령」 제21조제2항 및 제3항, 「국민건강보험 요양급여의 기준에 관한 규칙」 제8조제2항 및 제4항의 규정에 의하여 고시한 "건강보험 행위 급여 · 비급여 목록표 및 급여 상대가치점수"에 국민건강보험법 제45조제4항의 규정에 의하여 고시한 "건강보험요양급여비용의내역"의 단가를 곱한 금액과 국민건강보험법시행령 제22조에 따라 결정된 금액을 합하여 산정한다. 다만, 제2조 부터 제14조의2에서 정하는 급여비용의 산정에 대하여는 그러하지 아니한다.

②「의료급여법 시행규칙」 제20조제2항의 의료급여비용 청구방법 및 심사청구서 · 명세서서식 작성요령은 별표1에 의한다.

(2) 의료급여기관 종별가산율

① 상대가치점수 제1편 제1부 행위 급여 일반원칙에 의하여 적용되는 의료급여기관 종별에 따른 가산비율은 다음 각 호와 같이 적용한다. 다만, 조산원, 보건소, 보건지소, 보건진료소, 약국 및 정신건강의학과 정액진료비, 혈액투석 정액수가를 산정하는 경우에는 종별가산율을 적용하지 아니한다.

의료급여기관 종별가산율
1. 「의료급여법」 제9조제2항제3호에 따른 다음 각목에 해당되는 의료급여기관은 22% 가. 제3차 의료급여기관으로 지정된 종합병원 나. 제3차 의료급여기관으로 지정된 종합병원과 동일 구내에 설치되어 있는 치과대학부속치과병원 2. 제1호에 해당되지 아니하는 종합병원, 치과대학부속치과병원, 허가병상수가 30병상 이상으로 한방 6개과가 설치되어 있는 한의과대학부속 한방병원 및 국립병원 한방진료부는 18% 3. 제1호 또는 제2호에 해당되지 아니하는 병원, 치과병원, 한방병원 또는 요양병원은 15% 4. 의원, 치과의원, 한의원, 보건의료원은 11%

② 제1항의 규정에도 불구하고 제1항 제2호의 종별가산율을 적용받는 종합병원이 의료법 제3조의3의 기준에 부적합한 경우에는 3월 이내의 범위 내에서 기간을 정하여 시정하도록 하고 동 시정기간 내에 시정하지 아니한 경우에는 시정기간 만료익일부터는 제1항 제3호의 규정에 의한 종별가산율을 산정한다.

표 10-4 의료급여의 요양기관 종별가산율(요약)

구 분	3차 의료급여기관	종합병원	병 원	의 원
의료급여가산율	22%	18%	15%	11%
건강보험가산율	30%	25%	20%	15%

(3) 진찰료 등

① 진찰료(약국의 경우에는 조제료, 약국관리료, 기본조제기술료, 복약지도료를 말한다)의 경우에는 상대가치점수 제1부 일반원칙 "Ⅲ. 차등수가"는 적용하지 아니한다.

② 상대가치점수 제1편 제2부 제1장 기본진료료〔산정지침〕 "5. 의료질평가지원금, 6. 전문병원 관리료 등(전문병원 관리료 · 전문병원 의료질지원금)"은 의료급여비용의 산정에 적용하지 아니한다.

(4) 입원진료 범위

① 제1차의료급여기관(보건의료원 제외)에서는 입원진료비용을 산정할 수 없다. 다만, 의료급여법 시행규칙 제16조 제1호 라목에 의한 다음 각 호의 경우는 입원진료비용을 산정할 수 있다.

㉮ 긴급수술을 요하는 경우

㉯ 분만, 충수염수술, 항문수술, 서혜 및 대퇴부탈장수술, 자궁과 자궁부속기 수술, 안 · 이비인후과수술

㉰ 정신질환, 한센병환자의 치료, 골절로 인하여 입원치료가 불가피한 경우

㉱ 입원진료 중 의료급여수급권자로 자격이 변동된 경우

㉲ 말기암환자에 대한 입원 진료가 필요한 경우

② 입원은 진료상 필요하다고 인정되는 경우에 적절한 기간에 한하며, 단순한 통원불편 간병인력부재 등의 사유로 입원지시를 하여서는 아니 된다.

(5) 검체검사 위탁기준 중 급여비용 청구 · 심사 및 지급절차

"상대가치점수(부록)검체검사 위탁에 관한 기준" 중급여비용 청구 · 심사 및 지급절차는 다음 각 호와 같다.

㉮ 검체검사를 의뢰한 기관은 검사의뢰 내역과 수탁검사기관의 의료급여기관기호를 의료급여비용명세서 "진료내역"란에 기재하고, 검사위탁비용을 별표 1 "의료급여 비용 청구방법 및 심사청구서 · 명세서서식 작성요령"의 관련규정에 따라 건강보험심사평가원에 청구한다.

㉯ 심사평가원은 상병명 및 진료내역과 관련이 없는 검사를 실시한 경우에는 검사의뢰기관의 급여비용에서 심사조정한다.

㉰ 급여비용지급기관은 해당 급여비용을 검사의뢰기관에 지급한다.

(6) 혈액투석수가

① 만성신부전증환자가 외래 혈액투석시에는 의료급여기관 종별에 불구하고 1회당 146,120원(코드 O9991)의 정액수가로 산정한다. 다만, 「약사법」 제23조제4항에 해당되지 아니하여 처방전을 발행하여 진료한 경우에는 제1조에 의한다.

② 외래 1회당 혈액투석 정액수가에는 진찰료, 혈액투석수기료, 재료대, 투석액, 필수경구약제 및 Erythropoietin제제 등 투석당일 투여된 약제 및 검사료 등을 포함한다. 다만, 혈액투석을 위한 정맥내 카테타삽입술 비용은 별도로 산정할 수 있다.

③ 혈액투석을 받는 만성신부전증 환자가 동일날 다른 상병으로 다른 진료 과목의 전문의에게 진료를 받는 경우, 이에 대한 급여비용은 제1조의 규정에 의하여 별도로 산정한다.

(7) 정신질환 수가 기준

한국표준질병사인분류항목 중 정신 및 행동장애와 뇌전증에 해당하는 질병으로 정신건강의학과 전문의료급여기관(병원 및 종합병원급의 정신건강의학과 포함)에서 입원진료한 경우에는 1일당 정액수가로 산정한다.

(8) 정신질환 외래수가 등

정신건강의학과 전문의료급여기관에서 한국표준질병사인분류항목 중 정신질환에 대한 외래진료 시 급여비용은 제1조에 따라 산정하며 약제는 직접 조제 · 투여하여야 한다.

(9) 정신질환 입원 및 낮병동 수가 등

정신질환에 대한 입원수가는 1일당 정액수가(식대 포함)로 정신건강의학과 전문의가 상근하는 경우에 산정한다.

(10) 식대 중 본인일부부담

"수급권자가 입원 시 발생하는 식대 중 보건복지부장관이 정하는 비용"은 제12조의 규정에 따른 식대의 100분의 20에 해당하는 금액으로 하되, 암 환자 등 보건복지부장관이 고시하는 중증질환자의 경우에는 제12조에 따른 식대의 100분의 5에 해당하는 금액으로 하고, 자연분만 및 6세 미만의 아동의 입원진료의 경우에는 식대 본인부담금을 면제한다.

식대수가는 다음과 같이 산정한다.

구분	일반식 (일반유동식, 연식 포함)	치료식 (당뇨식, 신장 질환식 등)	멸균식	분유		산모식	경관영양 유동식 (조제식, 완제품)
				일반 분유	특수 분유		
금액	3,900원 (1식당)	5,060원 (1식당)	15,150원 (1식당)	2,180원 (1일당)	6,150원 (1일당)	5,610원 (1식당)	4,720원 (1식당)

(11) 왕진료

① 제15조제1항제3호에 따라 왕진을 실시한 경우 왕진료는「요양급여의 적용기준 및 방법에 관한 세부사항」중 왕진료 진료수가 산정방법 제1호에 따라 산정한다.

② 제15조제1항제5호에 따른 촉탁의 진료만으로는 적절한 진료가 곤란한 경우에는 제15조제2항에 따라 왕진을 신청할 수 있으며, 이 경우라도 같은 조 제1항에 따른 비용을 산정할 수 있다. 다만, 촉탁의와 왕진의 진료과목이 동일한 경우에는 산정할 수 없다.

(12) 안치료

영안실 안치료는 1일 3,750원으로 하되, 영안실 안치기간은 3일이내로 한다. 환자측의 귀책사유로 안치기간이 3일을 초과하는 경우에는 초과일분의 안치료는 그 보호자가 부담한다.

(13) 입원병상기준

수급권자에 대한 입원진료는 국민건강보험 요양급여의 기준에 관한규칙 별표 2 중 제4호가목에 의한 병상에서 하여야 하며, 의료급여기관이 환자진료상 필요로 하여 수급권자를 일반병상보다 우수한 상급병상에 입원시킨 경우 병상간의 입원료 차액은 별도 산정하지 아니한다.

(14) CT, MRI 및 PET 본인부담

CT, MRI 및 PET 본인부담률
1. 1종수급권자의 외래 : 의료급여비용의 5% 2. 2종수급권자의 입원 : 의료급여비용의 10%(중증질환자의 경우 본인부담 '0', 6세 이상 15세이하 아동의 경우 3%, 치매질환의 경우 5%) 외래 : 의료급여비용의 15%(등록 조산아 및 저체중 출생아, 임신부 및 치매질환의 경우 5%)

(15) 급여비용의 심사청구

① 법 제11조제2항의 규정에 의하여 의료급여기관이 급여비용의 심사청구를 하고자 하는 때에는 의료급여비용심사청구서에 의료급여를 받은 자에 대한 의료급여비용명세서를 첨부하여 「국민건강보험법」 제55조의 규정에 의한 건강보험심사평가원에 제출하여야 한다.

② 의료급여기관은 제1항에 따른 의료급여비용명세서에 다음 각 호의 사항을 기재하여야 한다.

의료급여비용명세서에 기재사항
① 세대주 성명 ②의료급여를 받은 자의 성명, 주민등록번호 및 보장기관 기호 ③ 질병 또는 부상명 ④ 진료개시일 및 의료급여일수 ⑤ 의료급여비용의 내용 ⑥ 본인부담금 및 비용청구액 ⑦ 처방전 내용 등

(16) 급여비용의 심사 · 지급

① 심사평가원은 제20조의 규정에 의하여 급여비용의 심사청구를 받은 때에는 그 심사청구내용이 법 제7조 제2항 및 제3항의 규정에 의한 의료급여의 기준 및 의료수가기준에 적합한 지를 심사한다. 이 경우 심사평가원의 원장은 제20조 또는 법 제32조제4항의 규정에 의하여 제출받은 자료에 대한 사실여부를 확인할 필요가 있다고 인정하는 때에는 소속직원으로 하여금 현지 출장하여 확인을 하게 할 수 있다.

② 심사평가원의 원장은 제20조의 규정에 의하여 급여비용의 심사청구를 받은 때에는 그로부터 40일(제22조의 규정에 의한 전자문서교환방식에 의한 경우에는 15일) 이내에 심사하여 그 내용이 기재된 의료급여비용 심사결과통보서를 시장 · 군

수 · 구청장, 공단 및 그 의료급여기관에 지체 없이 송부하여야 한다. 이 경우 심사기간을 산정함에 있어서 해당 의료급여기관에 대하여 심사에 필요한 자료를 요청한 경우 등 특별한 사유가 있는 경우에는 그에 소요되는 기간을 제외한다.

3. 의료급여 비용청구 및 심사지급내역서 분석

(1) 의료급여비용청구서 작성요령

의료급여비용청구서 작성시는 먼저 ①〔접수번호〕 ②〔의료급여기관 기호 및 명칭〕 ③〔진료구분〕 ④〔건수〕 ⑤〔10원 미만의 절사〕 ⑥〔수취인〕 등을 확인 점검한다.

(2) 의료급여비용명세서 기재사항

기재사항에는 세대주 성명 의료급여를 받은 자의 성명, 주민등록번호 및 보장기관 기호 질병 또는 부상명 진료개시일 및 의료급여일수 의료급여비용의 내용 본인부담금 및 비용청구액 처방전 내용 등이 있다.

(3) 요양급여기준 및 진료수가산정지침에 의해 청구비용(명세서)을 자체 심사

① 건강보험 요양급여비용 및 건강보험심사평가원의 심사기준, 약제 · 치료재료인정기준 등을 참고한다.

② 건강보험심사평가원의 진료비청구 포털서비스((MCPoS)를 활용한다.

* 청구오류 수정(통보)대상 항목은 ▲보장기관기호 착오 ▲상병기호 착오 ▲요양개시일, 조제투약일 누락 및 착오 ▲수진자성명 또는 주민번호 착오 ▲요양일수 착오 ▲처방전교부번호 착오 ▲상병과 성별 상이 ▲입원개시일 착오 ▲청구명세서 구분 불일치 ▲의료급여 정신과 정액 정신질환이외 상병기재 등 ▲조제투약일 '처방전사용기간' 초과(약국) ▲사망자 진료 후 청구 ▲'처방전발행기관기호' 누락 및 착오(약국) ▲의료급여 진료확인번호(서면은 진료확인번호 개수)기재 누락 또는 착오 ▲주민번호 착오 등이다.

(4) 진료비지급 심사내역서 분석 및 미수금 정리

① 건강보험심사평가원에서 심사지급내역서가 통보되면 심사지급내역을 분석 후 지급불능건(반송건)은 보완청구를 하고, 청구 누락건에 대하여서는 추가청구를 한다.

② 심사지급내역서를 분석 후 부당 사감에 대해서는 서식을 사용 이의신청을 한다.

③ 의료급여 청구 미수금발생액과 청구차액(자체조정액)에 대한 자료를 정리하고 미수금을 정리한다.

제 10장. 실전대비 요약정리 사항 및 예상문제

의료급여관리

1 의료급여 수급권자 구분(1종, 2종) 및 신청절차

2 응급의료기관의 분류와 지정권자 및 지정요건, 평가

3 의료급여 비급대상 및 항목

4 대지급금제도(대상, 신청절차 및 방법, 범위, 상환)

5 의료급여 진료체계 및 1차, 2차, 3차 의료급여기관 이용절차

6 의료급여기관 종별가산율 및 진료비 본인부담(1종과 2종, 외래 및 입원)

7 의료급여 비용청구 및 심사지급 분석

제 11 장 산업재해보상보험

11-1 | 산재보험제도

학습목표 | 1. 산업 재해의 발생 및 인정 기준을 이해하고 적용할 수 있다.

1. 산재보험의 개요

(1) 개요

산업재해보상보험은 피재 근로자가 근로 중에 입은 신체상의 피해와 그로 인한 경제적 손실을 신속하고 공정한 보상을 위해 사업주의 보험 가입을 국가가 책임지는 강제보험으로, 보험가입을 전제로 하여 근로기준법에 규정하고 있는 사용자가 피재 근로자에 부담해야 하는 형사 및 보상 책임을 담보하는 제도이다.

(2) 목적

재해 근로자에게는 신속하고 공정한 보상을 시행함으로써 근로자 및 가족의 생활 안정을 도모하고, 재해가 일어난 사업장의 사업주가 피재 근로자의 치료와 보상을 위해 일시에 과중하게 부담해야 하는 비용을 보험 기능을 통하여 분산시켜 기업을 안정적으로 운영할 수 있게 하며, 국가적으로는 건전한 노동력을 확보하고 보전하는 동시에, 기업도 보호함으로써 국가의 경제발전과 국민복지를 향상시킬 수 있는 기반을 갖추고자 하는 데 있다. 따라서 이 법은 산업재해보상보험 사업을 시행하여 근로자의 업무상의 재해를 신속하고 공정하게 보상하며, 재해근로자의 재활 및 사회 복귀를 촉진하기 위하여 이에 필요한 보험시설을 설치 · 운영하고, 재해 예방과 그 밖에 근로자의 복지 증진을 위한 사업을 시행하여 근로자 보호에 이바지하는 것을 목적으로 한다.

(3) 연혁 및 적용사업장 확대

산업재해보상보험제도가 처음 시행된 1964년에는 상시근로자 500인 이상을 고용하는 대규모의 광업 및 제조업 부문에만 적용하고 「근로기준법」에 규정한 재해 보상을 행하였으나 그 후 산재보험 적용범위가 점차 확대되어 2000.7.1부터는 근로자 1인 이상을 고용하는 사업장의 근로자에게까지 적용이 확대되었고 2005.1.1부터는 고용보험 및 산업재해보상보험의 보험료를 통합징수하기 위한 「고용보험 및 산업재해보상보험의 보험료 징수 등에 관한 법률」이 제정되어 시행되고 있다.

① 연혁

표 11-1 연혁

연 도	내 용
1963.11.5	산업재해보상보험법 제정, 공포
1964.7.1	산업재해보상보험 실시(상시근로자 500인 이상)
1981.12.1	산업안전보건법 제정
1987.12.1	한국산업안전보건공단 설립
1992.7.1	산재사업장 확대(5인 이상 사업장)
1995.5.1	근로복지 공단 설립(업무이관)
2000.7.1	산재 사업장 확대(1인 이상)
2003.12.1	대통령령이 정하는 사업 제외 모든 사업 또는 사업장에 적용
2005.1.1	산재보험과 고용보험 보험료 통합징수
2009.1.1	공사금액 2천만 원 이상, 연면적 100㎡ 초과 건축 또는 연면적 200㎡ 초과 건축물 수선 공사 당연가입 확대
2010.4.28	근로복지공단, 한국산재의료원 통합
2012.1.22	자영업자 고용보험(실업급여)사업 확대, 택배, 퀵서비스 산재보험 적용
2014.3.25	근로복지공단 본사 울산 이전

② 산재보험 연도별 적용규모 확대 과정

표 11-2 산재보험 연도별 적용규모 확대 과정

연도	'64	'65	'66	'67	'68	'72	'73	'76~'78	'82~'91	'92	'96	'98	2000.7.1
적용규모	500인	200인	150인	100인	50인	30인	16인	5~16인	5~10인	5인	5인	5인	1인

③ 연도별 산업재해 발생현황

표 11-3 연도별 산업재해 발생 현황 (단위 : 명)

연 도	적 용 사업장수 (개소)	대 상 근로자수 (명)	재해자수(명)					재해율[2] (%)	경제적손실추정액 (단위 : 백만 원)			근로 손실 일수[4] (일)
			계	사 망[1]	부 상	신 체 장해자	업무상 질병 요양자수		계	산 재 보상금	간 접 손실액[3]	
2015년	2,367,186	17,968,931	90,129	1,810	80,999	34,158	7,064	0.50	20,395,540	4,079,108	16,316,432	47,538,877
2016년	2,457,225	18,431,716	90,656	1,777	81,548	32,914	7,068	0.49	21,400,275	4,280,055	17,120,220	47,035,222

자료출처 : http/www.kcomwel.or.kr산업재해통계

④ 업종별 산업재해 발생현황

표 11-4 업종별 산업재해 발생현황 (단위 : 명)

연 도	전 산업	광 업	제조업	건설업	전기 가스 수도업	운수 창고 통신업	임 업	어 업	농 업	금융 보험업	기타의 사업
2015년	90,129	1,469	27,011	25,132	98	4,059	1,627	57	647	295	29,734
2016년	90,656	1,534	26,142	26,570	103	4,114	1,444	43	729	285	29,692

자료출처: 고용노동부(2016년)

2. 적용범위 및 운영체계

(1) 적용대상사업

① 당연적용(가입)사업

사업이 개시되어 적용요건을 충족하게 되었을 때 사업주의 의사와는 관계없이 자동적으로 보험관계가 성립하는 사업을 말하는 것으로 적용제외 사업을 제외한 근로자를 1인 이상 사용하는 모든 사업 또는 사업장은 당연가입대상에 해당된다.

② 임의적용(가입) 사업

당연가입 대상 사업이 아닌 사업으로서 보험가입여부가 사업주의 자유의사에 일임되어 있는 사업을 말한다. 산재보험 적용제외 사업의 사업주는 근로복지공단의 승인을 얻어 보험에 가입할 수 있다.

③ 특례적용사업

우리나라사업주에 의한 국외사업에 우리나라근로자가 취업한 경우, 지정보험회사가 산재법상의 보험사업을 관장하고 자기의 계산으로 영위할 수 있다.

(2) 적용제외사업

다른 법률에 의하여 재해보상이 보장되는 경우 또는 사업의 위험률, 규모 및 사업장소 등을 참작하여 산재보험 적용을 제외하고 있는 사업장은 다음과 같다.(다만, 법적용제외 사업장이라 하더라도 근로복지공단의 승인을 얻어 보험에 임의 가입할 수 있다.)

사업 또는 사업장적용 제외대상
① 농업 · 임업(벌목업 제외) · 어업 · 수렵업 중 법인이 아닌 자의 사업으로서 상시근로자수가 5명 미만인 사업 ② 가구내 고용활동 ③「주택법」에 의한 주택건설사업자, 「건설산업기본법」에 의한 건설업자, 「전기공사업법」에 의한 공사업자, 「정보통신공사업법」에 의한 공사업자, 「소방법」에 의한 소방시설공사업자 또는 「문화재보호법」에 의한 문화재수리업자가 아닌 자가 시공하는 다음 각 호의 공사 가. 「고용보험 및 산업재해보상보험의 보험료 징수 등에 관한 법률 시행령」에 따른 제2호제1항제2호에 따른 총공사금액이 2천만 원 미만인 공사 나. 연면적이 100제곱미터 이하인 건축물의 건축 또는 연면적이 200제곱미터 이하인 건축물의 대수선에 관한 공사 ④「공무원연금법」 또는 「군인연금법」에 따라 재해보상이 되는 사업 ⑤「선원」「어선원 및 어선재해보상보험법」 또는 「사립학교교직원연금법」에 따라 재해보상이 되는 사업 ⑥ 제 ②호 부터 제 ⑤호까지의 사업외의 사업으로서 상시근로자 수가 1명 미만인 사업

(3) 적용특례자

근로자가 아닌 사람도 산업재해보상법에서 특별히 정한 사람은 산재보험의 혜택을 받을 수 있다.

① 해외파견자(임의가입)

② 당연적용사업장의 현장실습생

③ 외국인산업기술 연수생

④ 보험가입자로서 50명 미만의 근로자를 사용하거나 근로자를 사용하지 않고 자동차를 사용하여 여객 또는 화물운송사업을 행하는 중소기업 사업주

⑤ 특수형태 근로종사자

⑥「국민기초생활 보장법」에 의한 자활급여수급자 중 고용노동부장관이 정하여 고시하는 사업에 종사하는 자.

(4) 운영체계 및 근로복지공단의 업무

① 운영체계

산재보험사업을 관장하는 관리 주체인 고용노동부장관과 산업재해보상보험업무를 실제로 담당하는 일선 집행기관인 근로복지공단 및「산재보험법」에 규정하고 있는 보험료납부 등 제반의무를 이행하는 보험가입자, 그리고 보험급여를 받을 권리가 있는 수급권자의 관계로 기본구조를 형성하고 있으며, 이를 도식화하면 다음과 같다.

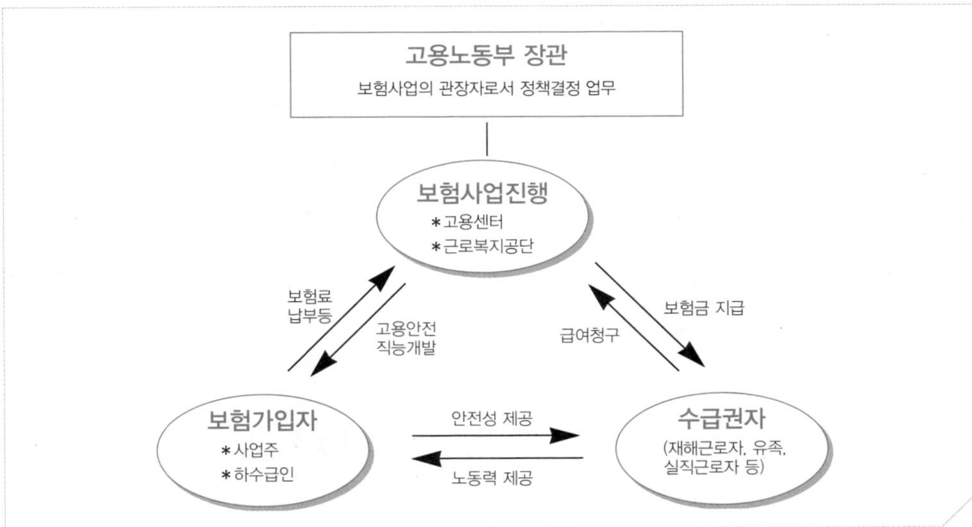

그림 11-1 운영체계

② 근로복지공단의 주요사업(업무)

고용노동부장관의 위탁을 받아 사업을 효율적으로 수행하기 위하여 근로복지공단(1995년 5월 1일 설립, 본부 울산 소재)을 운영하며 주요사업(업무)은 아래와 같다.

㉮ 보험가입자와 수급권자에 관한 기록의 관리 · 유지

㉯ 보험료징수법에 따른 보험료와 그 밖의 징수금의 징수

㉰ 보험급여의 결정과 지급.

㉱ 보험급여 결정 등에 관한 심사 청구의 심리 · 결정

㉲ 산업재해보상보험 시설의 설치 · 운영(5의 2) 업무상 재해를 입은 근로자 등의 요양 및 재활(5의 3) 재활보조기구의 연구개발 · 검정 및 보급

㉳ 근로자의 복지 증진을 위한 사업

㉴ 그 밖에 정부로부터 위탁받은 사업

㉵ 제5호 · 제5호의2 · 제5호의3 · 제6호 및 제9호에 따른 사업에 딸린 사업 제5호부터 제7호까지의 규정에 따른 사업에 딸린 사업

(5) 산재보험의 보험료(율)

① 산재보험의 보험료

산재보험료는 고용주(사업주)만 부담하며, 기업의 산재예방 노력에 인센티브(incentive)를 부여하기 위해 산업별 전년도 산재발생률에 비례하여 산정한다(사업주가 경영하는 사업의 보수총액에 산재보험료를 곱한 금액으로 산정) 따라서 「고용보험 및 산업재해보상보험의 보험료징수 등에 관한 법률」 제14조제3항 및 제4항, 제7항 같은 법 시행령 제13조 및 같은 법 시행규칙 제12조 및 제12조의2에 따라 적용할 "사업종류별 산재보험료율"과 "통상적 경로와 방법으로 출퇴근하는 중 발생한 재해에 관한 산재보험료율" 고용노동부장관이 고시하고 있다.

② 업종별 산재보험료(율)

보건 및 사회복지사업의 경우는 2021년 기준 산재보험료율은 6%(출퇴근재해 산재보험료율 업종 구분없이 1.0/1,000)이다.

3. 산업재해보상보험의 특징

(1) 고용주 보험

보험료는 수급권자가 부담하지 않고 고용주(사업주)만이 부담하고 보험계약관계에서 노동자가 아니라 고용주가 보험가입자이다.

(2) 무과실 책임주의

민사배상의 과실책임주의와는 달리 업무상으로 인해 발생한 모든 재해에 대하여 사용자의 고의나 과실 유무와 상관없이 사용자의 무과실 책임을 인정하기 때문에 사용자와 근로자의 과실상계를 하지 않고 보상한다.

(3) 자진신고 및 자진납부의 원칙

산재보험 가입대상 사업주는 보험가입에 필요한 제반 절차를 자발적으로 이행하고 보험료도 스스로 납부하는 것을 원칙으로 한다.

(4) 정률(定率)보상 방식

보험급여는 재해발생에 따른 손해전체를 보상하는 것이 아니라 평균임금을 기초로 하는 정률보상방식으로 현물 및 현금급여를 모두 제공한다.

(5) 가입자와 수혜자의 불일치

수혜자(노동자)와 보험료 납부자(고용주)가 다르다.

(6) 수지상등(收支相等)의 원칙

철저히 민간보험의 기본원칙인 수지상 등의 원칙을 준수한다.

(7) 보험료가 위험발생률, 즉 산재발생률에 비례

(8) 사업장 중심 관리

사업장 근로자를 개별로 관리하지 않고 보험에 가입한 사업장을 대상으로 보험료의 산정과 자격관리를 집행한다.

(9) 강제사회보험

(10) 신속 · 공정 · 확실성 보장을 위한 독립된 심사기구

특별히 제정된 산재심사제도(심사 및 재심청구제도)에 의한 심사전치(前置)주의를 채택한다.

4. 산업 재해의 발생 및 인정기준

산재보험의 발생요인에는 (1) 일반적요인 (2) 기술적요인 (3) 교육적요인 (4) 관리적 요인이 있다.

구 분	내 용
일반적 요인	단순 반복 작업으로 인한 신경 피로, 숙련공의 자기과신, 안전 부주의, 능력급제와 같은 자극적 책임제도의 도입, 심신 피로에 의한 판단력 (주의력, 반응 속도) 저하, 안전시설 미비, 규율 해이 등
기술적 요인	건물 및 기계 불량, 부적합한 재료, 부적당한 생산 방법, 점검 및 정비 불량 등
교육적 요인	안전의식 부족 또는 오해, 경험과 훈련 부족, 작업 방법 및 유해 요인에 관한 교육 부족 등
관리적 요인	불충분한 조직체계, 작업 수칙 미 제정, 부족한 인원 배치, 부당한 작업 지시, 불충분한 작업 준비 등

산업재해(産業災害)란 주어진 작업 환경 하에서 작업을 수행하기 위해 근로자가 물체, 물질, 타인과 접촉하는 과정에서 장해를 입게 된 상태를 말하며, 산업재해와 관련된 업무상 재해의 인정기준은 다음과 같다.

1) 업무상 재해의 기본원칙 및 인정기준

(1) 업무상 재해의 기본원칙

임금(賃金)을 목적으로 근로를 제공하는 근로자가 사용자의 지휘 · 감독 아래, 업무를 수행하는 과정에서 발생된 재해가 업무와 관련성이 있는지 혹은 없는 지를 판단하는 기준은 노사 쌍방에 있어 보상 책임과 보험 적용 여부를 결정하는 중요한 사항이기 때문에, 당사자 사이에 심각한 이해관계를 유발하는 문제이다. 근래에 들어, 업무상 재해는 폭 넓게 인정하는 추세이지만, 불인정 사례에 대해 불복하여 소송을 제기하는 경우도 폭발적으로 늘어나고 있는 것이 현실이다. 산업재해보상법에는 업무상 재해의 범위를 업무상 사고와 업무상 질병으로 구분하고 있다.

근로자가 다음의 어느 하나에 해당하는 사유로 부상 · 질병 또는 장해가 발생하거나 사망하면 업무상의 재해로 본다. 다만, 업무와 재해 사이에 상당인과관계(相當因果關係)가 없는 경우에는 그러하지 아니하다.

(2) 업무상 재해의 기준

근로자가 다음 각 호의 어느 하나에 해당하는 사유로 부상 · 질병 또는 장해가 발생하거나 사망하면 업무상의 재해로 본다. 다만, 업무와 재해 사이에 상당인과관계(相當因果關係)가 없는 경우에는 그러하지 아니하다.

① 업무상 사고

업무상 사고(業務上事故)는 근로자가 업무와 관련한 일로 인하여 사망하거나 부상을 당하는 일을 말하며 아래와 같다.

㉮ 근로자가 근로계약에 따른 업무나 그에 따르는 행위를 하던 중 발생한 사고

㉯ 사업주가 제공한 시설물 등을 이용하던 중 그 시설물 등의 결함이나 관리소홀로 발생한 사고

㉰ 사업주가 주관하거나 사업주의 지시에 따라 참여한 행사나 행사준비 중에 발생한 사고

㉱ 휴게시간 중 사업주의 지배관리하에 있다고 볼 수 있는 행위로 발생한 사고

㉲ 그 밖에 업무와 관련하여 발생한 사고이다.

② **업무상 질병**

업무상 질병(業務上疾病)은 근로자가 업무로 인하여 시간의 연속성을 갖고 일정 시간이 경과된 후에 걸린 질병을 말하며 아래와 같다.

- 업무수행 과정에서 물리적 인자(因子), 화학물질, 분진, 병원체, 신체에 부담을 주는 업무 등 근로자의 건강에 장해를 일으킬 수 있는 요인을 취급하거나 그에 노출되어 발생한 질병
- 업무상 부상이 원인이 되어 발생한 질병
- 그 밖에 업무와 관련하여 발생한 질병이다.

업무상 질병의 기준은 다음과 같다.

㉮ 사고성 질병

업무상 사유에 의한 부상원인이 되어 발생하는 질병뿐만 아니라 그 부상으로 인하여 발생하는 속발성 질병, 기타 최초 부상과의 사이에 상당인과관계가 있는 질병을 포함하여 업무상질병이라 한다.

㉯ 직업성 질병

근로자가 업무수행 중에 각종 유해 · 위험한 물질에 장기간 접촉하고 있거나 건강에 유해한 근로조건이나 작업환경에서 근로를 계속함으로써 유해 · 위험한 인자가 서서히 가중 축적되어 점진적으로 건강이 약화되어 발생하는 질병이다.

㉰ 과로성 질병

일을 지나치게 한 결과 피로가 누적되어 발생된 질병으로 이로 인해 사망에 이를 수 있는 것으로 뇌질환이나 심장혈관질환이 좋은 예이다.

2) 업무상 재해의 세부 인정기준

(1) 업무수행 중의 사고

① 근로자가 다음 각 호의 어느 하나에 해당하는 행위를 하던 중에 발생한 사고는 법 제37조제1항제1호가목에 따른 업무상 사고로 본다.

㉮ 근로계약에 따른 업무수행 행위

㉯ 업무수행 과정에서 하는 용변 등 생리적 필요 행위

㉰ 업무를 준비하거나 마무리하는 행위, 그 밖에 업무에 따르는 필요적 부수행위

㉱ 천재지변 · 화재 등 사업장 내에 발생한 돌발적인 사고에 따른 긴급피난 · 구조행위 등 사회통념상 예견되는 행위

② 근로자가 사업주의 지시를 받아 사업장 밖에서 업무를 수행하던 중에 발생한 사고는 법 제37조제1항제1호가목에 따른 업무상 사고로 본다. 다만, 사업주의 구체적인 지시를 위반한 행위, 근로자의 사적(私的) 행위 또는 정상적인 출장 경로를 벗어났을 때 발생한 사고는 업무상 사고로 보지 않는다.

③ 업무의 성질상 업무수행 장소가 정해져 있지 않은 근로자가 최초로 업무수행 장소에 도착하여 업무를 시작한 때부터 최후로 업무를 완수한 후 퇴근하기 전까지 업무와 관련하여 발생한 사고는 법 제37조제1항제1호가목에 따른 업무상 사고로 본다.

(2) 시설물 등의 결함 등에 따른 사고

① 사업주가 제공한 시설물, 장비 또는 차량 등의 결함이나 사업주의 관리 소홀로 발생한 사고는 법 제37조 제1항 제1호 나목에 따른 업무상 사고로 본다.

② 사업주가 제공한 시설물 등을 사업주의 구체적인 지시를 위반하여 이용한 행위로 발생한 사고와 그 시설물 등의 관리 또는 이용권이 근로자의 전속적 권한에 속하는 경우에 그 관리 또는 이용 중에 발생한 사고는 업무상 사고로 보지 않는다.

(3) 행사 중의 사고

운동경기 · 야유회 · 등산대회 등 각종 행사에 근로자가 참가하는 것이 사회통념상 노무관리(勞務管理) 또는 사업운영상 필요하다고 인정되는 경우로서, 다음의 어느 하나에 해당하는 경우에 근로자가 그 행사에 참가하여 발생한 사고는 업무상 사고로 본다.

① 사업주가 행사에 참가한 근로자에 대하여 행사에 참가한 시간을 근무한 시간으로 인정하는 경우

② 사업주가 그 근로자에게 행사에 참가하도록 지시한 경우

③ 사전에 사업주의 승인을 받아 행사에 참가한 경우

④ 그 밖에 제1호부터 제3호까지의 규정에 준하는 경우로서 사업주가 그 근로자의 행사 참가를 통상적 · 관례적으로 인정한 경우

(4) 특수한 장소에서의 사고

사회통념상 근로자가 사업장 내에서 할 수 있다고 인정되는 행위를 하던 중 태풍 · 홍수 · 지진 · 눈사태 등의 천재지변이나 돌발적인 사태로 발생한 사고는 근로자의 사적 행위, 업무 이탈 등 업무와 관계없는 행위를 하던 중에 사고가 발생한 것이 명백한 경우를 제외하고는 업무상 사고로 본다.

(5) 요양 중의 사고

업무상 부상 또는 질병으로 요양을 하고 있는 근로자에게 다음의 어느 하나에 해당하는 사고가 발생하면 업무상 사고로 본다.

① 요양급여(療養給與)와 관련하여 발생한 의료사고(醫療事故)

② 요양 중인 산재보험 의료기관(산재보험 의료기관이 아닌 의료기관에서 응급진료 등을 받는 경우에는 그 의료기관) 내에서 업무상 부상 또는 질병의 요양과 관련하여 발생한 사고

(6) 제3자의 행위에 따른 사고

제3자의 행위로 근로자에게 사고가 발생한 경우에 그 근로자가 담당한 업무가 사회통념상 제3자의 가해행위를 유발할 수 있는 성질의 업무라고 인정되면 업무상 사고로 본다.

(7) 자해행위에 따른 업무상의 재해의 인정 기준

① 업무상의 사유로 발생한 정신질환으로 치료를 받았거나 받고 있는 사람이 정신적 이상 상태에서 자해행위를 한 경우

② 업무상의 재해로 요양 중인 사람이 그 업무상의 재해로 인한 정신적 이상 상태에서 자해행위를 한 경우

3. 그 밖에 업무상의 사유로 인한 정신적 이상 상태에서 자해행위를 하였다는 것이 의학적으로 인정되는 경우

3) 업무상재해의 판단기준

업무상재해란 임금을 목적으로 근로를 제공하는 근로자가 업무상의 원인에 의해 부

상이나 질병, 신체장해 또는 사망한 경우로써 근로자가 사업주와 근로계약 후 사업주의 지배 · 관리하에서 업무수행 중 업무를 원인으로 발생된 재해를 말한다.

(1) 업무수행성(業務遂行性)

업무수행성이라 함은 당해 근로자가 사업주의 지휘, 명령하에서 업무를 행하는 것을 말한다. 업무에 종사하고 있는 경우는 물론, 업무에 종사하고 있지 않더라도 휴식시간 중과 같이 여전히 사업주가 지휘 · 감독할 여지가 있는 범위내에서 사업주의 지배하에 있는 경우나 출장 중과 같이 사업주의 관리하에 없더라도 업무에 종사하거나 사업주의 지배하에 있는 경우에도 업무수행성은 인정된다.

(2) 업무기인성(業務起因性)

업무기인성이라 함은 업무와 재해로 인한 상병 등과의 사이에 상당인과관계가 인정되는 것을 말한다. 업무상의 행동, 작업내용 또는 작업환경과 당해 재해 간에 사회통념상 상당한 정도로 인과관계가 인정되어야 한다. 즉 업무와 재해 사이에 그 업무에 종사하지 않았더라면 당해 재해는 발생하지 않았을 것이라든가, 또는 그 재해발생의 원인이 된 상황 아래서 그와 같은 업무에 종사한다면 그 재해가 발생할 수 있다고 인정될 때에 업무기인성을 인정한다. 이와 같은 업무기인성은 업무와 재해 간에 상당한 정도의 인과관계가 존재하느냐의 여부를 업무상 재해의 인정기준으로 삼고 있는 것이다.

(3) 업무수행성과 업무기인성과의 관계

일반적으로 업무수행성에 의하여 업무기인성은 추정된다. 업무수행성이 있으면 업무기인성은 그 반증사유가 없는 한 업무상 재해로 추정되므로 업무수행성은 업무상 재해의 1차적 판단기준이 된다. 따라서 업무수행성이 인정되는 대부분의 재해는 특별한 반증이 없는 한 업무상 재해로 인정하므로 업무수행성은 업무기인성 유무를 판단하는 기준 또는 조건이 된다고 할 수 있다. 그러나 업무수행성이 인정되는 경우라도 사적행위 또는 자해행위로 인한 재해의 경우에는 업무기인성이 부인되므로 업무상 재해로 볼 수 없다.

4) 출퇴근 재해

(1) 출퇴근 중 발생한 재해에 대해서는 관련법을 제정하여 2018년 1월 1일부터 시행하고 있다.

① 출퇴근 재해

㉮ 사업주가 제공한 교통수단이나 그에 준하는 교통수단을 이용하는 등 사업주의 지배관리 하에서 출퇴근하는 중 발생한 사고를 말한다.

㉯ 그 밖에 통상적인 경로와 방법으로 출퇴근하는 중 발생한 사고를 말한다.

② 근로자의 고의 · 자해행위나 범죄행위 또는 그것이 원인이 되어 발생한 부상 · 질병 · 장해 또는 사망은 업무상의 재해로 보지 아니한다. 다만, 그 부상 · 질병 · 장해 또는 사망이 정상적인 인식능력 등이 뚜렷하게 저하된 상태에서 한 행위로 발생한 경우로서 대통령령으로 정하는 사유가 있으면 업무상의 재해로 본다.

③ 제1항제3호나목의 사고 중에서 출퇴근 경로 일탈 또는 중단이 있는 경우에는 해당 일탈 또는 중단 중의 사고 및 그 후의 이동 중의 사고에 대하여는 출퇴근 재해로 보지 아니한다. 다만, 일탈 또는 중단이 일상생활에 필요한 행위로서 대통령령으로 정하는 사유가 있는 경우에는 출퇴근 재해로 본다.

④ 출퇴근 경로와 방법이 일정하지 아니한 직종으로 대통령령으로 정하는 경우에는 제1항제3호나목에 따른 출퇴근 재해를 적용하지 아니한다.

⑤ 업무상의 재해의 구체적인 인정 기준은 대통령령으로 정한다.

(2) 출 · 퇴근 중 발생하는 재해의 산재보험적용기준(통상의 출퇴근 재해 인정기준)

① 출퇴근 중에 발생한 사고이어야 한다. 출퇴근이란 취업과 관련하여 주거와 취업장소 사이의 이동 또는 한 취업장소에서 다른 취업장소로의 이동을 말하는 것이며, 출퇴근재해'는 이동 중 경로상에서 발생한 재해로서 경로이동 중 특정장소(마트, 유치원 건물 등)에서 머무는 동안 발생한 재해는 해당되지 않는다.

② 통상적인 경로와 방법으로 출퇴근 중 발생한 사고이어야 한다. 통상적인 경로란 주거와 취업장소 또는 취업장소와 취업장소를 사회통념상 이용할 수 있다고 인정되는 경로를 말한다.

* 최단, 최소거리가 아니더라도 일반적으로 선택할 수 있는 경로, 공사 · 시위 · 집회

등 도로사정에 따라 우회하는 경로, 카풀을 위해 우회하는 경로 등 포함된다.

- 통상적인 방법이란 대중교통, 자가용, 오토바이, 자전거, 도보, 그 밖의 교통수단을 사회통념상 인정되는 합리적인 방법으로 이용하는 것을 말한다.

  통상적인 경로의 일탈(출퇴근길에 경로를 벗어나는 행위) 또는 중단(출퇴근 경로상에서 사적행위를 위해 출퇴근행위를 멈춘 경우)이 없어야 한다.

- 일탈 · 중단은 개인적인 사유로 인해 발생한 것으로서 원칙적으로는 출퇴근재해가 불인정되나, 일탈 · 중단의 사유가 일상생활에 필요한 행위로서 인정되는 경우*는 예외로 그 행위를 위한 전 · 후 이동 중 사고를 출퇴근재해로 인정된다.

5) 기타

① 근로자의 고의 · 자해행위나 범죄행위 또는 그것이 원인이 되어 발생한 부상 · 질병 · 장해 또는 사망은 업무상의 재해로 보지 아니한다. 다만, 그 부상 · 질병 · 장해 또는 사망이 정상적인 인식능력 등이 뚜렷하게 저하된 상태에서 한 행위로 발생한 경우로서 대통령령으로 정하는 사유가 있으면 업무상의 재해로 본다.

② 업무상의 재해의 구체적인 인정 기준은 대통령령으로 정한다.

5. 원 · 하청 산업재해 통합관리제도

원 · 하청 산업재해 통합관리제도는 외주화의 확대로 인해 재해발생 건수도 하청에게 전가되고 있는 현실을 바로잡아 원청의 책임을 산업재해 지표에 정확하게 반영하기 위한 제도로, 원청의 산업재해 지표에 원청 사업장에서 작업하는 하청 근로자의 산업재해를 포함하여 사고사망만인율 등 지표를 산출하는 제도로서 2018년 1월 1일부터 시행되고 있다. 따라서 원청의 산업재해 지표에 원청 사업장에서 작업하는 하청 근로자의 산업재해를 포함하여 사고사망만인율 등 지표를 산출하는 제도를 말한다. 2018년 통합관리제도 시행 대상 사업장은 제조 및 철도 · 지하철 업종 중 원청의 상시 근로자 수가 1,000명 이상인 사업장으로, 2019년부터는 500명 이상 사업장으로 확대 실시되었다.

11-2 | 산재보험 급여관리 및 요양급여산정 기준

학습목표	1. 산재보험환자에게 해당 급여신청을 안내하고 관리할 수 있다.

1. 산재보험 급여관리

1) 보험급여의 종류와 산정 기준

산재보험급여란 산업재해보상보험에 가입한 사업장에 소속된 근로자가 업무로 인하여 부상이나 질병, 장해를 입거나 사망한 경우에, 근로자에게 진료와 임금을 제공하거나, 가족의 생활 보호를 위하여 지급하는 일체의 급여(현물 또는 현금)을 말한다.

산재보험급여의 종류는 1. 요양급여 2. 휴업급여 3. 장해급여 4. 간병급여 5. 유족급여 6. 상병(傷病)보상연금 7. 장의비(葬儀費) 8. 직업재활급여가 있으며, 산재보험급여별 지급사유 및 급여기준 요약하면 다음과 같다.

표 11-5 산재보험급여별 지급사유 및 급여기준 요약

급여종류	지급사유	급여수준
요양급여	업무상 재해로 인한 부상, 질병	요양비 전액. 요양기간 4일 이상 시 적용
휴업급여	업무상 재해를 요양하기 위해 휴업한 기간	1일당 평균급여의 70%, 3일의 대기기간 갖고 4일 이상시 적용
장해급여	재해로 인한 부상, 질병 치유 후에도 장해가 남아있는 경우에 지급	장해등급에 따라 평균임금의 90.1%으 연금(1급)부터 55일분의 일시금(14급)까지 지급
유족급여	업무상 재해로 사망하여 유족이 청구하는 경우	수급자격자의 수에 따라 연금의 경우 67% (4인)부터 52%(1인)까지 지급
상병보상연금	업무상 재해가 요양개시 후 2년이 경과하여도 치유되지 않고 폐질의 정도가 제1급~제3급에 해당되는 경우	장해등급 1~3급과 동일 1급: 평균임금의 90.1% 2급: 평균임금의 79.5% 3급: 평균임금의 70.4%
장의비	업무상 사망으로 장제를 실행한 경우	평균임금의 120일분
간병급여	상시 또는 수시 간병 필요하여 실제 간병 받는자	상시간병 41,170원 수시간병 27,450원
직업재활급여	재취업 촉진을 위한 직업훈련비용 및 직업훈련수당, 직장복귀지원금 등 지급	장해등급 등 제1급부터 제12급까지의 어느 하나에 해당할 것

(1) 요양급여

요양급여(療養給與: Medical benefit)는 공단이 설치 또는 지정한 의료기관에서 요양을 하고 비용을 의료기관에 직접 지급하는 것을 원칙으로 하고 있지만, 부득이한 사유로 인해 근로자가 요양을 먼저하고 진료를 부담한 경우 및 급여의 성격상 근로자에게 직접 지급하여야 할 비용을 근로자에게 직접 지급하는 제도이다.

① 요양급여는 근로자가 업무상의 사유로 부상을 당하거나 질병에 걸린 경우에 그 근로자에게 지급한다.

② 요양급여는 산재보험 의료기관에서 요양을 하게 한다. 다만, 부득이한 경우에는 요양을 갈음하여 요양비를 지급할 수 있다.

③ 부상 또는 질병이 3일 이내의 요양으로 치유될 수 있으면 요양급여를 지급하지 아니한다.

④ 요양급여의 범위는 1. 진찰 및 검사 2. 약제 또는 진료재료와 의지(義肢) 그 밖의 보조기의 지급 3. 처치, 수술, 그 밖의 치료 4. 재활치료 5. 입원 6. 간호 및 간병 7. 이송 8. 그 밖에 고용노동부령으로 정하는 사항으로 하고 있다.

⑤ 요양급여의 범위나 비용 등 요양급여의 산정 기준은 고용노동부령으로 정한다.

⑥ 업무상의 재해를 입은 근로자가 요양할 산재보험 의료기관이 제43조제1항제2호에 따른 상급종합병원인 경우에는 「응급의료에 관한 법률」 제2조제1호에 따른 응급환자이거나 그 밖에 부득이한 사유가 있는 경우를 제외하고는 그 근로자가 상급종합병원에서 요양할 필요가 있다는 의학적 소견이 있어야 한다.

(2) 휴업급여

휴업급여(休業給與 Sick leave benefit)는 업무상 질병에 걸린 근로자가 요양으로 인하여 취업하지 못한 기간에 대하여 피재근로자와 그 가족의 생활보호를 위하여 지급하는 보험급여이다. 따라서 휴업급여는 업무상 사유로 부상을 당하거나 질병에 걸린 근로자에게 요양으로 취업하지 못한 기간에 대하여 지급하되, 1일당 지급액은 평균임금의 100분의 70에 상당하는 금액으로 한다. 다만, 취업하지 못한 기간이 3일 이내이면 지급하지 아니한다.

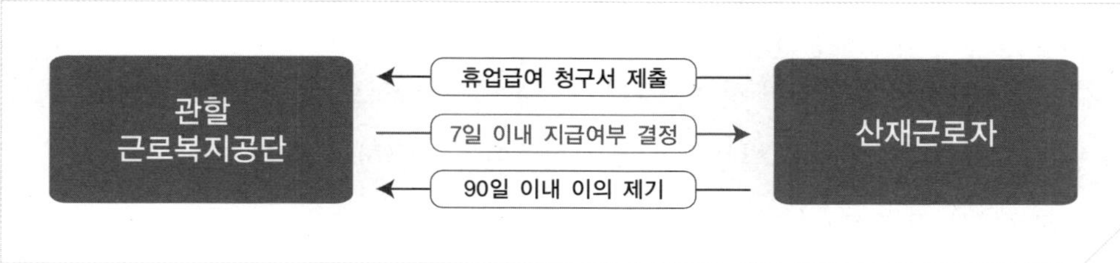

그림 11-2 휴업급여 지급절차

▣ **평균임금산정방법과 통상임금**

① 평균임금은 휴업급여, 장해급여, 유족급여, 상병보상연금 및 장의비 등의 산재보험급여를 지급할 때에 그 금액을 계산하기 위하여 일급개념으로 산출하는 임금을 말한다. 산정방법은 다음과 같다.

$$\text{평균임금} = \frac{\text{산정사유발생일 이전 3개월 동안 지급된 임금총액}}{\text{산정사유발생일 이전 3개월 동안 총일 수}}$$

※ 3개월간의 총일 수 : 이전 3개월 동안은 90일이 아니라 실제 근로를 제공하였는지 여부와 관계없이 사유가 발생한 날의 전일부터 소급하여 월력상의 3개월간을 말한다(업무상 사고 : 사고가 발생한 날. 업무상 질병 : 진단에 의하여 질병이 발생되었다고 확정된 날을 의미)

② 통상임금은 근로자에게 정기적 · 일률적으로 소정근로 또는 총 근로에 대하여 지급하기로 정하여진 시간급금액 · 일급금액 · 주급금액 · 월급금액 또는 도급금액을 말한다.

(3) 장해급여

장해급여(障害給與, Disability benefit)는 업무상 재해를 당한 근로자가 요양 후 치유되었으나 정신적 또는 신체적 결손이 남게 되는 경우 그 장해로 인한 노동력손실보전을 위하여 지급되는 보험급여이다.

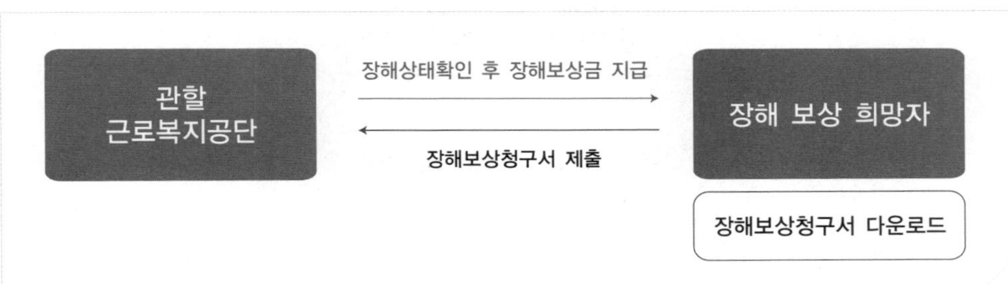

그림 11-3 장해급여 지급절차

(4) 간병급여

간병급여는 요양을 종결한 산재근로자가 치유 후 의학적으로 상시 또는 수시로 간병이 필요하여 실제로 간병을 받는 자에게 보험급여를 지급하는 제도이다.

① 적용대상 및 종류

㉮ 상시간병급여

㉠ 신경계통의 기능, 정신기능 또는 흉복부 장기의 기능에 장해등급 제1급에 해당하는 장해가 남아 일상생활에 필요한 동작을 하기 위하여 항상 다른 사람의 간병이 필요한 사람

㉡ 두 눈, 두 팔 또는 두 다리 중 어느 하나의 부위에 장해등급 제1급에 해당하는 장해가 남고, 다른 부위에 제7급 이상에 해당하는 장해가 남아 일상생활에 필요한 동작을 하기 위하여 항상 다른 사람의 간병이 필요한 사람

㉯ 수시간병급여

㉠ 신경계통의 기능, 정신기능 또는 흉복부 장기의 기능에 장해등급 제2급에 해당하는 장해가 남아 일상생활에 필요한 동작을 하기 위하여 수시로 다른 사람의 간병이 필요한 사람

㉡ 장해등급 제1급(제53조제2항에 따른 조정의 결과 제1급이 되는 경우를 포함한다)에 해당하는 장해가 남아 일상생활에 필요한 동작을 하기 위하여 수시로 다른 사람의 간병이 필요한 사람

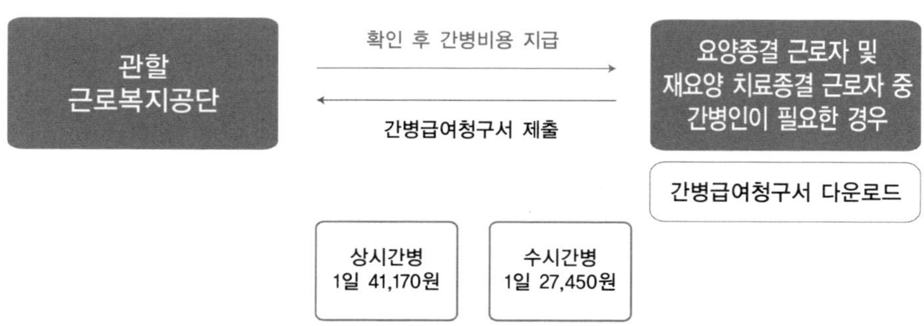

그림 11-4 간병급여 지급절차

② 의료기관이 간병을 직접 제공하는 경우 간병료 지급기준

「산업재해보상보험법 시행규칙」 제12조제1항 제1호 또는 제2호에 해당하는 사람만이 간병을 할 수 있다.

구 분	지급사유	간병 2등급	간병 3등급
「국민건강보험법 시행령」 제21조제2항 및「국민건강보험 요양급여의 기준에 관한 규칙」제8조제2항 부터 제4항에 따라 보건복지가족부장관이 고시하는 간호인력 확보수준이 1등급부터 4등급까지인 의료기관(요양병원 제외)	82,190원	71,000원	59,810원
간호인력 확보수준이 5등급부터 7등급까지인 의료기관 및 요양병원	80,670원	69,480원	58,290원

단, 근로자가 간병인을 지정하여 간병을 받는 경우에는 간병 필요등급에 따라 지급되는 간병료 금액을 산정(지급)한다.

(5) 유족급여

유족급여(遺族給與, survivor benefit)는 업무상 재해를 당하거나 업무상 질병에 걸린 근로자가 요양으로 인하여 취업하지 못한 기간에 대하여, 피재근로자와 그 가족의 생활보호를 위하여 지급하는 보험급여이다. 따라서 유족급여는 근로자가 업무상 사유로 사망 시 또는 사망으로 추정되는 경우, 그 근로자와 생계를 같이 하고 있던 유족들의 생활보장을 위하여 지급되는 보험급여이며, 장의비는 그 장제에 소요되는 비용으로 실비의 성질을 가진다.

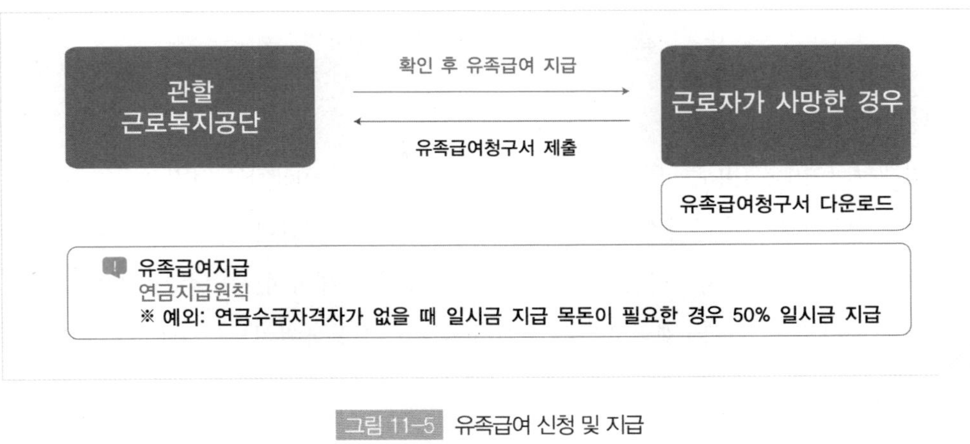

그림 11-5 유족급여 신청 및 지급

(6) 상병보상연금급여

상병보상연금급여(傷病補償年金給與: injury-disease compensation annuity benefit)는 요양개시 후 2년이 경과하여도 치유되지 아니하고 요양이 장기화됨에 따라 해당 피재근로자와 그 가족의 생활안정을 도모하기 위하여 휴업급여 대신에 보상수준을 향상시켜 지급하게 되는 보험급여이다. 따라서 요양급여를 받는 근로자가 요양을 시작한 지 2년이 지난 날 이후에 다음 각 호의 요건 모두에 해당하는 상태가 계속되면 휴업급여 대신 상병보상연금을 그 근로자에게 지급한다.

(7) 장의비

장의비는 근로자가 업무상의 사유로 사망한 경우에 지급하되, 평균임금의 120일분에 상당하는 금액을 그 장제(葬祭)를 지낸 유족에게 지급한다. 다만, 장제를 지낼 유족이 없거나 그 밖에 부득이한 사유로 유족이 아닌 자가 장제를 지낸 경우에는 평균임금의 120일분에 상당하는 금액의 범위에서 실제 드는 비용을 그 장제를 지낸 자에게 지급한다.

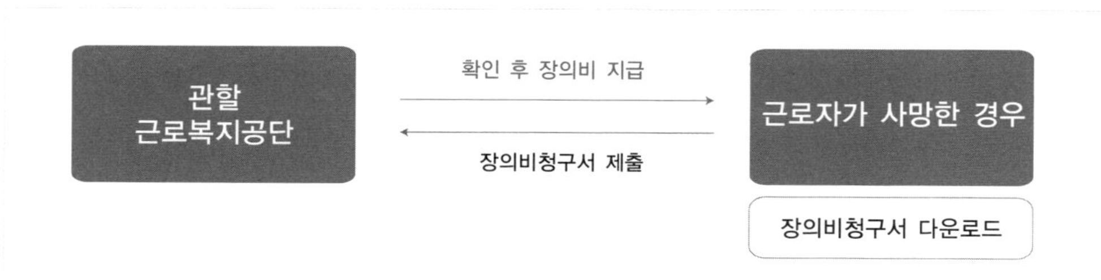

그림 11-6 장의비 청구 및 지급절차

(8) 직업재활급여

직업재활급여(職業再活給與: Vocational rehabilitation benefit)는 직업훈련이 필요한 산재근로자에게 직업훈련에 드는 비용과 직업훈련수당을 지급하는 직업훈련지원과 업무상 재해가 발생할 당시사업장에 복귀한 산재근로자에 대하여 사업주가 고용을 유지하거나 직장적응훈련 또는 재활운동을 실시하는 경우 직장복귀지원금, 직장적응훈련비 및 재활운동비를 지원하는 제도를 말한다.

(9) 강제사회보험

사업주의 보험료를 가지고 정부가 사업을 시행하는 강제보험의 성격을 가지며, 정부는 근로복지공단을 통해 사업주의 의무가입을 시행하여 보험료를 부과한다(사업주가 전액 보험료 부담).

2. 요양급여범위 및 신청절차

1) 요양급여의 범위

(1) 요양급여의 범위 및 비용

요양급여의 범위나 비용 등 요양급여의 산정 기준은 「국민건강보험법」 및 「국민건강보험 요양급여의 기준에 관한 규칙」, 같은 법에 따라 보건복지부장관이 고시하는 요양급여 비용의 기준, 같은 법 및 같은 법 시행규칙 제18조에 따른 기준에 따른다. 다만, 요양급여의 범위나 비용 중 건강보험 요양급여기준에서 정한 사항이 근로자 보호를 위하여 적당하지 않다고 인정되거나 건강보험 요양급여기준에서 정한 사항이 없는 경우 등 고용노동부장관이 법 제8조에 따른 산업재해보상보험 및 예방심의위원회의 심의를 거쳐 기준을 따로 정하여 고시하는 경우에는 그 기준에 따른다.

요양급여의 범위		
(1) 진찰 및 검사	(2) 약제 또는 진료재료와 의지(義肢) 그 밖의 보조기의 지급	
(3) 처치, 수술, 그 밖의 치료	(4) 재활치료	(5) 입원
(6) 간호 및 간병	(7) 이송	(8) 그 밖에 노동부령으로 정하는 사항

(2) 요양급여의 신청

① 요양급여를 받으려는 자는 소속 사업장, 재해발생 경위, 그 재해에 대한 의학적 소견, 그 밖에 고용노동부령으로 정하는 사항을 적은 서류를 첨부(별지2호 및 3호 서식)하여 공단에 요양급여의 신청을 하여야 한다. 이 경우 요양급여 신청의 절차와 방법은 고용노동부령으로 정한다.

② 근로자를 진료한 산재보험 의료기관은 그 근로자의 재해가 업무상의 재해로 판단되면 그 근로자의 동의를 받아 요양급여의 신청을 대행할 수 있다.

01
응급조치 후 병원 후송
(산재 지정의료기관 여부확인)

→

02
요양급여신청서 작성 후
공단, 병원, 회사에 각각 제출

→

02
업무상 재해여부 확인 후
7일 이내 요양 승인여부 통지

그림 11-7 요양급여신청절차

1. 요양급여신청서 작성

- 재해자의 인적사항, 재해목격자, 사고 경위 등 기재하고 사업주와 신청인(재해자)날인
  - 신청서 제출 위임란에 날인하면 의료기관이 토탈서비스를 통해 접수 가증
  만약, 사업주 날인 거부 시 거부사유를 구체적으로 기재하면 사업주 날인 없이 제출 가능
- 병원에 제출하여 요양급여신청서 뒷면에 의사소견서 작성
- **사업장 소재지 관할 근로복지공단 지사, 병원, 회사에 각 한부씩 제출**
- 또한, 업무상질병(일부상병 제외) 업무상질병판정위원회에서 심의
  - 신청서를 제출 받은 소속기관장은 업무상 질병에 대하여 7일이내에 판정위원회에 심의를 의뢰하고, 판정위원회는 20일이내)1차 10일 이내 연장 가능)에 심의하여 그 결과를 해당 소속기관장에게 통지

2. 업무상 재해여부 확인 및 결과통지

- 업무상 사유에 의한 재해여부가 명확한 경우 **7일 이내에 요양승인여부 결정 통지**
- 업무내용이나 사고 경위 등에 대한 구체적 사실관계 확인이 필요할 경우 처리기간이 지연될 수 있으며 업무상 질병의 경우 업무와의 인과관계 확인에 오랜 기간이 소요될 수 있음

3. 업무상 재해여부 확인 및 결과통지

요양불승인 처분을 받았을 경우 그 처분에 이의가 있을 때 처분이 있음을 안 날 로부터 90일 이내에 처분지사를 경유하여 공단 산재심사실에 심사청구하거나 관할 행정법원에 행정소송제기. 단, 업무상질병판정위원회의 심의를 거처 불승인 결정된 경우에는 처분지사를 경유하여 고용노동부 산재보험재심사위원회에 재심사청구하거나 관할 행정법원에 행정소송 제기

그림 11-8 요양급여 신청과정

▣ 요양급여비용 청구절차 및 제출서류

㉮ 산재보험 의료기관이 요양급여의 신청을 대행하는 경우에는 제1항에 따른 서류 외에 해당 근로자가 요양급여의 신청 대행에 동의하였음을 확인할 수 있는 서류를 첨부하여야 한다.

㉯ 산재보험으로 처리를 하려면 요양신청서 앞면에 인적사항과 사고가 난 경위를 작성하고, 뒷면에 담당의사의 소견을 받은 후 회사가 있는 곳(건설은 공사현장)을 관할하는 근로복지공단 지사에 제출하면 된다.

㉰ 요양신청서에 사업주(회사)의 날인을 받아서 제출해야 하지만, 회사에서 날인을 거부할 경우에는 다른 용지에 날인을 받지 못한 사유를 간단히 적어서 요양신청서에 첨부하여 제출하면 된다.

㉱ 치료기간(요양기간)이 더 필요하면 산재보험 의료기관은 요양급여를 받고 있는 근로자의 요양기간을 연장할 필요가 있는 때에는 그 근로자의 상병경과, 치료예정기간 및 치료방법 등을 적은 진료계획을 공단에 제출하여야 한다(진료계획은 반드시 이전 치료기간(요양승인기간)이 끝나기 전 7일 전 까지 공단에 제출해야 한다.

㉲ 요양 중 다른 병원으로 옮기려면 의료기관(병원 등)을 옮기는 것을 전원이라 하며, 전원이 필요한 경우에는 옮기려는 의료기관을 지정하여 전원 신청을 하여야 한다(전원은 수술이 필요하거나 생활근거지에서의 요양 등 타당한 사유가 있어야 하며, 반드시 공단의 승인을 받은 후 옮겨야 한다)

㉳ 요양기간 중 합병증 등이 발생하였을 경우 애초 승인된 상병에 의하여 합병증이 발생하거나 재해로 인한 상병 중 일부가 누락된 경우 주치의사의 소견을 첨부하여 추가로 상병신청을 하면 된다.

표 11-6 요양급여 신청사유 및 제출서류

구분	신청사유	제출서류
요양신청	산재보험 의료기관에서 요양을 받고자 할 때	– 최초요양급여신청서 3부 작성 · 제출 (공단소정양식) – 공단, 회사, 의료기관에 제출
요양비청구	긴급 기타 부득이한 사유로 요양승인을 받지 아니하고 자비로 치료한 경우	– 요양비청구서 작성, 공단 제출 · 구비서류 · 청구내용에 관한 증빙서류 · 대체지급보험급여금지급청구서 (수급권의 대위 경우)
비고	산재보험 지정의료기관은 최초 산재요양급여신청시 환자(근로자)의 동의를 받아 신청을 대행하고 있음.	

요양승인에는 최초요양신청서나 요양연기신청서, 재요양신청서, 요양비청구서, 전원신청서 등이 있으며 해당양식을 사용한다.

<table>
<tr><td colspan="5">산업재해보상보험</td></tr>
<tr><td colspan="5">요양급여 및 휴업급여(최초분) 신청(청구)서 [별지 제2호 서식]</td></tr>
<tr><td colspan="5">※ 공통란은 모두 기재하시고, 해당 신청란에 [V] 하고 기재하시기 바랍니다.</td></tr>
<tr><td colspan="3">접수번호</td><td>접수일</td><td>처리기간 : 7일</td></tr>
<tr><td rowspan="12">공
통</td><td rowspan="12">재 해
근로자</td><td colspan="2">성 명</td><td>주민등록번호</td></tr>
<tr><td colspan="3">주 소 : 휴대전화: 전화번호:</td></tr>
<tr><td colspan="3">재해발생일시 년 월 일 시 분</td></tr>
<tr><td>채용일자: 년 월 일</td><td>국 적:</td><td>직 종:</td></tr>
<tr><td>출근시간:</td><td>퇴근시간:</td><td>작업개시시간:</td></tr>
<tr><td colspan="3">보험가입자와의 관계: □실제사업주 □하수급인 □동업자 □배우자 □부모 □자녀 □형제자매
□기타 친인척(   ) □해당없음</td></tr>
<tr><td colspan="2">종사상 지위: □상용 □임시 □일용</td><td>고용형태: □정규직 □비정규직</td></tr>
<tr><td colspan="2">평균급여액: 원(□1개월 □1일)</td><td>〈사업장의 산재보험 담당자〉
성명: 직책: 연락처:</td></tr>
<tr><td colspan="2">향후 치유(치료종결)후 동 사업장에서 계속 근무할 의사가 있습니까?</td><td>□ 예 □ 아니오</td></tr>
<tr><td colspan="2">본인은「산업재해보상보험법」에 따라 근로복지공단이 산재보험 관련 안내와 고객 만족도 조사를 위하여 본인의 개인정보를 수집 · 이용하는 것에 동의합니다.</td><td>□ 예 □ 아니오</td></tr>
<tr><td colspan="2">본인은「산업재해보상보험법」에 따라 근로복지공단이 산재보험 관련 안내와 SMS 서비스 및 고객만족도 조사를 위하여 본인의 주민번호, 성명, 전화번호 등 개인정보를 제3자(위탁발송)에게 제공하고 조회정보 및 조회결과를 수집 · 이용함에 동의합니다.</td><td>□ 예 □ 아니오</td></tr>
<tr><td colspan="3"></td></tr>
<tr><td rowspan="14">[ ]
요양</td><td colspan="4">신청구분 □최초요양 □재요양 □전원 □병행진료 □진폐
※ 최초요양 및 재요양 신청시 휴업급여(뒷면)를 함께 청구하실 수 있습니다.</td></tr>
<tr><td colspan="4">사업장관리번호
– – – (사업개시번호:)</td></tr>
<tr><td colspan="4">재해원인 및 발생상황</td></tr>
<tr><td colspan="3">① 위 재해와 관련하여 음주 또는 음주운전으로 관공서에 신고(접수)한 사실이 있습니까?</td><td>□ 예 □ 아니오</td></tr>
<tr><td colspan="3">② 위 재해와 관련하여 119 또는 소방서에 구조구급 · 재난 신고(접수)한 사실이 있습니까?</td><td>□ 예 □ 아니오</td></tr>
<tr><td colspan="3">③ 위 재해와 관련하여 경찰서에 사고(사건) 신고한 사실이 있습니까?</td><td>□ 예 □ 아니오</td></tr>
<tr><td colspan="4">※ 재해경위 등 주요사항을 사실과 달리 기재하여 보험급여를 지급받은 경우에는「산업재해보상보험법」제84조에 따라 배액징수 등 불이익 처분을 받게 되오니 사실대로 · 구체적으로 기재하셔야 합니다.
※ 작성방식: 어디에서(· 구체적장소), 무엇을 하기 위해(작업내용, 목적), 무엇을 사용하여(작업도구, 취급물질) 어떻게 하다가(경위, 동작, 움직임), 어떤 이유 때문에 어떻게 재해를 당하였는지 작성하여주시기 바랍니다.</td></tr>
<tr><td colspan="4">목격자가 있는 경우: 성명(   ), 연락처(   ), 재해자와의 관계(   )</td></tr>
<tr><td colspan="4">가해자가 있는 경우: 성명(   ), 연락처(   ), 재해자와의 관계(   )</td></tr>
<tr><td rowspan="2">재요양을 받는 사유</td><td>사유</td><td colspan="2">□금속내 고정물 제거 □증상악화로 인한 요양 □물리치료
□증상악화로 인한 수술적 가료 □의지장착을 위한 요양 □기타</td></tr>
<tr><td>수술할 경우 기재</td><td colspan="2">수술부위: 수술예정일자: 년 월 일</td></tr>
<tr><td colspan="4">재해 발생 후 현재 요양 중인 의료기관 전에 진료(치료) 받은 의료기관
• 의료기관명: • 소재지:</td></tr>
<tr><td colspan="4">• 전원의료기관명: • 소재지: • 신청사유:
※ 전원이란 생활근거지 또는 전문적 치료 등을 위해 현재 요양 중인 의료기관에서 다른 의료기관으로 변경하는 것을 말합니다.</td></tr>
<tr><td colspan="4"></td></tr>
<tr><td colspan="5">(뒷면에 휴업급여 청구서가 있습니다)</td></tr>
</table>

<table>
<tr><td rowspan="3">[]
휴
업
급
여</td><td colspan="2">[〈근로자 확인사항〉
① 휴업급여 청구기간에 대하여 이미 사업주로부터 급여를 받았습니까? 1.예( ) 2.아니오( )
※ '휴업급여'에 상당하는 금액을 사업주로부터 받은 경우 근로자는 중복으로 휴업급여를 받으실 수 없습니다.
※ 사업주는 휴업급여에 상당하는 금품을 근로자에게 지급한 경우에는 지급 사실을 증명하는 서류(급여대장, 계좌이체내역 등)를 첨부하여 공단에 휴업급여를 대체청구 할 수 있습니다.
② 휴업급여를 청구한 기간 중 취업한 사실이 있습니까? 1.취업 함 ( ) 2.취업하지 못함 ( )
③ 휴업급여 자동지급을 신청하겠습니까? 1.예( ) 2.아니오( )
※ '휴업급여 자동지급제도'란 입원 요양기간 동안(통원기간 제외)에는 본 청구로 휴업급여가 매월 10일내에 자동지급 되는 제도입니다. (부분휴업급여 대상자는 자동지급신청에서 제외됩니다)</td></tr>
<tr><td>휴업급여 청구기간</td><td>. . . ~ . . .</td></tr>
<tr><td>수령희망은행 및 계좌번호</td><td>은행명: 계좌번호: (예금주:)</td></tr>
<tr><td colspan="3">〈요양급여 신청 구비서류〉
1. 초진소견서(최초요양 또는 재요양) 1부
2. 목격자 및 행정기관(경찰서) 등에서의 관련 진술서 사본 등 재해경위와 사실 확인을 위한 관계인의 진술 또는 관련 서류 1부.
3. 「민법」또는 다른 법령에 의거 보상이나 배상을 받은 경우 및 사업주(보험가입자) 또는 제3자 등으로부터 보험급여에 상당한 금품을 받은 경우 금품의 내역 및 금액을 알 수 있는 판결문 · 합의서 등의 서류
〈휴업급여 청구 구비서류〉
1. 재해가 발생한 달을 포함하여 이전 4개월간의 임금대장(단, 연차수당 및 상여금이 있는 경우에는 12개월간의 임금대장)
2. 일용근로자의 경우 일용근로계약서 또는 일당을 확인할 수 있는 자료
※ 유의사항 ※
1. 요양기간이 아닌 기간 또는 취업한 기간에 허위 기타 부정한 방법으로 휴업급여를 받은 경우에는 받은 급여액의 2배에 해당하는 금액을 부당이득금으로 공단에 납부하여야 합니다.
2. 휴업급여 청구서의 처리기한내에 평균임금을 산정하기 곤란한 경우에는 산재근로자의 생계보호를 위하여 최저임금액을 1일당 휴업급여 지급액으로 산정하여 우선 지급하며 평균임금 산정 후 지급 차액이 있는 경우에는 추가 지급합니다.
3. 「산재보험법 시행령」제23조에 따른 일용근로자는 일당에 0.73을 곱한 금액이 평균임금으로 적용됩니다.</td></tr>
</table>

<table>
<tr><td rowspan="9">공

통</td><td rowspan="6">본 재해와 동일한 사유로 민법, 기타 법령의 규정에 의하여 수령한 보상 또는 배상내역(산업재해보상보험법 제80조)</td><td>수령일자</td><td>수령금액</td><td>보상 또는 배상내역(수령근거)</td></tr>
<tr><td></td><td></td><td></td></tr>
<tr><td></td><td></td><td></td></tr>
<tr><td></td><td></td><td></td></tr>
<tr><td>첨부서류</td><td colspan="2">1. 합의서 2. 판결문 3. 영수증 4. 기타</td></tr>
<tr><td></td><td colspan="2"></td></tr>
<tr><td colspan="4">〈확인서〉 본인은 최초요양 또는 재요양을 신청하기 전에 보험가입자 또는 제3자 등으로부터 보험급여에 상당한 금품을 받지 아니하였음을 확인합니다.
청 구 인 (서명 또는 인)</td></tr>
<tr><td colspan="2">요양급여 신청 및 휴업급여 청구에 관한 기재 사실이 틀림없음을 확인합니다.
년 월 일
사업장명 ☎
소 재 지
보험가입자(사업주) (서명 또는 인)</td><td colspan="2">위와 같이 신청(청구)합니다.
년 월 일
신청인(청구인) (서명 또는 인)
대 리 인 (서명 또는 인)</td></tr>
<tr><td colspan="4">근로복지공단 지역본부(지사)장 귀하</td></tr>
<tr><td colspan="5">〈요양급여 신청 및 휴업급여 청구 대행에 대한 위임(동의)장〉
위 본인은 ㅁ요양급여 신청, ㅁ휴업급여 청구를 아래 산재보험 의료기관이 대행하여 근로복지공단 (고용 · 산재보험 토탈서비스(total.kcomwel.or.kr) 제출포함)에 제출하는 것에 대하여 동의합니다.
위임하는 자(신청인) (서명 또는 인) 위임받는 자 (서명 또는 인)</td></tr>
<tr><td colspan="5">(210mm×297mm, 백상지 80g/㎡)</td></tr>
</table>

[별지 제3호 서식]

※굵은 선 안은 의료기관에서 기입하지 않습니다. (앞 면)

산 업 재 해 보 상 보 험

초진소견서 (□최초요양 □재요양)

①성명	②주민등록번호	③재해일자
	□□□□□□-□□□□□□□	□□□□년□□월□□일

④의료기관 최초 도착일시	년 월 일(:)	⑤내원방법	□걸어서 □부축해서 □들것 □휠체어

⑥재해당시 의식소실 □ 없었음 □ 약 시간(분) □ 계속

⑦재해 후 최초 진료개시일	년 월 일 (:) ▫본원 ▫ 타의료기관

⑧상병명과상병코드

진단명	상병코드(KCD)	진단명	상병코드 (KCD)

⑨귀하가 알고 있는 재해경위 (재요양 신청일 경우 재요양 대상 상병 및 사유 기재)

⑩환자가 호소하는 증상 (환자의 표현대로)

⑪주요검사: □X-ray □MRI □CT □초음파□근전도□관절경□적외선체열검사□정신상태검사□심리학적검사□기타( )

※주요소견 기재 또는 결과지 첨부

※통증부위를 "X"로 표시하고 통증정도(시각통증척도 1~10)기재, 외상명, 상처크기 기재

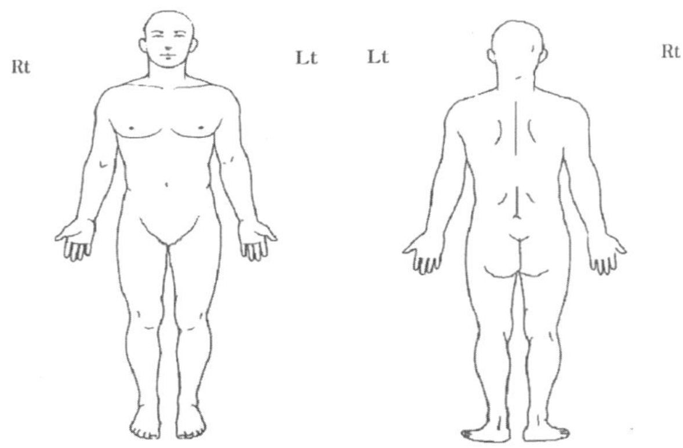

〈첨부서류〉	1. 신청 상병을 확인할 수 있는 각종 검사자료 및 결과지 각1부. 2. 절단, 화상, 좌멸창, 욕창은 환부 칼라사진 3. 정신질환의 경우 진단의 근거를 의학적으로 입증할 수 있는 응급진료 또는 초진기록지 등 의무기록 및 각종검사 결과지 각1부.(뇌영상 검사, 뇌파 검사, 심전도 검사, 정신상태 검사, 심리학적 검사, 갑상선 기능검사등)

(210mm×297mm, 백상지 80g/㎡)

(3) 요양급여의 결정

근로복지공단은 법 제41조에 따른 요양급여의 신청을 받으면 그 신청을 받은 날부터 7일 이내에 요양급여를 지급할지를 결정하여 신청인(법 제41조제2항에 따라 산재보험 의료기관이 요양급여의 신청을 대행한 경우에는 산재보험 의료기관을 포함) 및 보험가입자에게 알려야 한다.

(4) 자비(사업주부담)로 치료 받았을 경우 (의료비) 처리요령

근로복지공단 병원 또는 산재지정 의료기관에서 치료를 받는 현물급여가 원칙이며, 부득이하게 본인이 먼저 부담한 경우 산재환자에게 현금으로 지급 가능 진료비는 공단이 의료기관에 직접 지급. 다만, 산재보험요양급여산정기준에서 정하지 아니한 비급여 항목 등 일부 본인 부담이 발생할 수 있다.

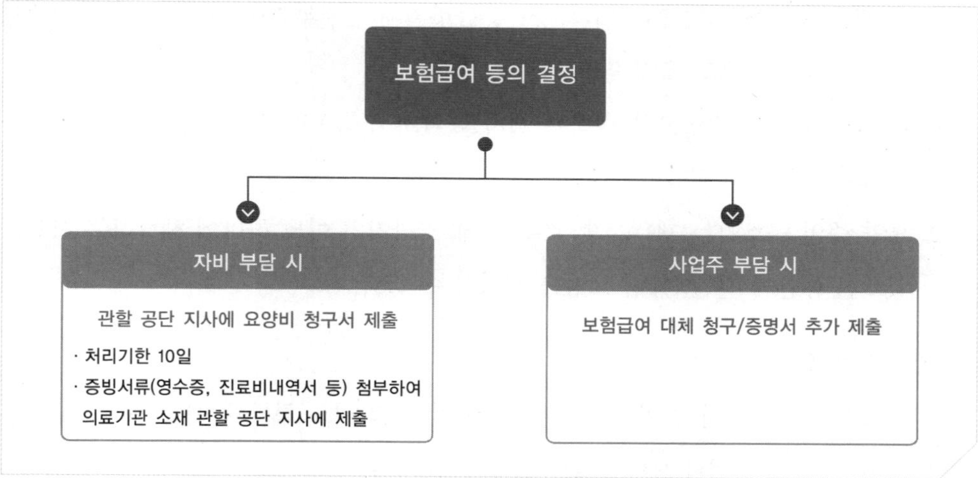

그림 11-9 자비(사업주부담)로 치료 받았을 경우 (의료비) 처리요령

(5) 건강보험의 우선 적용

① 요양급여의 신청을 한 자는 공단이 이 법에 따른 요양급여에 관한 결정을 하기 전에는 「국민건강보험법」 제41조에 따른 요양급여 또는 「의료급여법」 제7조에 따른 의료급여를 받을 수 있다.

② 건강보험 요양급여 등을 받은 자가 「국민건강보험법」 제44조 또는 「의료급여법」 제10조에 따른 본인 일부 부담금을 산재보험 의료기관에 납부한 후에 이 법에 따른

요양급여 수급권자로 결정된 경우에는 그 납부한 본인 일부 부담금 중 요양급여에 해당하는 금액을 공단에 청구할 수 있다.

(6) 전원 요양

① 근로복지공단은 다음 각 호의 어느 하나에 해당하는 사유가 있으면 요양 중인 근로자를 다른 산재보험 의료기관으로 옮겨 요양하게 할 수 있다.

㉮ 요양 중인 산재보험 의료기관의 인력 · 시설 등이 그 근로자의 전문적인 치료 또는 재활치료에 맞지 아니하여 다른 산재보험 의료기관으로 옮길 필요가 있는 경우

㉯ 생활근거지에서 요양하기 위하여 다른 산재보험 의료기관으로 옮길 필요가 있는 경우

㉰ 제43조 제1항 제2호에 따른 상급종합병원에서 전문적인 치료 후 다른 산재보험 의료기관으로 옮길 필요가 있는 경우

㉱ 그 밖에 대통령령으로 정하는 절차를 거쳐 부득이한 사유가 있다고 인정되는 경우

② 요양 중인 근로자는 제1항 제1호부터 제3호까지의 어느 하나에 해당하는 사유가 있으면 공단에 전원(轉院) 요양을 신청할 수 있다.

(7) 추가상병 요양급여의 신청

업무상의 재해로 요양 중인 근로자는 다음 각 호의 어느 하나에 해당하는 경우에는 그 부상 또는 질병에 대한 요양급여를 신청할 수 있다.

① 그 업무상의 재해로 이미 발생한 부상이나 질병이 추가로 발견되어 요양이 필요한 경우

② 그 업무상의 재해로 발생한 부상이나 질병이 원인이 되어 새로운 질병이 발생하여 요양이 필요한 경우

(8) 재요양

① 요양급여를 받은 자가 치유 후 요양의 대상이 되었던 업무상의 부상 또는 질병이 재발하거나 치유 당시보다 상태가 악화되어 이를 치유하기 위한 적극적인 치료가

필요하다는 의학적 소견이 있으면 다시 제40조에 따른 요양급여를 받을 수 있다.
② 재요양의 요건과 절차 등에 관하여 필요한 사항은 대통령령으로 정한다.

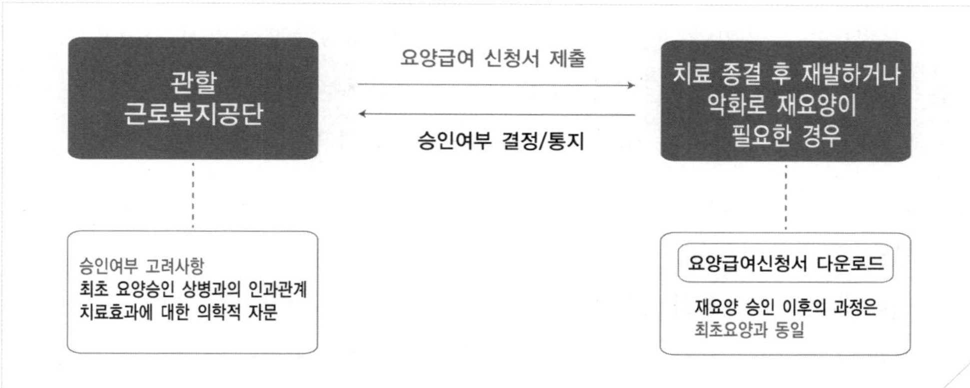

그림 11-10 재요양절차

(9) 진료계획의 제출

산재보험 의료기관은 요양급여를 받고 있는 근로자의 요양기간을 연장할 필요가 있는 때에는 그 근로자의 상병경과(傷病經過), 치료예정기간 및 치료방법 등을 적은 진료계획을 대통령령으로 정하는 바에 따라 공단에 제출하여야 한다.

2) 요양급여의 신청 절차

(1) 요양급여의 신청

법 제41조제2항에 따라 산재보험 의료기관이 요양급여의 신청을 대행하는 경우에는 제1항에 따른 서류 외에 해당 근로자가 요양급여의 신청 대행에 동의하였음을 확인할 수 있는 서류를 첨부하여야 한다.

(2) 요양급여의 결정

공단은 법 제41조에 따른 요양급여의 신청을 받으면 그 신청을 받은 날부터 7일 이내에 요양급여를 지급할지를 결정하여 신청인 및 보험가입자에게 알려야 한다.

(3) 요양비의 청구

산재보험 의료기관이 아닌 의료기관에서 응급진료 등 긴급하게 요양을 한 경우의 요양비를 청구할 수 있다.

(4) 2종 요양비 청구

2종 요양비는 부득이한 사유로 피재근로자가 산재 요양급여를 받지 못하고 자신이 직접 부담한 요양 진료비를 근로복지공단에 직접 청구하는 현금급여 이다.

산재 환자가 2종 요양비를 청구할 수 있는 부득이한 사유는 다음과 같다.

① 진료를 받고자 하는 지역인근에 지정 진료기관이 없거나 특수 의료기술이 필요한 경우

②응급 치료 중 긴급하게 요양이 필요하게 된 경우

③ 피재 근로자가 요양신청 절차를 거치지 않았을 경우

④ 이송료, 개호료, 의지(義肢), 보철료 등을 부담한 경우 등이 해당된다.

이 때, 피재 근로자가 진료비를 일반수가로 납입한 경우는 요양비 청구서 3부와 진료를 받은 병원에서 진료소견서와 진료비 내역서를 작성하고 영수증을 첨부하여 근로복지 공단에 청구한다. 또한, 건강보험으로 진료한 경우는 요양비 청구서 3부와 병원에서 국민건강보험공단에 제출한 요양급여비용 청구명세서 사본을 첨부하고, 건강보험공단이 병원에 지급한 부담금을 건강보험공단에 먼저 납부한 영수증과 본인 부담금 영수증을 함께 첨부하여 근로복지 공단에 요양비를 청구한다.

3) 보험급여의 지급제한 및 구상권

(1) 보험급여 지급의 제한

공단은 근로자가 다음의 어느 하나에 해당되면 보험급여의 전부 또는 일부를 지급하지 아니할 수 있다.

① 요양 중인 근로자가 정당한 사유 없이 요양에 관한 지시를 위반하여 부상 · 질병 또는 장해 상태를 악화시키거나 치유를 방해한 경우

② 장해보상연금 또는 진폐보상연금 수급권자가 제59조에 따른 장해등급 또는 진폐장해등급 재판정 전에 자해(自害) 등 고의로 장해 상태를 악화시킨 경우

(2) 부당이득의 징수

공단은 보험급여를 받은 자가 다음 각 호의 어느 하나에 해당하면 그 급여액에 해당

하는 금액(제1호의 경우에는 그 급여액의 2배에 해당하는 금액)을 징수하여야 한다. 이 경우 공단이 제90조제2항에 따라 국민건강보험공단 등에 청구하여 받은 금액은 징수할 금액에서 제외한다.

① 거짓이나 그 밖의 부정한 방법으로 보험급여를 받은 경우
② 수급권자 또는 수급권이 있었던 자가 제114조 제2항부터 제4항까지의 규정에 따른 신고의무를 이행하지 아니하여 부당하게 보험급여를 지급받은 경우
③ 그 밖에 잘못 지급된 보험급여가 있는 경우

(3) 제3자에 대한 구상권

공단은 제3자의 행위에 따른 재해로 보험급여를 지급한 경우에는 그 급여액의 한도 안에서 급여를 받은 자의 제3자에 대한 손해배상청구권을 대위(代位)한다.

4) 산재보험수급권의 보호와 권리구제

(1) 수급권의 보호

근로자의 보험급여를 받을 권리는 퇴직하여도 소멸되지 아니하며, 또한 보험급여를 받을 권리는 양도 또는 압류하거나 담보로 제공할 수 없다.

(2) 소멸시효

산업재해보상법에 의해 보험급여를 받을 권리를 3년간 행사하지 아니하면 소멸시효가 만료되어 보험급여가 지급되지 않으므로 3년 이내에 공단에 청구하여야 한다.

(3) 심사(재심사)청구 및 행정소송

근로복지공단이 행한 보험급여 등의 결정에 불복이 있는 자는 이의제기를 할 수 있으며 이를 「심사청구」라 하고, 심사청구 결과 결정된 내용에 대하여 다시 이의를 제기하는 것을 「재심사청구」라 한다. 심사(재심사)청구는 보험급여 등의 결정이 있음을 안 날부터 90일 이내에 그 보험급여 등의 결정을 행한 우리공단 지역본부 또는 지사에 접수하여야 한다. 또한 심사청구, 재심사청구를 거치지 않고 바로 행정법원에 소송을 제기할 수도 있다.

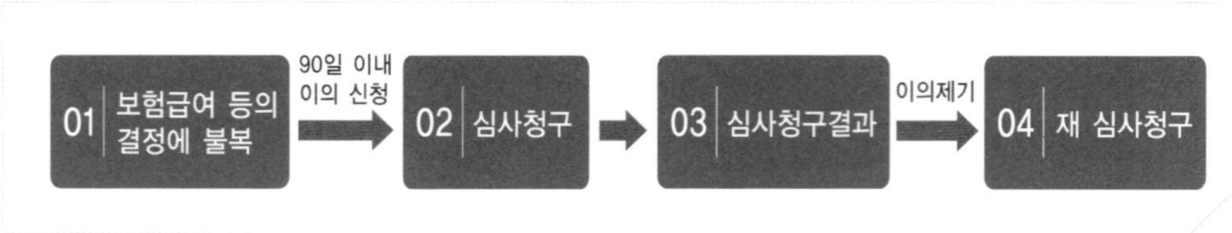

그림 11-11 심사(재심사)청구 및 행정소송 절차

표 11-7 산재보험 심사청구 및 재심사

구분	내 용
심사청구	급여결정에 대한 불복은 그 결정이 있음을 안 날로부터 90일 이내에 근로복지공단의 지역본부(지사)에 청구
근로복지공단의 결정	공단은 심사청구서를 받은 날로부터 90일 이내에 산업재해보상보험심사위원회의 심의를 거쳐 결정
재심사청구	공단의 심사청구에 대한 결정의 불복은 산업재해보상보험재심사위원회에 90일 이내에 재심사청구
재심사	산업재해보상재심사위원회는 청구 받은 후 60일 이내에 결정
행정소송	재심결정에 불복이 있는 경우 90일 이내에 제기

3. 산업재해보상보험 요양급여 산정기준

1) 요양급여 산정기준

(1) 요양급여의 범위 및 비용산정

① 업무상의 재해를 입은 근로자(산재근로자)에 대한 요양급여의 범위는「국민건강보험법」제41조제2항 및 제3항에 따라 보건복지부령으로 정한「국민건강보험 요양급여의 기준에 관한 규칙」제5조(요양급여의 적용기준 및 방법) 및 제8조(요양급여대상의 고시),「국민건강보험법」제49조제1항에 따라 보건복지부령이 정한「국민건강보험법 시행규칙」제23조제1항에 따른다.

② 제1항에 따른 요양급여의 비용은「국민건강보험법」제45조 및 제49조,「국민건강보험법 시행규칙」제23조제4항,「국민건강보험 요양급여의 기준에 관한 규칙」에 따라 보건복지부장관이 고시하는 요양급여의 내역 및 기준에 따른다.

(2) 산재보험 의료기관에 대한 지원

① 근로복지공단 이사장은 산재보험 의료기관 중 산재근로자의 재활치료를 전문적으로 담당하는 재활치료전문 산재보험 의료기관(재활인증의료기관)을 따로 지정하여 운영할 수 있다.

② 근로복지공단이사장은 제1항에 따른 재활인증의료기관, 산재근로자를 재활인증의료기관으로 전원 요양하게 한 산재보험 의료기관 및 법 제50조제1항에 따른 평가점수가 높은 산재보험 의료기관에 대하여 별도의 규정을 정하여 재정적으로 우대 지원할 수 있다.

(3) 산재관리의사에 대한 지원

① 근로복지공단 이사장은 산재보험 의료기관 중에서 산재보험에 대한 전문지식을 가지고 있는 의사, 치과의사, 한의사를 산재관리의사로 임명할 수 있다.

② 공단 이사장은 산재관리의사의 자격, 임명절차, 행정적 또는 재정적 지원에 관하여 별도로 규정할 수 있다.

(4) 요양기관 종별 가산율

① 행위 및 상대가치점수 제1부Ⅱ. 요양기관 종별가산율은 다음과 같이 적용한다.

요양기관 종별 가산율
1. 상급종합병원 : 45% 2. 종합병원 : 37% 3. 병원 : 21% 4. 의원 : 15%

② 제1항을 적용함에 있어 공단에 두는 의료기관에 대해서는 법 시행규칙 제10조제2항에 따라 고용노동부장관의 승인을 얻어 조정한 등급을 적용한다.

(5) 입원료

① 행위 및 상대가치점수 제2부 제1장 제2호 다목 및 제2부제1장 분류번호 가-2, 가-9, 가-10에 따라 입원료를 산정함에 있어 다음 각 호의 어느 하나에 해당하는 경우에는 보건복지부장관이 정한 산정지침에도 불구하고 다음 각 호에 따른다.

㉮ 상급종합병원 및 공단에 두는 의료기관 : 입원기간에 관계없이 행위 및 상대가치점수중 소정점수의 100분의 100에 병원관리료의 100분의 100을 가산하여 산정한다.

㉯ 종합병원 : 입원기간에 관계없이 소정점수의 100분의 100을 산정한다.

㉰ 병원 및 의원 : 입원일부터 50일째까지는 소정점수의 100분의 100, 입원 51일째부터 150일째까지는 소정점수의 100분의 90, 입원 151일째부터는 소정점수의 100분의 85를 산정하며, 체감제(遞減制)가 적용된다.

② 제1항에 따른 입원료 산정시 공단에 두는 의료기관에 대해서는 법 시행규칙 제10조 제2항에 따라 고용노동부장관의 승인을 얻어 조정한 등급을 적용한다.

표 11-8 산재보험의 입원료산정 및 체감제

구분	입원기간		
	1–50일	51–150일	151일 이후
상급종합병원	해당점수의 100%에 병원관리료 100%를 가산		
종합병원	100%(입원료체감제 미적용)		
병 · 의원/한방 병 · 의원	100%	90%	85%

(6) 응급의료관리료

응급환자의 진료에 소요된 응급의료관리료의 산정은 보건복지부장관이 고시한 「응급의료수가기준」에 따른다. 다만, 휴일 · 야간 근로 등으로 인하여 발생한 업무상재해의 진료를 위하여 부득이 휴일 또는 야간에 응급의료센터 및 응급의료기관을 이용한 경우에는 응급의료관리료 산정대상 응급증상에 해당하지 아니하더라도 "응급의료관리료"를 지급한다.

(7) 이송료

법 시행규칙 제16조제2항의 이송비는 다음 각 호에 따라 산정하여 지급한다.

① 의료기관 등의 구급차를 이용하여 환자를 이송한 경우 구급차 이용비용을 지급하되, 비용은 보건복지부장관이 고시하는 「응급의료수가기준」 중 "이송처치료 기준금액"에 따라 산정한다.

② 구급차 이외의 교통비, 숙박료 및 식대는 별표 제11절에 따라 산정한다.

(8) 재활치료

행위 및 상대가치점수 제7장 이학요법료(기본물리치료료, 단순재활치료료, 전문재활치료료)를 산정함에 있어 진료상 반드시 필요하다는 의사의 소견서가 있는 경우 보건복지부장관이 정한 산정횟수 제한에도 불구하고 이를 추가로 인정할 수 있다.

(9) 의약품관리료

행위 및 상대가치점수 제2부제1장 분류번호 가-11 나. 입원환자 의약품관리료에도 불구하고 산재보험 입원환자 의약품관리료는 다음과 같이 산정한다.

> 입원환자 의약품관리료 = 건강보험 입원환자의 초일분 의약품관리료 × 투약일수

(10) 자기공명영상진단 Magnetic Resonance Imaging)

자기공명영상진단에 관한 요양급여의 범위 및 산정기준은 보건복지부장관이 고시한 「요양급여의 적용기준 및 방법에 관한 세부사항」Ⅰ.제3장 영상진단 및 방사선치료료에 따른다.

(11) 산소치료

보건복지부장관이 고시하는「요양비의 보험급여 기준 및 방법」제3조 관련 별표 5 요양비 지급 대상자 기준에도 불구하고 진폐 합병증 등으로 통원요양하고 있는 경우에 시행한 동맥혈 가스검사 결과가 어느 하나에 해당하여 산소치료서비스를 제공받는 경우에도 그 비용을 지급한다.

(12) 초음파검사

초음파 검사에 관한 요양급여의 범위 및 산정기준은 보건복지부장관이 고시한「요양급여의 적용기준 및 방법에 관한 세부사항」Ⅰ. 행위 제2장 검사료에 따른다.

(13) 치과임플란트

치과임플란트에 관한 요양급여의 범위 및 산정기준은 행위 및 상대가치점수 제2부제18장 치과의 보철료 산정지침 분류번호 찬-11치과임플란트(1치당)에 따른다.

(14) 보청기

보건복지부장관이 고시하는「장애인보장구 보험급여 기준 등 세부사항」제3조제1항 별표2 보험급여 지급대상자 기준에도 불구하고, 업무상 재해로 승인된 청각장애 산재근로자에게는 연령과 관계없이 보청기를 인정한다.

(15) 신경인지기능검사

신경인지기능검사에 대한 요양급여의 범위 와 산정기준은 행위 및 상대가치점수 제2부제2장 산정지침 분류번호 나-628 신경인지기능검사에 따른다.

(16) 산업재해보상보험에서 추가로 인정하는 요양급여의 범위 및 비용산정기준

국민건강보험에서 요양급여로 정하지 않은 사항 중 산업재해보상보험에서 추가로 인정하는 요양급여의 범위는 별표와 같다. 이 경우 요양급여의 비용은 별표에서 정한 금액의 범위에서 산재보험 의료기관이나 산재근로자가 구입한 가격 또는 실제 소요된 금액으로 한다.

2) 비급여대상

(1) 비급여

비급여(非給與)란 요양급여에서 제외되는 범위는 질병, 부상의 치료목적이 아니거나, 업무 또는 일상생활에 지장이 없는 질환, 기타 보험급여의 원리에 부합하지 않는 것으로서 보험급여가 되지 않고 전액 환자가 부담하는 것을 의미한다. 비급여 대상의 항목에는 행위 · 약제 및 치료재료 등이 있다. 산재보험이 적용되지 않는 항목 등에 대해 의료기관이 고지하는 비용의 전액을 환자가 부담하는 것을 말한다. 비급여의 유형은 ① 치료적 비급여 ② 제도 비급여 ③ 선택 비급여로 크게 3종류로 분류할 수 있다.

(2) 비급여 대상

산업재해보상보험법 제40조에 따른 요양급여의 범위에서 제외되는 사항은 다음 각 호의 어느 하나와 같다.

① 업무상 부상 또는 질병의 치료목적이 아닌 진료 또는 투약

② 제2조제1항 및 제2항의 규정에서 정하지 않은 요양급여

③ 상급병실 사용료 차액. 다만, 다음 각 목의 어느 하나에 해당하는 경우에는 그러하지 아니하다.

㉮ 종합병원 이상에서 요양하는 경우로서 상병상태가 응급진료, 수술 등으로 입원요양이 필요하나 일반병실이 없어 부득이하게 특실을 제외한 상급병실을 사용하는 경우에 7일의 범위에서 인정. 다만, 상급병실 사용 중 그 차급 또는 일

반병실이 있음에도 병실을 옮기지 않은 경우에는 불인정한다.

㉯ 증상이 위중하여 절대 안정이 필요하고, 의사 또는 간호사가 상시 감시하면서 수시로 적절한 조치를 해야 할 필요가 있다고 인정되나, 중환자실 · 격리실 등 집중치료실이 없거나 여유 병상이 없어 불가피하게 상급병실을 사용한 경우

4. 산재보험 의료기관 지정기준 및 환자관리

(1) 산재보험 의료기관의 지정

업무상의 재해를 입은 근로자의 요양을 담당할 의료기관(산재보험 의료기관)은 다음 각 호와 같다.

① 근로복지공단에 두는 의료기관

② 「의료법」 제3조의4에 따른 상급종합병원

③ 「의료법」 제3조에 따른 의료기관과 「지역보건법」 제7조에 따른 보건소(「지역보건법」 제8조에 따른 보건의료원을 포함)로서 고용노동부령으로 정하는 인력 · 시설 등의 기준에 해당하는 의료기관 또는 보건소 중 공단이 지정한 의료기관 또는 보건소

근로복지공단 산하 직영 산재병원
근로복지공단은 전국의 10개 직영병원에서 산재상병에 풍부한 임상경험을 가진 전문의 진료와 첨단의료장비를 바탕으로 건강관리센터 및 재활전문센터를 운영하여 근로자의 건강예방과 질병치료, 재활을 통해 산재근로자의 조속한 직업 · 사회복귀를 지원하고 있다. 근로복지 공단 인천병원. 안산병원. 창원병원. 대구병원. 순천병원. 대전병원. 태백병원. 동해병원. 정선병원. 경기요양병원

㈜ 산재보험 의료기관 지정병원에는 근로복지공단 산하 직영병원(10개)과 근로복지공단이 지정하는 지정병원(약 5,450개)이 있다.

(2) 산재보험 의료기관의 지정 절차

① 산재보험 의료기관으로 지정받으려는 의료기관 또는 보건소는 다음 각 호의 서류를 첨부하여 공단에 신청하여야 한다.

㉮ 의료기관 개요서

㉯ 의료기관 개설허가증 또는 신고필증 사본

㉰ 진료과목의 전문의 자격증 사본

㉱ 사업자등록증 사본

② 근로복지공단은 제1항에 따른 지정 신청을 받은 경우에는 그 지정 신청을 받은 날부터 15일 이내에 지정 여부를 결정하여 지정 신청을 한 의료기관 또는 보건소에 알려야 한다.

(3) 산재 환자 관리

① 초진환자

외래 또는 응급실로 내원한 환자는 사고 내용을 파악하여 업무상 재해 여부를 확인하고, 산재보험 처리가 가능할 것으로 판단되면, 피재 근로자의 사업장 담당자에게 요양신청서 3부를 작성하여 제출할 것을 요청한다. 피재 근로자가 내원한 상황은 근로복지공단의 요양 승인 결정이 확정되지 않은 상태에서 필요한 의료서비스는 계속 제공되어야 하므로, 회사 담당자와 보호자에게 진료비 납입과 관련한 지불보증을 요구해야 한다. 특히, 입원 수속이 진행되는 과정에서 지불보증인 설정이나 치료비 지불 보증에 관한 서류를 완비하는 업무를 신중하고 철저하게 설정해야 한다.

② 타 의료기관에서 전원 환자

타 의료기관에서 진료 능력 부족이나 환자의 거주 문제 등으로 전원을 희망할 경우는 먼저, 공단의 전원지시서를 확인하고 접수한다. 전원지시서가 접수되면, 기재된 상병에 대한 소견서를 담당 의사에게 의뢰하여 작성한 후 이를 공단 및 사업장으로 송부하며, 추가 진료가 필요할 경우는 담당 의사의 추가 소견서를 받아 근로복지공단에 승인을 요청해야 한다.

③ 타 의료기관으로 전원 환자

진료의 목적이나 환자의 희망에 따라 다른 의료기관으로 산재환자를 전원 시킬 수 있는데, 환자의 질환이 호전되어 하급 의료시설로 이송하거나 환자가 희망하는 경우는 환자 연고지 관할 공단(지사)로 전원 요청하며, 피재 근로자의 상병 상태를 담당할 능력이 없는 경우는 상급 의료시설로 이송하게 되는데, 담당의사는 전원소견서를 작성하여 전원 요청서를 제출하여 공단의 승인을 받은 후 전원한다.

④ 외래 통원 환자

외래로 통원하며 진료를 받는 산재환자의 요양관리를 위해서는 환자 별로 관리철을 만들어 통원 요양승인서를 포함하여, 승인기간의 확인, 제반 행정업무 관리 및 검사, 투약, 처치 등의 내역을 정확하게 기록함으로써, 진료비 청구 및 확인 과정에 누락되지 않도록 하는 것이 중요하다.

(4) 병행진료

소속기관장은 산재근로자가 다음 각 호의 어느 하나에 해당하면 자문의사에게 자문을 하여 서로 다른 2개의 산재보험 의료기관에서 병행진료를 하게 할 수 있다. 다만, ②의 경우에는 자문의사의 자문을 생략할 수 있다.

① 요양 중인 산재보험 의료기관에 치과, 안과, 이비인후과, 비뇨기과, 정신건강의학과, 피부과, 신경과, 흉부외과, 내과, 마취통증의학과가 없어 다른 산재보험 의료기관에서 통원 진료가 필요한 경우

② 수술 후 상병상태를 확인하기 위하여 수술을 한 산재보험 의료기관에 통원 진료가 필요한 경우

③ 진폐로 요양급여를 받고 있는 산재근로자가 폐암진료를 위하여 상급종합병원에서 요양이 필요한 경우 등

(5) 산재보험 추가 인정 요양급여 범위 및 비용

산재보험 추가 인정 요양급여 범위 및 비용에는 ①치과보철 ②재활보조기구 ③의지 및 보조기 장착후 통합재활훈련 ④ 초음파 ⑤ 보험급여청구서 확인 및 진단서 발급수수료 ⑥ 화상환자에게 인정하는 약제 및 치료재료 ⑦ 재활보조기구 처방 및 검수료 ⑧ 이송료 ⑨ 치료보조기구 ⑩ 한방 첩약 및 탕전료 ⑪ 재활치료료 ⑫ 언어전반진단 검사 및 발음 · 발성검사 등이 있다.

(6) 산재환자 병원도착시 산재보험 급여관리 업무

① 요양급여절차

㉮ 산재보험가입확인

산재로 부상 및 질병을 진료하기 위해 처음 방문하는 환자가 산재보험진료를 요구할 경우에는 업무상의 부상 · 질병 및 산재적용사업장 여부와 4일 이상의 진료를 요하는지를 우선적으로 확인한다. 또한 타 의료기관에서 전원되어 온 환자는 전원신청서 사본과 전원승인통지여부를 확인한 다음 진료를 받도록 한다.

㉯ 진료비 지불각서 접수

- 근로자가 업무수행 중 사고나 질병으로 의료기관에서 진료가 필요한 경우에는 진료비지급에 대한 지불보증서를 받아야 한다.
- 부상과 동시에 내원한 경우는 근로복지공단의 산재승인여부가 불투명할 뿐만 아니라 사업주와 환자사이에 다툼이 발생할 수 있다.
- 산재가 승인되더라도 산재사고(승인질환)와 관련이 없는 기왕증이나 만성질환이 있어 진료를 받는 경우가 있다.
- 산재보험에서 급여가 제공되지않는 특수검사,상급병실료,환자측의 희망에 의한 단백아미노산제(영양제) 투여가 발생할 수 있기 때문이다.

㉰ 초진소견서 발급

- 산재보험으로 신청하기 위해서는 소속회사가 작성한 최초요양신청서(전원의 경우는 전원요양신청서)의 뒷면에 담당의사가 초진소견서를 작성하여야 한다.
- 초진소견서는 3부를 발급하고 원본은 병원에 보관하고 1부는 근로복지공단에, 1부는 소속회사로 발송한다.
- 근로복지공단 산하에는 6개의 지역본부와 약 40개의 지사가 있으며, 제조업은 소재지별로, 건설업은 현장중심별로 관할 지사가 결정되며 타 지역에 전입된 환자는 의료기관이 위치한 지역본부의 지사가 관장한다(근로복지공단 홈페이지 참조)

㉱ 요양연기 신청

입원 또는 통원치료 중인 산재보험환자 중에서 병원의 최초 요양신청이 끝난 후 추가 요양기간이 필요한 경우에는 기존 요양승인 만료일 전에 반드시 치료연기의 원인이나 사유에 대한 구체적인 담당의사의 손견서와 추가요양기간을 기록한 요양연기신청서를 작성하여 근로복지공단의 승인을 득하여야 한다.

㉲ 추가상병 승인요청

산재환자의 요양기간 중 처음 진료할 때 발견하지 못한 병명이 추가되거나 누락된 상병에 있을 경우에는 근로복지공단에 추가승인을 신청하여야 한다.(단 산재보험과 관련이 없는 기왕증 질병의 진료는 건강보험이나 의료급여로 진료하고 본인부담을 납부하도록 한다).

㉯ 재요양 신청

하나의 상병에 대한 요양이 종결되고 당해 상병이 재발하거나 당해 상병에 기인한 합병증이 발생된 경우에는 재요양이 인정되므로 "재요양신청서"를 작성하여 근로복지공단에 접수를 하여야 한다.

㉰ 전원신청서

요양중인 피재근로자의 상병상태가 당해 의료기관에서 요양을 담당할 능력이 없거나, 가족들의 간호 또는 통원치료에 지장이 있다고 인정되어 다른 의료기관으로 전원하는 경우에는 회사 및 의료기관의 확인을 거쳐 전원을 할 수 있으므로 의료기관의 관할 근로복지공단(지사)의 승인을 받아야 한다.

㉱ 특별진찰 의뢰

진찰의뢰는 타 의료기관에서 요양 중인 환자가 그 병원에서 어려운 질병이나 장애판정, 추가상병에 대한 요양급여 여부 등을 위하여 필요할 때 보다 전문적인 의료기관에 특별진찰을 의뢰한다.

5. 재활인증의료기관 인증제도

(1) 재활인증의료기관제도란?

산재근로자에게 적정한 시기에 체계적인집중재활치료서비스를 받게 함으로서 장해최소화 및 사회복귀를 촉진하기 위하여 인력 · 시설 · 장비 및 재활의료서비스 체계를 갖추는 등의 일정 수준 이상 되는 의료기관을 공단이 평가한 뒤 이를 인증하는 제도이다.

"재활인증의료기관"으로 인증된 기관에 대해서는 산재근로자의 전문적인 재활치료를 제공할 수 있도록 우대하고, 산재근로자는 양질의 재활치료를 받아 신체적, 정신적, 사회적 능력을 발달시켜 조기회복을 기대할 수 있는 의료기관과 산재근로자 모두에게 좋은 제도이다.

(2) 신청대상 의료기관

「의료법」제3조에 따른 병원급 이상 산재보험 지정 의료기관 중 재활인증의료기관 인증을 희망하는 의료기관을 말한다.

(3) 인증기관 우대조치

① 재활수가 별도 인정

㉮ 급여항목 이학요법료 소정점수의 20% 별도 인정

㉯ 재활수가 26개 항목(비급여대상 15개, 급여대상 기준완화 11개) 추가 인정

② 재활치료 대상자의 전원 지원 등

6. 산재보험 진료비 청구

(1) 진료비의 청구

산재보험 의료기관이 요양을 실시하고 그에 드는 비용을 받으려면 근로복지공단에 청구하며, 산재보험 의료기관이 진료비를 청구하는 경우에는 다음 각 호의 서류를 첨부하여야 한다.

① 개인별 진료비 명세서

② 「의료법 시행규칙」 제12조에 따른 처방전(고용 · 산재정보통신망 또는 정보통신망으로 청구하는 경우에는 처방전의 내용을 입력한 것으로 갈음할 수 있다.)

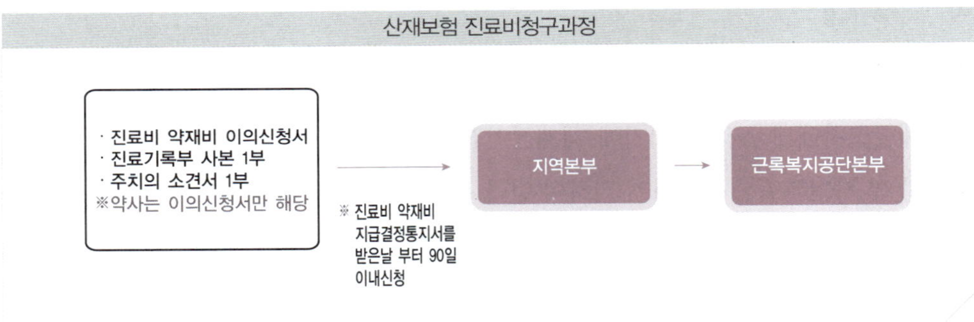

그림 11-12 산재보험 진료비청구과정

(2) 진료비 심사 및 지급결정. 진료비 지급내역 분석

근로복지공단은 지정된 요양기관으로부터 진료비 청구를 받은 경우에는 진료비를 심사하여 지급 여부 및 지급 금액을 결정하여야 한다.

(3) 근로복지공단에서 지급한 진료비 지급내역을 분석하고 미수금을 정리한다.

근로복지공단 각 지역본부(지사)에서 행한 산업재해보상보험법상의 보험급여에 관한 결정에 불복이 있는 자는 권리구제를 위해 심사청구를 제기할 수 있다

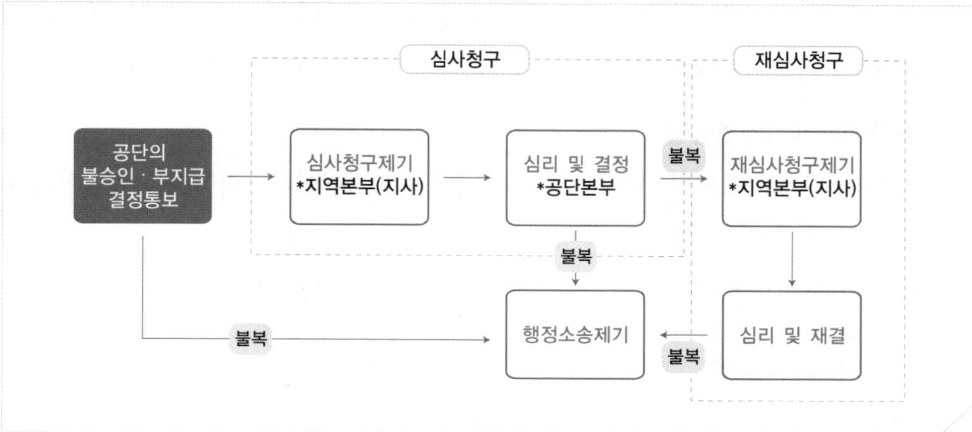

그림 11-13 심사청구절차

11-3 | 공무상요양제도 및 국가배상제도

학습목표	1. 공무상요양 및 국가배상에 대하여 안내하고 업무를 수행할 수 있다.

1. 공무상요양제도

(1) 공무상요양제도의 개요

공무상요양제도는 공무원연금법과 사립학교교직원연금법에 의하여 공무상 사망 및 부상, 질병, 폐질 등이 발생할 경우에 요양급여를 하며, 그에 관한 비용을 공무원연금공단이나 사립학교교직원 연금공단에 청구하도록 하고 있는 급여제도이다. 따라서 공무상 질병 또는 부상을 입은 공무원이나 사립학교교직원이 공단으로부터 공무상요양(기간연장)승인을 받고 요양기관에서 소정의 요양을 하는 때는 요양에 소요되는 비용을 정부(국가 또는 지방자치단체)에서 지급하는 비용을 말한다.

(2) 공무상 요양에 관한 법률

① 공무원연금법

공무원 연금법은 1982년 12월 제정되어 공무원연금관리공단이 발족되면서 공무원의 퇴직 또는 사망과 공무로 인한 부상, 질병 및 폐질에 대하여 적정급여를 실시함으로서 공무원 및 그 가족의 생활안정과 복리증진에 기여하는 데 그 목적이 있다.

② 사립학교교직원연금법

1974년 12월에 제정되어 1975년 1월에 사립학교교직원연금관리공단을 설립하여 사립학교교직원의 퇴직, 사망 및 직무상 질병, 부상, 폐질에 대한 적정급여를 확립하여 교직원과 그 가족의 생활안정과 복리향상에 기여함을 목적으로 하고 있다.

(3) 공무상 요양의 범위

① 요양급여 대상

공무상요양급여는 공무상 절차에 의해 관련 공단으로부터 요양승인을 받은 경우에 해당이 되며, 공무상요양승인은 공무원연금공단이나 국방부로부터 그리고 직무상 요양승인은 사립학교교직원 연금공단으로부터 요양승인을 받은 경우에 요양급여비를 받을 수 있다.

② 공무상 요양비

공무원이 공무상 질병 또는 부상으로 인하여 요양승인을 받은 경우에, ㉮ 진단, ㉯ 약제 · 치료재료 및 보철구의 교부, ㉰ 처치 · 수술 기타의 치료, ㉱ 병원 또는 요양소에서의 수용, ㉲ 간호, ㉳ 이송의 요양을 하는 때에는 공무상 요양비를 지급한다. 공무상 요양비는 동일한 질병 또는 부상에 대하여 실제 요양기간이 2년(730일)을 넘지 아니하는 범위 안에서 그 요양에 소요된 금액으로 하고 있다.

(4) 공무상 요양급여 신청 및 지급절차

① 요양승인 신청

요양승인 신청기한은 상병일 및 요양개시일로부터 1년 이내이며, 연금을 취급하는 소속기관을 경유하여 공단에 신청하는 절차를 거친다. 공무원이 요양기관에서 요양비를 받는 요양을 하고자 할 때에는 당해 공무원 또는 그의 위임을 받은 자가 공무상요양승인신청서에 치료기간을 명기한 진단서(요양기관이 발행)를 첨부하여 연금취급기관장에게 제출하고, 연금취급기관장은 그 질병 또는 부상의 경위를 조사한 후 7일 이내에 그 신청서에 공무원건강진단카드 사본과 상병경위조사서를 첨부하여 공단에 이송해야 한다.

㉮ 요양급여 신청

공무수행 중 질병 또는 부상을 당하여 진료를 받고져 할 경우에는 본인 또는 위임받은 자는 공무상 요양승인신청서에 진단서를 첨부하여 연금취급기관 또는 학교기관에 재출하고 연금취급기관은 질병 및 부상의 경위를 조사하여 공무원연금공단 또는 사립학교교직원연금공단에 제출한다.

제출서류
① 공무상요양승인신청서 ② 요양기관발행 진단서(입원, 외래, 치료기간 명시) ③ 최초로 내원한 병원의 의무기록지 사본 ④ 상병경위조사서 ⑤재해유형별 추가 입증서류

㉯ 요양연기 신청

공무상 요양승인기간을 초과하여 요양시 공무상요양 연장승인을 득하여야 한다. 이때에는 기간 만료전에 공무상요양기간연장신청서에 예상치료기간과 입원외래 구분 및 치료예상기간이 명시된 진단서를 첨부하여 연금공단에 제출하고 신청한다.

㉰ 전원

공무상요양환자의 전원시는 연금기관에서 발행한 공무상요양승인결정서 사본을 요양 받고자하는 요양기관에 제출한다. 이때 제출받은 요양기관은 공상으로 진료하고 전원된 환자의 요양연기신청이 필요한 경우에는 요양연기신청에 의하여 연기할 수 있다.

㉱ 재요양

치유된 상병이 재발하거나 치유당시보다 상태가 악화되어 치료가 필요하다는 의학적 소견이 있는 경우에는 재요양을 신청한다. 신청서류는 재요양승인신청서, 향후치료기간이 명시된 진단서, 최초 승인상병으로 인하여 계속치료가 필요하다는 의사소견서이다.

② 요양연기 신청

요양기간을 초과하는 요양을 하고자 할 경우에는 공무상요양기간연장 승인신청서에 진단서를 첨부하여 연금취급기관장에게 제출하고 연금취급기관장은 이를 확인한 후 7

일 이내에 공무원연금공단에 이송하여야 하며, 이를 송부 받은 공무원연금공단은 공무상요양승인여부 및 요양기간을 결정하여 그 결정서를 신청인 · 요양기관 및 연금취급기관장과 제31조의2의 규정에 의하여 공무상 요양급여업무를 위탁받은 국민건강보험공단에 송부하여야 한다.

또한 공무상 요양승인기간을 초과하여 요양시 공무상요양 연장승인을 득하여야 한다. 이때에는 기간 만료전에 공무상요양기간연장신청서에 예상치료기간과 입원외래 구분 및 치료예상기간이 명시된 진단서를 첨부하여 연금공단에 제출하고 신청한다.

③ 공무상 요양비의 지급절차

요양비는 현물급여로 공상 공무원 본인에게 지급하지 않고 해당요양기관에서 국민건강보험으로 청구하여 지급받게 된다. 요양기관이 공무상요양을 실시한 경우에는 진료비청구서에 그 명세서를 첨부하여 국민건강보험공단에 청구하고, 국민건강보험공단은 청구서에 의하여 당해 진료비를 지급한 때에는 공무상요양비청구서에 그 명세서를 첨부하여 공무원연금공단에 제출하고, 공무원연금공단은 1월 이내에 이를 심사하여 공무상요양비를 지급하여야 한다.

(5) 의료재활수가체계 및 비급여항목

국민건강보험요양급여는 요양급여비용의 일부(본인일부부담금)와 비급여 대상 및 전액본인부담 약제 등에 대하여 환자본인이 부담하도록 되어 있다. 공무상요양급여는 요양기관에서 공무상요양승인을 받았을 경우에는 본인일부부담금을 부담하지 않는 것은 물론, 국민건강보험에서 비급여대상 중 일부가 추가 급여가 되므로 국민건강보험적용시보다 공상인 경우가 환자에게 유리할 수 있다.

따라서 공무원연금제도의 공무상요양의 범위는 국민건강보험과 산재보험 요양급여의 범위를 준용하고 있기 때문에 공무원연금제도에서 별도 인정하는 의료재활수가체계는 없다. 그러나 국민건강보험과 산재보험 요양급여의 범위 이외의 요양에 소요되는 비용으로 대통령령이 정하는 요양비는 공무원연금공단의 승인을 받아 인정이 가능하기 때문에 국민건강보험보다는 의료재활수가 인정범위가 넓다고 할 수 있다.

(6) 공무상요양비 산정기준

공무상요양비는 건강보험요양급여와 건강보험 비급여 중 산재요양급여 및 공무상특수요양비를 포함한다.

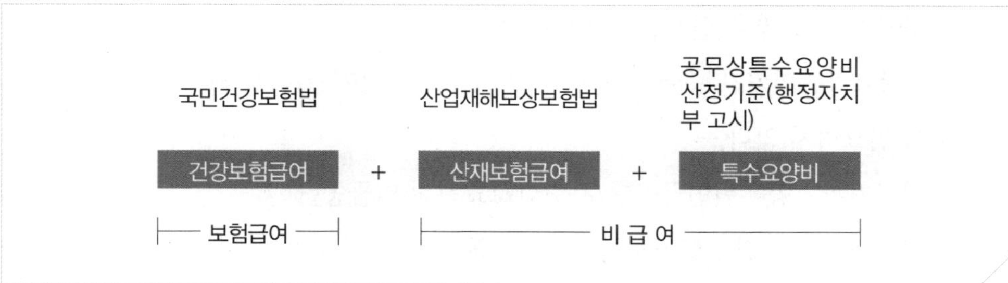

단, 공무상요양비 지급기준 초과 및 비승인상병에 대한 비급여비용은 환자가 부담한다. 보다 자세한 사항은 공단 홈페이지(www.geps.or.kr)「재해보상–공무상요양비–요양비 지급」을 참조하면 된다.

(7) 공무상요양 절차

① 최초 요양승인 이후 계속적인 치료가 필요한 경우 공상공무원(소속기관경유)이 공단에 기간연장 신청을 통해 요양승인을 받도록 되어 있다.

② 공무상요양(기간연장)승인결정시 공단에서 해당 요양기관에 승인관련 사실을 통보하게 된다.

(8) 청구 및 지급절차

① 요양기관에서 공무상요양승인을 받은 공상공무원에 대한 진료비 청구는 건강보험환자에 대한 진료비 청구절차와 유사하다.

② 요양기관에서 '공상' 진료로 청구하는 경우 건강보험요양급여 전액(본인부담금 포함)을 건강보험심사평가원에 청구하고, 심사결과에 따라 국민건강보험공단에서 지급받게 되며 사후 국민건강보험공단과 공무원연금공단이 비용을 정산하게 된다.

③ 건강보험 비급여 중 산재보험요양급여 및 공무상특수요양비에 해당되는 비용은 공상공무원이 요양기관에 우선 납부하고 요양기관에서 발급된 진료비 영수증 등 구비서류를 첨부하여 공단 관할 지부에서 청구하여 지급받게 된다.

(9) 요양기관의 범위

① 의료법에 의하여 개설된 의료기관, 약사법에 의하여 등록된 약국, 지역보건법에 의한 보건소 등의 요양기관은 공무원연금법 제37조에 의하여 공무원 및 사립학교 직원에 대한 요양을 실시할 수 있다.

② 공무상요양승인기간 중에는 전원 등의 사유로 요양기관 변경 시 별도의 청구절차 등이 필요하지 않다.

- 지급기관 : 공무원연금공단/사립학교교직원 연금공단
- 진료비 심사기관 : 건강보험심사평가원

(10) 유의사항

① 다른 법령(자동차보험, 국가유공자 등)에 의해 의료지원이 이루어지는 경우 해당 절차에 따라 진료비를 청구하여야 한다. 다만, 가해자의 폭행 등으로 인한 공무상 요양의 경우 공상공무원(경찰공무원 등)이 가해자로부터 손해배상을 받지 않았음을 확인하는 경우 일반진료가 아닌 '공상'진료로 건강보험요양급여 전액을 건강보험심사평가원에 청구하실 수 있다.

※ 공상진료로 청구 시 먼저 공단에서 비용을 부담하고 가해자에게 구상권을 행사하게 된다.

② 공무상요양 승인상병과 비승인상병에 대한 진료비 구분 청구

공상공무원이 공무상요양승인기간 동안 공무상요양승인상병에 대해 진료 받는 경우 요양기관에서 진료비 청구시 요양기관 종별가산율 등은 산재요양급여 기준을 적용하여 건강보험요양급여 전액을 심사평가원을 통해 청구할 수 있으나, 비승인상병에 대해서는 공무상진료와 무관하므 일반 '건강보험' 진료로 청구하여야 한다.

③ 공상공무원 진료시 발급서류

공상공무원이 건강보험비급여 비용을 요양기관에 부담한 경우 공무원이 공단에 요양비를 청구할 수 있도록 의료기관은 아래의 서류를 발급협조가 필요하다.

표 11-9 공상공무원 진료시 발급서류

구분	발급서류	비고
기본 발급서류	• 진료비 영수증(계산서) • 비급여 세부내역서 (건강보험 청구코드 기재요망)	
추가 발급서류	• 간호기간의 간호기록지 사본 • 간호 필요사유에 대한 소견서	– 입원기간 중 간호 필요시
	• 상급병실 사용확인서	– 일반병실이 없어 상급병실을 사용한 경우
	• 상급병실 사용에 대한 소견서	– 상병상태가 특수요양비 기준에 해당 되어 상급병실 사용이 불가피한 경우 (예시 : 뇌혈종 제거술, 기관절개 상태 등)
	• 보철종류, 단가, 보철치아 갯수 등이 기재된 담당의사 소견서	– 승인상병에 대한 보철 치료시
	• 치료재 등 거래명세서, • 사용내역 및 가격이 명시된 진료비내역서	– 화상환자 치료시
	• 담당의사 소견서	– 화상(반흔제거술), 성형수술시
	• 자동차보험으로 처리한 경우 (본인과실에 의한 자기신체사고 보험)	– 진료비 명세서
	• 일반진료로 처리한 경우	– 건강보험수가로 환산한 진료비 명세서

2. 국가배상제도

(1) 국가배상제도의 의의

국가배상제도는 공무원의 직무상 불법행위나 공공시설의 설치 또는 관리상의 잘못으로 손해를 입은 국민을 위하여 국가배상법에 의거 국가나 지방자치단체에서 적정한 배상을 하여주는 제도이다.

(2) 배상책임

국가나 지방자치단체는 공무원 또는 공무를 위탁받은 사인(이하 "공무원")이 직무를 집행하면서 고의 또는 과실로 법령을 위반하여 타인에게 손해를 입히거나, 「자동차손해배상 보장법」에 따라 손해배상의 책임이 있을 때에는 이 법에 따라 그 손해를 배상하여야 한다.

(3) 배상신청 대상

배상금을 지급받으려는 자는 그 주소지 · 소재지 또는 배상원인 발생지를 관할하는 지구심의회에 배상신청을 하여야 한다.

① 국가(지방자치단체 포함)의 차량·군용차량에 의하여 신체상, 재산상 손해를 입은 때

② 공공시설물(도로, 교량, 상하수도 등)의 설치 또는 관리의 잘못으로 신체상, 재산상 손해를 입은 때

③ 군작전 훈련에 의하여 신체상, 재산상 손해를 입은 때

④ 공무원, 군인(군무원 포함)의 직무상 불법행위로 신체상, 재산상 손해를 입은 때

⑤ 주한 미군인(군무원 포함)의 불법행위나 미 군용차량 등으로 신체상, 재산상 손해를 입은 때 등이다.

(4) 배상신청 장소

① 군대, 군인의 불법행위가 아닌 경우의 신청장소(각 지방검찰청에 설치된 아래 배상심의회)

② 군대, 군인의 불법행위를 원인으로 신청하는 경우(국방부 각급사단 이상의 부대에 설치된 배상심의회)

(5) 배상신청 시 구비서류

① 모든 사건에 공통되는 구비서류

- 신청서 1통(배상심의회에 소정양식이 있음)
- 주민등록표 등본 1통

② 피해자가 사망한 경우

- 가족관계등록부
- 사망진단서
- 월수입액증명서
- 진료비 영수증 또는 명세서(치료 중 사망한 경우) 각 1통

③ 피해자가 상해를 입은 경우

- 진단서 또는 소견서
- 진료비 영수증 또는 명세서(향후 치료비 추정서 포함)

• 월수입증명서(수입손실이 있는 경우) 각 1통

④ 건물, 차량, 선박 등 피해의 경우

• 등기부 또는 등록원부등본

• 수리비 영수증 또는 그 내역 명세서

• 월수입증명서(수입손실이 있는 경우)각 1통

⑤ 토지피해의 경우

• 등기부등본 또는 토지(임야)대장등본

• 복구비 영수증 또는 그 내역명세서 각 1통

⑥ 기타 손실의 경우

• 손해의 내용을 명백히 하는 서류 1통

(6) 배상심의회 배상신청에 대한 결정

① 배상결정—국가 또는 지방자치단체의 배상책임이 있음을 인정하는 결정

② 배상신청 기각결정—국가 또는 지방자치단체의 배상책임이 없어 배상금을 지급하지 아니한다는 결정

(7) 지급시기

지방자치단체의 배상금 지급기관의 장은 배상결정에 대한 동의를 하고 신청인으로부터 배상금 지급청구를 받은 때에는 2주일 이내에 배상금을 지급하여야 한다

(8) 배상금 지급청구서 제출기관

① 각 지구배상심의회 해당 지방검찰청

② 각 지구배상심의회 해당 군부대

③ 각 특별회계기관(철도청 등)

(9) 재심신청

지구심의회에서 배상신청이 기각(일부기각된 경우를 포함) 또는 각하된 신청인은 결정정본이 송달된 날부터 2주일 이내에 그 심의회를 거쳐 본부심의회나 특별심의회에 재심(再審)을 신청할 수 있다.

제 11장. 실전대비 요약정리 사항 및 예상문제

산업재해보상보험

1. 산업재해보상보험의 목적 및 관리운영체계와 특성
2. 산업 재해의 발생 및 인정기준
3. 산재보험의 종류와 지급사유 및 급여수준
4. 산재보험의 신청절차 및 사유. 제출서류. 2종요양비청구
5. 산재보험요양기관 지정기준 및 신청절차
6. 산재보험요양기관 종별가산율 및 비급여 대상(항목)
7. 산재환자 병원도착 시 산재보험 급여관리 업무
8. 산재보험진료비 청구절차 및 지급내역 분석
9. 공무상요양제도 및 국가배상제도

제 12 장

자동차보험

12-1 | 자동차보험제도

학습목표 | 1. 자동차보험의 보험종류와 신청요령에 대하여 안내할 수 있다.

1. 자동차보험 개요

(1) 의의

자동차를 소유하거나 사용 또는 관리하는 과정 중에 발생하는 불의의 사고 때문에 발생할 수 있는 사람이나 시설, 장비 등에 대한 손해를 보상하기 위한 것이다. 보험가입을 강제하는 건강보험이나 산업재해보상보험과 같은 사회보험과는 달리, 자동차보험은 자동차의 소유자 또는 운전자의 개인적 경제 사정에 따라 보험가입 여부를 자유의사에 맡기는 사(私)보험이다.

따라서 교통사고에 의한 사회적 손실을 방치할 수 없는 필요성에 따라, 책임보험은 모든 자동차의 소유자가 가입해야 하는 강제적 사항으로 공(公)보험적 성격을 지니고 있으며, 자동차보험은 자동차 소유자가 일정한 보험료를 보험회사에 납입하면, 보험회사는 가입 기간 내에 사고가 발생할 경우, 인명과 재산상에 발생한 손해를 보상해 주는 사보험 성격의 보험이라고 할 수 있다.

교통사고란 「도로교통법」에서 "차의 운전 등 교통으로 인하여 사람을 사상(死傷)하거나 물건을 손괴한 것"으로 정의하고 있다.

자동차보험(Automobile Insurance 自動車保險)이란 자동차를 보험의 목적으로 하고 그 소유, 사용, 관리로 발생한 손해를 보상하는 보험으로 자동차의 충돌이나 화재, 도난 등의 사고로 인한 차량의 손해나 운전 중의 사고로 남에게 피해를 끼쳤을 때 지급하는 보상(배상)하는 보험을 말한다. 보험의 종류에는 차를 가지 있는 소유자가 의무적으로 가입해야 하는 책임보험(責任保險)과 운전자의 의사에 따라 추가로 가입할 수 있는 종합보험(綜合保險)으로 분류된다.

(2) 목적

도로교통법에서 정하고 있는 도로에서 차량으로 인하여 발생한 인적 · 물적 피해가 따르는 사고를 의미하며, 자동차보험은 자동차를 소유 · 사용 또는 관리하는 동안에 발생하는 불의의 교통사고로 인하여 발생하는 인적 · 물적 손해를 보상하는 데 목적이 있다.

(3) 역사 및 발전과정

자동차보험은 1896년 미국에서 시작되었으며, 한국에서는 1924년 일본의 미쓰이물산(三井物産) 경성지점이 자동차보험 영업을 시작한 것이 자동차보험의 효시이다. 그 후 1937년 조선화재(현재의 메리츠화재해상보험(주)의 전신)가 최초로 자동차보험 영업인가를 받았다. 그 이후 1962년 한국자동차보험공영사(韓國自動車保險共營社: 동부화재해상보험(주)의 전신)가 발족, 다음해 '자동차손해배상보장법'이 제정되어 책임보험으로 시행되었다. 자동차보험의 발전과정은 다음과 같다.

표 12-1 자동차보험 발전과정

1963. 4. 4	자동차 손해배상 보장법 제정
1963. 6. 1	자동차 손해배상 책임보험(강제보험) 시행
1981.12.31	교통사고 처리 특례법 제정 (1982.1.1 시행)
1995. 6.12	자동차보험 수가 고시 (1995.8.1 시행)
1999.10. 8	자동차보험 수가 가산율 변경 시행
2003.10. 8	자동차보험 수가 가산율(산재보험과 동일한 수준) 변경 시행
2013. 7. 1	진료비청구 심사기관 위탁(건강보험심사평가원)
2014. 4. 1	책임보험금 인상(사망 1억 5천만 원, 부상 최고 3,000만 원)

(4) 자동차보험의 특징

국민건강보험 및 산재보험과 비교한 자동차보험의 특징은 아래와 같다.

표 12-2 국민건강보험, 산업재해보상보험, 자동차보험 특징 비교

구분	국민건강보험	산업재해보상보험	자동차보험
운영주체	국가(국민건강보험공단)	국가(근로복지공단)	기업(손해보험사, 공제조합)
운영목적	사회보장	사회보장	이윤추구
보험가입	강제가입	사업주 강제가입	임의 가입 (책임보험은 강제)
위험분산	전 국민 대상	사업주, 근로자 대상	자동차 운전자 대상
수급권	법적 수급권	법적 수급권	계약적 수급권

(5) 주요 기능

자동차보험은 개인생활과기업경영안정 등 사회보장적성격을 가지며, 피해자에대한 구제로 가해자의 경제적손실에 따른 위험부담을 줄여주고, 보험료 할증 및 할인제도를 통한 안전의식을 고취시켜 사고예방적 역할을 한다.

자동차보험의 주요기능
① 자동차사고로부터 피해자 구제 ② 자동차소유자의 경제적 구제 ③ 가해자 및 피해자 개인과 기업의 안정 ④ 사고예방적 역할–보험료 할증 등 경제적 요소작용 ⑤ 자동차사고로 인한 사회적 손실 방지 ⑥ 사회보장기능담당

2. 자동차보험계약

(1) 보험계약 및 자동차보험계약의 의의

① 보험계약은 '당사자 일방(보험계약자)이 약정한 보험료를 지급하고 상대방(보험자)이 피보험자의 재산 또는 생명신체에 관하여 불확정한 사고가 생길 경우에 일정한 보험금액을 지급할 것을 약정함으로써 효력이 생기는 계약'이다(상법 제638조)

② 자동차보험계약은「상법」제726조의 2에서 "자동차보험계약은 피보험자가 자동차를 소유 · 사용 · 관리하는 동안에 발생한 사고로 인하여 생긴 손해의 보상을 목적으로 하는 손해보험계약이다"라고 명시하고 있다.

(2) 자동차보험계약 요소

① 보험회사(보험자)

자동차보험을 영위하고 있는 보험회사로서 자동차사고 발생시 보험금 지급의무를 지는 자를 말한다.

② 보험계약자

보험회사와 자동차보험계약을 체결하는 계약 당사자로서 1차적 보험료 지급의무를 지는 자로서 자동차보험계약에서는 통상 보험계약자와 기명(記名) 피보험자가 동일인이 대부분이며, 보험계약자는 계약의 취소 또는 해지권을 행사할 수 있으나, 보험금 청구권은 없다.

③ 피보험자

손해보험과 인보험의 피보험자는 구별되는 데, 손해보험에서의 피보험자는 피보험이익(보험계약의 목적)의 주체로서 보험사고시 보험자에 대해 보험금 청구권을 갖는 자를 말한다. 인보험 계약에서의 피보험자는 생명 또는 신체에 관하여 보험에 붙여진 자이고, 보험금 청구권은 보험수익자가 갖는다. 자동차보험에서의 피보험자는 기명 피보험자, 친족 피보험자, 허락 피보험자, 사용피보험자, 운전 피보험자로 구분되어 있다.

④ 보험사고

보험자의 책임을 구체화시키는 사고를 말하는 것으로 자동차보험에서의 보험사고는 배상책임보험의 경우 자동차사고를 보험사고로 보는 것이 통설이며, 자기신체사고와 무보험자동차상해담보에서의 보험사고는 피보험자의 상해라 할 수 있다.

자기차량손해에서의 보험사고는 보통보험약관에서 열거하고 있는 것으로 충돌, 접촉, 추락, 전복, 침수, 화재, 폭발, 낙뢰, 낙하물, 풍력, 도난 등에 의한 손해를 말한다.

⑤ 보험기간

보험회사가 피보험자(피해자)에 대해 보상책임을 지는 기간을 말한다. 일반적으로 보험증권에 기재된 보험기간의 첫날 24시부터 마지막 날 24시까지이다. 자동차보험에 처음으로 가입하는 자동차란 자동차판매업자 또는 기타 양도인 등으로 부터 매수인 또는 양수인에게 인도된 날로부터 10일 이내에 처음으로 동 매수인 또는 양수인을 기명 피보험자로 하는 자동차보험에 가입하는 신차(新車) 및 중고차를 말한다.

(3) 자동차보험의 포상급제도

국토교통부장관은 자동차보유자를 알 수 없는 자동차의 운행으로 다른 사람을 사망하게 하거나 부상하게 한 자동차 또는 운전자를 목격하고 대통령령으로 정하는 관계 행정기관이나 수사기관(경찰관서 및 소방관서)에 신고 또는 고발한 사람에 대하여 그 신고되거나 고발된 운전자가 검거될 경우 1백만 원의 범위에서 포상금을 지급할 수 있다. (정부조직법)

3. 자동차 보험의 종류 및 면책사유

자동차 보험은 자동차 손해배상 보장법에 의해 의무적으로 가입해야 하는 강제보험인 책임보험(대인배상)과 보험가입자의 자유로운 선택에 의하여 가입할 수 있는 임의보험으로 구분할 수 있으며, 임의보험은 개인용, 업무용, 영업용 자동차 보험 및 이륜자동차 보험으로 구분되고 기타 운전자 보험, 외화표시 자동차 보험, 자동차 취급업자보험 등으로 나눌 수 있다.

(1) 자동차보험의 유형 및 가입대상

① 개인용 자동차보험

자동차등록원부상의 소유자가 개인(자연인 및 개인사업자)인 법정정원 10인승 이하의 개인소유 자가용 승용차(단, 인가된 자동차학원 또는 자동차학원 대표자 소유의 자동차로서 운전교습, 도로주행교육 및 시험에 사용되는 승용차는 제외)

② 업무용 자동차보험

법정승차정원 10인승 이하의 개인 소유 자가용 승용차를 제외한 모든 비사업용자동차 및 인가된 자동차학원 또는 학원 대표자 소유의 자동차

③ 영업용 자동차보험

모든 사업용(영업용) 자동차 및 영업용건설기계

④ 운전면허교습생자동차보험

연습운전면허소지자

⑤ 운전자보험

자동차운전면허소지자, 건설기계조종면허소지자

⑥ 외화표시자동차보험

국내거주 외국인 및 외국기관과 관련하고 있는 국내 업체나 외국인 개인소유 자동차나 외국군부대에 용역납품 등을 위하여 출입하는 자동차

⑦ 자동차취급업자보험

자동차 탁송업자, 자동차판매업자, 제작회사, 자동차정비업자, 대리운전업자 등 자동차 취급업자

⑧ 이륜자동차보험

이륜자동차 및 원동기장치자전거

⑨ 농기계보험

농기계, 트랙터, 동력경운기, 농업용 트랙터 및 콤바인 등 농기계

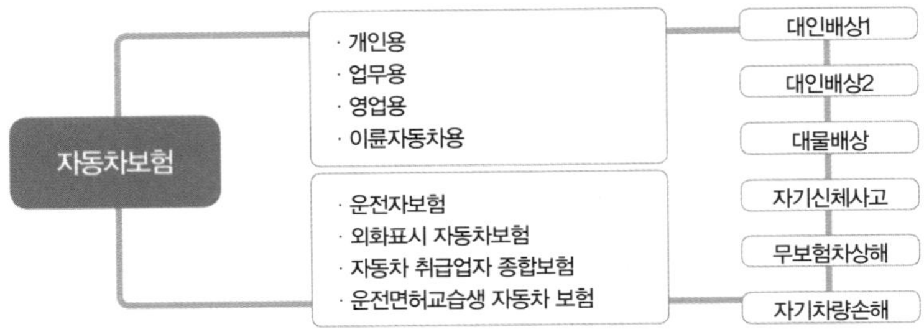

그림 12-1 자동차보험의 종류

(2) 자동차보험의 종류별 보장(담보종목)내역

현행 자동차보험은 대인배상Ⅰ, 대인배상Ⅱ, 대물배상, 자기신체사고, 무보험 자동차에 의한 상해, 자기차량손해의 6가지 담보종목과 특별약관으로 구성되어 있고, 보험계약자는 6개 담보종목 중 한 가지 이상 선택적으로 가입할 수 있다. 다만, 「자동차손해배상보장법」(이하 자배법이라 함)의 규정에 따라 자동차보유자는 대인배상 및 대물배상을 의무적으로 가입하여야 한다.

표 12-3 자동차보험의 보장담보 구분

구분	보장담보
대인1, 대인2	자동차사고로 다른 사람을 사망하게 하거나 다치게 한 경우에 보상하는 담보
대물	자동차사고로 상대방의 차량이나 재산에 손해를 입힌 경우에 보상하는 담보
자기신체사고 (자동차상해)	자동차사고로 피보험자 본인이 다친 경우에 보상하는 담보
무보험차량 상해	무보험차량이나 뺑소니 사고로 피보험자가 상해를 입은 경우 보상
자기차량 손해	본인의 과실로 인한 사고로 피보험자 본인의 차량이 파손된 경우 보상

① 책임보험(대인배상Ⅰ)

자동차책임보험(liability insurance)이라 함은 「자동차손해배상보장법」 제5조에 의해 의무로 가입해야 하는 대인배상1과 대물배상으로 이루어져 있으며, 대인배상1은 사고 발생 시 타인에 대한 보상을 의미하며, 보상금 제한이 있으며 대물배상은 타인의 차량 및 재물(반려동물 포함)의 보상을 의미하고 있다.

책임보험은 최소한의 손해배상 이행이 보장되도록 자배법 상 가입이 강제되는 보험이다. 가입대상은 자동차, 배기량 500cc 이상의 이륜자동차 및 건설기계 중 6종 건설기계(덤프트럭, 타이어식 기중기, 콘크리트믹서트럭, 트럭적재식 콘크리트펌프, 트럭적재식 아스팔트살포기, 타이어식 굴삭기)로 이들은 강제가입 대상이다. 보상한도는 1사고당 한도액은 없으나, 2016년 4월부터 피해자 1인당 한도는 사망 및 후유장해 시에는 최고 1억 5천만 원, 부상 시에는 부상등급에 따라 최고(1급) 3,000만 원이다.

② 임의보험(종합보험 : 대인배상 II)

의무적으로 가입해야 하는 책임보험 외에 운전자가 필요에 따라 선택해 가입할 수 있는 종합보험(綜合保險)을 말한다. 종합보험의 종류에는 대인배상II, 대물배상, 자기신체사고, 자기차량손해, 무보험자동차상해 등이 있다. 대부분의 운전자들은 책임보험 외에 자신에게 적합한 보험을 선택해서 가입하고 있다.

㉮ 대물배상(강제)

대물배상이란 교통사고로 남의 자동차나 재산을 손상한 경우에 보상해 주는 것을 말하며, 대물배상은 강제가입대상으로 피보험자가 자동차사고로 남의 재물을 멸실 · 파손 · 오손하여 피해자에게 생기는 수리비 등 직접적인 손해와 대차(貸車)료, 휴차료, 휴업료, 영업손실, 자동차시세하락손해 등 간접적인 손해에 대한 법률상 손해배상책임을 진다. 2016년 4월부터 대물배상은 2천만 원 한도이상으로 가입하도록 의무화 되었으며, 따라서 가압금액은 2천만 원, 3천만 원, 5천만 원, 1억 원, 2억 원… 10억 원 등이 있다.

㉯ 자기신체사고

자기신체사고는 차주와 운전자, 이들의 가족 등 피보험자가 피보험자동차의 사고로 사망하거나 부상을 당했을 경우에 보상하는 것을 말한다. 사망은 보험가입금액을 정액지급(1,500만~1억)/장해는 각 장해급별(1~14급) 보험가입금액을 정액지급/부상은 각 부상급별(1~14급)보험가입금액 범위 내에서 실제 소요된 치료비를 보상한다.

㉰ 자기차량손해

자기차량손해는 피보험 자동차에 생긴 사고로 인한 손해 중 직접손해만을 보상하며, 사고발생시 일정금액을 피보험자가 부담하는 자기부담금(deductible) 제도가 있다. 보상은 보험가입금액 한도 내에서 실(實)손해를 보상(5만 원, 10만 원, 20만 원, 30만 원,

50만 원)한다.

㉣ 무(無)보험차 손해

무보험자동차에 또는 보유불명차량에 의해 기명(記名) 피보험자 등 피보험자가 사상한 경우에 책임보험 초과부분에 대해 1인당 2억 원을 한도로 실제 손해를 보상하고 다른 자동차를 운전 중에 생긴 대인 · 대물사고도 보상한다. 대인배상Ⅰ · Ⅱ, 대물배상, 자기신체사고를 모두 가입하여야 계약이 가능하다.

㉤ 운전자보험

운전자보험은 운전 중 사고 시 본인에게 발생한 사고에 대한 보장과 더불어 벌금, 방어비용(구속 또는 공소 제기 시 발생비용–변호사비용 등), 형사합의지원금 등의 형사상 발생한 비용을 보상한다.

(3) 책임보험과 종합보험의 차이

책임보험(責任保險)은 자동차를 구매해서 소유한 사람이라면 의무적으로 가입해야 하는 보험이며, 종합보험(綜合保險)은 의무적으로 가입해야 하는 책임보험만으로는 큰 사고의 경우 보상금액이 부족할 수 있기 때문에 대부분 운전자가 만약을 대비해 추가 보상범위를 정해 책임보험과 함께 종합보험에 가입하고 있다. 종합보험 안에는 의무적으로 가입해야 하는 책임보험 이외에 운전자가 필요에 따라 선택해서 가입할 수 있는 상품들이 있으며, 선택 가능한 보험의 종류에는 대인배상2, 대물배상, 자기신체사고, 자기차량손해, 무보험자동차상해 등이 있고 보험종류와 금액의 범위를 정해서 선택적으로 가입할 수 있다.

표 12–4 책임보험과 종합보험의 차이점

구분	책임보험	종합보장
강제성	강제보험	임의보험
담보종류	대인배상 I 대물배상	대인배상 II, 대물배상 자기신체사고, 자기차량사고, 무보험차사고
보상한도	대인배상 I : 최고 1억 5천만 원 (최저 3천만 원) 대물배상 : 최고 2천만 원	대인배상 II : 5천만 원부터 무한 대물배상 : 2천만 원부터 무한 자기신체사고 : 1천5백만 원부터 1억 원 자기차량사고 : 보험가입 금액한도 실손보상 무보험차사고 : 책임보험 초과부터 2억 원 한도

자동차보험의 종류별 보장(담보종목)내역
자동차보험은 대인배상 I, 대인배상 II, 대물배상, 자기신체사고, 무보험 자동차에 의한 상해, 자기차량손해의 6가지 담보종목과 특별약관으로 구성되어 있고, 보험계약자는 6개 담보종목 중 한 가지 이상 선택적으로 가입할 수 있다. 보험가입 상품에는 책임보험(강제보험), 종합보험(임의보험), 운전자보험(임의보험) 등이 있다. 무보험 · 뺑소니 등 자동차사고 책임보험 최대 보상한도는 사망 및 휴유장애시 1억5천만 원, 부상 시 3천만 원으로 확대하고, 대물의무보험 보상한도를 2천만 원이다.

(3) 보험자의 면책사유

보험기간 중에 계약상의 우연한 사고가 발생하게 되면 보험자는 보험금을 지급할 진정한 의무를 지게 되나 보험계약법이나 약관상 일정한 사유가 있는 때에는 보험금 지급의무를 면제받게 되는 데 그 일정한 사유를 면책(免責)사유라 한다.

① 고의사고

대인 I 을 포함한 전(全)담보 공통면책사유로 고의로 인한 손해가 있다. 고의란 일정한 결과가 발생할 것을 알면서 감히 이를 행하는 심리상태로 미필적 고의까지 포함하는 개념이다.

② 이상위험(異常危險)

이상위험이란, 통상의 위험을 초과하여 사고발생시 지급할 보험금이 막대하여 보험단체에 불이익한 영향을 줄 수 있는 위험을 말한다(전쟁, 혁명, 내란, 사변, 폭동, 소요 및 이와 유사한 사태에 기인한 손해/지진, 분화, 태풍, 홍수, 해일 등의 천재지변에 의한 손해) 단, 자기신체사고, 자기차량사고의 경우 자연재해로 인한 태풍, 홍수, 해일 등은 보상한다.

③ 유상(有償)운송(자가용 영업)

「여객자동차운수사업법」에 비사업용 자동차의 영업행위는 물론 유상운송을 금지하고 있다.

④ 시험용 등으로 사용

피보험자가 도로경주나 서킷(circuit) 경주 등에 경기 중이거나 경기에 나가기 위하여 연습 중에 발생한 사고와 자동차 제조사나 자동차 부품 제조사 등이 자동차의 성능을 시험하기 위하여 시험운전 중 발생한 사고는 면책대상이다. 그러나 입사시험, 운전자 채용시험, 자동차수리업자 등의 시운전, 시승, 검사장 검사 등은 이에 포함되지 않는다.

⑤ 제3자와의 다른 계약

피보험자가 손해배상에 관하여 제3자와의 사이에 다른 계약을 맺고 있을 때 그 계약으로 말미암아 늘어난 손해는 보상하지 않는다.

⑥ 무면허 운전

피보험자 본인이 무면허 운전을 하였거나, 기명 피보험자의 명시적 · 묵시적 승인하에서 피보험자동차의 운전자가 무면허운전을 하였을 때에 생긴 사고로 인한 손해는 보상하지 않는다. 단, 대물배상의 경우 자배법상 자동차보유자가 의무적으로 가입하여야 하는 대물배상 보험가입금액(1천만 원) 한도 내에서는 보상한다.

무면허운전사고시 처벌기준
운전면허 또는 건설기계 조종사 면허를 받지 않거나 국제면허증을 소지하지 않고 운전하다가 서고발생시는 5년 이하의 금고 또는 2천만 원 이하의 벌금을 부과한다(교통사고처리특례법 제3조 제2항)

⑦ 기왕증(旣往症)

기왕증이란 과거에 앓았거나 현재 앓고 있는 질병을 말하며, 약관상 보험금 지급기준에 의해 대인배상Ⅰ · Ⅱ, 자기신체사고, 무보험자동차에 의한 상해에 대한 보험금 산출시, 당해 자동차사고가 있기 전에 이미 가지고 있던 증상에 대해서는 보상하지 않는다.

(4) 가입절차

① 보험가입자의 청약 → ② 보험자의 인수여부 결정 → ③ 보험료 영수증 발행교부 → ④ 보험증권 발급 순이다.

(5) 자동차손해배상 보장사업 안내

자동차손해배상 보장사업은 자동차 보유자가 납부하는 책임보험료 중 1%를 정부가 분담금으로 징수하여 교통사고를 당하고도 보상 받지 못하는 피해자에 대하여 자동차손해배상보장 법에 따라 대인배상/책임보험 한도 내에서 손해를 보상하는 일종의 사회보장제도이다. 피해보상 대상은 뺑소니 자동차 피해자, 책임보험 미가입 자동차사고 피해자이다(단, 보유자가 피해자에 대한 손해배상책임을 면할 경우에 해당함).

표 12-5 청구서류 및 기한 안내

구비서류	발급처	청구기간
교통사고 사실확인원	경찰서/지구대	손해사실을 안 날(통상 사고발생일)로부터 3년 이내
보장사업청구서 겸 위임장	서식	
• 피해자의 진단서 • 피해자의 치료비 영수증/명세서	의료기관	
• 피해자의 가족관계 증명서 • 기타손해액을 입증하는 서류 등	개인	

(6) 자동차보험의 보험사업자 및 web site

표 12-6 자동차보험사

보험사	전화번호	홈페이지
DB손해보험	1566-0000	http://www.directdongbu.com
롯데손해보험	1588-3344	http://www.lotteins.co.kr
삼성화재보험	1588-3339 /1588-5114	http://www.samsungfire.com
KB손해보험	1544-0114	www.kbinsure.co.kr
메리츠화재보험	1566-7711	www.meritzfire.com
현대해상하이카다이렉트보험	1577-1001	http://www.hicardirect.com
LG 손해보험	310-2345, 778-7858	http://www.lgins.co.kr
AXA다이렉트보험	1566-1566	http://www.axa.co.kr
한화손해보험	1566-8000	www.hwgeneralins.com
MG손해보험	1588-5959	www.mggeneralins.com
The-K손해보험	02-6670-8400	www.educar.co.kr

(7) 자동차 보험금 청구서류

표 12-7 자동차보험 보상항목 및 구비서류

보상항목	구비서류	비고
공통사항	청구서. 신분증. 통장사본	
입원실손의료비	- 진단서(20만 원 미만 시 병명이 기재된 입퇴원확인서로 대체가능) 입퇴원확인서	

통원실손의료비	- 병명확인이 가능한 서류(진단서, 통원확인서, 진료확인서, 소견서 등 택일) - 계산서영수증(일자별계산서 또는 납입확인서)	청구금액 20만 원이 넘는 경우 진료비상세내역서 추가
처방실손의료비	처방전과 일자별 약제비 계산서(영수증)	

보상항목	구비서류	비고
사망	- 사망진단서(사체검안서) 원본 도는 사본 - 제적등본 - 가족관계증명서	
휴유장애	- 휴유장애진단서, 정밀검사결과지, 장애인등록증	
암진단비	- 암확정진단서(수술명, 질병분류기재) - 조직검사결과지 또는 조직병리검사결과보고서	
수술급여금	- 진단서 또는 수술확인서(병명기재)	
입원일당	입 · 퇴원확인서	
상해의료비	- 진단서 - 진료비계산서(영수증, 약제비영수증 포함) - 치료비지급결의서(자동차보험처리 경우)	
골절진단금	진단서, 처방전, 진료확인서, 소견서, 의무기록 중 택일 - 재해입증서류	
화상진단금	심재성 2도 이상 화상분류코드가 기재된 서류	진료확인서

4. 자동차사고의 분류 및 책임

(1) 자동차사고의 분류

자동차사고란 자동차를 소유, 사용, 관리하는 동안에 발생되는 사고로 사고발생의 객체에 따라 대인사고와 대물사고로 구분한다

- 대인사고(對人事故)는 자동차사고로 사람의 생명이나 신체가 사상됨을 의미하며, 이는 다시 사고발생 주체인 자기가 사상된 자손사고와 타인이 사상된 대인사고로 분류된다.
- 대물사고(對物事故)는 자동차사고로 자기 또는 타인의 물건 또는 차량 등에의 재물이 손상되는 사고를 말하고, 이는 다시 자기 자신의 차량이 파괴되는 자차사고와 타인의 차량을 포함한 타인의 재물이 손상되는 대물사고로 분류된다.

교통사고의 인적피해 및 인명피해에 따른 교통사고의 구분은 다음과 같다.

① **교통사고의 인적피해 구분**

㉮ 사망(死亡) : 교통사고 발생 시로부터 30일 이내에 사망한 경우를 말한다.

㉯ 중상(中傷) : 교통사고로 3주 이상이 치료를 요하는 부상을 입은 경우를 말한다.

㉰ 경상(經常) : 교통사고로 5일 이상 3주 미만의 부상을 입은 경우를 말한다.

㉱ 부상(負傷) : 5일 미만의 치료를 요하는 부상을 입은 경우를 말한다.

② **인명피해에 따른 교통사고의 구분**

㉮ 대형사고 : 사망자가 3명 이상이거나 부상자(사망자 포함)가 20명 이상인 사고를 말한다.

㉯ 사망사고 : 사망자가 1명 이상인 사고를 말한다.

㉰ 중상사고 : 사망자 없이 중상자가 1명 이상인 사고를 말한다.

㉱ 경상사고 : 사망자, 중상자 없이 경상자가 1명 이상인 사고를 말한다.

㉲ 부상신고 사고 : 사망자, 중상자, 경상자 없이 부상신고자가 1명 이상인 사고를 말한다.

표 12-8 연도별 교통사고 발생 현황

구 분	발생건수	사망자수	부상자수
2018년도	217,148	3,781	323,037
2019년도	229,600	3,349	341,712

자료출처: 경찰청, 교통사고 통계(www.police.go.kr)

③ **자동차사고의 조사 및 처리과정에 대하여 알아본다.**

교통사고(자동차사고)가 발생하면 당사자가 경찰서와 보험회사에 신고하며, 관할경찰서 교통사고조사계에서는 접수-배당-현장검증 및 사고원인을 조사한다.

▣ **가해자, 피해자 구분**

㉮ 일반사고 가해자 : 보험가입사실증명원 제출, 자동차보험 미가입시 합의서 제출 → 범칙금 부과 → 운전면허 행정처분(면허정지, 면허취소), 형사처벌 면제

㉯ 일반사고 피해자 : 진단서, 차량수리 견적서 제출 → 보험회사와 치료비 보상

㉰ 사망, 도주, 특례11개항 사고 가해자 : 피의자 신문조서 작성 → 보험가입사실증명원 제출 → 합의시 합의서 제출 → 경찰에서 입건 → 검사에게 수사지휘(신병구

속, 불구속) 건의 → 검찰, 법원 송치 → 금고, 벌금 등 처벌 → 자동차 및 운전면허 행정처분

㉣ 사망, 도주, 특례11개항 사고 피해자 : 피해진술서 작성 → 진단서, 차량수리 견적서를 제출한다.

④ 음주운전 관련 도로교통법

㉮ 도로교통법 제44조(술에 취한 상태에서의 운전금지)에서는 술에 취한 상태에서의 운전을 금지하고 있으며, 술에 취한 상태의 기준은 혈중알콜농도 0.03% 이상인 경우를 말한다.

㉯ 음주운전사고시 처벌 관련 윤창호법 요약

음주운전자에 대한 처벌 기준을 강화하기 제정된 법안으로 [특정범죄 가중처벌 등에 관한 법률] 개정안과 [도로교통법] 개정안은 음주운전의 초범 기준을 기존의 2회에서 1회로 낮추는 것과 음주수치의 기준을 최저 0.03% 이상~최고 0.13% 이상으로 높이는 것을 말한다, 또한, 기존 3회 이상 음주운전이 적발되면 가중처벌 되었던 것이 2회 이상 부터 적용돼 징역 2년에서 5년, 벌금 1천만 원에서 2천만 원에 처해지게 된다. 개정안은 2018년 11월 29일 국회를 통과했고, 2019년 6월 25일부터 시행되고 있다.

표 12-9 주요내용

구분	내용
혈중알코올농도수치에 따른 처벌	0.03~0.09% 이하. 1년 이하 징역. 500만 원 이하 벌금
	0.09~0.13%. 1~4년 이하 징역. 500~1,000만 원 이하 벌금
	0.13% 이상. 4~10년 이하 징역. 1,000~3,000만 원 이하 벌금
면허정지 기준 수치	0.03~0.08%
면허취소 기준 수치	0.08% 이상
가중처벌 기준	2회 적발 시 가중처벌. 2~5년 이하 징역. 1,000~2,000만 원 이하 벌금

(2) 자동차사고의 법적 책임

자동차 사고를 일으킨 운전자에게는 민사상, 형사상, 행정상 책임이 동시에 부과된다. 다만 교통사고처리특례법의 시행에 따라 자동차보험에 가입하였을 때 발생하는 사고 중 대부분은 형사책임과 민사책임은 면제되고 있다.

① 형사상의 책임(刑事上責任)

차의 운전자의 업무상 또는 중대한 과실로 인하여 사람을 사상에 이르게 한 자는 5년 이하의 금고 또는 2천만 원 이하의 벌금에 처한다(형법 제268조 업무상과실 · 중과실 치사상)

② 민사상의 책임(民事上責任)

고의 또는 과실로 인한 위법행위로 타인에게 손해를 가한 자는 그 손해를 배상할 책임을 말하며, 자동차사고의 경우에도 운전자와 그 소유자가 고의 또는 과실로 타인의 신체나 생명을 사상케 하거나 재물손괴로 손해를 가한 가해운전자는 자동차손해배상보장법에 따른 피해자 측에 대한 손해배상(치료비. 수리비, 휴업손해, 상실수익 등) 책임이다. 즉 자동차를 운전한 사고운전자에게 발생되는 불법행위에 대한 책임이다(민법 제750조 불법행위의 내용)

③ 행정상의 책임行政上責任)

교통사고가 교통법규 위반 등으로 발생한 경우 사고 운전자는 민 · 형사상의 책임 외에 면허 취소나 면허정지 등의 행정처분을 받게 되는 데 이를 운전면허 행정에 따른 책임 즉, 벌점부과, 면허정지 및 취소 범칙금부과 등을 말한다.

5. 자동차보험의 관련 법규

(1) 자동차 손해배상보장법

자동차의 운행으로 사람이 사망 또는 부상하거나 재물이 멸실 또는 훼손된 경우에 손해배상을 보장하는 제도를 확립하여 피해자를 보호하고 자동차운송의 건전한 발전을 촉진함을 목적으로 한다. 따라서 자동차의 운행으로 사람이 사망하거나 부상한 경우에 있어서의 손해배상을 보장하는 제도를 확립함으로써 피해자를 보호하고 자동차운송의 건전한 발전을 촉진함을 목적으로 하며, 자동차보유자를 알 수 없는 자동차의 운행으로 인하여 사망하거나 부상한 경우 또는 보험가입자 등이 아닌 자가 자동차를 운행하다 손해배상의 책임을 지게 되는 경우에 피해자의 청구에 따라 책임보험의 보험금의 한도 안에서 그가 입은 피해를 보상하는 보장사업을 주요 내용으로 하고 있다.

(2) 교통사고처리 특례법

업무과실상 또는 중대한 과실로 교통사고를 일으킨 운전자가 피해자와 합의를 하거나 보험 등에 가입한 경우에는 가입한 운전자를 처벌할 수 없도록 형사처벌 등의 특례를 인정하는 제도이다.

① 특례 및 제외사항

교통사고 외에 피해자가 사망하지 않고, 피해자와 가해자간에 손해배상에 대한 합의가 이루어졌을 때에는 피해자가 가해자의 처벌을 원하지 않는 것으로 간주하고 있다. 그러나 가해차량이 손해배상의 무한배상을 보장하고 있는 자동차종합보험 대인배상이나 공제조합에 가입되어 있을 경우에는 피해자와 합의가 이루어지지 않았을 경우라도 합의가 성립된 것으로 간주하여 형사처벌을 면제한다.

② 처벌의 특례

㉮ 차의 운전자가 교통사고로 인하여 형법 제268조의 죄를 범한 경우에는 5년 이하의 금고 또는 2천만 원 이하의 벌금에 처한다.

㉯ 차의 교통으로 제1항의 죄중 업무상과실치상죄(業務上過失致傷罪) 또는 중과실치상죄(重過失致傷罪)와 「도로교통법」 제151조의 죄를 범한 운전자에 대하여는 피해자의 명시한 의사에 반하여 공소를 제기할 수 없다. 다만, 차의 운전자가 제1항의 죄중 업무상과실치상죄 또는 중과실치상죄를 범하고 피해자를 구호하는 등 도로교통법 제54조 제1항의 규정에 의한 조치를 하지 아니하고 도주 하거나 피해자를 사고 장소로부터 옮겨 유기하고 도주한 경우, 같은 죄를 범하고 「도로교통법」 제44조 제2항을 위반하여 음주측정 요구에 따르지 아니한 경우(운전자가 채혈 측정을 요청하거나 동의한 경우는 제외)에는 그러하지 아니하다.

(3) 형사처벌 유형

교통사고처리특례법의 형사처벌 면제에서 제외되는 11가지 조항은 다음과 같다.

교통사고처리특례법의 형사처벌 면제 제외 사항
① 운전자의 신호 위반(전경대원의 수신호 포함) ② 중앙선 침범 또는 고속도로상의 횡단, 회전, 후진 등 ③ 당해 도로 제한속도 20km 초과 ④ 앞지르기 방법 · 금지시기 · 금지장소 또는 끼어들기의 금지를 위반 ⑤ 철길건널목 통과 방법 위반 ⑥ 횡단보도에서의 보행자 보호의무 위반 ⑦ 무면허 운전 ⑧ 음주운전 또는 약물 복용 ⑨ 인도돌진(人道突進) 사고 : 보도가 설치된 도로의 보도를 침범하거나 보도횡단방법에 위반하여 운전 ⑩ 승객의 추락방지의무를 위반하여 운전 ⑪ 어린이 보호구역에서 어린이의 안전에 유의하면서 운전하여야 할 의무 위반

(4) 업무상과실 · 중과실 치사상

업무상 과실 또는 중대한 과실로 인하여 사람을 사상에 이르게 한 자는 5년 이하의 금고 또는 2천만 원 이하의 벌금에 처한다.

(5) 특례사항 예외

① 뺑소니 사고

모든 자동차의 운전자가 업무상 과실치상죄 또는 중과실치상죄를 범하고 피해자를 구호하는 등 도로교통법 제59조 제1항(사고발생 시의 조치)의 규정에 의한 조치를 하지 아니하고 도주하거나 피해자를 사고 장소로부터 옮겨 유기하고 도주한 뺑소니 사고인 경우에는 특례에서 제외된다. 따라서 자동차사고 발생 시에는 즉시 정차하여 피해자를 구호조치하고 경찰서 신고 등 하나라도 이행되지 않으면 뺑소니로 오해를 받을 수 있다.

② 사망사고

교통사고로 인한 사망 시에는 피해자와 합의한 경우라도 업무상 과실치상죄와 중과실치상죄 등 부상의 경우에 한하므로 사망의 경우에는 처벌의 특례에 속하지 않아 특례법의 적용을 받을 수 없다.

(6) 국가배상법

국가 또는 지방자치단체는 공무원이 그 직무를 집행함에 당하여 고의 또는 과실로 법령에 위반하여 타인에게 손해를 가하거나, 자배법의 규정에 의하여 손해배상책임이 있는 때에는 이 법에 의하여 그 손해를 배상하여야 한다. 국가나 지방자치단체가 소유한 자동차의 사고에 있어 국가나 지방자치단체의 책임발생 요건은 자배법에 의하여 판정하고, 손해배상 절차 · 군인 등의 특례조항은 「국가배상법」에 따른다.

6. 자동차사고 보상의 절차

① 피해자가 법 제30조 제1항에 따라 보상을 청구할 때에는 다음의 사항을 적은 청구서를 국토교통부장관(법 제45조제1항에 따라 국토교통부장관이 법 제30조 제1항에 따른 보상에 관한 업무를 보험회사 등 또는 보험 관련 단체에 위탁한 경우에는 그 위탁을 받은 자)에게 제출하여야 한다.

㉮ 청구인의 성명 및 주소

㉯ 청구인과 사망자의 관계(피해자가 사망한 경우만 해당)

㉰ 피해자 및 가해자의 성명 및 주소

㉱ 사고 발생의 일시 · 장소 및 개요

㉲ 해당 자동차의 종류 및 등록번호

㉳ 청구금액

② 제1항에 따른 청구서에는 다음 각 호의 서류를 첨부하여야 한다.

㉮ 진단서 또는 검안서

㉯ 제1항 제2호부터 제4호까지의 사항을 증명할 수 있는 서류. 이 경우 제1항 제4호의 사항을 증명할 수 있는 서류는 사고 장소를 관할하는 경찰서장의 확인이 있어야 한다.

③ 자동차의 운행으로 인한 사망 또는 부상 사고를 조사한 경찰서장은 그 사고가 법 제30조제1항 각 호의 어느 하나에 해당하는 경우에는 피해자에게 보상을 청구할 수 있음을 알려야 한다.

④ 국토교통부장관은 제1항에 따라 보상의 청구를 받으면 지체 없이 이를 심사한 후 보상금을 결정하고, 결정한 날부터 10일 이내에 지급하여야 한다.

12-2 | 자동차보험 급여관리 및 수가기준

학습목표

1. 자동차보험의 급여 및 수가기준을 관리할 수 있다.

1. 자동차보험 급여관리

(1) 업무 절차

① 응급실 내원시 업무

자동차 사고로 부상당한 환자는 대부분 응급실로 이송되는데, 원무 담당자가 수행해야 하는 업무 절차와 중점 사항은 다음과 같다.

첫째, 환자의 인적 사항과 사고내용을 파악해야 한다.

환자의 소지품을 파악하여 목록을 작성하고 별도로 구분하여 보관하는 동시에, 보호자에게 연락하여 후속 절차를 이행할 수 있게 하고, 교통사고가 발생한 장소, 시간, 차량번호, 운전자, 가족관계 여부, 목격자, 가해자, 환자 이송·인계자 등을 정확하게 확인한다.

둘째, 진료비 지급 보증인을 설정한다.

환자가 입원 진료를 받아야 하는 상황인 경우의 대부분은 사고 조사가 끝나지 않아 피해자가 불분명하기 때문에 자칫하면, 진료비 지불 책임이 불분명한 상황이 될 뿐 아니라, 병원이 진료비 분쟁에 휘말려 들 수 있으므로, 환자에게 있어 적기에 적정한 진료가 제공되는 것이 가장 중요한 사실을 설명하여 진료비를 책임질 수 있는 보증인을 설정하게 한다.

셋째, 운전자 및 보호자에게 경찰신고를 권유한다.

운전자나 보호자에게 경찰과 보험회사에 사고 발생 사실의 신고 여부를 확인하고, 신고가 되지 않았을 경우는 신속하게 접보할 것을 권유한다.

넷째, 보험회사에 지급(지불)보증서를 요구한다.

피보험자가 가입한 보험의 유형에 따라 진료비를 보상하는 범위가 달라지므로, 보험회사로부터 지급보증을 받을 경우는 보험회사 담당자가 아니라 보험회사 대표자 또는 해당 지사의 진료비지급보증서(양식참조)를 요구한다.

자동차사고로 응급실내원시 처리요령
(1) 환자의 인적사항을 파악한다. (2) 진료비 지불 보증관계를 확인하고 처리한다. (3) 보험회사 및 경찰서에 신고를 권유한다. (4) 자동차보험의 가입유무 및 보험종류를 확인한다. (5) 소속보험회사에 지급보증(양식사용)을 요청한다.

② 환자의 의료보장 적용

교통사고 환자라 하더라도, 다음과 같은 경우에는 건강보험이나 의료급여, 산재보험 등을 적용해야 한다. 다음과 같이 건강보험 및 의료급여를 적용해야 하는 경우는 보험자에게 급여 적용 사실을 통보한다.

㉮ 가해차량 운전자 또는 피보험자의 부모, 배우자, 직계자녀의 부상

㉯ 운전자 본인의 부상

㉰ 뺑소니 차량에 의한 사고(책임보험 범위 내 제외)

㉱ 무보험 차량에 의한 사고로 가해자의 보상능력 부재(책임보험 범위 초과분)

㉤ 천재지변, 소요사태로 인한 사고

또한, 업무용이나 영업용 자동차를 직접 운전하다가 사고를 유발한 운전자나 피보험자가 부상을 당한 경우는 산업재해 보상보험을 적용하여야 한다.

그러나 고의의 범죄행위사고 및 무면허 운전자 본인사고, 음주운전시 사고는 건강보험급여가 제한되므로 민원발생의 소지를 없애기 위해 국민건강보험공단(또는 의료급여인 경우 시 · 군 · 구청)에 통보하여 급여여부를 결정하도록 한다.

자동차 사고시 보험(가입)회사 통보사항
• 사고일시 및 사고장소 • 보험자 : 성명, 전화번호 • 피보험차량 : 번호, 차명 • 운전자 : 성명, 성별, 나이, 주민등록번호, 면허번호 • 피해자 : 성명, 성별, 나이, 치료병원명, 피해상태(부상, 사망) • 피해물 : 차량번호, 소유자명, 정비공장명 및 전화번호 • 사고내용 : 6하원칙에 의거 기록 • 책임보험 계약상황 : 가입회사, 계약번호, 보험기간(종합보험과 상이한 보험회사에 가입한 경우) • 신고 : 경찰서 신고여부, 경찰서명 등

(2) 진료비 관리

① 진료의 기준

의료기관은 교통사고 환자의 조속한 원상회복을 위하여 필요한 진료에 최선을 다하되, 그 진료는 보편, 타당한 방법 범위 및 기술 등에 따라 이를 행하여야 한다.

② 진료수가의 인정 범위

교통사고 환자의 진료비는 보건복지부장관이 일반환자의 진료에 관하여 의학적으로 보편 · 타당한 방법, 범위 및 기술 등으로 인정한 진료기준(고시 및 지침 포함) 및 국민건강보험법 제24조 제1항과 동법 시행령 제24조의 규정에 의해 보건복지부장관이 고시하는 건강보험 요양급여 행위 및 그 상대가치 점수를 기준으로 한다.

③ 급여 제한

자동차 보험으로 보장되지 않는 제한 범위는 다음과 같다.

㉮ 당해 자동차사고와 인과관계가 없는 상병에 대한 진료비. 다만, 당해 자동차 사고 당시는 증상이 없었으나, 환자에게 고의 또는 중대한 과실이 없고, 의료기관 또한 고의 또는 과실 없이 진료 중에 발생한 증상(합병증)은 급여

㉯ 당해 자동차 사고가 있기 전부터 있었던 증상(기왕증)에 대한 진료비. 단, 기왕증도 당해 자동차 사고 때문에 악화된 경우, 그 악화로 인하여 추가된 진료비는 급여

㉰ 교통사고 환자의 요구에 의하여 상급병실을 사용하였거나 치료 이외의 목적 의 진

료를 행한 경우에 일반 병실료와의 차액 및 치료 이외 목적의 진료로 인해 발생한 비용. 다만, 진료 상 필요한 경우나 의료기관의 병실 사정으로 부득이 상급병실을 이용할 경우(7일 이내)는 급여

㉣ 자동차 보험 환자가 의료기관의 퇴원 또는 전원(轉院) 지시에 불응하는 경우에 그 지시일 다음 날부터 그 의료기관에 입원하여 증가된 진료비

㉤ 인정범위에서 제외되는 비용은 교통사고 환자가 부담

④ 환자관리의 주요 내용

재원환자를 관리하는 담당자는 다음의 주요 업무와 핵심사항에 대하여 숙지하고 업무를 수행해야 한다.

㉮ 보험회사 및 보호자의 보증 유무 확인과 보완

㉯ 종합보험 미 가입 차량에 의한 사고 환자의 채권 확보

㉰ 자동차 보험에 제외되거나, 책임보험을 초과하여 진료비가 발생한 경우의 수가 유형 관리 및 적용

㉱ 사고와 무관한 질병, 질환 진료비 확인과 구분 및 본인부담금 청구, 회수

㉲ 진단서 발급 및 추가 상병 발생 확인과 진단 기간 관리

㉳ 외출(원칙적 금지), 전실 · 전과 관리

㉴ 장기 재원환자 관리 및 적기 퇴원 유도

㉵ 의료진과 보험회사와의 협조 업무

교통사고환자 진료비 안내문

뜻하지 않은 교통사고로 고통을 겪고 계시는 귀하와 가족분들께 진심으로 위로의 말씀을 드리며, 조속히 쾌유하시길 바랍니다. 교통사고로 인하여 처리되는 진료비에 대한 이해를 돕고자 다음과 같이 안내를 드립니다.

－다　　음－

> 교통사고로 인한 진료비는 보험회사에서 지급되고, 기존질병에 대한 진료비는 건강보험 등으로 처리됩니다.

1. 교통사고로 인해 발생된 진료비는 자동차보험으로 처리됩니다. 이 경우 의료기관은 이에 해당하는 진료비를 교통사고환자에게 직접 청구할 수 없습니다.
2. 기존 질병 및 해당 자동차사고와 관련이 없는 상병에 대한 진료비는 건강보험 등으로 처리되며 이 경우 환자측의 본인부담금이 발생합니다.
3. 다만, 기존질병이라고 하여도 당해 교통사고로 인하여 악화된 경우, 그 악화로 인한 진료비 또는 자동차사고와 인과관계가 없으나 고의 또는 과실 없이 진료 중에 발생한 합병증 진료비는 자동차보험으로 처리됩니다.

※ 관련규정

1.「자동차손해배상보장법」제12조
2. 국토교통부 고시「자동차보험진료수가에 관한 기준」제6조 제1항

손해보험협회 · 대한의사협회 · 대한병원협회 · 대한치과의사협회 · 대한한의사협회

(담당자 : ○○ 화재(공제), ○○○, 전화 －)

(3) 자동차보험 미수금 관리

자동차보험 환자의 진료미수금 관리업무 수행과정의 가장 큰 어려움은 환자의 증상과는 상관없이 상급병실료와 선택진료비(청구대상의료기관에 한함)에 대한 지급 보증이 제외되기 때문에 환자와 병원 또는 관계기관과 병원간의 다툼이 발생할 수 있기 때문에 사전관리가 필요하다. 또한 보험회사 담당자의 잦은 교체로 인한 업무의 인계가 잘 되지 않아 업무처리에 상당한 어려움이 발생하기도 한다. 그리고 승인상병과 관계없는 기왕증에 대한 진료 및 외래환자의 소액 미수금관리에 문제가 없도록 관리가 필요하다.

2. 입원환자관리

(1) 교통사고환자 접수

1차적으로 접수한 보호자에게 교통사고 여부를 확인하고 보험가입여부, 차량번호, 피보험자를 확인하고 6하 원칙에 의해서 사고경위를 확인한다. 보험가입자의 경우에는 사고접수번호를 확인 후 해당보험사에 연락하여 "진료비지급보증서"를 Fax 등을 이용하여 문서로 제공받아 진료비 처리를 후불로 처리할 수 있도록 조치하고 보험사와 연락을 취할 수 없는 경우에는 보호자에게 진료비를 수납 후 보험사에 청구할 수 있도록 안내한다. 자동차사고의 경우 보호자나 운전자의 진술만으로 보험급여 적용여부 확인이 불가능 하므로 병원근무자는 중간적인 입장에서 병원의 업무처리방침을 안내하여 주고 양측이 스스로 시비를 가리도록 한다.

(2) 입원환자의 관리

① 보험회사 등에 자동차보험진료수가를 청구할 수 있는 의료기관은 교통사고로 입원한 환자의 외출이나 외박에 관한 사항을 기록 · 관리하여야 한다.

② 입원환자는 외출하거나 외박하려면 의료기관의 허락을 받아야 한다.

③ 자동차보험진료수가의 지급 의사 유무 및 지급 한도를 통지한 보험회사 등은 입원환자의 외출이나 외박에 관한 기록의 열람을 청구할 수 있다.

(3) 입원환자의 외출 또는 외박에 관한 기록 관리

의료기관은 교통사고로 입원한 환자의 외출 또는 외박에 관한 사항을 기록 · 관리한다.

<table>
<tr><td colspan="4">[별지 제3호의2서식]</td><td colspan="7">외출 · 외박 기록표</td></tr>
<tr><td colspan="6"></td><td colspan="5">(20 년 월)</td></tr>
<tr><td rowspan="2">순번</td><td rowspan="2">환자 이름</td><td>생년월일</td><td rowspan="2">환자 또는 그 보호자의 서명</td><td rowspan="2">외출 · 외박 사유</td><td rowspan="2">허락 기간</td><td rowspan="2">허락한 의료인 등의 서명</td><td rowspan="2">외출 · 외박 일시</td><td rowspan="2">귀원 일시</td><td rowspan="2">귀원을 확인한 의료인 등의 서명</td><td rowspan="2">비고</td></tr>
<tr><td>주소</td></tr>
<tr><td rowspan="2"></td><td rowspan="2"></td><td></td><td rowspan="2"></td><td rowspan="2"></td><td rowspan="2">월 일
시 분
~ 월 일
시 분</td><td rowspan="2"></td><td rowspan="2"></td><td rowspan="2"></td><td rowspan="2"></td><td rowspan="2"></td></tr>
<tr><td></td></tr>
</table>

(4) 교통사고환자의 퇴원 · 전원 지시

의료기관은 입원 중인 교통사고환자가 수술 · 처치 등의 진료를 받은 후 상태가 호전되어 더 이상 입원진료가 필요하지 아니한 경우에는 그 환자에게 퇴원하도록 지시할 수 있고, 생활근거지에서 진료할 필요가 있는 경우 등 대통령령으로 정하는 경우에는 대통령령으로 정하는 다른 의료기관으로 전원(轉院)하도록 지시할 수 있다.

(5) 교통사고환자 전원지시

전원은 “생활근거지에서 진료할 필요가 있는 경우 등 대통령령으로 정하는 경우”란 입원 중인 교통사고환자가 수술 · 처치 등의 진료를 받은 후 해당 의료기관 또는 담당의사의 의학적 판단 결과 상태가 호전되어 더 이상 진료 중인 의료기관에서의 입원진료가 필요하지 않아 생활근거지에 소재한 의료기관 또는 제2항에 따른 다른 의료기관으로 옮길 필요가 있는 경우를 말한다.

(6) 진료기록의 열람

① 보험회사 등은 의료기관으로부터 자동차보험진료수가를 청구 받으면 그 의료기관에 대하여 관계 진료기록의 열람을 청구할 수 있다.

② 심사 등을 위탁받은 전문심사기관은 심사 등에 필요한 자료를 의료기관에 요청할 수 있다.

③ 의료기관은 정당한 사유가 없는 한 이에 응하여야 한다.

④ 보험회사 등은 보험금 지급 청구를 받은 경우 대통령령으로 정하는 바에 따라 경찰청 등 교통사고 조사기관에 대하여 교통사고 관련 조사기록의 열람을 청구할 수 있다.

⑤ 보험회사 등 또는 전문심사기관에 종사하거나 종사한 자는 진료기록 또는 교통사고 관련 조사기록의 열람으로 알게 된 다른 사람의 비밀을 누설하여서는 아니 된다.

(7) 교통사고 관련 조사기록의 열람 청구

① 법 제14조 제4항 전단에 따라 보험회사 등이 경찰관서에 열람을 청구할 수 있는 교통사고 관련 조사기록은 국가경찰공무원이 작성한 교통사고보고서 중 ㉮ 교통사고 발생 일시, 장소 및 원인 ㉯ 교통사고 유형 및 피해상황 ㉰ 무면허운전 및 음주운전 여부에 관한 기록으로 한다.

② 보험회사 등이 법 제14조 제4항 전단에 따라 교통사고 관련 조사기록의 열람을 청

구하는 경우에는 열람예정일 7일 전까지 열람청구서에 열람사유서를 첨부하여 경찰관서에 제출하여야 한다.

③ 제1항에 따른 열람의 청구를 받은 경찰관서는 수사에 지장을 초래하는 등 특별한 사유가 있는 경우를 제외하고는 열람방법, 열람장소 및 열람범위 등을 정하여 서면, 전자우편 또는 휴대전화 등의 방법으로 알려야 한다.

(8) 책임보험 등의 보상한도를 초과하는 경우에의 준용

자동차보유자가 책임보험 등의 보상한도를 초과하는 손해를 보상하는 보험 또는 공제에 가입한 경우 피해자가 책임보험 등의 보상한도 및 이를 초과하는 손해를 보상하는 보험 또는 공제의 보상한도의 범위에서 자동차보험진료수가를 청구할 경우에도 제10조부터 제13조까지, 제13조의2 및 제14조를 준용한다.

3. 입원료 및 식대

(1) 입원료 및 식대의 기본원칙

① 의료기관은 의학적인 판단상 교통사고 환자의 입원이 불필요하다고 판단한 경우에는 그 소견을 보험회사 등에게 서면 통지하여야 한다.

② 보험회사 등은 초진기간이 지난 입원환자의 호전 정도를 관찰, 입원이 불필요하다고 판단되는 경우에는 해당 의료기관에 입 · 퇴원 여부를 질의하여야 한다.

③ 의료기관은 보험회사 등의 소견 의뢰에 대하여 반드시 회신하여야 하며 그 회신기한은 보험회사 등의 소견 의뢰 공문을 수령한 날로부터 7일(토요일, 공휴일 제외) 이내로 한다.

④ 의료기관이 보험회사 등의 입 · 퇴원 여부 질의에 대하여 회신을 거부하거나 지연한 경우에는 해당 지연기간에 대한 입원료 및 식대는 의료기관이 부담한다.

⑤ 보험회사 등이 의료기관으로부터 공식적인 퇴원, 전원 또는 통원소견을 통지받았음에도 불구하고 입원진료비 지급보증을 중지하지 아니한 경우에는 그 중지의사 미통지 기간에 대한 입원료 및 식대는 보험회사 등이 부담한다.

⑥ 보험회사 등은 교통사고 환자가 입원한 경우 당해 교통사고 환자 또는 그 보호자에게 '교통사고로 인한 상해 및 질병에 대한 진료비는 자동차보험에서 지급하고,

환자의 기존 질병 및 당해 교통사고와 관련이 없는 상해 및 질병에 대한 진료비는 국민건강보험 등으로 처리됨'을 서면으로 안내하여야 한다.

⑦ 주치의의 의학적 판단 또는 심사청구사건에 대한 심의회의 심사 결과 해당 교통사고 환자의 입원사유가 교통사고와 인과 관계없는 상해 및 질병으로 인한 것으로 결정된 때에는 그로 인한 입원료 및 식대는 인정하지 아니한다.

(2) 입원료 및 식대 심사지침

① 보험회사 등의 입 · 퇴원여부 질의에 대하여 의료기관이 7일(토요일, 공휴일 제외)이 지나도록 회신을 거부하거나 지연한 경우

⇒ 회신 마감일 이후부터 회신통지가 보험회사 등에게 도달된 날까지의 입원료 및 식대는 의료기관의 부담으로 심사 · 결정한다.

② 보험회사 등이 의료기관으로부터 퇴원, 전원 또는 통원 가능 소견을 통지받았음에도 불구하고 입원진료비에 대한 지급보증 중지통보를 아니한 경우

⇒ 퇴원, 전원 또는 통원가능소견 통지를 받은 날부터 보험회사 등의 입원진료비 지급보증중지 공문이 의료기관에 도달된 날까지의 입원료 및 식대는 전액 인정하는 것으로 심사 · 결정한다.

③ 이전 진료기관에서 퇴원 또는 통원 소견의 통지가 있었음에도 불구하고 교통사고 환자가 전원하여 입원한 경우

⇒ 환자가 전원하여 입원하게 된 경우 해당 의료기관은 반드시 환자가입원한 시각부터 24시간(공휴일 제외) 내에 입원진료비에 대한 보험회사 등의 지급보증여부를 서면으로 확인받아야 한다. 이 경우 보험회사 등이 입원 진료비 지급보증 통보를 했던 경우에 한하여 입원료 및 식대를 인정한다.

④ 보험회사 등의 입 · 퇴원 여부 질의결과 의료기관이 일정시점까지 입원할 필요가 있다고 회신한 경우

⇒ 제1차 질의회신에 의한 입원연장기간에 대한 입원료 및 식대는 원칙적으로 전액 인정하는 것으로 심사 · 결정한다.

⑤ 부득이한 사유로 인하여 의사의 허락하에 외출 · 외박한 경우

⇒ 1일 외박한 경우 입원료는 전액을 인정하고, 2일 이상 외박한 경우는 입원료 중 병원관리료만 인정한다.

⑥ 환자가 무단으로 외출 · 외박하는 사례가 잦은 경우

⇒ 무단 외출 · 외박일 이후의 입원료 및 식대는 전액 불인정한다.

⑦ 주치의의 의학적 판단 또는 심사청구사건에 대한 심의회의 심사 결과 해당 교통사고 환자의 입원사유가 교통사고와 인과 관계없는 상해 또는 질병으로 인한 것으로 결정된 경우

⇒ 해당 입원기간에 대한 입원료 및 식대는 인정하지 아니하고, 자동차손해배상보장법 이외의 해당 법령에 따라 청구할 것을 의료기관에 안내한다.

⑧ 의사표시의 정확한 전달과 표준화를 위하여 보험회사 등 및 의료기관이 사용하여야 할 서식을 사용한다(서식 참조).

4. 자동차보험의 진료수가적용 및 비급여대상, 기타사항

(1) 자동차보험의 수가는 보건복지부장관이 고시한 건강보험수가를 근간으로 국토교통부장관이 고시한 수가를 적용한다.

(2) 요양기관종별가산율과 입원료적용은 산재보험적용과 동일하다.

- 요양기관 종별가산율은 상급종합병원 45%, 종합병원 37%, 병원 21%, 의원은 15% 적용한다.

(3) 기본진료료 중 진찰료는 건강보험수가를 적용하고 입원료는 별도산정기준에 의한다. 혈액 및 혈액성분제제의 수가도 건강보험수가를 적용한다.

(4) 약품 및 재료재 수가는 의료기관의 실구입가(약가의 경우 실구입가 또는 상한가 내 가중평균가)를 적용한다.

(5) 자동차보험의 비급여대상은 자동차보험사고와 관련이없는 질환의 진료 및 상급병실차액 등이 있다(단 상급병실차액 진료비는 보험사 인정시는 급여).

▣ 건강보험에서 보험급여가 되지 않는 사항 중 자동차 보험 급여가 되는 사항

건강보험에서 급여가 되지 않는 사항 중 자동차보험 급여가 되는 사항은 진단서발급료, 초음파 진단료, 보철, 보조기, 방사선검사 인정범위(MRI, PET)확대, 특수검사(수면 다원 검사, 위장출혈검사, 임상심리검사 등), 피부성형술, 재활치료 등이 있다.

▣ **자동차보험 급여제한사항 및 기타사항 관리**

① 고의의 범죄행위사고 및 무면허 운전자 본인사고, 음주 운전 시 사고는 국민건강보험공단에 "급여제한여부통보서"의 회신에 의거 처리한다.

② 뺑소니 차량에 의한 사고는 책임보험 한도 내 에서는 자동차보험을 적용하고 초과분은 건강보험이나 의료급여로 처리한다.

③ 업무용이나 영업용 자동차를 직접 운전하다가 사고를 유발한 운전자나 피보험자가 부상을 당한 경우는 산업재해 보상보험을 적용한다.

▣ **자동차보험환자의 진료시 승인상병 외 진료시 보험적용 사항**

자동차사고와 관련이 없는 진료시(기왕증 및 만성질환 등)는 건강보험 또는 의료급여를 적용하여 본인부담을 수납하고 별도로 구분하여 보험자부담금을 청구한다.

▣ **자동차보험의 진료비청구(명세서 작성)**

① 자동차진료비 청구기관은 건강보험심사평가원이며 진료비지급은 각 보험사가 지급한다.

② 진료비청구는 건강보험과 동일(의과, 치과, 외래, 입원 구분)하며 청구매체는 EDI(전자문서교환방식)로 하고, 명세서 작성방법은 건강보험과 동일하다.

③ 진료수가산정방법은 건강보험기준과 국토교통부장관의 고시에 따른다.

④ 자동차보험 진료비청구서식과 청구요령을 숙지한다.

5. 자동차보험 진료수가 기준 및 청구 · 지급

1) 자동차보험진료수가에 관한 기준

이 고시(국토교통부 고시)는 자동차보험진료수가에 관하여「자동차손해배상 보장법」제15조 및 같은 법 시행규칙 제7조에서 위임한 사항과 그 시행에 관하여 필요한 사항을 규정함을 목적으로 한다.

2) 진료의 기준 및 진료수가의 인정범위

(1) 진료의 기준

의료기관은 교통사고 환자의 조속한 원상회복을 위하여 필요한 진료에 최선을 다하되, 그 진료는 보편. 타당한 방법. 범위 및 기술 등에 따라 이를 행하여야 한다.

(2) 진료수가의 인정범위

① 교통사고환자에 대한 진료수가의 인정범위는 다음 각 호에 따른다.

㉮ 「국민건강보험법」제41조제3항 및 제4항에 따라 보건복지부장관(보건복지부장관이 그 권한을 위임하거나 위탁한 경우에는 그 위임 또는 위탁을 받은 자를 포함한다. 이하 같다.)이 정한 내역 및 기준

㉯ 「국민건강보험법」 시행규칙 별표7에 따른 '장애인보장구에 대한 보험급여기준'

㉰ 「응급의료에 관한 법률」 제23조제1항에 따른 응급의료수가기준

② 제1항에서 정한 인정범위(건강보험기준)와 달리 정하는 사항에 대해서는 다음 각 호에 따른다.

㉮ 건강보험기준과 달리 적용할 필요에 의하여 별표 1에 규정된 사항

㉯ 건강보험기준에 규정되지 않았거나 요양급여로 정하지 아니한 진료항목에 대해 별표 2에 규정된 사항

㉰ 제2호에서 정하지 아니한 항목의 진료수가에 대하여 고용노동부장관이 고시한 「산업재해보상보험 요양급여 산정기준」의 별표 "산재보험에서 추가로 인정하는 요양급여의 범위 및 비용산정기준"에 규정된 사항. 다만, 제1절 치과보철의 [진료원칙] 중 제6호, 제7절 보험급여청구서 확인 및 진단서 발급수수료, 제10절 재활보조기구 처방 및 검수료, 제11절 이송료, 제14절 전신해부에 따른 비용, 제15절 재활치료료 중 제3호는 제외한다.

③ 진료수가 적용기준 및 방법에 관한 세부사항은 별표 3에 따른다.

④ 제2항제2호 및 제3호에 명시된 항목이 건강보험기준의 개정으로 새로이 요양급여의 범위에 포함되는 경우에는 그 날부터 건강보험기준에 따른다.

⑤ 법 제31조제1항제1호에 따른 의료재활시설의 재활의학과 전문의가 다음 각 호의 어느 하나에 해당하는 환자의 동의를 받아 시범재활치료를 할 경우에는 별표 4에 따른다.

㉮ 사고 후 2년 이내의 기간 동안 치료 중인 환자로서 적극적인 재활치료의 효과가 기대되는 경우

㉯ 사고 후 2년이 경과하였으나 부적절한 치료(전문재활치료를 중단한 경우 등)를 받은 환자로서 적극적인 재활치료의 효과가 기대되는 경우

(3) 진료수가 인정 제외대상

① 제5조에 따른 인정범위의 진료비에도 불구하고 다음 각 호에 해당하는 진료비는 그 인정범위에서 제외된다.

㉮ 명백히 해당 자동차사고와 인과관계가 없는 상병(傷病)에 대한 진료비. 다만, 해당 자동차사고 당시에는 증상이 없었으나 환자에게 고의 또는 중대한 과실이 없으며 의료기관 또한 고의 또는 과실 없이 진료 중에 발생한 증상("합병증"을 말한다)에 대한 진료비는 그러하지 아니하다.

㉯ 해당 자동차사고가 있기 전에 이미 가지고 있던 증상("기왕증"을 말한다)에 대한 진료비. 다만, 기왕증이라 하여도 해당 자동차사고로 인하여 악화된 경우에는 그 악화로 인한 진료비는 그러하지 아니하다.

㉰ 교통사고환자의 요구로 발생한 상급병실료(일반병실료와의 차액). 다만, 「보험업법」에 따라 인가된 자동차보험약관이 정하는 기준에 의하여 부득이하게 상급병실을 사용한 경우에는 그러하지 아니하다.

㉱ 교통사고환자가 제12조제1항에 따른 의료기관의 퇴원 또는 전원(轉院) 지시에 불응하는 경우에 그 지시일의 다음 날부터 그 의료기관에서 입원함으로 인하여 증가된 진료비. 다만, 퇴원 또는 전원 지시에 따라 통원치료 또는 다른 의료기관으로 전원하여 발생한 진료비는 그러하지 아니하다.

② 제1항에 따라 진료수가의 인정범위에서 제외되는 비용은 교통사고환자 등에게 청구할 수 있다. 다만, 제1항제1호 단서 중 의료기관의 고의 또는 과실로 인한 합병증에 대한 진료비는 그러하지 아니하다.

(4) 자동차보험 진료체계

보험가입자가 자동차사고를 당하였을 경우는 별도의 진료체계(1, 2차) 없이 각 보험사의 지급보증에 의한 의료기관이 진료 후 진료비 심사위탁기관인 건강보험심사평가원으로 청구한다(자동차보험 지정병원 별도 없음).

6. 진료수가 산정방법

(1) 진료수가의 산정방법

① 제5조의 진료수가 인정범위는 다음 각 호의 비용으로 산정하되, 제4호 및 제5호는 각 호의 순서에 따라 적용한다.

㉮ 건강보험기준 중 상대가치점수, 금액이 정해진 행위 · 치료재료, 상한금액이 정해진 약제에 대해서는 「국민건강보험법」 제45조제4항 및 제46조, 같은 법 시행령 제21조제2항, 제3항제1호 · 제3호 및 제22조에 따른 요양급여의 상대가치점수 및 금액

㉯ 제5조제1항제2호에 의한 장애인보장구는 「국민건강보험법」 시행규칙 [별표7]에 의한 금액

㉰ 제5조제2항 제1호부터 제3호까지에서 정한 항목 및 제5조제5항에서 정한 항목에 대해서는 그 항목의 점수 및 금액

㉱ 제1호 및 제3호에서 비용이 정해지지 아니한 행위는 「건강보험 행위 급여 · 비급여 목록표 및 급여 상대가치점수」 "제2부 행위 급여목록 · 상대가치점수 및 산정지침" 중 가장 유사한 분류항목의 점수 및 금액

㉲ 건강보험기준의 비급여대상으로 상대가치점수가 정해지지 아니한 행위는 해당 진료에 소요된 실제비용, 비급여로 정해진 치료재료 및 상한금액이 정해지지 않은 약제는 의료기관의 실구입가

② 제1항에도 불구하고 제5조제2항 각 호의 인정범위 중 금액으로 정한 항목은 의료기관 종별가산율을 적용하지 아니하되, 별도로 가산을 인정하는 항목은 그러하지 아니하다.

③ 개별 의료기관이 제5조의 진료수가 인정범위에 해당하는 비용에 관하여 별도로 정한 금액 또는 실제 구입금액이 제1항제1호부터 제4호까지의 규정에 따라 정한 금액보다 낮은 경우에는 제1항제1호부터 제4호까지의 규정에도 불구하고 그 금액을 산정한다.

따라서 자동차보험 진료수가는 진료료, 약가, 진료재료대 및 기타 비용으로 구분하여 제7조 내지 제10조의 규정에 의하여 각각 산정된 금액의 합계로 한다.

(2) 진료료의 산정

① 진료료는 건강보험기준에 정한 진료료에 대하여는 그 금액에 따른다. 이 경우 건강보험기준의 제1편 제1부 일반원칙 Ⅱ. 요양기관 종별가산율 제1항 중 가목(상급종합병원)의 가산율은 45%, 나목(종합병원)의 가산율은 37%, 다목(병원)의 가산율은 21%, 라목(의원)의 가산율은 15%로 하여 이를 산정한다.

② 제1항에 의한 진료료의 산정에 있어 건강보험기준의 산정지침중 별표 1에 열거된 진료항목에 대하여는 그 표에서 규정하는 바에 의하여 이를 달리 적용한다.

③ 건강보험기준에서 정하지 아니한 진료항목에 대한 진료료는 별표 2에 의하고, 별표 2에서도 규정되지 아니한 진료항목에 대한 진료료는 건강보험기준에서 가장 유사한 분류항목을 준용하여 진료료를 산정한다. 다만, 준용하기 곤란한 특수한 진료행위이거나 새로운 진료행위인 경우에는 심의회가 정한 진료료에 의하며, 심의회가 정한 진료료가 없는 경우에는 당해 진료에 소요되는 실제비용으로 이를 산정한다.

④ 개별 의료기관이 진료료에 관하여 별도로 정한 금액이 제1항 내지 제3항의 규정에 의하여 산정한 금액보다 낮은 금액인 경우에는 제1항 내지 제3항의 규정에 불구하고 그 금액을 진료료로 산정한다.

(3) 약가의 산정

진료에 수반되어 사용된 의약품의 가격은 건강보험기준에 의하여 이를 산정한다.

(4) 진료 재료대의 산정

진료에 사용된 재료대는 건강보험기준에서 별도로 산정할 수 있도록 규정한 경우에는 그 산정방법에 의한 가격에 의하여 산정하되, 복수의 가격이 존재하는 경우에는 순서에 의한다. 다만, 심의회가 별도의 가격을 정한 경우에는 그 가격에 의한다.

(5) 기타 비용의 산정

제7조 내지 제9조의 규정에 의하여 정해지지 아니한 진료에 관한 비용은 당해 의료기관의 실제비용에 의한다. 다만, 심의회가 별도의 산정기준을 정한 경우에는 그 기준에 의한다.

[별표 1] 건강보험기준 및 응급의료기준 중 달리 적용하는 사항(제5조제1항제1호관련)

대 분 류	건강보험기준 및 응급의료기준 중 달리 적용하는 사항
일반사항	[의료기관 종별가산율]「건강보험 행위 급여 · 비급여목록표 및 급여 상대가치점수」의 제1편 제1부 "II. 요양기관 종별가산율" 1항의 의료기관 종별에 따라 가산하는 비율을 다음과 같이한다. 1. 가목은 45% 2. 나목은 37% 3. 다목은 21% 4. 라목은 15%
제1장 기본진료료	[입원료]「건강보험 행위 급여 · 비급여목록표 및 급여 상대가치점수」제1편 제2부 제1장 [산정지침] 2.입원료 등 라. (5) 및 (6)을 다음과 같이 한다. 1. 상급종합병원과 종합병원을 제외한 의료기관의 입원료(가-2)는 입원 51일째부터 150일까지는 해당 점수의 90%를 산정하고(산정코드 첫 번째 자리에 '8'로 기재), 입원 151일째부터 해당 점수의 85%를 산정한다.(산정코드 첫 번째 자리에 '9'로 기재). 2. 종합병원의 입원료(가-2)는 입원기간에 관계없이 해당 점수의 100%를 산정한다. 3. 상급종합병원의 입원료(가-2, 가-9)는 입원기간에 관계없이 해당 점수의 100%에 병원관리료 100%를 가산하여 산정한다.
제5장 주사료	[주사료] 피하 또는 근육내주사(마-1)는 외래는 1일 1회, 입원은 1일 4회 이내만 산정한다. 다만, 응급을 요하거나 진료상 반드시 필요한 경우에는 예외로 한다. 수액제 주입로를 통한 주사(마-5-1)는 외래는 1일 1회, 입원은 1일 4회 이내만 산정한다.
제7장 이학요법료	[이학요법료] 표층열치료(사-101), 한냉치료(사-101-1), 경피적전기자극치료(사-104), 간섭파전류치료(사-104의 '주')는 수상일로부터 17일까지 외래는 1일 1회 2부위까지, 입원은 1일 2회 2부위까지 산정하며, 수상일로부터 18일 이후부터는 부위 불문하고 외래는 1일 1회, 입원은 1일 2회만 산정한다.
제9장 처치 및 수술료 등	[처치 및 수술료 등] 안면 또는 경부에 대하여 창상봉합술(자-2-가)을 시행한 경우에는 1회의 시술에 한하여 별도로 50,000원을 산정한다.(키-9, VI010)
	[처치 및 수술료 등] 「건강보험 행위 급여 · 비급여목록표 및 급여 상대가치점수」제1편 제2부 제9장 자-24 반흔구축성형술[운동제한이 있는 것], 저-21 자가 지방 혹은 진피-지방이식술, 자-13-1 색소레이저광선치료'는 다음의 키-10 반흔구축성형술, 키-11 자가 지방 혹은 진피-지방이식술, 키-14 레이저 반흔성형술로 산정한다. 키-10 반흔구축성형술 Release of Scar Contracture 주: 1. 운동제한유무와 관계없이 산정한다. 2. 안면성형술시 사용된 봉합사는 실구입가로 산정한다. 3. Z-plasty 혹은 W-plasty 등 국소피판에 해당하는 피부성형술을 시행한 경우 시술전 반흔길이의 1.5배를 산정한다. 가. 안면(cm당) (1) 상급종합병원 100,000원(VI021) (2) 종합병원 80,000원(VI022) (3) 병원 70,000원(VI023) (4) 의원 60,000원(VI024) 나. 기타부위(cm당) (1) 상급종합병원 70,000원(VI031) (2) 종합병원 60,000원(VI032) (3) 병원 50,000원(VI033) (4) 의원 40,000원(VI034)

	키-11 자가 지방 혹은 진피-지방이식술 Autogenous Fat Graft or Dermo-Fat Graft 주: 2부위 이상 시술시 이식한 부위 면적을 합하여 산정한다. 가. 4cm^2 미만 511,800원(VI041) 나. 4cm^2 이상~16cm^2 미만 716,520원(VI042) 다. 16cm^2 이상~36cm^2 미만 921,240원(VI043) 라. 36cm^2 이상~100cm^2 미만 1,535,400원(VI044) 마. 100cm^2 이상 2,047,200원(VI045)
	키-14 레이저 반흔성형술 주: 2부위 이상 시술시 면적을 합산하며, 레이저 종류를 불문하고 산정한다. 가. 0~25cm^2 미만 153,540원(VI071) 나. 25cm^{2}이상~100cm^{2}미만 255,900원(VI072) 다. 100cm^2 이상~358,260원(VI073)
제14장 한방시술 및 처치료	[시술료] 온냉경락요법(하-70)은 수상일로부터 17일까지 외래는 1일 1회 2부위까지, 입원은 1일 2회 2부위까지 산정하며, 수상일로부터 18일 이후부터는 부위 불문하고 외래는 1일 1회, 입원은 1일 2회만 산정한다.
응급의료 기준	[응급의료관리료] 응급의료수가기준의 2.산정기준 "가"항에 의거 응급실에서 응급환자 또는 응급실에 내원한 환자에게 응급처치 및 응급의료를 행한 경우 초일에 한하여 산정하되, 응급환자에 해당되지 않는 환자의 경우에도 보험회사등이 응급의료관리료 전액을 부담한다.

7. 진료수가의 청구 · 지급절차 및 방법

(1) 진료수가의 청구

① 「자동차손해배상 보장법 시행규칙」 제6조의2 및 제6조의3에 따른 진료수가의 청구 · 지급절차 및 방법 등은 국토교통부장관이 정하여 고시하는 「자동차보험진료수가 심사업무처리에 관한 규정」을 따른다.

② 의료기관이 제1항에 따라 진료수가를 청구할 때에는 반드시 해당 교통사고환자에 대한 진료기록부 등의 기록내용에 근거하여 청구서 등을 작성하여야 한다.

③ 의료기관이 제1항에 따라 다음 각 호의 진료수가를 청구할 때에는 그 내용 · 근거 및 진료비용을 객관적으로 알 수 있도록 소명하여야 한다. 이 경우 그 소명이 없거나, 소명된 내용 · 근거 및 진료비용이 객관적으로 인정될 수 없는 부분의 진료비는 교통사고환자 진료비의 인정범위에서 제외된다.

- 제6조제1항 각 호의 단서에 해당하는 진료비
- 별표 1에 명시된 진료항목(종별가산율 및 입원료는 제외)에 대한 진료비중 건강보험기준을 초과하는 진료비

㉮ 보험금 등의 청구

㉠ 보험가입자 등에게 제3조에 따른 손해배상책임이 발생하면 그 피해자는 대통령령으로 정하는 바에 따라 보험회사 등에게 「상법」 제724조 제2항에 따라 보험금등을 자기에게 직접 지급할 것을 청구할 수 있다. 이 경우 피해자는 자동차보험진료수가에 해당하는 금액은 진료한 의료기관에 직접 지급하여 줄 것을 청구할 수 있다.

㉡ 보험가입자 등은 보험회사 등이 보험금 등을 지급하기 전에 피해자에게 손해에 대한 배상금을 지급한 경우에는 보험회사 등에게 보험금 등의 보상한도에서 그가 피해자에게 지급한 금액의 지급을 청구할 수 있다.

㉯ 보험금 등의 지급청구 절차

㉠ 법 제10조 제1항에 따라 보험금 또는 공제금의 지급을 청구하거나 법 제11조제1항에 따라 가불금의 지급을 청구하려는 자는 보험회사 또는 공제사업자에 다음의 사항을 적은 청구서를 제출하여야 한다.

청구서를 제출내용
1. 청구인의 성명 및 주소 2. 청구인과 사망자의 관계(피해자가 사망한 경우만 해당한다) 3. 피해자 및 가해자의 성명 및 주소 4. 사고 발생의 일시 · 장소 및 개요 5. 해당 자동차의 종류 및 등록번호 6. 보험가입자(공제가입자를 포함한다. 이하 같다)의 성명 및 주소 7. 청구금액과 그 산출 기초

㉡ 보험회사 등은 보험금 등 또는 가불금을 적절하게 지급하기 위하여 필요하다고 인정하면 제2항 제1호에 따른 진단서를 제출하는 자에게 보험회사 등이 지정하는 자가 작성한 진단서를 제출하게 할 수 있으며, 이 경우 진단서 작성에 필요한 비용은 보험회사 등이 부담한다.

(2) 진료기록의 확인청구

① 보험회사 등은 진료수가 지급을 위하여 관계 진료기록이 필요한 경우 법 제12조의2제1항에 따라 위탁한 심사평가원 또는 의료기관에게 진료기록의 확인을 청구할 수 있다. 이 경우 그 청구는 별지 제1호 서식에 의한다.

② 제1항에 따른 보험회사 등의 확인청구 내용이 진료에 관한 사실확인 및 진료수가 지급에 필요한 범위를 명백히 초과한 것으로 판단되는 경우 심사평가원 또는 의료기관은 관계진료기록의 일부만을 확인하게 하거나 그에 응하지 아니할 수 있다. 이 경우에는 보험회사 등에게 그 사유를 소명하여야 한다.

(3) 전자문서교환방식의 표준화

① 국토교통부장관은 보험회사 등, 의료기관 및 심의회가 다음 각 호의 업무를 효율적으로 처리하기 위하여 필요한 경우에는 전자문서교환(Electronic Data Interchange, EDI) 방식의 표준을 정할 수 있다.

② 보험회사 등 의료기관 및 심의회가 제1항의 전자문서교환방식에 따라 통지 등을 행한 경우에는 법, 같은 법 시행령, 같은 법 시행규칙 및 이 고시에 적합한 것으로 본다.

(4) 자동차보험진료수가의 심사 · 지급

① 건강보험심사평가원은 자동차보험진료수가를 청구 받은 때에는 그 청구 내용이 자동차보험진료수가에 관한 기준에 적합한 지를 심사하여야 한다.

② 건강보험심사평가원의 원장은 청구 받은 사실을 확인할 필요가 있다고 인정하면 해당 의료기관에 관련 자료의 제출을 요구할 수 있으며, 의료기관은 특별한 사유가 없으면 이에 따라야 한다.

③ 건강보험심사평가원의 원장은 자동차보험진료수가를 청구 받은 날부터 15일 이내에 해당 의료기관 및 보험회사 등에 그 심사결과를 알려야 한다.

④ 보험회사 등은 자동차보험진료수가 심사결과를 통보받은 때에는 해당 의료기관에 자동차보험진료수가를 지급하여야 한다.

(5) 진료수가의 지급

① 보험회사 등은 의료기관의 제11조 제1항 및 제13조 제2항 전단의 지급청구에 이견이 없거나 제13조제2항 후단의 동의서를 받은 경우에는 법 제12조제4항 본문 및 영 제16조제1항의 규정에 의하여 그 지급청구액을 의료기관에게 지급한다.

② 보험회사 등과 의료기관은 법 제21조의 규정에 의하여 심의회의 심사 · 결정이 있는 경우에는 법 제19조 제2항 및 영 제16조 제2항의 규정에 의하여 그 때까지 지급되지 아니한 금액을 지급하거나 초과된 지급액을 반환한다.

③ 법 제20조 제1항 단서의 규정에 의하여 심의회의 합의의 권고를 받아 보험회사 등과 의료기관간에 합의가 이루어진 경우에는 그 합의의 내용에 따른다.

(6) 자동차보험진료수가의 심사 청구

보험회사 등은 제12조 제2항에 따른 지급 청구가 자동차보험 진료수가 기준을 부당하게 적용한 것으로 판단되면 그 지급 청구일로 부터 60일 이내에 심의회에 그 심사를 청구할 수 있다.

(7) 이의제기

① 의료기관 및 보험회사 등은 건강보험심사평가원의 심사결과에 이의가 있는 때에는 심사결과를 통보받은 날부터 10일 이내에 건강보험심사평가원에 이의제기할 수 있다.

(8) 자동차보험진료비 전문심사기관

① 자동차보험진료비청구의 전문심사기관은 건강보험심사평가원에서 담당한다(법 제12조의2 업무의 위탁).

② 건강보험 심사평가원 위탁으로 인한 기대효과로는 심사의 공정성 추구와 일관성 유지 및 타당성 확보. 경제적 비용 절감 등이 있다.

(9) 자동차보험진료수가 분쟁심의회

자동차보험진료수가와 관련된 분쟁의 예방 및 신속한 해결을 위하여 자동차손해배상보장법 제17조에 의해 1999년 7월 1일 설립되었다. 담당업무는 건강보험심사평가원의 심사결정에 불복하여 심사청구한 자동차보험진료수가의 심사 · 조정 및 국토교통부장관에 대하여 자동차보험진료수가에 관한 기준 조정에 대한 건의 등이다.

제 12장. 실전대비 요약정리 사항 및 예상문제

자동차보험

1. 자동차보험의 종류 및 가입대상
2. 자동차보험의 종류별 보장(담보종목)내역
3. 책임보험과 임의(종합)보험의 차이점
4. 자동차사고의 분류 및 법적책임
5. 음주운전 관련 도로교통법과 위반시 처벌규정(일명 윤창호법)
6. 교통사고처리 특례법의 형사처벌 면제 제외 사항
7. 자동차 사고 시 보험(가입)회사 통보사항
8. 자동차보험 종별가산율 및 비급여 사항, 급여제한 사항
9. 자동차보험 진료비 청구절차 및 심사기관. 지급

제 13 장

의료분쟁관리

13-1 | 의료분쟁 개요

학습목표 | 1. 의료분쟁의 원인에 대하여 파악하고 관리할 수 있다.

1. 의료분쟁

1) 의료분쟁의 개요

(1) 개요

의학과 의료기술의 발전으로 양질의 진료가 제공되고 있음에도 국민의 권리신장과 인식의 변화로 의료분쟁은 날로 증가하고 있다. 이렇게 의료분쟁이 증가하는 요인은 의료보장의 확대로 인한 의료 서비스 증가, 의료의 상품화로 인한 환자-의사 관계의 비인격화, 변호사의 양적 증가로 인한 법률구조 기회의 증가 등으로 볼 수 있다. 따라서 의료분쟁의 증가는 보건의료 및 국민생활에 여러 가지 좋지 않은 영향을 미치기 때문에 사회문제가 되고 있다. 우리나라는 1970년 대 이후 경제성장을 바탕으로 1989년 전 국민 의료보험 시대를 맞이하게 되면서 의료수요가 급속도로 증가하게 되었고, 각종 정보매체를 통하여 다양한 의료정보가 제공되는 동시에, 의료사고 피해구제 및 의료분쟁 조정 등에 관한 법률이 제정되면서 국민의 권리의식이 신장되는 환경을 배경으로 의료분쟁 건수도 급격히 증가하는 추세를 보이고 있다.

2) 의료분쟁의 종류

(1) 의료분쟁

의료분쟁이라 함은 의사 · 치과의사 · 한의사 · 간호사 등 의료인이나 약사가 환자를 치료하거나 투약하는 과정에서 최선을 다했음에도 불구하고 돌발적으로 발생한 상황에 대한 주의 의무를 다하지 못함으로써 발생된 의료사고에 대하여 그 손해배상 책임 문제를 둘러싸고 의료인과 환자 사이에서 일어나는 다툼을 의미한다. 다시 말하면 의료행위의 결과를 놓고 환자 측이나 다른 의료기관이 의료인의 과오를 주장하면서 손해배상이나 형사처벌을 요구하는 다툼이 제기된 상태를 의료분쟁이라 한다.

▣ 의료행위와 의료계약

① 의료행위

의료행위란 "의료인이 행하는 의료, 조산, 간호 등 의료기술의 시행"으로 규정되어 있고, 동 법 제25조에는 "의료인이 아니면 누구든지 의료행위를 할 수 없으며 의료인도 면허된 이외의 의료행위를 할 수 없다(의료법 제12조)"고만 명시되어 있고 의료행위를 구체적으로 설명하거나 정의한 내용은 찾아볼 수 없다. 의료행위에 관한 법원의 판례를 보면, "질병의 예방이나 치료행위를 하는 것으로서, 의학의 전문적 지식을 기초로 하는 경험과 기능으로서 진찰, 검사, 처방, 투약 또는 외과 수술 등의 행위(대법원 1974. 11. 26)", "의학적 지식을 기초로 하는 경험과 기능으로 진찰, 검안, 처방, 투약 또는 외과 수술 등 질병의 예방이나 치료 행위를 하는 것(대법원 1978. 9. 26)" 등으로 정의하고 있다.

② 의료계약

의료행위가 시작되면 의사와 환자 사이에 사법상 권리와 의무가 동시에 발생하게 되는 데 이러한 법률관계를 일반적으로 '의료계약'이라고 한다. 의료계약은 그 특성상 문서로 작성되는 명시적 체결보다는 구두에 의한 묵시적 형태로 이루어지는 것이 일반적이라고 할 수 있다. 의사에게 적용되는 의료계약의 내용은 의학적 판단에 따라 환자를 진료할 권리를 보장하는 동시에, 의학적 지식과 기술로 환자를 진료해야 하는 의무와 진료 과정과 예후에 대한 설명의 의무, 환자의 개인적 비밀 준수의 의무 및 진료기록의 작성과 보관의 의무를 다해야 하는 것 등이 포함된다. 또한, 환자에게는 진료를 받을 권리가 보장되며, 의사의 지시를 준수하고 진료과정에 협조해야 하는 의무 및 진료비를 지급할 의무 등을 그 내용으로 하게 된다.

(2) 의료사고

의료행위는 인간의 건강을 증진하거나 질환을 치료할 목적으로 수행되지만, 동일한 의료행위라 하더라도 의료서비스를 제공하는 사람과 제공받는 사람에 따라 치료결과가 매우 다르게 나타나기도 하고, 전혀 예상하지 못한 나쁜 결과가 초래되는 경우도 종종 발생하기도 한다. 이와 같이 의료행위에 의해 나쁜 결과가 발생하는 경우뿐 아니라 의술의 불완전성 및 의료인의 과실 등으로 인해 당초에 기대한 수준에 못 미치거나 상반되는 결과가 나타난 것을 의료사고(medical accident)라고 한다. 즉 의료사고는 의료행위가 개시되어 그 종료에 이르기까지의 과정에서 예기하지 아니한 결과가 발생한 경우를 지칭한다. 또한 의료사고 피해구제 및 의료분쟁 조정 등에 관한 법률에서 의료사고란 보건의료인이 환자에 대하여 실시하는 진단 · 검사 · 치료 · 의약품의 처방 및 조제 등의 행위로 인하여 사람의 생명 · 신체 및 재산에 대하여 피해가 발생한 경우로 규정하고 있다.

(3) 의료과오

의료행위를 수행하는 의료인이 업무과정에서 요구되는 선량한 관리자로서 주의의무를 태만히 하여 환자의 상태를 악화시키거나 사망에 이르게 하는 등의 결과를 야기한 경우를 의료과오라 하며, 의료과오를 일으킨 의료인을 의료과오 사범이라고 한다.

(4) 간호분쟁

간호사의 간호, 처치, 투약 등의 행위가 잘못 수행되는 경우뿐만 아니라 환자 이송 과정 또는 침상이나 병원 시설물로부터 낙상, 미끄러짐 등의 바람직하지 못한결과를 통칭하여 간호사고라고 하며, 이로 인해 환자 측과 의료인 사이에 다툼이 발생한 것을 간호분쟁으로 구분하기도 한다. 이는 의료법에 간호사는 의료인으로 규정되어 있으므로 간호 업무 또한 의료행위라 할 수 있으며, 환자를 치료시설에 수용하는 것도 의료행위를 수행하기 위한 필수적 과정의 하나라 할 때, 간호분쟁도 의료분쟁의 범주에 포함해야 하지만, 의사에 의한 직접적인 의료사고와 구분하여 원인을 규명하고 후속 조치를 마련하기 위해서 구분하는 것이라고 볼 수 있다.

3) 의료분쟁의 원인

의료분쟁은 대부분 의료사고가 직접적인 원인이 되어 발생하지만, 완치를 바라는 환자 측의 과도한 기대감이나 응급 및 의료전달 체계의 미비, 의료에 대한 사회적 인식 등과 같은 간접적 원인에 의해 발생하기도 한다. 이러한 직 · 간접적인 여러 요인에 의해 발생하는 의료분쟁은 의료행위의 목적이 환자의 건강 회복을 추구하기 위한 선의에 기초하기 때문에 원하지 않는 나쁜 결과로 인한 피해자는 있으나 고의성을 지닌 가해자는 없는 기이한 상황이 전개되고, 인간의 생명을 완벽하게 소생시키는 데 아직은 미흡한 의술에 의존할 수밖에 없는 현실을 배경으로 한다는 특징을 지니고 있다.

(1) 의료 주체적 요인

의료행위가 적법성을 기반으로 하지 못하거나, 의료과오로 인한 의료사고가 발생하게 될 때 의료분쟁의 직접적인 원인이 된다. 즉, 질병에 대한 오진을 포함하여 예방 또는 치료를 목적이 아닌 연구 또는 실험목적의 의료행위, 진료능력 부족, 객관적 의술의 준칙 위배, 의료인의 주의의무 소홀, 적정 의료설비의 미비, 진료과정에 관한 설명 부족 등으로 야기된 의료사고는 의료분쟁의 가장 큰 원인이 된다.

(2) 의료 본질적 요인

의료행위의 직접 대상이 되는 사람의 신체는 동일한 행위를 제공하여도 전혀 다른 생리적, 병리적 현상을 보이는 경우가 많기 때문에 기대한 치료효과가 나타나지 않거나, 불가항력적으로 환자를 사상에 이르게 하는 결과가 생길 가능성이 상존하고 있다. 또한, 의료는 시간적 긴급성, 지역적 접근성에 의한 한계를 지닌 특성이 있기 때문에 의료 전문성이 없는 일반인의 입장에서는 진료과정에 대하여 오해할 소지가 매우 큰 전문분야이다.

(3) 사회제도적 요인

의료보장 제도를 도입한 이후로 보편적 진료를 지향하는 우리나라의 의료정책 때문에 의료기관은 일정한 수준 이상의 수익을 확보하기 위해 의사 1인당 많은 환자를 진료할 수밖에 없어 진료 건당 충분한 시간을 갖고 세밀한 진찰을 통하여 가장 적절한 진료방법을 선택할 수 없게 된 환경도 의료분쟁이 야기하는 주요한 원인의 하나라고 할 수 있다.

(4) 의료 소비자 측 요인

효과적인 진료를 위해 필수적인 자신의 질병에 대한 과거력이나 특이증상을 밝히지 않거나, 의사의 진료지시를 지키지 않는 등과 같은 환자의 비협조적 자세는 진료과정을 어렵게 하며, 그로 인한 결과가 의료사고의 원인이 되고 의료분쟁으로 비화되기도 한다. 또한, 의료의 본질을 알지 못하는 환자가 나름대로 믿고 있는 잘못된 의학상식을 바탕으로 엉뚱한 진료방법을 요구하거나 스스로 원하는 수준을 충족하지 못한 결과에 대하여 불만을 제기하고 의료분쟁을 일으키기도 한다.

(5) 의료분쟁의 증가원인

의료분쟁은 수진기회의 증가, 국민권리의 의식의 향상, 의료의 본질에 대한 이해부족, 의료제공형태의 변화, 의사의 전 근대적 의료관, 의사의 직업적 체면의식, 의사의 법규에 대한 이해부족, 의사수의 급증으로 인한 미숙한 의사의 진료가능성, 의료지식의 보급, 확대, 불신풍조만연, 의료심사조정기구의 활동부진, 사회적보상제도 부족 등을 들 수 있다.

4) 병원의 의료분쟁 관리부서

병원의 의료분쟁관리부서는 병원의 조직 중 대형병원은 법무팀을 조직하여 운영하고 있는 반면, 일반적으로는 대부분 원무팀(과)에서 관리하고 있다. 최근에는 변호사를 직원으로 채용하여 역할을 담당하고 있으며, 아울러 병원의 법률 관련업무도 동시에 수행하고 있다.

2. 의료사고 피해구제 및 의료분쟁 조정에 관한 법률 주요사항

(1) 의료분쟁 조정제도

의료분쟁의 조정 · 중재 등에 관한 사항을 규정함으로써 의료사고로 인한 피해를 신속 · 공정하게 구제하고 의료기관의 안정적인 진료환경을 조성하기 위해 2012년 4월부터 도입된 제도이다.

(2) 목적

이 법은 의료분쟁의 조정 및 중재 등에 관한 사항을 규정함으로써 의료사고로 인한 피해를 신속 · 공정하게 구제하고 보건의료인의 안정적인 진료환경을 조성함을 목적으로 하고 있다. 적용대상은 이 법은 대한민국 국민이 아닌 사람이 보건의료기관에 대하여 의료사고로 인한 손해배상을 구하는 경우에도 적용한다.

(3) 조정위원회의 구성 및 운영

조정위원회는 위원장 및 50명 이상 100명 이내의 조정위원으로 구성하고 비상임으로 한다.

(4) 국가 · 보건의료기관개설자 및 보건의료인의 책무

① 국가는 의료사고를 예방하기 위하여 조사 · 연구, 통계 작성 및 공표, 교육 및 지침 개발 등 법적 · 제도적 기반을 마련하여야 한다.

② 보건의료기관개설자 및 보건의료인은 의료사고 예방을 위하여 시설 · 장비 및 인력에 흠이 없도록 하고, 필요한 관리상의 주의의무를 다하여야 한다.

(5) 의료분쟁의 조정 및 중재

① 의료분쟁의 당사자 또는 그 대리인은 보건복지부령으로 정하는 바에 따라 조정중재원에 분쟁의 조정을 신청할 수 있다.

② 당사자는 다음의 어느 하나에 해당하는 사람을 대리인으로 선임할 수 있다.

　① 당사자의 법정대리인, 배우자, 직계존비속 또는 형제자매

　② 당사자인 법인의 임직원

　③ 변호사

　④ 당사자로부터 서면으로 대리권을 수여받은 자

(6) 의료사고의 조사

감정부는 필요하다고 인정하는 경우 신청인, 피신청인, 분쟁 관련 이해관계인 또는 참고인으로 하여금 출석하게 하여 진술하게 하거나 조사에 필요한 자료 및 물건 등의 제출을 요구할 수 있다.

(7) 감정서

감정부는 조정신청이 있은 날부터 60일 이내에 감정서를 작성하여 조정부에 송부하여야 한다.

(8) 의견진술 등

조정부는 신청인, 피신청인 또는 분쟁 관련 이해관계인으로 하여금 조정부에 출석하여 발언할 수 있게 하여야 한다.

(9) 중재

당사자는 분쟁에 관하여 조정부의 종국적 결정에 따르기로 서면으로 합의하고 중재를 신청할 수 있다.

(10) 손해배상금 대불

의료사고로 인한 피해자가 그에 따른 금원을 지급받지 못하였을 경우 미지급금에 대하여 조정중재원에 대불을 청구할 수 있다.

3. 한국의료분쟁조정중재원

한국의료분쟁조정중재원(Korea Medical Dispute Mediation &Arbitration Agency)은 의료사고의 신속 · 공정한 피해구제 및 보건의료인의 안정적인 진료환경 조성을 위해 설립된 법인이다. 의료사고 피해구제 및 의료분쟁 조정 등에 관한 법률의 시행령에 명시된 조정중재원의 업무는 다음과 같다.

한국의료분쟁조정중재원의 업무
1. 의료사고 예방에 관한 업무 2. 불가항력 의료사고 보상 재원(財源) 등 자산의 관리 · 운영 3. 의료분쟁에 관한 국제협력 4. 이 법 또는 다른 법령에 따라 위임받거나 위탁받은 업무 5. 그 밖에 보건복지부장관이 조정중재원에서 수행하는 것이 적절하다고 인정하는 업무

한국의료분쟁조정중재원

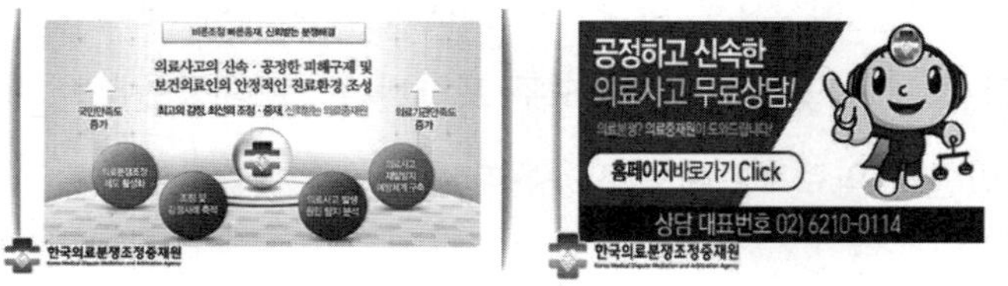

그림 13-1 한국의료분쟁조정중재원

(1) 의료분쟁의 조정 · 중재 절차

의료분쟁이 발생한 경우 당사자(환자 및 보건의료기관개설자)가 조정 신청을 하면 피신청인이 조정에 응하고자 하는 의사를 조정중재원에 통지할 때 조정절차가 개시된다. 원장은 조정신청서 접수 후 의료분쟁조정위원회와 의료사고 감정단에 각각 이를 통지하고 사건을 조정부와 감정부에 배당하며, 감정부는 60일 이내 조정부에 감정서를 송부하고 조정부는 90일 이내 감정의견을 참작하여 조정을 결정한다. 조정부가 내린 결정에 대해 당사자가 동의함으로써 조정은 성립되며, 재판상 화해와 동일한 효력이 있어 동일 사건으로 법원에 소송을 제기하지 못한다.

① 조정 및 중재. 취하

㉮ 조정이란 분쟁의 해결을 위하여 의료분쟁조정위원회가 분쟁 당사자 사이에 개입하여 화해하도록 하거나 서로 타협점을 찾아 합의하도록 이끄는 절차를 말한다.

㉯ 중재란 당사자 간의 합으로 사법상의 분쟁을 법원의 재판에 의하지 아니하고 중재인의 판정에 의하여 해결하는 절차를 의미한다.

㉰ 취하는 신청인은 자신이 신청한 조정을 철회하여 조정계속을 소멸시킬 수 있는데 이를 조정신청의 취하라고 한다. 조정신청의 취하는 원칙적으로 서면으로 하여야 하나 조정준비기일 또는 조정기일에는 구술로 취하할 수 있다.

② 의료분쟁조정제도의 이용절차에 대하여 알아본다.

조정절차는 의료분쟁 조정 · 중재 신청으로 시작되며, 환자와 의료인 모두 신청을 할 수 있고 피신청인이 참여의사를 밝혀야 조정 · 중재절차가 개시된다. 조정 · 중재 절차가 개시되면 의료사고감정단이 인과관계 및 과실유무 등에 대한 전문적이고 객관적인 조사를 통해 감정을 실시하고 의료분쟁조정위원회가 공정한 심리를 통해 손해배상액 산정 및 조정결정 · 중재판정을 내린다. 의료분쟁 조정신청 대상은 2012년 4월 8일 이후 발생한 의료사고를 대상으로 한다. 보건의료인이 환자에 대해 실시하는 진단 · 검사 · 치료 · 의약품 처방 및 조제 등이 모두 포함된다. 또 내국인뿐만 아니라 외국인도 포함시켜 외국인환자 의료사고에도 적용된다.

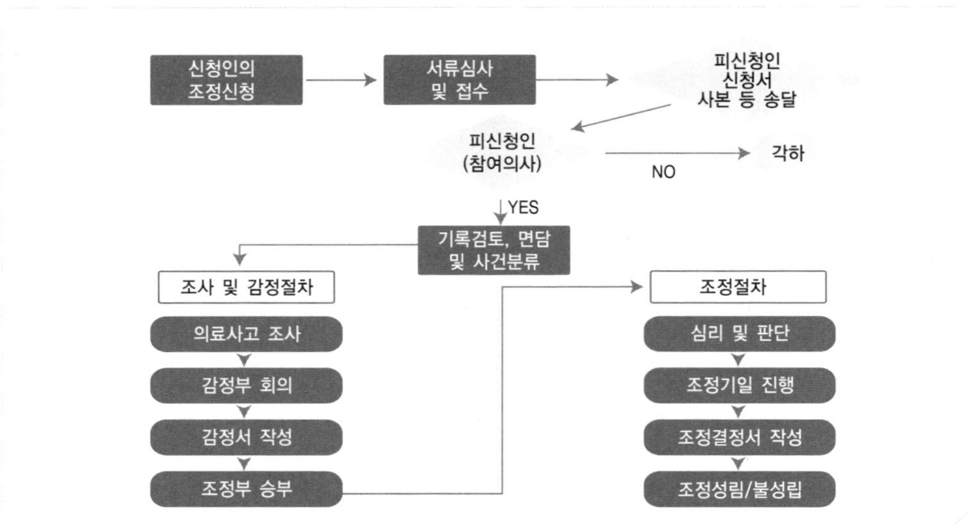

그림 13-2 한국의료분쟁조정제도 이용절차

③ 한국의료분쟁조정중재원에 의한 조정 및 중재

㉮ 의료분쟁의 당사자 또는 그 대리인은 보건복지부령으로 정하는 바에 따라 조정중재원에 분쟁의 조정을 신청할 수 있으며, 당사자는 당사자의 법정대리인, 배우자, 직계존비속 또는 형제자매 2. 당사자인 법인의 임직원 3. 변호사 4. 당사자로부터 서면으로 대리권을 수여받은 자 중에서 어느 하나에 해당하는 경우 대리인으로 선임하여 신청할 수 있다.

㉯ 분쟁 조정신청은 의료사고의 원인이 된 행위가 종료된 날부터 10년이나 피해자나 그 법정대리인이 그 손해 및 가해자를 안 날부터 3년 이내에 신청을 하여야 한다.

㉰ 중재의 경우 당사자는 분쟁에 관하여 조정부의 종국적 결정에 따르기로 서면으로 합의하고 중재를 신청할 수 있으며, 중재신청은 조정절차 계속 중에도 할 수 있으며, 당사자는 합의에 따라 대통령령으로 정하는 바에 따라 조정부를 선택할 수 있다.

[별지 제1호서식]

의료분쟁 조정신청서(환자용)

※ [ ]에는 해당하는 곳에 √표를 하고 ( )에는 해당 내용을 선택하거나 적습니다.
연락처는 지역번호까지 적습니다.

(앞쪽)

사건번호		접수일		조정일		처리기간	90일(120일)

<table>
<tr><td rowspan="9">신청인</td><td rowspan="4">당사자
(환자)</td><td>성명</td><td></td><td>주민등록번호</td><td>-</td></tr>
<tr><td>주소</td><td colspan="3">(우편번호)
※ 서류송달주소가 다른 경우 추가 표기</td></tr>
<tr><td>연락처</td><td colspan="3">(휴대전화) (직장) (자택)</td></tr>
<tr><td>e-mail</td><td></td><td>문자메시지 수신</td><td>[ ]원함 [ ]원치 않음</td></tr>
<tr><td rowspan="5">대리인</td><td>성명</td><td></td><td>주민등록번호</td><td>-</td></tr>
<tr><td>당사자와의 관계</td><td colspan="3">[ ] 법정대리인, 배우자, 직계존속, 직계비속, 형제자매
[ ] 변호사
[ ] 그 밖에 당사자로부터 대리권을 받은 자 ( )</td></tr>
<tr><td>주소</td><td colspan="3">(우편번호)
※ 서류송달주소가 다른 경우 추가 표기</td></tr>
<tr><td>연락처</td><td colspan="3">(휴대전화) (직장) (자택)</td></tr>
<tr><td>e-mail</td><td></td><td>문자메시지 수신</td><td>[ ]원함 [ ]원치 않음</td></tr>
</table>

<table>
<tr><td rowspan="4">피신청인
(보건의료기관,
보건의료인)</td><td>기관명</td><td></td><td>연락처</td><td></td><td>업무담당자 성명</td><td></td></tr>
<tr><td></td><td colspan="3">(우편번호)
※ 서류송달주소가 다른 경우 추가 표기</td><td>팩스번호</td><td></td></tr>
<tr><td>보건의료인 성명</td><td colspan="3"></td><td>연락처</td><td></td></tr>
<tr><td>보건의료인 진료 과목 및 분야</td><td colspan="5">[] 내과(소화기, 심장, 기타) [] 외과(일반, 성형, 정형, 신경, 흉부)
[] 산부인과/소아청소년과 [] 안과/이비인후과 [] 피부과/비뇨기과
[] 치과 [] 한방 병원 · 의원 [] 약국 [] 기타( )</td></tr>
<tr><td rowspan="2">조정신청 내용</td><td>의료분쟁 내용</td><td colspan="5">※ 자세한 의료사고 경위 등 분쟁 내용은 별지에 적습니다.</td></tr>
<tr><td>조정신청액</td><td></td><td>수수료</td><td colspan="3">※ 신청금액에 따라 정해진 수수료가 부과됩니다.</td></tr>
<tr><td>의료분쟁 해결 시도 내용</td><td colspan="6">위 조정신청 관련 의료분쟁의 해결을 위해 신청 이전에 시도한 내용을 해당 항목에 체크(√)하고, "기타"의 경우에는 그 내용을 적어 주십시오(해당 사항이 없는 경우에는 적지 않음).
[ ] 민사소송의 제기 [ ] 소비자분쟁조정위원회에 조정신청 [ ] 기타( )
* "기타"의 예: 의료기관(의료인)과 합의 시도, 관련 기관(단체)에 구제신청, 법원에 조정신청 등</td></tr>
</table>

「의료사고 피해구제 및 의료분쟁 조정 등에 관한 법률」 제27조제1항 및 같은 법 시행규칙 제7조에 따라 의료분쟁의 조정을 신청합니다.

년 월 일

신청인 (서명 또는 날인)

한국의료분쟁조정중재원장 귀하

첨부서류	1. 대리권을 증명하는 서류(대리인이 신청하는 경우에만 제출합니다) 2. 의료사고 경위 등 분쟁 내용을 적은 서류

[별지 제2호서식]

의료분쟁 조정신청서(의료인 · 의료기관용)

※ [ ]에는 해당하는 곳에 √표를 하고 ( )에는 해당 내용을 선택하거나 적습니다. (앞쪽)

<table>
<tr><td>사건번호</td><td></td><td>접수일</td><td></td><td>조정일</td><td></td><td>처리기간</td><td>90일(120일)</td></tr>
</table>

<table>
<tr><td rowspan="16">신청인</td><td rowspan="6">당사자
(보건
의료인)</td><td>성명</td><td></td><td>주민등록번호</td><td>–</td></tr>
<tr><td>소속 보건
의료기관명</td><td></td><td>직위</td><td></td></tr>
<tr><td>주소</td><td colspan="3">(우편번호)
※ 서류송달주소가 다른 경우 추가 표기</td></tr>
<tr><td>연락처</td><td colspan="3">(휴대전화) (직장) (자택)</td></tr>
<tr><td>진료 과목
및 분야</td><td colspan="3">[ ] 내과(소화기, 심장, 기타) [ ] 외과(일반, 성형, 정형, 신경, 흉부)
[ ] 산부인과/소아청소년과 [ ] 안과/이비인후과 [ ] 피부과/비뇨기과
[ ] 치과 [ ] 한방 병원 · 의원 [ ] 약국 [ ] 기타( )</td></tr>
<tr><td>e-mail</td><td></td><td>문자메시지
수신</td><td>[ ]원함 [ ]원치 않음</td></tr>
<tr><td rowspan="5">당사자
(보건의료
기관)</td><td>기관명</td><td>사업자등록
번호</td><td></td><td>업무담당자
성명</td><td></td></tr>
<tr><td>주소</td><td colspan="2">(우편번호)
※ 서류송달주소가 다른 경우 추가 표기</td><td>의료분쟁
진료 과목
및 분야</td><td></td></tr>
<tr><td>연락처</td><td colspan="2"></td><td>팩스번호</td><td></td></tr>
<tr><td>e-mail</td><td></td><td>문자메시지
수신</td><td colspan="2">[ ]원함 [ ]원치 않음</td></tr>
<tr><td rowspan="5">대리인</td><td>성명</td><td></td><td>주민등록번호</td><td>–</td></tr>
<tr><td>관계</td><td colspan="3">[ ]임직원 [ ]변호사 [ ]그 밖에 당사자로부터 대리권을 받은자( )</td></tr>
<tr><td>주소</td><td colspan="3">(우편번호)
※ 서류송달주소가 다른 경우 추가 표기</td></tr>
<tr><td>연락처</td><td colspan="3">(휴대전화) (직장) (자택)</td></tr>
<tr><td>e-mail</td><td></td><td>문자메시지
수신</td><td>[ ]원함 [ ]원치 않음</td></tr>
<tr><td colspan="2" rowspan="3">피신청인
(환자)</td><td>성명</td><td></td><td>주민등록번호</td><td>–</td></tr>
<tr><td>주소</td><td colspan="3">(우편번호)
※ 서류송달주소가 다른 경우 추가 표기</td></tr>
<tr><td>연락처</td><td colspan="3">(휴대전화) (직장) (자택)</td></tr>
<tr><td colspan="2" rowspan="2">조정신청
내용</td><td>의료분쟁
내용</td><td colspan="3">※ 자세한 의료사고 경위 등 분쟁 내용은 별지에 적습니다.</td></tr>
<tr><td>조정신청액</td><td></td><td>수수료</td><td>※ 신청금액에 따라 정해진 수수료가 부과됩니다.</td></tr>
<tr><td colspan="2">의료분쟁
해결 시도
내용</td><td colspan="4">위 조정신청 관련 의료분쟁의 해결을 위해 신청 이전에 시도한 내용을 해당 항목에 체크(√)하고, "기타" 의 경우에는 그 내용을 적어 주십시오(해당사항이 없는 경우에는 적지 않음).
[ ] 민사소송의 제기 [ ] 소비자분쟁조정위원회에 조정신청 [ ] 기타( )
* "기타" 의 예: 의료기관(의료인)과 합의 시도, 관련 기관(단체)에 구제신청, 법원에 조정신청</td></tr>
</table>

「의료사고 피해구제 및 의료분쟁 조정 등에 관한 법률」 제27조제1항 및 같은 법 시행규칙 제7조에 따라 의료분쟁의 조정을 신청합니다.

년 월 일

신청인 (서명 또는 날인)

한국의료분쟁조정중재원장 귀하

(2) 적용대상

의료사고 피해구제 및 의료분쟁 조정 등에 관한 법률에 따른 적용대상은 내국인뿐만 아니라 외국인도 포함시켜 외국인 환자 의료사고에도 적용가능토록 하였으며, 외국의 법제에 관한 학식과 경험이 풍부한 자를 조정(또는 감정)위원으로 위촉하도록 하여 언어장벽 등 외국인 환자의 특수성을 최대한 고려하였다.

▣ 한국의료분쟁조정중재원 주요통계현황

표 13-1 연도별 의료분쟁 상담 및 조정 신청 현황

(접수일 기준, 단위: 건, %)

구분	계	2015년	2016년	2017년	2018년	2019년	전년대비
계	11,768(00.0)	1,691	1,907	2,420	2,962	2,824	△3.5

자료출처: 한국의료분쟁조정중재원(2020)

표 13-2 최근 5년간 의료분쟁 조정 · 중재 처리 현황

(사건종결일 기준, 단위: 건)

계	조정					중재			
	합의	조정 결정			부조정 결정	소계	화해 중재	중재 판정	종료 결정
		소계	성립	불성립					
5,077	3,188	1,005	525	480	874	10	3	5	2
(100.0)	(62.8)	(19.8)	(10.3)	(9.5)	(17.2)	(0.2)	(0.1)	(0.1)	(0.0)

자료출처: 한국의료분쟁조정중재원(2020)

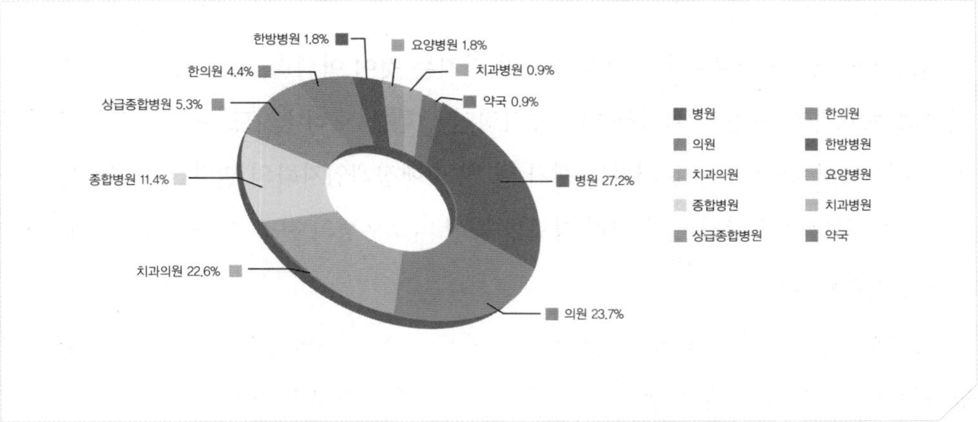

자료출처 : 한국의료분쟁조정중재원 통계연보(2020)

그림 13-3 보건의료기관 종별 조정 신청 현황

표 13-3 진료과목별 조정중재 신청현황('19)

(단위 : 건)

구분	가정의학과	응급의학과	치과	한방과	약제과	기타	계
건수	31	94	307	49	3	18	2,284

구분	내과	외과	정형외과	신경외과	흉부외과	성형외과	산부인과	소아청소년과	안과
건수	404	172	672	271	55	151	120	22	111

구분	이비인후과	피부과	비뇨기과	신경과	마취통증의학과	정신건강의학과	영상의학과	진단검사의학과	재활의학과
건수	70	57	78	38	36	16	11	11	26

4. 의료분쟁 해결 제도

현재, 의료분쟁을 해결하는 방법은 법원에 제소하는 방법 이외에 의료법에 의한 의료심사 조정위원회의 조정, 대한의사협회의 공제사업, 소비자 보호법상의 소비자 분쟁조정위원회 조정 제도 등이 있다.

5. 의료분쟁에 대한 원무행정 실무

원무를 수행하는 담당자의 중요한 업무 중의 하나가 의료분쟁을 슬기롭게 해결하고 파생되는 문제를 최소화하기 위해 다음의 내용을 기본으로 하는 실무능력을 지니고 발전시키는 것이라고 할 수 있다.

(1) 의료분쟁 발생

의료분쟁(醫療紛爭)은 어느 순간 갑자기 터지는 것이 아니라, 진료 및 간호 과정에서 환자와 보호자가 불만을 제기하거나 공격적인 언행을 드러내기도 하며 건의함이나 홈페이지를 통한 고충 또는 문제점의 제기 및 병원 행정책임자와의 면담을 요구하는 것과 같은 특이 사항이 감지되는 등 여러 경로를 통해 의료분쟁의 전조 증상이 나타나게 된다.

① 발생원인 확인

의료분쟁이 발생할 조짐이 뚜렷하거나 실제로 보호자 측의 항의가 발생하게 되면, 담당자는 진료업무가 방해를 받지 않는 범위 내에서 유관부서의 협조를 요청하는 등의 적절한 조치를 취하는 동시에, 주치의 및 협진 의사, 간호사, 의료지원부서 담당자 등과의 면담을 통하여 진료가 진행되어 온 경위를 파악하고, 진료행위 과정에서 의료 적법성뿐 아니라 법률적 차원에서 분쟁을 야기할 수 있는 소지의 유무를 파악하고 정리한다.

② 환자 측 면담

강력하게 민원사항을 제기하거나 분쟁단계에 들어 선 환자 측은 병원 직원을 만나게 되는 과정을 이미 의료사고가 발생하였다고 단정하고 확신하면서 병원이 자기의 주장을 인정하고 해결책을 제시하기 위한 절차로 인식하기 때문에 상당히 흥분되거나 감정에 치우친 상태에서 자신의 주장만을 반복하는 경우가 많으므로 업무가 합리적으로 진행되기가 결코 쉽지 않은 상태라고 할 수 있다. 담당자는 이러한 일반적 상황을 제대로 알고 처음부터 병원의 입장을 일방적으로 대변한다는 인상을 주지 않도록 하며, 환자 측의 입장을 고려하여 불만이나 요구사항을 경청하고 필요한 경우에는 적합한 설명을 하는 등 상황에 따라 객관적인 입장을 견지하면서 적절히 대처하는 것이 중요하다.

③ 대책회의 및 지침 수립

제기된 의료분쟁에 관한 전반적인 진료경위 및 상황이 파악되면 병원장에게 보고하는 한편, 의료분쟁조정위원회, 간부회의 등 병원의 공식적 기구를 통하여 대책을 검토하여 적절한 지침을 수립한다. 대책 회의에서 수립된 지침은 해당 의료분쟁 건에 대해 병원이 취하게 되는 공식적 입장이 되는 것이므로, 의료과실의 유무, 환자 상태 등을 감안하여 객관적 사실에 입각한 결론을 내는 것이 필요하지만, 환자 측의 오해를 방지하고 신뢰감을 주어 원만한 해결방안을 이끌어 내기 위한 대화와 협상의 여지를 남기는 게 바람직하다.

(2) 합의

합의(合意)란 의료분쟁 사안을 소송에 의해 시비를 가리는 것이 아니라, 당사자 간에 입장을 조율하여 적정한 선에서 합의금을 결정하고 법적인 문제를 제기하지 않기로 약속하는 것을 말한다.

① 합의 유도

의료분쟁 사안을 해결하기 위해 병원이 나름대로 최선의 노력을 다 하고 있다는 의지를 보일 때 합의에 이를 수 있다. 즉, 분쟁 담당자가 의료진과의 긴밀한 협조관계를 바탕으로 환자 측의 이해를 도울 수 있도록 충분하고 성실하게 설명하는 자세를 일관성 있게 유지함으로써, 환자 측이 격앙된 감정과 태도를 누그러뜨리고, 의료사고가 의료인의 고의가 아닌 불가항력적인 의료의 특수성에 기인한 것이라는 현실을 객관적으로 바라볼 수 있을 때 합의가 이루어진다.

② 합의금 결정

현실적으로 의료분쟁 당사자 모두가 흡족한 수준에서 합의금을 결정하기는 쉽지 않은 문제이나, 일반적으로는 환자의 재산, 직업, 수입, 부양가족 등의 경제 사정과 향후 진료 및 개호 비용, 장애 상태, 환자와 가족의 정신적 충격에 대한 보상(위자료), 유사 분쟁 사례, 변호사 자문 등을 종합적으로 참고하여 산출하게 된다. 산출된 금액을 기초로 의료과오의 정도에 따라 적정금액을 제시하고 합의를 도출하기 위해 진지하게 노력하는 것이 중요하다.

③ 합의서 작성

합의에 이르게 되면 합의서를 작성하는데, 합의한 뒤에 그 사실을 번복하거나 추가로 보상을 요구하는 등 다툼의 소지를 방지하는 동시에 당사자가 동등한 입장에서 자의에 의해 합의한 사실을 인정받을 수 있는 내용을 담도록 하고, 합의의 법적 효력을 확보하기 위해 공증 절차를 거치는 것이 효율적이다.

합의서 작성시 참고사항
환자 인적 사항, 의료사고 일시, 합의 금액, 향후 진료비 부담 주체와 범위, 합의금 지급 방식, 합의 일자, 합의 당사자 등의 내용과 함께 합의 뒤에 민사 및 형사상 이의를 제기하지 않겠다는 확인사항이 필수적으로 기재되어야 한다.

(3) 소송

의료분쟁과 관련하여 환자 측에서는 민사소송과 형사소송을 제기할 수 있다.

① 소송제기 대책 수립

환자 측에서 의료분쟁 사유를 들어 의료인을 고소하거나 고발하면, 해당 의료인은 피의자 신분이 되어 검찰에 출두해야 하며, 민사소송을 제기하면 최초 변론 기일 전까지 답변서를 제출할 수 있도록 준비해야 한다.

② 소송 위임장 제출

전반적인 소송 절차를 변호사에게 위임하기로 결정한 경우는 소송위임장을 변호사에게 제출하고 착수금을 지급한다. 지급한 착수금에 대한 증빙 자료는 간이영수증이 아닌 세금계산서를 수령한다.

③ 소송자료 제출

소송(訴訟)에 대비하기 위하여 진료경위, 의학적 문제점 및 참고할 만한 내용이나 자료, 증거 등과 함께 외국어 자료는 번역물을 첨부하여 변호사에게 제출하고 자세하게 설명함으로써 제한적인 의료지식을 지닌 변호사가 의료분쟁이 제기된 된 상황을 정확하게 파악할 수 있게 한다. 특히, 법원에서 제출 요구한 자료나 소송, 주장을 입증하는 데 필요한 자료는 담당자, 변호사, 의료진, 병원 경영 책임자 등의 철저한 검토를 거쳐 제출함으로써 일부가 누락되거나 사후 진술 과정에 상반되는 내용이 발생하지 않도록 주의한다.

④ 소송 진행

소송 진행에 필요한 행정적 지원을 제공하면서 공판 일자 확인, 판결 내용 및 이유나 배경 등을 신속하고 정확하게 파악하여 다음 단계의 대책 마련에 도움이 될 수 있게 한다.

⑤ 상소

재판 결과가 병원의 승소로 끝나면 변호사에게 승소 사례금을 지급하고 업무를 종결하면 되지만, 패소할 경우는 변호사와의 협의를 거쳐 항소 여부를 결정한다. 항소 기간은 형사소송의 경우 판결 선고일로부터 7일 이내이며, 민사소송은 판결문 송달일로부터 14일 이내이다.

⑥ 민사 및 형사소송의 경우 항소기간

민사소송(民事訴訟) 의 항소기간은 판결이 선고되면 판결서가 10일 정도 안에 송달되는데 판결정본송달 받은 날부터 2주일(14일) 내에 패소한 당사자는 항소장을 제출하여야 한다(항소장은 원심법원에 제출) 형사소송의 항소는 제기할 수 있는 기간을 항소기간이라고 하는데 민사소송에서는 판결의 송달이 있는 뒤에 2주일 안에, 형사소송(刑事訴訟)에서는 판결을 선고한 날로부터 7일 안에 항소를 해야 한다.

13-2 | 의료분쟁 예방활동

학습목표	1. 의료분쟁이 발생하지 않도록 대책과 예방활동을 수립하여 실행할 수 있다.

1. 의료분쟁 예방활동

의료분쟁이 발생하지 않도록 진료에 만전을 기하는 것이 가장 바람직하지만, 의술이 완전하지 않고 다양한 전문직이 의료서비스 과정에 개입하기 때문에 의료사고를 완전히 예방한다는 것은 불가능하다고 할 수 있다. 그러나 의료사고나 과오를 예방하려는 노력의 정도에 따라 분쟁 발생 건수를 상당히 감소시킬 수 있으며, 분쟁 예방은 다음과 같다.

(1) 의료사고 예방위원회 설치운영

의료사고 피해구제 및 의료분쟁 조정 등에 관한 법률이 발효됨에 따라 종합병원 개설자는 의료사고 예방위원회를 설치 · 운영해야 하며, 예방위원회는 의료사고의 예방과 관련한 다음 사항을 심의한다.

① 의료사고 예방에 관한 보건의료기관의 시책(施策)에 관한 사항

② 의료사고 실태 분석 및 평가에 관한 사항

③ 보건의료기관 소속 직원에 대한 의료사고 예방교육에 관한 사항

④ 의료사고에 관한 통계작성 및 연구에 관한 사항

⑤ 그 밖에 예방위원회의 위원장이 심의에 부치는 사항

(2) 최선을 다하는 의료행위

의료분쟁은 진료 결과가 의료진의 기술적 실수나 돌발 상황에 대한 늦장 대처, 최선을 다하지 않는 듯한 태도 등에 의한 의료사고라고 느낄 때 발생하게 된다. 따라서 의료기술이 부족하기 때문에 의료사고로 이어졌다는 오해가 생기지 않도록 수술이나 특수검사를 시행하는 전 과정에 걸쳐 의료행위에 최선을 다해야 할 뿐 아니라, 수술 전 검사결과의 확인과 필요 의약품의 준비, 예정시간 준수 등과 같은 진료절차를 충실히 수행해야 한다.

(3) 충분한 설명

심신이 나약해진 환자는 현재 자신의 상태가 어떠하며 진료결과가 어떻게 나타나게 될 지에 대해 궁금해 하며 불안한 심리를 갖게 된다. 따라서 진료과정과 예후에 대해 충분하게 설명해 주는 것이 환자의 회복에 큰 영향을 미칠 뿐만 아니라, 의료분쟁을 최대한 예방할 수 있는 방법이며 의료진이 환자에게 설명해야 하는 사항은 다음과 같다.

의료진이 환자에게 설명해야 하는 사항
* 환자의 병명과 그의 증상 (병명이 정해지지 않은 상황도 포함) * 필요한 검사의 종류, 목적, 내용, 기술적인 설명, 마취의 필요성 등 * 예상되는 요법의 종류, 약물투여, 주사 및 수액, 시술, 수술, 방사선 요법 등 * 검사에서 얻을 수 있는 결과, 부작용, 안정성, 위험성, 마취의 필요성 * 예상되는 치료방법, 예상되는 부작용, 합병증, 후유증, 위험성 등이 있다.

① 친절, 겸손한 자세

예의와 겸손을 갖추고 상대방을 대하는 것은 대화의 기본이 되는 덕목이며 어떤 대화기법보다 상대방으로 하여금 문제를 쉽게 이해하게하고 성실과 신뢰감을 동반한 친절함을 느끼게 한다. 따라서 진료 과정에서 만나게 되는 환자나 보호자를 업무나 진료의 대상으로 대하지 말고 귀한 인격체로서 존중하고 친절하게 대하는 자세가 중요하다.

② 진실하고 성실한 태도

질병의 치료를 위해 필요한 의료의 본질적 내용에 초점을 맞추고 환자의 회복을 위해 어떤 역할을 하는가에 초점을 맞춰 설명을 하는 것이 바람직하다.

③ 일관성 유지

의료서비스를 제공하기 위해서는 주치의를 포함하여 전공의, 의료기사, 협력진료를 의뢰받은 전문의사 등 다수가 관여하게 되는데 그 과정에 참여하는 의료인마다 진료과정이나 결과, 예후에 대한 예측과 표현이 조금씩 상이할 수도 있으므로 진료에 관한 모든 설명은 주치의가 책임지고 일관성 있게 설명해야 한다.

④ 필요한 시기 선정

설명하기가 어려운 상황이라도 시간을 늦추거나 회피하지 말아야 하고 아주 사소한 문제라고 해도 무시하지 말고 사유를 알게 된 직후에 환자측에게 책임감 있게 설명하는 것이 필요하다.

(4) 예방 교육

의료진을 포함한 병원직원들에게 적합한 사례를 개발하여 정기적 또는 수시로 분쟁 예방 교육을 시행하는 것은 매우 중요하다. 이런 예방교육의 중요성이 강조되는 이유는 다음과 같다.

첫째, 의료분쟁이 발생하게 되면 진료에 차질을 빚게 되어 진료수익이 감소될 뿐 아니라, 피해 보상을 위한 비용도 상당한 금액을 지급하게 되므로 기회비용과 경제적 손실을 최소화하기 위해서는 무엇보다도 분쟁예방 활동이 강화되어야 한다.

둘째, 병원에 의료분쟁이 발생된 사실이 지역사회에 알려지게 되면 분쟁과 직접적인 관계가 없는 고객의 만족도가 급격히 저하되어 잠재고객을 상실할 수밖에 없기 때문이다.

셋째, 의료분쟁은 병원의 의료수익을 저하시키고 배상이나 보상으로 인한 손해가 발생할 뿐 아니라, 병원에 대한 소비자의 인지가치(brand value)가 저하되어, 고객뿐 아니라, 잠재고객까지도 잃게 되는 치명적 위협요인이 되기 때문에 철저하게 관리해야 하는 것이다.

따라서 의료분쟁 예방활동은 병원장이나 의료진만이 관심을 기울여야 하는 것이 아니라 병원의 모든 구성원을 대상으로 지속적이고 정책적으로 꾸준히 관심과 노력을 기울이도록 관리해야 하는 위기관리(risk management)요소로 인식하는 것이 중요할 것이다.

(5) 바람직한 병원 문화 정립

환자 위주의 진료와 양질의 의료서비스를 제공하는 것을 목표로 하여 병원구성원 모두가 서로 협조하며 창조적으로 업무를 수행하는 자부심이 기반이 되는 바람직한 병원 문화를 정립하는 것도 분쟁을 예방하는 중요한 요소이다.

제 13장. 실전대비 요약정리 사항 및 예상문제

의료분쟁관리

1. 의료분쟁의 종류와 내용
2. 한국의료분쟁조정중재원의 역할 및 업무, 이용절차
3. 의료분쟁 발생 시 처리절차
4. 민사 및 형사소송의 경우 항소기간
5. 의료분쟁의 예방활동

제 14 장 요양병원 및 장기요양보험

14-1 | 요양병원 급여관리

학습목표

1. 요양병원의 정의와 입원대상에 대하여 알 수 있다.
2. 급여산정기준에 의거 자격 및 환자를 관리할 수 있다.

1. 요양병원 급여

1) 요양병원의 개념

(1) 요양병원

요양병원이란 의사나 한의사가 의료를 행하는 곳으로서, 요양환자 30명 이상을 수용할 수 있는 시설을 갖추고 의료서비스 제공을 목적으로 개설된 의료기관을 말하며, 주로 장기요양이 필요한 입원환자에게 의료를 행할 목적으로 개설하는 의료기관을 말한다. 다만 일반 병원과 달리 의사 및 간호사의 법정 배치기준 완화와 사회복지사나 물리치료사를 추가 배치토록 한 것이 특징이다. 이에 반해 요양시설은 의료서비스보다는 노인수발 제공을 목적으로 한다.(의료법 제3조 5항)

(2) 요양병원 입원대상

노인성질환, 만성질환자 및 외과적 수술 후 또는 상해후의 회복기간에 있는 자로서 주로 요양을 필요로 하는 자. 다만, 정신질환자(노인성치매 제외) 및 전염성 질환자는 입원 대상으로 하지 아니한다.(의료법시행규칙 제28조의 4)

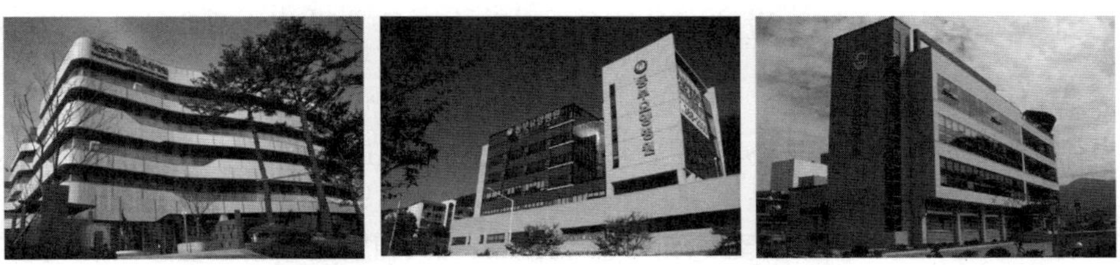

그림 14-1 현대시설의 요양병원

2) 진료수가 및 산정지침

(1) 환자군별 상대가치점수는 입원일당 정액으로 한다. 정액수가는 행위점수에 국민건강보험법 제 45조 제3항과 같은법 시행령 제21조 제1항에 따른 점수당 단가를 곱한 금액과 약제. 치료재료 금액을 합하여 10원 미만은 4사5입한 금액으로 산정한다.

(2) 정액수가는 행위. 약제 및 치료재료 등을 포함한다.

3) 행위 급여목록, 상대가치점수 및 산정지침

(1) 입원료 등의 소정점수에는 다음의 세부항목이 포함되어 있다.

① 요양병원입원료 및 낮병동입원료, 격리실입원료

요양병원입원료 및 낮병동입원료, 격리실입원료의 소정점수에는 입원환자 의학관리료(소정점수의 31%), 입원환자 간호관리료(소정점수의 16%), 입원환자 병원관리료(소정점수의 53%)가 포함되어 있다.

- 내과질환자, 정신질환자, 만 8세미만 소아환자에 대해서는 소정점수의 30%를 가산한다.

② 중환자실입원료

중환자실입원료 소정점수에는 입원환자 의학관리료(소정점수의 40%), 입원환자 간호관리료(소정점수의 25%), 입원환자 병원관리료(소정점수의 35%)가 포함되어 있다.

③ 격리실 입원료 : 다음 각 호의 1에 해당하는 경우

㉮ 면역이 억제된 환자를 보호하기 위하여 일반 환자와 격리하여 치료한 경우

㉯ 일반 환자를 보호하기 위하여 전염력이 강한 전염성 환자를 일반 환자와 격리하여 치료한 경우

㉰ 3도 이상으로 36% 범위 이상의 화상환자를 진료에 반드시 필요하여 격리하여 치료한 경우

㉱ 기타 보건복지부장관이 반드시 격리가 필요하다고 인정하여 고시하는 경우

(2) 입원료(요양병원 입원료 및 중환자실 입원료, 격리실입원료)는 1일당으로 다음과 같이 산정한다.

① 1일이라 함은 12시(정오)부터 다음 날 12시(정오)까지를 의미한다.

② 0시~06시 사이에 입원하거나 18시~24시 사이에 퇴원하는 경우는 입원료 소정점

수의 50%를 별도로 산정한다.

③ 6~12시 사이에 입원하거나 12~18시 사이에 퇴원하는 경우에는 동기간의 입원료는 별도 산정하지 아니한다.

④ 입원일과 퇴원이 24시간 이내에 이루어진 경우에는 전체 입원시간이 6시간 이상인 경우에 한하여 1일의 입원료를 산정한다.

⑤ 요양병원입원료는 입원 181일째부터 360일째까지는 해당점수의 95%를 산정하고, 입원 361일째부터는 해당점수의 90%를 산정한다.

⑥ 중환자실입원료는 입원 16일째부터 30일째까지는 해당점수의 90%를 산정하고, 입원31일째부터는 해당점수의 85%를 산정한다.

⑦ 입원중인 환자가 주치의의 허가를 받은 후 연속해서 24시간을 초과하여 외박한 경우에는 외박수가를 산정한다.

(3) 낮병동입원료, 중환자실입원료를 산정할 수 있는 경우는 다음과 같으며 이때 요양병원입원료를 중복하여 산정하지 아니한다.

① 낮병동입원료

㉮ 다음 각 호 1에 해당하는 경우

㉠ 분만 후 당일 귀가 또는 이송하여 입원료를 산정하지 아니한 경우

㉡ 응급실, 수술실 등에서 처치 · 수술 등을 받고 6시간 이상 관찰 후 당일 귀가 또는 이송하여 입원료를 산정하지 아니한 경우

㉢ 정신건강의학과의 "낮병동"에서 6시간 이상 진료를 받고 당일 귀가한 경우

㉯ 낮병동 입원료를 산정하는 당일외래 또는 응급실에서 진찰을 행한 경우에는 진찰료를 함께 산정할 수 있다. 다만, 예정된 외래 수술을 위해 내원하는 경우 또는 정신건강의학과의 낮병동에서 매일 또는 반복하여 진료를 받는 경우에는 진찰료를 산정하지 아니한다.

㉰ 낮병동 입원료를 산정하는 당일의 본인일부부담금은 입원진료 본인일부부담률에 따라 산정한다.

② 중환자실 입원료

의료법시행규칙에서 정한 중환자실의 시설 · 장비를 갖춘 중환자실(ICU)이 설치된 요양병원에서 지극히 심각한 질환이나 손상을 입어 집중적인 치료 및 간호가 필요한 환

자를 중환자실에서 진료한 경우

(4) 의사인력확보수준에 따른 입원료 차등제

① 요양병원입원료, 낮병동입원료, 정액수가 산정시 적용한다.

② 직전분기 평균 환자수 대비 당해요양기관에 상근하는 의사수에 따라 의사인력확보수준을 다음 각 호의 1과 같이 1등급 내지 5등급으로 구분하며, 1등급에 해당하는 요양병원은 내과,외과, 신경과, 정신건강의학과, 재활의학과, 가정의학과, 신경외과, 정형외과 전문의 수가 50% 이상인 경우와 50% 미만의 경우로 구분한다.

③ 환자 수는 낮병동 입원환자를 포함한 요양병원 입원환자 전체를 말하며, 다만 중환자실 입원환자, 격리실 입원환자는 제외한다.

④ 의사인력 확보수준에 따른 요양병원입원료 등은 등급별로 가감한다.

(5) 간호인력확보수준에 따른 입원료 차등제

① 요양병원입원료, 낮병동입원료, 정액수가 산정시 적용한다.

② 직전분기 평균 환자수 대비 간호업무에 종사하는 직전분기 평균 간호인력(간호사 및 간호조무사)수에 따라 간호인력 확보수준을 1등급내지 8등급으로 구분한다.

③ 환자수는 낮병동 입원환자를 포함한 요양병원 입원환자 전체를 말하며, 다만, 중환자실 입원환자, 격리실 입원환자는 제외한다.

④ 간호인력확보수준에 따른 요양병원입원료 등은 등급별로 가감한다.

⑤ 1등급 내지 5등급에 해당하는 요양병원 중 간호사 비율이 간호인력의 3분의 2 이상인 경우는 1일당 2,000원을 별도 산정한다.

(6) 간호인력확보수준에 따른 중환자실 입원환자 간호관리 차등제

기본진료료, 입원료 등 간호인력확보수준에 따를 성인 또는 소아 중환자실 입원환자 간호관리료 차등제의 등급별 산정방법에 따른다.

(7) 필요인력 확보에 따른 별도 보상제

① 직전분기 당해 요양기관에 약사가 상근하고, 의무기록사, 방사선사, 임상병리사, 물리치료사, 사회복지사 중 상근자가 1명 이상인 직종이 4개 이상인 경우, 일당 1,710원을 별도 산정한다. 다만, 약사는 환자수가 200명 미만인 경우 약사가 주 16시간 이상 근무한 경우에도 산정할 수 있다.

② 필요인력의 경우 해당 치료를 실시할 수 있는 일정한 면적의 물리치료실 임상병리실, 방사선실을 갖추고 실제 사용할 수 있는 해당 장비를 보유하고 있는 요양기관에 한하여 산정 할 수 있다.

(8) 요양병원 입원급여 적정성 평가결과 환류

위 (4)~(7)의 규정에도 불구하고 요양병원 입원급여 적정성평가결과 평가영역이 전체 하위 20% 이하에 해당하는 요양병원은 평가결과 발표직후 2분기 동안 위 (4) 및 (5)의 입원료 가산과 (6)의 필요인력 확보에 따른 별도 보상을 적용하지 아니한다.

(9) 요양병원 인증조사 미신청기관에 대한 가산 배제

의료법에 따른 인증을 정해진 기간 내 신청하지 아니하여 인증조사 미신청기관으로 통보받은 요양병원은 통보 직후 1분기동안 위(4)~(7)의 규정에도 불구하고 (4) 및 (5)의 입원료 가산과 (7)의 필요인력 확보에 따른 별도보상을 적용하지 아니한다.

(10) 요양병원 격리실 입원환자수와 간호인력수 산정 시 적용방법

건강보험 행위 급여 · 비급여 목록표 및 급여상대가치점수 제1편 제2부 제1장 기본진료료 [산정지침] 제2호 마목(2)에 따라 별도의 병동으로 구분 운영하지 않는 격리실에 입원한 환자수와 간호인력수는 모두 포함하여 산정한다(보건복지부 고시 제2018-259호)

(11) 「의료법」 제3조의5에 따라 전문병원으로 지정받은 요양병원은 「의료질평가지원금 등 산정을 위한 기준」의 평가결과에 따라 제1편의 전문병원(병원 · 요양병원 · 한방병원) 의료질평가지원금(가-24-1)을 산정한다. 다만, 입원료 중 병원관리료만을 산정하는 경우에는 제외한다.

4) 검사도구 및 환자평가표

(1) 검사도구

① 일상생활능력(ADL : Activities of Daily Living)

환자평가표의 ADL 측정항목 중 4항목(식사하기, 체위변경하기, 옮겨 앉기, 화장실 사용하기)의 점수를 모두 합하여 산정. 문항별 점수는 완전자립 1점, 감독필요 2점, 약간의 도움 3점, 상당한 도움 4점, 전적인 도움과 행위발생 안함은 5점을 부여한다.

② MMSE-K (Mini Mental Sate Examination-Korea)

한국판 간이 정신상태 검사로 지남력, 세 단어의 기억등록, 집중력 계산, 단어회상, 언어 및 공간구성으로 이루어진 치매선별검사도구이다. 대부분의 노인요양시설에서 초기 상담시 이 도구를 이용해 치매선별검사를 실시하고 있다. 인지기능 선별검사로서 점수의 범위는 0~30점까지이며, 점수가 낮을수록 중증(重症)을 의미한다. 20~23점이면 치매가 의심되는 상태, 15~19점은 경증, 14점 이하는 중증의 치매로 평가된다.

(2) 환자평가표

환자평가표는 작성일을 포함하여 지난 7일간의 환자상태를 종합적으로 평가하여 작성하고, 작성일 기준으로 관찰기간 7일이 확보되었다면 반드시 작성한다. 환자평가표는 환자 담당 간호사가 의무기록을 근거로 작성한다.

(별표 2)

환 자 평 가 표

'*' 표시가 있는 항목은 반드시 의무기록에 근거하여 기재

A. 일반 사항

1. 환자성명 : ____________ **2. 주민등록번호** : □□□□□□-□□□□□□□

3. 입원일* : □□□□년 □□월 □□일 **4. 요양개시일** : □□□□년 □□월 □□일

5. 평가 구분 : □ 1. 입원 평가 □ 2. 계속 입원 중인 환자 평가 □ 3. 이전 환자평가표를 적용하는 경우

6. 작성일 : □□□□년 □□월 □□일

7. 입원 1개월 전에 주로 살던 곳 (5. 평가구분 중 입원 평가인 경우만 체크)

□ 1. 집에 거주(재가장기요양서비스/가정간호/방문간호를 받으면서)

□ 2. 집에 거주(재가장기요양서비스/가정간호/방문간호를 받지 않으면서)

□ 3. 요양시설/그룹홈 □ 4. 급성기병원 □ 5. 요양병원 □ 6. 정신병원/정신시설 □ 7. 기타

8. 교육수준 (5. 평가구분 중 입원 평가인 경우만 체크)

□ 1. 무학 □ 2. 초졸(퇴) □ 3. 중졸(퇴) □ 4. 고졸(퇴) □ 5. 대졸(퇴) 이상 □ 6. 확인 불가

9. 혈압* : (　　/　　) mmHg

B. 의식상태

1. 혼수* □ 0. 아니오 □ 1. 예 (☞ '예'라고 답한 경우 'D. 신체적 기능 영역'으로 넘어감)

2. 섬망*

□ 0. 섬망의 증상이 전혀 나타나지 않음 □ 1. 섬망의 증상이 있으나, 지난 7일 이전에 발생함

□ 2. 섬망의 증상이 있으나, 지난 7일 이내에 발생하였거나 악화되고 있음

C. 인지기능

1. 단기기억력 □ 0. 정상 □ 1. 이상 있음 □ 2. 확인 불가

2. 일상 생활사에 관해 의사결정을 할 수 있는 인식기술

□ 0. 스스로 일관성 있고 합리적인 의사결정을 함 □ 1. 새로운 상황에서만 의사결정의 어려움이 있음

□ 2. 인식기술이 다소 손상됨 □ 3. 인식기술이 심하게 손상됨

3. 이해시키는 능력 □ 0. 이해시킴 □ 1. 대부분 이해시킴 □ 2. 가끔 이해시킴 □ 3. 거의/전혀 이해시키지 못함

4. 말로 의사표현을 할 수 있음 □ 0. 아니오 □ 1. 예

5. 행동증상(문제행동)의 빈도*(해당 칸에 '√' 표시)

항 목	없음	가끔	자주	매우자주
a. 망상				
b. 환각				
c. 초조/공격성				
d. 우울/낙담				
e. 불안				
f. 들뜬 기분/다행감				
g. 무감동/무관심				
h. 탈억제				
i. 과민/불안정				
j. 이상 운동증상 또는 반복적 행동				
k. 수면/야간행동				
l. 식욕/식습관의 변화				
m. 케어에 대한 저항				
n. 배회				

환자평가표

D. 신체기능
E. 배설기능
F. 질병진단
G. 건강상태
H. 구강 및 영양상태
I. 피부상태
J. 투약

(3) 정액수가를 적용하는 기간 동안 정액수가에 포함되지 않는 항목은 제1편 제2부 각 장에 분류된 분류항목의 점수 및 약제. 치료재료 급여목록에 의하여 별도 산정할 수 있다(① 식대 ② CT, MRI ③ 전문재활치료 ④ 혈액투석 및 혈액투석액 · 복막투석액 ⑤ 다음의 전문의약품 등)

(4) 요양병원 입원료 및 중환자실 입원료는 1일당으로 산정한다.

(5) 정액수가 산정시 의사인력확보수준에 따른 입원료는 차등제(요양병원입원료, 낮병동입원료)를 적용한다.

(6) 정액수가 산정시 간호인력확보수준에 따른 입원료는 차등제(요양병원입원료, 낮병동입원료)를 적용한다.

14-2 | 호스피스 완화의료

학습목표

1. 호스피스 완화의료의 개념을 이해하고 요양급여기준에 의한 환자관리를 할 수 있다.

1. 호스피스의 개념

(1) 호스피스의 정의

호스피스는 죽음을 앞둔 말기 환자와 그 가족을 사랑으로 돌보는 행위로, 환자가 여생 동안 인간으로서의 존엄성과 높은 삶의 질을 유지하면서 삶의 마지막 순간을 평안하게 맞이하도록 신체적 · 정서적 · 사회적 · 영적으로 도우며, 사별 가족의 고통과 슬픔을 경감시키기 위한 총체적인 돌봄(Holistic Care)을 의미한다.

(2) 호스피스 의료

호스피스의료란 기대수명이 길지 않은 환자에게 삶의 질을 최대한 높이고, 최대한 자신의 품위와 인격을 가지고 고통 없이 남은 삶을 보내도록 도움을 주는 치료를 말한다. 호스피스에서는 도움을 치료의 초점을 완치가 아니라 증상 조절 등의 완화에 두고 있다. 이를 위하여 환자가 호소하는 통증 등의 주요한 증상에 초점을 맞추어 치료 계획을 수립하게 되는 것을 의미한다.

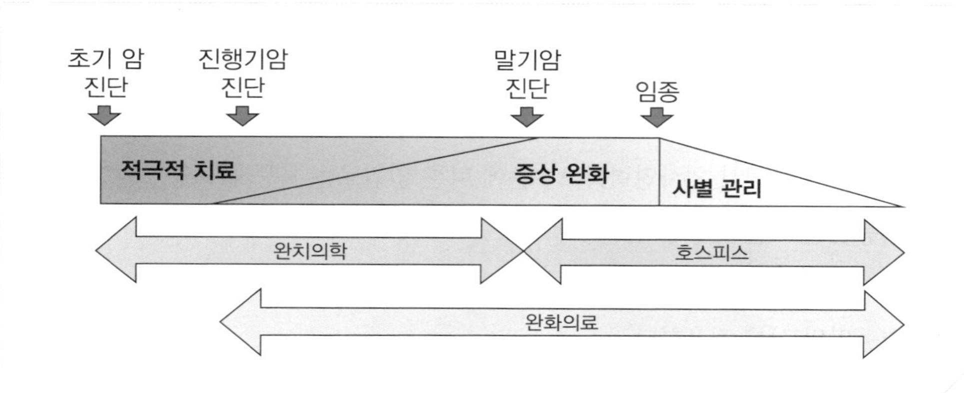

그림 14-2 호스피스 완화의료 과정

(3) 호스피스 완화의료

호스피스의료란, 치료가 어려운 말기 질환을 가진 환자와 가족을 대상으로 통증 및 신체적, 심리적, 사회적, 영적 고통을 완화하여 삶의 질을 향상시키는 전문적인 의료 서비스를 의미한다. 호스피스에서 제공하는 주요 돌봄은 ① 통증 및 신체적 돌봄 ② 심리적 돌봄 ③ 사회적 돌봄 ④ 영적 돌봄 ⑤ 임종 돌봄 ⑥ 사별가족 돌봄 등이 있다.

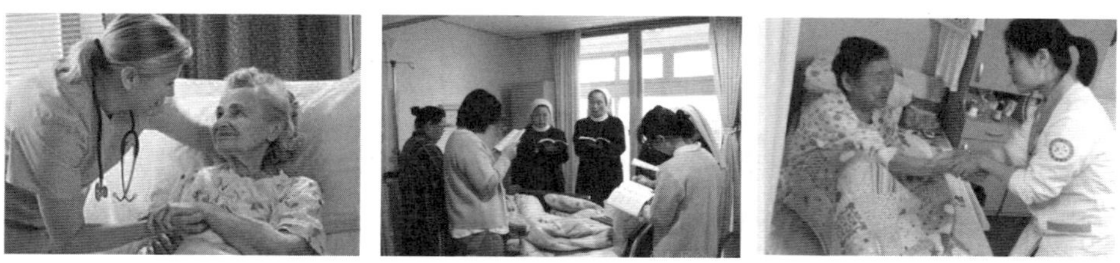

그림 14-3 호스피스 완화의료

2. 호스피스 완화의료에 관한 보험급여

호스피스 완화의료는 2015년 7월 1일부터 시행되었으며, 보험급여에 관한 사항은 보건복지부 고시에 의한다.

(1) 완화의료 진료수가 산정지침

① 말기암환자에 대한 완화의료 입원진료를 하는 경우 점수는 입원일당 정액(정액수가)으로 한다.

② 호스피스병동 입원환자에 대한 완화의료 보조활동 업무를 전담하는 호스피스완화의료병동도우미(완화의료도우미)가 호스피스 보조활동을 제공하는 경우에는 제1절에 의하여 산정하고, 그러하지 아니하는 경우에는 제2절에 의하여 산정하며 호스피스도우미의 인력기준 등은 장관이 별도로 정한다. 다만, 제1절 호스피스 보조활동 포함 입원일당 정액과 제2절 완화의료 보조활동 미포함 입원일당 정액수가는 중복하여 산정하지 아니한다.

③ 제(1)호에 따른 정액수가에 포함된 (별표)호스피스 입원료의 소정점수에는 입원환자 의학관리료(소정점수의 26%), 입원환자 간호관리료(소정점수의 46%), 입원환자 병원관리료(소정점수의 28%)가 포함되어 있다.

④ 정액수가는 1일당으로 다음과 같이 산정한다.

㉮ 1일이라 함은 12시(정오)부터 다음 날 12시(정오)까지를 의미한다.

㉯ 0~6시 사이에 입원하거나, 18~24시 사이에 퇴원한 경우에는 정액수가 소정점수의 50%를 별도 산정한다.

㉰ 6~12시 사이에 입원하거나, 12~18시 사이에 퇴원한 경우에는 동 기간의 정액수가는 별도 산정하지 아니한다.

㉱ 외래(또는 응급실)를 통하여 호스피스병동에 입원하여 입원과 퇴원이 24시간 이내에 이루어진 경우에는 전체 입원 기간이 6시간이상 12시간미만은 정액수가의 50%산정, 12시간이상은 정액수가의 100%로 산정한다. 이 때 입원기간의 기산점은 외래를 통하여 입원한 경우에는 호스피스병동의 입원실을 점유한 시간을 기준으로 하며, 응급실을 통하여 입원한 경우에는 응급실에서 진료가 시작된 시간을 기준으로 한다.

㉲ 호스피스 입원실(완-1, 완-4), 호스피스 격리실(완-2, 완-5)은 입원 61일째부터는 완화의료 입원료 소정점수의 10%를 감산하여 산정한다.

㉳ 환자를 진료하는 중에 당해 요양기관에 인력 · 시설 또는 장비가 갖추어져 있지 아니하거나 기타 부득이한 사유로 해당 진료가 가능한 다른 요양기관에 의뢰할

수 있으며, 의뢰 당일은 일당 정액수가 소정점수의 30%를 산정한다.

㈔ 호스피스 입원실(완-1, 완-4)에 입원 중인 환자가 주치의의 허가를 받은 후 연속해서 24시간을 초과하여 외박한 경우에는 (별표) 호스피스 입원료 중 입원환자 병원관리료를 1일당으로 산정하되, 위 "마"의 기준을 적용하지 아니한다.

⑤ 간호사 및 사회복지사 인력 확보수준에 따른 정액수가는 다음과 같이 산정한다.

(2) 호스피스 비급여 일반원칙 및 비급여 목록

요양급여기준 별표 2 비급여대상 제6호의 2에 의한 비급여 대상은 정액수가에 포함되지 않으며, 보건복지부장관이 정하여 고시하는 비급여 대상 행위 및 치료재료는 제2장 검사료 제4절 내시경, 천자 및 생검, 초음파 검사료 (1) 유도목적의 초음파 검사가 있다.

14-3 | 노인장기요양보험

학습목표

1. 우리나라의 노인장기요양보험제도에 대하여 알 수 있다.
2. 장기요양보험 수급자를 관리하고 비용을 청구할 수 있다.

1. 노인장기요양보험의 개념

(1) 개요

노인장기요양보험제도(老人長期療養保險制度)는 고령이나 노인성 질병 등의 사유로 일상생활을 혼자서 수행하기 어려운 노인에게 제공하는 신체활동 또는 가사활동 지원 등의 장기요양급여에 관한 사항을 규정하여 노후의 건강증진 및 생활안정을 도모하고 그 가족의 부담을 덜어줌으로써 국민의 삶의 질을 향상하도록 2007년 4월 「노인요양보험법」이 제정되었다. 따라서 2008년 7월부터 「노인요양보험법」을 근간으로 노인장기요양보험 제도가 시행되어 보험료 부과 및 급여 제공이 개시되었다.

(2) 목적

고령이나 노인성 질병 등의 사유로 일상생활을 혼자서 수행하기 어려운 노인 등에게 제공하는 신체활동 또는 가사활동 지원 등의 장기요양급여에 관한 사항을 규정하여 노후의 건강증진 및 생활안정을 도모하고 그 가족의 부담을 덜어줌으로써 국민의 삶의 질을 향상하도록 함을 목적으로 한다(노인장기요양보험법 제1조).

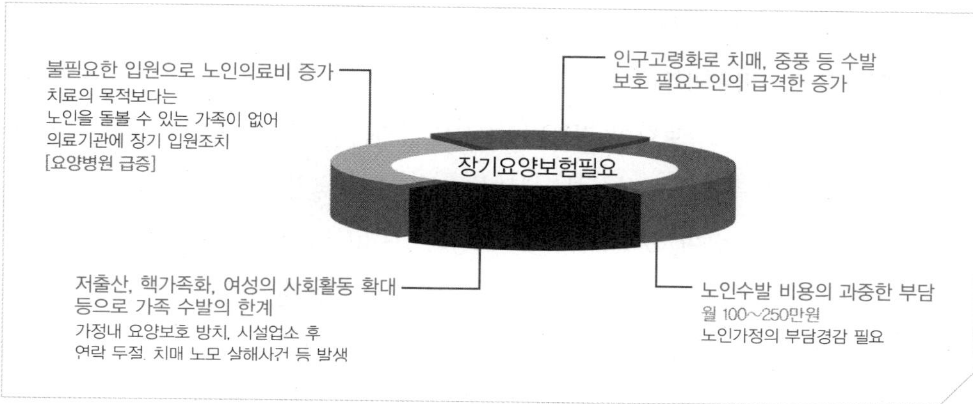

그림 14-4 도입의 필요성

(3) 우리나라의 노인인구

통계청발표에 의하면 우리나라의 노인인구는 2020년 기준 전체인구대비 14.9%를 차지하여 고령사회에 진입하고 2026년에는 초고령사회에 진입 할 것으로 예상하고 있다.

UN의 고령사회 분류 기준

고령화를 판단하는 기준은 일반적으로 UN이 정한 기준으로 노년인구를 세 유형으로 분류하여 한 국가의 총인구 중 65세 이상 노인인구비중이 7% 이상인 국가를 고령화사회(Aging Society)라고 하고, 14% 이상인 국가를 고령사회(Aged Society), 20% 이상인 국가를 초고령사회(Super-Aged Society)라고 하고 있다.

(4) 국민건강보험과 노인장기요양보험의 차이점

① 국민건강보험과 노인장기요양보험

국민건강보험(國民健康保險, National Health Insurance)은 질환의 진단, 입원, 외래치료, 재활 등을 목적으로 주로 병원이나 약국에서 제공하는 서비스를 급여대상으로 하는 반면에 노인장기요양보험(老人長期療養保險)은 고령이나 노인성질병 등으로, 혼자 힘으로는 일상생활을 영위하기 어려운 분들에게 요양시설이나 재가기관을 통해 신체활동과 가사활동을 지원하는 서비스라는 차이가 있다. 또한 장기요양보험은 65세 이상의 노인 또는 65세 미만이지만 치매나 뇌혈관성 질환과 같은 노인성질병을 가진 분들 중에서 6개월 이상 혼자서 일상생활을 수행하기 어렵다고 인정되는 분들을 그 수급대상으로 하고 있다. 따라서 장기요양보험제도는 신체적 · 정신적 기능장애를 기준으로 수발 비용을 지급하며, 주로 비의료적 서비스로 구성되어 있다는 점에서 질병치료를 목적으로 하는 건강보험과 차이가 있다.

② 요양원과 요양병원의 차이점

요양원은 노인장기요양보험이 적용되고, 요양병원은 국민건강보험이 적용된다. 따라서 이용 실비적인 측면에서 상이한 부분이 많으나 요양병원의 경우 치료와 요양을 주된목적으로 운영되는 반면, 노인요양원은 요양과 케어(Care)를 주목적으로 하고 있다.

또한 요양병원의 경우 누구나 필요에 따라 이용하실 수 있는 반면, 노인요양원은 공단에 등급신청을 하여 등급판정을 받으신 후 이용이 가능한 점이 있다. 기능적인 측면을 살펴보면 요양원은 생활시설로서 수급자(어르신)를 보호하는 돌봄서비스 기능을 하고 요양병원은 치료와 보호기능을 동시에 가지고 있다.

㉮ 요양원

요양원(療襄院: nursing home)은 노인복지법과 장기요양보험법을 적용을 받으며, 65세 이상 또는 노인성질환을 가진 노인이 아프거나 자신을 스스로 돌보지 못하는 사람들에게 요양을 받는 곳으로(입소)하는 곳으로 의료서비스보다는 노인의 수발 제공을 목적으로 하고 있다. 엄격한 의미로는 요양원은 의료기관이라기보다는 '돌봄 서비스의 성격을 가진 생활시설을 의미한다.

㉯ 요양병원

요양병원(療養病院)은 의사 또는 한의사가 의료를 행하는 곳으로 요양환자 30인 이상을 수용할 수 있는 시설을 갖추고, 의료서비스 제공을 목적으로 개설된 의료기관을 말하며, 의료법과 건강보험법을 적용을 받는다. 또한 일반 병원과 달리 의사 및 간호사의 법정 배치기준 완화와 사회복지사나 물리치료사를 추가 배치토록 한 것이 특징이다. 또한 요양병원은 전염성질환자 및 정신질환자는 이용할 수 없으며 전문병원이나 급성기질환 병원을 이용해야 한다.

③ 의료수가 적용 및 본인부담

㉮ 의료수가 적용

요양원은 장기요양보험수가를 적용 받고 요양병원은 건강보험수가를 적용 받는다. 이용자 입장에서 보면 요양원은 보호를 목적으로 하고 요양병원은 치료를 목적으로 하고 있다. 요양원은 국민건강보험공단의 장기요양보험 등급판정 수급자(만 65세 이상의 노인)가 주로 이용하실 수 있으며, 등급별 월 한도를 적용 받는다. 그러나 요양병원은 건강보험공단의 건강보험 수가가 적용되며, 등급판정을 안 받으셔도 이용할 수 있다.

㉯ 의사근무 및 진료기능

요양원은 의사가 상근 근무를 하지 않고 수급자를 관리보호(케어) 하는 곳이지만, 요양병원은 의사가 상근근무를 하고 있으며, 응급의료행위가 가능하다.

간병사와 요양보호사의 차이는 간병사는 일정한 교육을 받으면 간병사가 되지만, 요양보호사는 일정기간의 교육(실습포함)을 이수하고 국가자격시험을 취득하여야 한다.

요양원은 요양보호사가 상근하여 간병을 담당하지만 요양병원은 간병사(요양보호사 포함)들이 주로 위탁으로 요양병원과 계약을 맺어 간병을 담당하고 있다.

㉰ 식사 본인부담

식사는 요양원은 전액 본인이 부담(식사재료비)을 하고 있으며, 요양병원은 보험에서 본인이 50%을 부담하고 보험자(공단)가 50% 부담한다.

㉱ 비용 본인부담

요양원의 경우 노인장기요양보험법에 의거 장기요양등급을 받으신 분은 본인부담금액은 재가급여의 경우 15%를, 시설급여의 경우 20%를 수급자가 부담하며, 요양병원의 경우 장기요양등급, 나이 등에 상관이 없이 정액수가에 의한 본인부담은 20%를 적용하고 있다.

2. 관리운영기관 및 운영체계

(1) 보건복지부는 장기요양보험사업 관장과 장기요양기본계획 수립 · 조정을 담당한다.

(2) 관리운영기관인 국민건강보험공단은 ① 장기요양보험가입자 및 그 피부양자와

의료급여수급권자의 자격관리 ② 장기요양보험료의 부과 · 징수와 신청인에 대한 조사 ③ 등급판정위원회의 운영 및 장기요양등급 판정 ④ 장기요양급여의 관리 및 평가 ⑤ 재가 및 시설 급여비용의 심사 및 지급 등의 업무를 수행한다.

(3) 장기요양기관은 장기요양급여 제공하고 제공한 장기요양급여에 대한 비용은 공단에 청구한다.

(4) 지방자치단체는 장기요양기본계획에 따른 세부시행계획 수립 · 시행 및 노인성질환예방사업과 장기요양기관 설치 및 지정 권한 등의 업무를 수행한다.

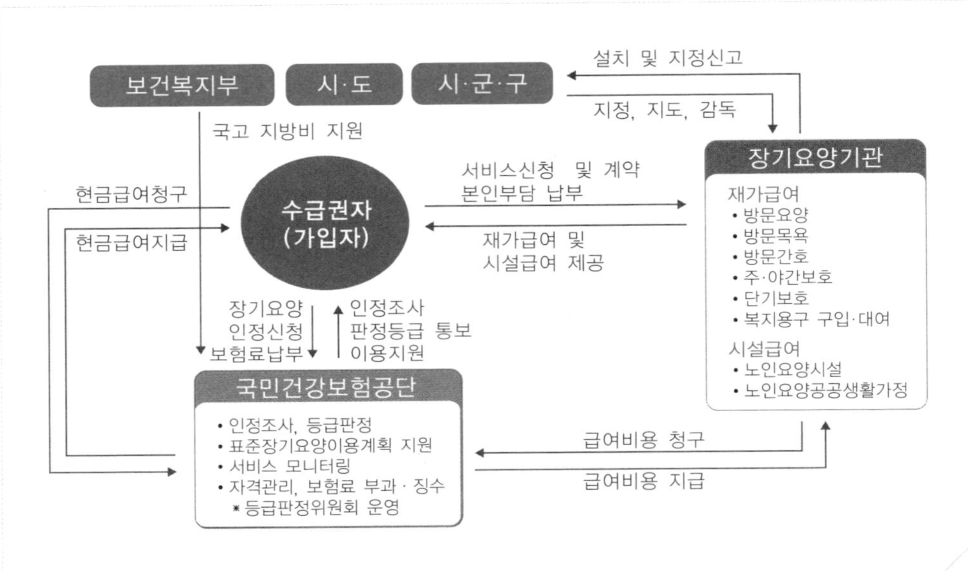

그림 14-5 관리운영기관

3. 장기요양보험 신청 및 등급판정

(1) 장기요양인정의 신청

장기요양인정을 신청하는 자(신청인)는 공단에 보건복지부령으로 정하는 바에 따라 장기요양인정신청서에 의사 또는 한의사가 발급하는 의사소견서를 첨부하여 제출하여야 한다. 다만, 의사소견서는 등급판정위원회에 자료를 제출하기 전까지 제출할 수 있다. 그리고 거동이 현저하게 불편하거나 도서 · 벽지 지역에 거주하여 의료기관을 방문하기 어려운 자 등 대통령령으로 정하는 자는 의사소견서를 제출하지 아니할 수 있다.

(2) 장기요양인정의 신청자격

장기요양인정을 신청할 수 있는 자는 노인 등으로서 ① 장기요양보험가입자 또는 그 피부양자 ②「의료급여법」 제3조제1항에 따른 수급권자(의료급여수급권자) 중 어느 하나에 해당하는 자격을 갖추어야 한다. 장기요양인정의 신청자격 및 제출서류는 아래와 같다.

표 14-1 신청자격 및 대상 제출서류

구분	내용
자격	장기요양보험가입자 및 그 피부양자, 의료급여수급권자
대상	만 65세 이상 또는 만 65세 미만으로 노인성 질병을 가진 자
노인성질병	치매, 뇌혈관성질환, 파킨슨 병 등 대통령령으로 정하는 질병
제출서류	장기요양인정신청서 및 의사소견서

▣ 장기요양인정 및 서비스 이용절차

㉮ (공단 각 지사별 장기요양센터) 신청 → ㉯ (공단직원) 방문조사 → ㉰ (등급판정위원회) 장기요양 인정 및 등급판정 → ㉱ (장기요양센터) 장기요양인정서 및 표준장기이용계획서 통보 → ㉲ (장기요양기관) 서비스 이용

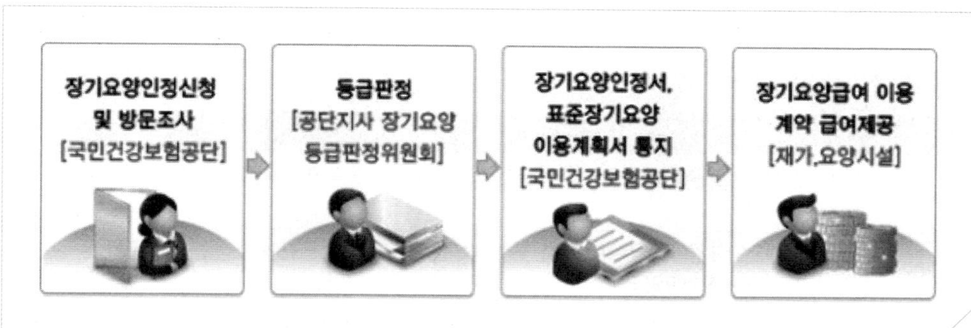

자료출처: 국민건강보험공단

그림 14-6 장기요양인정 및 서비스 이용절차

(3) 장기요양등급판정

1차적으로 건강보험공단의 조사요원이 방문조사를 통해 파악한 기능상태(5영역 52

개 항목)결과를 수형분석도에 적용하여 장기요양인정 여부 및 장기요양등급을 산출하고, 그 다음 등급판정위원회에서 1차 판정결과와 특기사항 및 의사소견서, 기타 참고자료 등을 종합하여 최종 결정을 내린다.

(4) 장기요양인정 유효기간

장기요양인정 유효기간은 1년으로 하며, 다만, 장기요양인정의 갱신 결과 직전 등급과 같은 등급으로 판정된 경우에는 그 갱신된 장기요양인정의 유효기간은 장기요양 1등급의 경우: 4년, 장기요양 2등급부터 4등급까지의 경우: 3년, 장기요양 5등급 및 인지지원등급의 경우: 2년이다.

4. 장기요양급여의 종류

장기요양급여의 종류는 노인장기요양보험법 제23조에 의거 크게 재가급여, 시설급여, 특별현금급여, 기타재가급여로 구분하고 있다.

(1) 재가급여

재가급여(在家給與)는 재가 노인에게 노인 장기 요양 보험에서 방문요양, 방문목욕, 방문간호, 주 · 야간 보호, 단기보호, 기타재가급여(복지용구)를 제공해 주는 서비스 형태의 급여를 말한다.

표 14-2 재가급여의 종류

종 류	내용
방문요양	장기요양요원이 수급자의 가정 등을 방문하여 신체활동 및 가사활동 등을 지원하는 장기요양급여
방문목욕	장기요양요원이 수 목욕설비를 갖춘 장비를 이용하여 수급자의 가정 등을 방문하여 목욕을 제공하는 장기요양급여
방문간호	장기요양요원인 간호사 등이 의사, 한의사 또는 치과의사의 지시서에 따라 수급자의 가정 등을 방문하여 간호, 진료의 보조, 요양에 관한 상담 또는 구강위생 등을 제공하는 장기요양급여
주 · 야간보호	수급자를 하루 중 일정한 시간 동안 장기요양기관에 보호하여 신체활동 지원 및 심신기능의 유지 · 향상을 위한 교육 · 훈련 등을 제공하는 장기요양급여
단기보호	수급자를 월 15일 범위 안에서 일정기간 동안 장기요양기관에 보호하여 신체활동 지원및 심신기능의 유지, 향상을 위한 교육, 훈련 등을 제공하는 급여
기타재가급여 (복지용구)	수급자의 일상생활 · 신체활동 지원에 필요한 용구를 제공하거나 가정을 방문하여 재활에 관한 지원 등을 제공하는 장기요양급여로서 대통령령으로 정하는 것

(2) 시설급여

시설급여(施設給與)는 고령이나 노인성 질환으로 인하여 일상생활을 하기 어려운 노인에게 판정 등급에 따라 요양시설에서 간호, 목욕, 일상생활 지원 등의 서비스를 제공하는 일을 말한다. 따라서 시설급여는 장기요양기관이 운영하는 「노인복지법」 제34조에 따른 노인의료복지시설 등에 장기간 동안 입소하여 신체활동 지원 및 심신기능의 유지 · 향상을 위한 교육 · 훈련 등을 제공하는 장기요양급여를 말한다. 즉, 수급자가 노인요양시설과 노인요양공동생활가정의 장기요양기관에서 장기간 동안 입소하여 신체활동 지원 및 심신기능의 유지, 향상을 위한 교육, 훈련 등을 제공하는 급여를 뜻하며, 시설급여기관은 아래와 같이 구분하고 있다. 시설급여의 시설로는 노인요양시설과 노인요양공동생활가정시설이 있다.

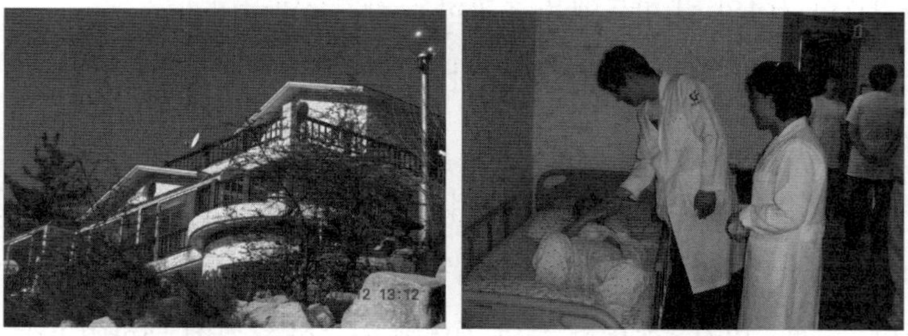

그림 14-7 요양원 시설

(3) 특별현금급여

특별현금급여는 수급자가 섬이나 벽지에 거주하고나 천재지변, 신체정신 또는 성격 등의 사유로 장기요양급여를 지정된 시설에서 받지 못하고 그 가족 등으로부터 방문요양에 상당하는 장기요양급여를 받을 때 지급하는 현금급여를 말한다. 특별현금급여의 유형에는 가족요양비, 특례요양비, 요양병원간병비가 있다.

5. 재가 및 시설 급여 본인부담

(1) 본인일부부담금

① 재가 및 시설 급여비용은 다음 각 호와 같이 수급자가 부담한다. 다만, 수급자 중 「의료급여법」 제3조제1항제1호에 따른 수급자는 그러하지 아니하다.

㉮ 재가급여 : 당해 장기요양급여비용의 100분의 15를 수급자가 부담한다.

㉯ 시설급여 : 당해 장기요양급여비용의 100분의 20을 수급자가 부담한다.

② 다음 각 호의 장기요양급여에 대한 비용은 수급자 본인이 전부 부담한다.

㉮ 이 법의 규정에 따른 급여의 범위 및 대상에 포함되지 아니하는 장기요양급여

㉯ 수급자가 장기요양인정서에 기재된 장기요양급여의 종류 및 내용과 다르게 선택하여 장기요양급여를 받은 경우 그 차액

㉰ 장기요양급여의 월 한도액을 초과하는 장기요양급여

③ 다음 각 호의 어느 하나에 해당하는 자에 대하여는 본인일부부담금의 100분의 50을 감경한다.

㉮ 「의료급여법」 제3조제1항제2호부터 제9호까지의 규정에 따른 수급권자

㉯ 소득 · 재산 등이 보건복지가족부장관이 정하여 고시하는 일정 금액 이하인 자. 다만, 도서 · 벽지 · 농어촌 등의 지역에 거주하는 자에 대하여 따로 금액을 정할 수 있다.

㉰ 천재지변 등 보건복지가족부령으로 정하는 사유로 인하여 생계가 곤란한 자

④ 제1항부터 제3항까지의 규정에 따른 본인일부부담금의 산정방법, 감경절차 및 감경방법 등에 관하여 필요한 사항은 보건복지가족부령으로 정한다.

(2) 수급자 전액 본인부담

① 노인장기요양보험법의 규정에 따른 급여의 범위 및 대상에 포함되지 아니하는 장기요양급여비용

② 장기요양인정서에 기재된 장기요양급여의 종류 및 내용과 다르게 선택하여 장기요양급여를 받은 경우 그 차액

③ 「노인장기요양보험법」 제28조에 따른 장기요양급여의 월 한도액을 초과하는 장기요양급여비용

④ 비급여 항목(시행규칙 제14조)

㉮ 식사재료비 ㉯ 상급침실 이용에 따른 추가비용 ㉰ 이 · 미용비 ㉱ 그 외 일상생활에 통상 필요한 것과 관련된 비용으로 수급자에게 부담시키는 것이 적당하다고 보건복지부 장관이 정하여 고시한 비용 전액 본인부담 항목에 따른 비용은 국민기초생활수급권자 및 의료급여수급권자의 경우에도 본인이 전액 부담한다.

6. 장기요양기관(시설급여) 입소절차

수급자는 장기요양급여를 받으려면 장기요양기관에 장기요양인정서(별지 제6호서식) 및 표준장기요양이용계획서(별지 제7호서식)의를 제시하여야 하며, 다만, 수급자가 장기요양인정서 및 표준장기요양이용계획서를 제시하지 못하는 경우 장기요양기관은 공단에 전화나 인터넷 등을 통하여 그 자격 등을 확인할 수 있다.

(1) 입소대상(시설 대상)

노인 및 만성 노인성질환으로 노인 장기요양 인정등급 1~2등급을 받으신 어르신 3등급 · 4등급 · 5등급(치매 등) 등

※치매, 중풍, 파킨슨 등 노인성 질환으로 장기요양등급 1, 2, 3, 4 등급(시설급여) 판정을 받으신 어르신

(2) 입소절차

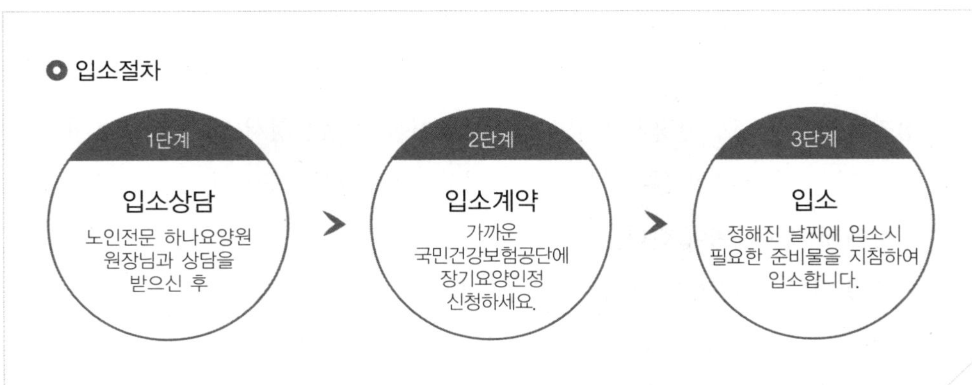
입소절차
1단계
입소상담
노인전문 하나요양원 원장님과 상담을 받으신 후
2단계
입소계약
가까운 국민건강보험공단에 장기요양인정 신청하세요.
3단계
입소
정해진 날짜에 입소시 필요한 준비물을 지참하여 입소합니다.

그림 14-8 입소 절차

(3) 제출(구비)서류

제출서류는 요양원에 따라 다소 차이가 있으며 다음과 같다.

① 장기요양인정서 1부. ② 표준장기 이용계획서 1부. ③ 병력에 대한 의사진단서(혹은 소견서) 1부. ④ 건강진단서 1부. ⑤ 주민등록등본 1부. ⑥ 가족관계증명서 1부. ⑦ 국민기초생활 수급자증명서 1부(해당자) ⑧ 입소자, 보호자 신분증(사본) ⑨ 현재 장기복용중인약의 처방전 ⑩ 통장사본 1부(보호자 등이 있다.

(4) 입소시 개인 준비 물품

개인준비물은 용약, 개인칫솔, 개인 의류 및 속옷 3벌, 전기면도기(남자 어르신의 경우), 외출용 신발, 실내화(슬리퍼 또는 편한 실내화) 등이 있다.

▣ 장기요양급여 대상여부 수급자의 자격 확인.

국민건강보험공단 홈페이지(www.nhis.or.kr) ▶[요양기관정보마당](http://me di.nhis.or.kr) ▶ [공인인증서 로그인] ▶[노인장기] ▶ [노인장기요양보험(방문간호)] ▶ [장기요양 대상자조회] ▶ [성명+인정관리번호 입력] 후 검색하면 된다.

7. 장기요양기관의 지정기준 및 절차

(1) 지정기준

특별자치시장 · 특별자치도지사 · 시장 · 군수 · 구청장은 장기요양기관을 지정하려면 「노인복지법」 제31조에 따른 노인복지시설 중에서 시설 및 인력을 갖춘 시설을 지정하여야 한다.

① 장기요양기관으로 지정받으려면 장기요양기관 지정신청서(별지 제19호서식)에 다음 각 호의 서류를 첨부하여 특별자치시장 · 특별자치도지사 · 시장 · 군수 · 구청장에게 제출하여야 한다.

㉮ 일반현황 · 인력현황 및 시설현황 각 1부

㉯ 사업자등록증 또는 고유번호증 사본 1부(특별자치시장 · 특별자치도지사 · 시장 · 군수 · 구청장이 「전자정부법」 제36조제1항에 따른 행정정보의 공동이용을 통하여 확인할 수 있는 경우에는 그 확인으로 첨부서류를 갈음한다)

② 장기요양기관 지정신청을 받은 특별자치시장 · 특별자치도지사 · 시장 · 군수 · 구청장은 제2항의 요건을 확인한 후 장기요양기관 지정서(별지 제20호서식)를 발급하여야 한다.

(2) 장기요양기관의 종류

장기요양급여를 제공할 수 있는 장기요양기관의 종류 및 기준은 다음 각 호와 같다.

① 재가급여를 제공할 수 있는 장기요양기관

㉮ 「노인복지법」 제38조에 따른 재가노인복지시설로서 법 제31조에 따라 지정받은 장기요양기관

㉯ 법 제32조에 따라 설치한 재가장기요양기관

② 시설급여를 제공할 수 있는 장기요양기관

㉮ 「노인복지법」 제34조제1항제1호에 따른 노인요양시설로서 법 제31조에 따라 지정받은 장기요양기관

㉯ 「노인복지법」 제34조제1항제2호에 따른 노인요양공동생활가정으로서 법 제31조에 따라 지정받은 장기요양기관

(3) 시설급여기관지정 및 재가급여기관지정 신청절차

시설급여기관지정 및 재가급여기관지정 신청절차는 아래의 절차와 같다.

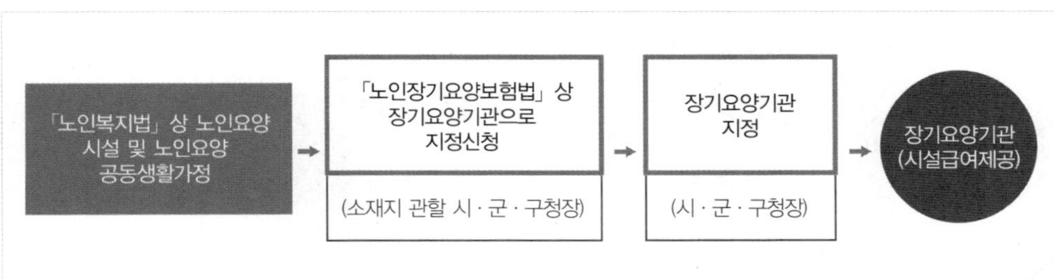

그림 14-9 시설급여지정기관 신청

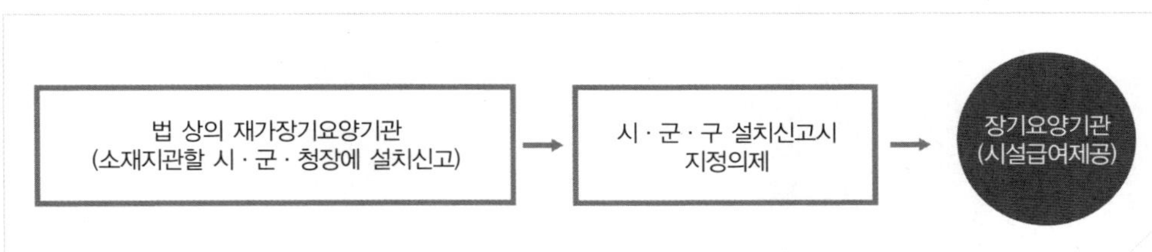

그림 14-10 재가급여지정기관 신청

8. 장기요양급여비용 청구

장기요양기관은 수급자에게 재가급여 또는 시설급여를 제공한 경우 국민건강보험공단에 장기요양급여비용을 청구하여야 하며, 국민건강보험공단은 장기요양기관으로부터 재가 또는 시설 급여비용의 청구를 받은 경우 이를 심사하여 장기요양에 사용된 비용 중 공단부담금(재가 및 시설 급여비용 중 본인일부부담금을 공제한 금액)을 당해 장기요양기관에 지급하여야 한다.

9. 장기요양기관 평가

장기요양서비스의 질 향상을 도모하고 국민의 알권리 보장 및 장기요양기관의 선택권을 확대하기 위해 2009년에 장기요양급여 평가를 도입 시행 후 2011년부터는 전체기관을 대상으로 의무평가로 전환하여 실시하고 있다. 따라서 평가는 장기요양기관이 수급자에게 제공하는 서비스수준에 관한 올바른 정보제공과 서비스의 질적인 수준향상을 위해 실시하고 있으며, 평가 이후 실제로 수급자는 장기요양서비스를 제공받고 있는 기관의 질적 수준 등을 가늠할 수 있게 되었다. 또한 시설환경은 다른 시설과 운영수준을 객관적으로 비교하여 개선함으로써 한 단계 높은 서비스 수준을 향상시키는 계기가 되었다.

제14장. 실전대비 요약정리 사항 및 예상문제

요양병원 및 노인장기요양보험

1. 요양병원의 정의 및 요양병원 입원대상
2. 요양병원의 진료수가 산정기준 및 지침
3. 호스피스 완화의료의 개념과 완화의료 진료수가 산정기준
4. 노인장기요양보험의 제도와 관리운영기관 및 운영체계
5. 국민건강보험과 노인장기요양보험의 차이점
6. 장기요양보험의 신청 및 등급판정
7. 장기요양보험의 종류와 급여내용
8. 재가급여 및 시설급여의 본인부담 및 비급여 항목
9. 장기요양기관의 지정기준 및 절차. 비용청구 및 지급

제 15 장

원무통계 및 진료실적 관리

15-1 | 원무통계

학습목표

1. 병원의 원무통계에 대한 산출요령을 알 수 있다.
2. 외래 및 입원환자통계를 작성하고 분석하여 보고할 수 있다.

1. 원무통계

1) 통계의 개념

(1) 병원통계

병원통계는 환자수, 진료비, 질병, 수술, 사망률 등의 자료를 작성하여 병원의 운영, 의학연구, 의료기관 현황보고, 병원신임평가, 의료기관인증 등을 위한 자료를 얻기 위함이다. 환자통계는 환자와 관련된 여러 현상들에 관한 자료들을 일정한 기준에 따라 작성한 계수적 통계를 의미하며, 대상 분야에 따라 일반적으로 원무통계, 진료통계, 병원경영분석통계 등으로 구분된다.

① 진료통계란 진료뿐만 아니라 의학연구, 수술, 사망, 부검, 감염 등에 관한 통계이다.

② 병원경영통계란 병원의 경영활동을 계량적으로 분석하거나 종합에 관한 사항, 즉 생산성, 활동성, 수익성 유동성 등에 관련된 통계를 말한다.

(2) 통계의 요건

통계는 특정한 사실을 일정한 기준에 따라 숫자로 표시한 것을 말하며 다음과 같은 요건을 갖추어야 한다.

① 적시성

통계의 작성 또는 보고의 시기가 그 활용시점과 맞아야 한다는 것으로 자료의 활용목적과 통계가 비교 가능하여야 한다.

② 명료성

통계의 작성목적이나 작성시의 기준 및 자료의 출처 등이 명확하여야 한다.

③ 간결성

통계의 내용과 서식 등이 간결해야 함을 의미한다.

④ 정확성

통계가 수록할 수 있는 정보의 내용과 그 계수가 정확해야 통계의 가치가 있는 것이다.

(3) 원무통계

원무통계란 의료기관이 제공한 진료서비스를 받은 환자수와 같은 진료량에 관한 사항, 진료서비스를 제공함으로써 발생한 진료비에 관한 사항, 병상이용도에 관한 사항, 진료권에 관한 사항 및 기타 원무관리와 관련된 통계를 의미한다. 진료실적 분석지표에는 진료량지표, 진료비지표, 병상이용도 지표, 진료권 지표로 구분한다.

따라서 원무통계는 병원경영통계의 일부로서 환자 및 진료비와 관련된 통계로 병원의 진료서비스 제공결과에 따라 발생되는 의료수익을 일정한 기준에 의하여 외래 · 입원의 진료과별, 의사별, 진료형태별, 환자유형(수가종류)별, 진료행위별 등으로 분류 · 집계한 표를 의미한다.

(4) 원무통계의 목적

원무통계의 목적은 경영적인 측면과 의학 및 정보관리의 측면에서의 목적이 있으며, 점차 경영분석의 자료 및 수요예측의 측면에서의 그 목적성이 확대되어가고 있으며, 크게 세가지로 분류한다.

① 경영실적자료

병원의 운영에 따른 실적을 파악하기 위하여 일정기간의 환자 및 진료수익 등을 분석하는 것으로 기본적으로는 환자수(외래, 입원, 응급), 진료 및 검사건수, 병상이용률, 진료수익 등에 관한 통계이다. 세부적으로 분류하면 방문형태별, 외래 및 입원별, 의료보장유형별, 거주 지역별, 연령별, 진료담당의사별, 검사종류별 등으로 구분하여 집계할 수 있다. 또한 이용 단순한 경영실적자료로 활용되기도 하나 진료과나 진료수가항목별(행위별) 및 담당 의사별 원가분석을 위한 기초자료나 내부통제 목적으로 이용하는 경우도 있다.

② 의학연구자료

학술연구에 필요한 기초자료로 활용할 목적으로 상병별, 수술, 검사, 사망, 부검, 성별 및 연령별 통계 등을 이용하여 보건통계나 연구자료로 활용하기도 한다.

③ 보고자료

경영실적에 대한 결과를 외부기관에 보고하거나 제출할 목적으로 이용되는 자료이다. 세금관계나 관련 기관의 진료실적 자료 제출, 의료기관현황, 병원신임평가, 의료기관 인증, 응급의료기관 평가자료에 활용되기도 한다.

2. 환자의 구분 및 산정기준

환자구분은 진료형태에 따라 외래환자, 입원환자로, 내원경험에 따라 신환자, 구환자로, 질병양상에 따라 진료과별 초진환자, 재진환자로, 진료희망에 따라 일반진료환자와 선택진료환자로, 진료비 지급방법에 따라 환자유형은 건강보험환자, 의료급여환자, 산재보험환자, 자동차보험환자, 일반환자로 구분할 수 있다. 그리고 환자수, 병상수, 의료수익의 산정의 일반원칙은 아래와 같다.

(1) 환자수 구분

① 외래환자수

진료과를 중심으로 산정하되 한 환자가 하루에 2개과에서 진료를 받았다면 2명으로 계산하며, 응급환자수는 별도로 구분한다. 그리고 신체검사 수진자(건강검진 및 종합검진, 일반신체검사)는 외래환자에 포함하지 않고 별도로 관리하며, 또한 임상진료과에서 진료지원과에 검사를 의뢰하여 실시한 경우 진료지원과(임상병리검사, 방사선촬영 등)의 환자수는 산정하지 않는다.

② 입원환자수

하루 동안 병상을 차지하고 있었던 환자수를 산정하며, 입원 중에 전과한 환자는 전출된 과와 전입된 과에 각각 분리하여 산정한다. 그리고 신생아의 경우는 별도 입원수속을 한 경우에만 입원환자로 산정한다.

㉮ 입원실인원

입원 수속이 종료되고 입원이 허락된 환자수. 매일 0시 기준으로 그 이전 24시간 내에 입원수속을 행한 환자를 말한다.

㉯ 입원환자 연인원

일정기간에 병상을 차지하고 있는 환자의 총합계를 뜻하며, 재원환자 연인원수와 같은 개념이다. 또한 연입원 환자수라 하며 입원환자의 총재원일수를 말한다.(예 : 입원환자 1명이 10일간 입원하면 실입원 환자수는 1명, 입원 연인원은 10명으로 집계한다).

㉰ 퇴원환자 실인원

입원한 환자가 입원치료를 종결하고 의료기관을 떠나는 환자수를 의미하며, 매일 0시에서 24시간 이내 퇴원수속을 마치고 병원을 떠난 환자수를 말한다.

㉱ 재원환자수

재원환자수는 일정시점을 기준으로 병원에서 입원진료 중에 있는 환자의 통계이다.

(2) 환자종류(유형)별 구분

환자유형은 건강보험환자, 의료급여환자, 산재보험환자, 자동차보험환자, 일반환자 등으로 구분한다.

① 건강보험환자

건강보험환자는 국민건강보험법에 의하여 건강보험 수가를 적용받는 환자를 말한다.

② 의료급여환자

의료급여환자는 의료급여법에 의하여 의료급여 적용대상(1종, 2종)이 되는 환자를 말한다.

③ 산재보험환자

산재보험환자는 산업재해보상보험법에 의하여 산재보험이 적용되는 환자를 말한다.

④ 자동차보험환자

자동차보험환자는 자동차손해배상보장법에 의하여 자동차보험이 적용되는 환자를 말한다.

⑤ **일반환자**

상기환자외 일반수가의 적용을 받는 환자를 말한다. 또한 특정수가를 기준으로 계약한 기관의 환자라도 건강보험, 의료급여, 산재보험, 자동차보험 이외의 환자는 일반환자로 적용한다(예, 미용성형목적 환자, 해외 입국환자 등)

(3) 진료과별 환자수

① **진료과별 외래환자수**

진료과별 외래환자수는 일정기간에 진료과별로 진료를 받은 환자수를 의미하며, 초진 및 재진환자로 구분하여 집계한다.

② **진료과별 입원환자수**

진료과별 입원환자수는 일정기간에 입원진료를 받은 환자수를 의미하며, 진료과별로 집계한다.

(4) 외래(또는 입원)진료일수 및 가동병상수

① 외래진료일수는 일정기간동안 외래환자의 진료일수를 말하며, 진료를 하지 않는 날짜(공휴일 등)는 진료일수에 포함하지 않는다.

② 입원진료일수는 일정기간 동안 입원환자의 진료일수를 말한다.

③ 가동병상 수

허가병상과는 달리 입원환자의 진료를 위하여 병실에 실제 투입된 병원이 보유하고 있는 병상수를 말한다. 따라서 입원환자가 실제 이용 가능한 보유병상수를 말하며, 응급실, 분만실, 회복실, 주사실, 인공신장투석실, 물리치료실, 신생아용 베지넷 등은 가동병상수에서 제외함을 원칙으로 한다.

(5) 의료수익

발생주의에 의해 계상하며 환자수 산정에 대응하여 수진형태별, 진료과별, 진료비 지급방법별로 구분하여 계상한다. 따라서 병원의 수익은 진료수익과 진료외 수익, 기타수익(부대사업 수익 등)으로 구분한다.

3. 원무통계의 구분

원무통계는 주로 환자진료통계와 진료수익통계로 나눌 수 있으며, 환자진료 실적은 일반적으로 외래와 입원으로 구분하여 집계한다.

(1) 외래환자통계

외래환자통계는 외래에서 진료한 방문환자를 의미하며, 한 환자가 하루에 2개과 이상의 진료과에서 진료를 받았으면 2명으로 집계한다. 신체검사나 건강검진의 경우에는 외래환자수에 포함하지 않으며 직접진료를 담당하는 진료과별로 집계한다. 그리고 진단검사의학과, 병리과, 영상의학과 등의 경우에는 직접적인 접수와 진료가 이루어 졌을 경우에만 별도로 외래환자수로 산정하고, 임상진료과의 처방에 따라 검사를 위해 방문하는 보조진료부문의 환자는 외래환자수에 포함하지 않는다. 외래환자의 집계에 있어서 진료일수는 실제 진료일수를 기록하며, 오전만 진료하는 토요일은 0.5일로 계산하기도 한다.

① 진찰료 발생기준

건강보험의 진찰료산정기준에 의한 진찰료를 산정하는 방법에 따라 초진과 재진환자로 구분하여 집계하는 방법이며, 하루에 2개과 이상 초진을 행한 경우는 각각 산정한다.

② 과거방문 여부

해당병원의 이용여부에 따라 처음 방문하였을 경우에는 신환으로 구분하고, 과거 방문한 경험이 있어 등록번호가 있는 경우에는 구환으로 분류하여 집계하는 데 건강보험의 진찰료 산정기준에 의하여 접수하기 때문에 현재는 많이 활용되고 있지 않는다. 신환이 많을수록 병원의 신뢰도나 친화도가 높다고 할 수 있다.

③ 이용경로

병원에 방문하게 된 경로별로 집계하는 방식으로 외래 혹은 응급실 이용이나 다른 병원의 경유여부 등에 따라 집계하는 방식이다.

④ 거주지역

환자의 거주지역에 따른 집계로서 병원의 지역사회 친화도를 나타내는 요소로 이용된다.

(2) 입원환자통계

입원환자통계는 병원에 입원하여 진료를 받는 환자를 집계한 것으로 병상가동 여부 및 입원수익통계와 관련하여 환자수 분석은 매우 중요한 의미와 가치를 갖는다. 따라서 외래와는 달리 실입원환자수 및 퇴원환자수를 연인원으로 구분하여 집계하며, 연인원은 입원실료가 부과된 입원환자를 기준으로 일정시점이나 일정기간을 합산하여 작성한다. 또한 입원진료 중에 진료과가 변경되는 경우 변경되는 날은 변경된 진료과로 집계하고, 신생아가 질환이나 미숙아로 입원수속을 한 경우에는 입원환자로 집계하되 정상 신생아의 경우에는 산모(분만)환자에 포함되는 관계로 입원환자로 집계하지 않는다. 입원환자의 통계유형에는 실입원환자수, 퇴원환자수, 연인원(연입원환자수), 재원환자수, 재원환자 연인원 등이 있다.

- 입원 중에 전과한 환자는 입원료를 계상하는 과의 환자로 계산하되 전출된 과의 전입된 과에 이중으로 계산하지 않는다.
- 산모가 분만 후 2박 3일 입원해 있는 동안 신생아는 입원환자로 보지 않으며, 그러나 차후 신생아가 이상이 발생하여 입원수속 후 입원료가 부과하는 경우에는 입원환자로 계산한다.

15-2 | 진료실적 분석

학습목표

1. 환자진료실적을 작성하고 분석하여 보고할 수 있다.

1. 진료수익통계

(1) 인식기준

의료수익을 계산하는 방법은 발생주의와 현금주의, 절충주의 등이 활용되고 있다. 발생주의는 의료서비스를 제공한 시점에서 의료수익이 발생하였다고 보는 방법이며, 현금주의는 의료수익의 발생과 관계없이 실제로 현금이 입금된 날을 기준으로 의료수익을 계산하는 방법이다. 절충주의는 발생주의와 현금주의로 혼용하여 사용하고 있는 경우이다. 따라서 대부분의 병원은 의료수익의 발생이 현실적인 서비스 제공과 일치하기 때문에 기업회계기준, 의료기관회계기준, 법인세법 등 모든 기준에서는 발생주의를 채택하고 있다.

(2) 진료수익통계

진료수익통계는 크게 외래진료수익과 입원진료수익으로 구분하고 다시 환자종류별, 진료과별, 수가항목별(진료행위별)로 나누어 집계할 수 있다. 진료수익을 환자종류, 진료과, 수가항목으로 구분하여 집게시에는 진료과별 · 수가유형별 의료수익집계표, 진료과별 · 수가항목별 의료수익집계표 및 진료과별 · 수가항목별 의료수익집계표로 분류하여 집계할 수 있다. 진료수익통계는 일별, 월별, 분기별, 연간수익통계로 집계하여 병원경영 실적분석에 이용되고 있다.

(3) 기타 수익통계

기타 수익통계에는 검진수익통계, 부대사업수익 통계(장례식장, 편의점, 커피숍, 식당수익 등) 등이 있다.

(4) 진료비 조정통계

보험자단체에서 진료비를 청구하여 심사조정후의 조정된 내용을 항목별로 집계한 통계자료를 진료비 조정(삭감)통계라 한다. 이미 발생된 보험자단체 부담진료비에 대한 통계로서 월별, 분기별, 혹은 연도별로 분석하여 경영실적관리와 의료의 질 관리활동에 이용되고 있다.

2. 진료실적 분석

진료실적이란, 병원이 제공한 의료서비스를 받은 환자의 수와 진료건수를 기초로 하여 산출되는 진료량과 진료수익, 병상이용률 등을 말하는데, 전술한 바와 같이 외래. 입원, 진료과별, 환자종류(유형)별로 집계되어 있는 환자수와 수가종목별, 환자종류별로 집계하는 진료건수를 연결시키면 여러 가지의 분석이 가능해진다. 진료실적 분석지표에는 진료량 분석지표, 진료비 분석지표, 병상이용도 분석지표, 진료권 분석지표 등이 있다.

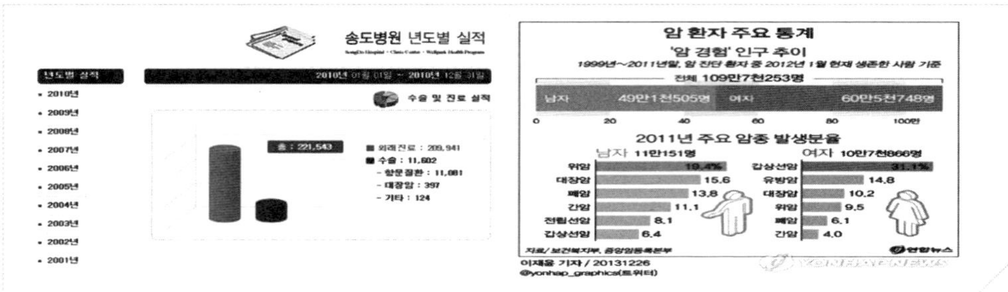

그림 15-1 진료실적

(1) 진료량 분석지표

진료량 분석지표에는 외래환자 초진율, 외래환자 입원율, 응급환자율, 평균재원일수, 입원대 외래환자 비율, 일평균 외래환자수, 100병상당 일일평균 외래(재원) 환자수, 외래(입원) 환자 유형(종류)별 구성비 등이 있다. 진료량은 병원이 제공한 의료를 받은 환자의 수와 진료건수를 의미한다.

① 일평균 외래환자수(명)

연외래환자수를 외래진료일수로 나눈 값으로 일 평균 몇 명의 환자가 병원에 내원하였는가를 측정하는 것이다. 외래환자와 연인원수는 초진환자와 재진환자를 합한수를 말하며, 외래진료일수는 공휴일을 제외하며 토요일 진료시는 0.5일로 계산한다.

$$\text{일평균 외래환자수} = \frac{\text{외래환자 연인원수}}{\text{외래진료일수}}$$

② 외래환자 초진율(%)

외래환자 초진율(New Outpatient Ratio)은 일정기간 동안의 연 외래환자 중 초진환자가 차지하는 비율이다 이는 병원의 환자유인력을 나타낸다. 또한 이 비율이 높아지면 병원 진료권 인구가 증가하고 병원의 신뢰도가 높아지고 있다는 것을 의미한다.

$$\text{외래환자 초진율} = \frac{\text{초진환자수}}{\text{연외해환자수}} \times 100$$

③ 외래환자 입원율(%)

외래환자 입원율(Admissions of Outpatients)은 일정기간 동안의 연 외래환자 중 그 병원에 입원하는 환자의 비율을 의미하며, 병원에 내원하는 환자의 질병의 중증도를 나타낸다.

$$(1)\ \text{외래환자 입원율} = \frac{\text{실입원화자수}}{\text{연외래환자수}} \times 100$$

$$(2)\ \text{진료과별 외래환자 입원율} = \frac{\text{진료과별실입원화자수}}{\text{진료과별연외래환자수}} \times 100$$

④ 응급환자율(%)

응급환자율(Emergency Cases to Outpatient Ratio)은 연외래환자 중에서 응급환자가 차지하는 비율을 의미한다. 응급환자율이 높으면 입원잠재력이 높아짐을 의미하고, 지역사회주민의 병원에 대한 신뢰도를 나타낸다. 또한 응급환자비율이 높으면 입원하는 환자수도 많을 수 있다.

$$\text{응급환자율} = \frac{\text{응급환자연인원수}}{\text{외래환자연인원수}} \times 100$$

⑤ 응급환자 입원율(%)

응급환자 입원율(Admissions of Emergency Ratio)은 응급실에 내원하여 진료한 환자 중 몇 명이 입원하였는가를 비율로 산출하는 지표이다. 응급실에 내원한 환자의 상당수가 다른 병원으로 후송된다면 병원은 지역사회로부터 신뢰를 잃게 될 뿐만 아니라, 의료수익도 감소할 수 밖에 없으므로 이 비율은 입원환자관리라는 측면에서 볼 때 응급실의 효율적 관리운영을 위해 분석이 필요하다.

$$\text{응급환자 입원율} = \frac{\text{응급환자중 입원한 환자수}}{\text{총응급환자수}} \times 100$$

⑥ 평균재원일수(일)

재원일수(Average length of Stay)는 입원에서 퇴원까지의 일수를 말하며, 입원환자의 총 재원일수를 퇴원 실인원수로 나눈 값으로서, 입원환자가 평균 며칠동안 재원 하였는가를 파악하고 특성별 재원상황을 설명해준다.

$$\text{평균재원일수(일)} = \frac{\text{퇴원환자 재원일수 누계}}{\text{퇴원실인원수}}\ \text{또는}\ \frac{\text{총재원일수}}{\frac{(\text{입원실인원+퇴원실인원})}{2}}$$

(예) 800병상인 B병원은 연간 실퇴원환자수가 26,280명이고, 연간 총재원일수가

262,800일이라면 평균재원일수는 10일로 계산된다(262,800일 ÷ 26,280명).

- 평균재원일수가 길어지면 병상이용률은 높아지나 병상회전율이 낮아지고 진료건당 진료비는 증가되는 반면, 입원환자 1인당 1일 평균부담 진료비는 감소한다. 반대로 진료의 집중도가 클수록 평균재원일수는 짧아지나 환자 1인당 일평균 진료비는 증대된다.

⑦ 입원대 외래환자 비율(%)

입원대 외래환자 비율(Outpatient Visits to Inpatient Days)은 연외래환자수를 총 재원일수로 나눈 값으로서 입원환자수에 대한 외래환자수의 비중을 설명하고 의료수익의 외래 의존도를 나타내 준다. 이 비율이 높으면 병상이용률보다 병원이용률이 상대적으로 더 높아지며 입원환자도 증가할 가능성이 있음을 시사한다. 일반적으로 병상규모가 작은 병원은 입원환자가 상대적으로 적음으로 이 비율이 높게 나타나며, 병상규모가 큰 병원은 입원환자 중심의 진료를 하기 때문에 이 비율이 낮아지게 된다.

$$\text{입원대 외래환자비율} = \frac{\text{연외래환자수}}{\text{총재원일수}}$$

- 일반적으로 입원 대 외래환자비가 1 : 2 수준이며, 예를 들면 1,000병상 규모의 병원에서 일평균 외래환자수는 약 2,000명 이상 정도가 되어야 한다는 의미이다.

⑧ 100병상당 1일 평균 외래(재원)환자수(명)

규모가 서로 다른 병원간의 일일평균 외래(입원)환자의 진료실적을 비교해 보기위한 지표로서, 연 외래환자수(총재원일수)를 외래(입원)진료일수로 나누어 일평균 외래(재원)환자수를 산출하고 이를 다시 100병상당 외래(재원)환자수로 환산한 값이다. 가동병상수란 입원환자의 진료를 위하여 병실에 실제 투입된 병원이 보유하고 있는 병상수를 의미한다. 따라서 응급실, 분만실, 회복실, 주사실, 인공신장투석실, 신생아용 베지넷 등은 가동병상에서 제외된다.

$$\text{100병상당 일일평균외래(재원)환자수} = \frac{\text{연외래환자수(총재원일수)} \div \text{외래(입원)진료일수}}{\text{평균가동병상수/100병상}}$$

⑨ 외래(입원)환자 진료과별 구성비(%)

외래(입원)환자를 진료과별 이용형태에 따라 환자의 점유율 구성비를 측정하는 지표이다.

$$\text{외래환자 진료과별 구성비} = \frac{\text{(진료과별)외래환자연인원수}}{\text{외래환자연인원수}} \times 100$$

$$\text{입원환자 진료과별 구성비} = \frac{\text{(진료과별)입원환자연인원수}}{\text{입원환자연인원수}} \times 100$$

⑩ 외래(입원)환자 유형(종류)별 구성비(%)

외래(입원)환자를 진료비 지불형태로 구분해 볼 때 전체 외래(입원)환자에 대한 각각의 점유율을 나타낸다. 환자의 유형에는 건강보험환자, 의료급여환자, 산업재해보험환자, 자동차보험환자, 일반환자 등이 있다.

$$\text{외래(입원)환자 유형별 구성비} = \frac{\text{환자유형별 외래환자연인원수(환자유형별 재원환자연인원수)}}{\text{연외래환자수(재원환자연인원수)}} \times 100$$

⑪ 외래환자 1인당 방문횟수

외래환자가 평균 몇회나 본원에 와서 외래진료를 받았는가를 알기위한 지표로서 의사의 진료방침에 따라 차이가 발생할 수 있다. 이 지표는 외래진료비의 청구누락 여부 검증에 중요한 역할을 담당한다고 볼 수 있다.

$$\text{외래환자 1인당 방문횟수} = \frac{\text{진료과별 연외래환자수}}{\text{진료과별 실외래환자수}}$$

Ex) A의사는 1주일 이후에 진료 받으러 오라고 하고, B의사는 3일 후에 오라고 한다면→외래환자수가 동일할 경우라도 B의사가 담당한 외래환자의 평균방문횟수는 2배가 넘게 된다.

⑫ 외래(입원)환자 연령대별 구성비(%)

외래(입원)환자 연령대별구성비는 병원을 이용한 외래(입원)환자의 연령대별 점유 구성비를 알기위한 지표로써 0~9세, 10세 이상~19세, 20세 이상~29세, 30세 이상~39세, 40세 이상~49세, 50세 이상~59세, 60세 이상~69세, 70세 이상~79세, 80세 이상으로 구분하여 산출한다. 이 지표는 산출하여 진료과의 활성화정책 및 특수클리닉개설에 참고하기도 한다.

$$\text{외래(입원)환자 연령대별 구성비} = \frac{\text{연령대별외래(실입원)환자수}}{\text{연외래(실입원)환자수}} \times 100$$

⑬ 예약접수율 및 예약진료율

병원의 진료예약(내원, 전화, 인터넷 등)에 대한 통계로서, 특히 예약환자는 예약된 진료일에 내원하여 진료를 받을 수 있도록 모바일안내 등을 이용 하여야 하며, 부도율 관리가 무엇보다도 중요하다. 예약접수율은 연외래환자 중 예약한 환자수의 비율이며, 예약진료율은 연외래환자수 중 예약 후 실제로 진료를 받은 환자수의 비율을 말한다.

$$(1)\ 예약접수율 = \frac{예약접수환자수}{연외래환자수} \times 100$$

$$(2)\ 예약진료율 = \frac{예약진료환자수}{연외래환자수} \times 100$$

(2) 진료비 관련 분석지표

진료비 관련 분석지표는 진료과별, 환자유형별, 수가종류별로 구분하여 산출할 수 있으며 진료비 분석은 단위당 금액이나 항목별 구성비를 산출하여 이용한다. 진료비 관련 지표에는 외래 및 입원평균진료비, 100병상당 외래(입원)수익, 진료과별 외래(입원)수익 구성비, 외래(입원)진료행위별 구성비 수익 등이 있다.

① 외래환자 1인 1일당 평균진료비(원)

일정기간의 외래 진료수익을 연외래환자수로 나누어 산출한다. 외래환자 1인 1일당 평균진료비가 높다는 것은 외래수익이 많음을 의미하나 외래환자의 감소를 초래할 우려가 있다. 외래수익을 증대하기 위해서는 외래환자수를 증가시키거나 외래환자의 1인 1일당 평균진료비를 증대하여야 한다.

$$외래환자\ 1인\ 1일\ 평균진료비 = \frac{외래수익}{연외래환자수}$$

- 외래환자 1인 1일당 평균진료비는 수가종목별 진료량과 수가수준에 의해서 결정되므로 진료과별 환자종류별 외래환자 1인 1일당 평균진료비가 전년 또는 유사규모의 병원에 비해 현저히 높거나 낮게 나타났을 경우에 제공되는 환자 1인당 진료량 및 수가 수준에 대한 분석도 아울러 실시함으로써 서비스량의 적정여부 및 수가수준의 적정성여부를 검토하여야 한다.

② 입원환자 1인 1일당 평균진료비(원)

입원환자 1인 1일당 평균진료비는 일정기간의 입원진료수익을 총재원일수로 나누어 산출한다. 이는 입원환자에게 제공되는 진료량, 진료건당, 진료비수준, 재원일수에 영향을 받는다. 따라서 이 지표가 낮은 병원은 평균재원일수를 단축시키기 위하여 노력하여야 한다. 입원환자 1인 1일당 평균진료비가 높으면 병원수익에도 긍정적인 영향을 미치게 되나 입원환자수가 감소할 우려가 있다.

$$\text{입원환자 1인 1일 평균진료비} = \frac{\text{입원수익}}{\text{총재원일수}}$$

- 한국보건산업진흥원 및 대한병원협회에서 매년 발행되는 병원경영분석자료를 참고해서 전국평균지표와 해당병원의 입원 및 외래환자 평균수익과 비교하고 분석하는데 도움이 된다.

③ 100병상당 일평균 외래(입원)수익(원)

100병상당 일평균 외래(입원)수익은 일정기간 진료과별, 환자종류별 외래(입원)수익을 외래(입원)진료일수로 나누어 일평균 수익을 산출하고, 이를 다시 100병상으로 환산하여 산출할 수 있다. 분석목적은 병원 전체의 외래(입원)수익이 타 병원과 비교하면 어떠한가를 알기 위함이다.

$$\text{100병상당 일평균 외래(입원)수익} = \frac{\text{외래(입원)수익} \div \text{외래(입원)진료일수}}{\text{평균가동병상수} \div \text{100병상}}$$

- 이 지표는 자체의 의미도 있지만 유사규모병원과 다른 병원의 자료와 비교해 보는 것이 중요하다.

④ 진료과별 외래(입원)수익 구성비(%)

진료과별 외래(입원)수익 구성비는 진료과별 외래(입원)수익을 총 외래(입원)수익으로 나누어 백분율로 산출한다. 이는 진료과별 외래(입원)수익에 대한 상대적 기여도를 나타낸다. 환자종류별 외래(입원)수익의 구성비를 산출 할 수도 있다.

$$\text{진료과별 외래(입원)수익 구성비} = \frac{\text{진료과별 외래(입원)수익}}{\text{총 외래(입원)수익}} \times 100$$

⑤ 환자종류별 외래(입원)수익 구성비(%)

환자종류별 외래(입원)수익 구성비는 일정기간의 외래(입원)수익을 환자종류별로 구분하여 이의 총 외래(입원)수익에 대한 구성비를 백분율로 나타낸 것이다. 또한 이 지표는 총외래(입원)수익에 대한 환자종류별 외래(입원)수익의 상대적인 기여도를 나타내는데 활용되고 있다. 보다 상세한 분석을 위해서는 진료과별 환자종류별 외래(입원)수익의 구성비를 파악하여야 한다.

$$\text{환자종류별 외래(입원)수익 구성비} = \frac{\text{화자종류별외래(입원)수익}}{\text{총외래(입원)수일}} \times 100$$

⑥ 진료행위별 외래(입원)수익 구성비(%)

진료행위별 외래(입원)수익 구성비는 일정기간 중 외래(입원)수익을 진료행위(항목)별로 구분하여 이의 총 외래(입원)수익에 대한 구성비를 백분율로 나타낸 것이다. 진료행위별 구성항목은 건강보험의 수가산정지침 분류항목(진찰료, 입원료, 검사료, 방사선료, 투약료, 주사료, 이학요법료, 정신요법료, 마취료, 처치 및 수술료, 치과, 혈액, 식대 등)에 의거 산출한다.

$$\text{진료행위별 외래(입원)수익 구성비} = \frac{\text{진료행위(항목)별 외래(입원)수익}}{\text{총 외래(입원)수익}} \times 100$$

- 진료행위별 구성비를 산출할 때는 전체 진료비대비 또는 진료과별대비 구성비를 산출하기도 한다. 따라서 수가종목별 구성비 중에서는 다음과 같다.
  - ㉮ 투약료, 주사료가 차지하는 비율이 너무 높으면 → 과잉투약, 고가약품을 많이 사용하는 것으로 사료된다.
  - ㉯ 입원실료와 식대의 구성비가 지나치게 높으면 → 장기요양환자(만성기 질환)가 많고 수술료 및 다른 행위료 비중이 상대적 낮다는 것으로 의미한다.
  - ㉰ 처치 및 수술료비중이 높다면 외과계 환자의 비중이 높고, 중증도가 높은 환자가 많음을 의미한다.

⑦ 100병상당 월평균 의료수익(원)

100병상당 월평균 의료수익을 외래수익과 입원수익의 합계액을 기간 중 월수로 나누어 월 평균의료수익을 산출하고 이를 100병상으로 환산한 지표이다. 진료과별 환자종류별 월평균 진료수익을 산출할 수 있다.

$$\text{100병상당 월평균 의료수익} = \frac{\text{외래수익+입원수익}}{\text{평균가동병상수} \div \text{100병상}}$$

⑧ 의료미수금 회전기간(일)

진료비 중 본인부담금을 제외한 보험자(공단)부담 미수금과 본인부담미수금의 회수기간으로서 미수금 회전기간은 짧을수록 효율성이 높다.

$$\text{의료미수금 회전기간(일)} = \frac{\text{의료미수금잔액}}{\text{의료수익}} \times 365$$

⑨ 보험심사 조정률(%)

진료비 중 보험자 부담분의 청구액을 기준으로 한 심사조정액의 비율로 나타낸 지표이다. 병원에 따라 심사조정(삭감)률은 총진료비 대비 조정율, 청구액 대비 조정률 분석하여 경영지표로 활용하고 있다. 보험심사조정률은 보험청구유형별(건강보험, 의료급여, 산재, 자보)로 산출하여 분석한다.

$$\text{보험심사 조정률} = \frac{\text{심사조정액}}{\text{총진료비(또는 청구진료비)}} \times 100$$

(3) 병상이용도 분석지표

병상이용도 분석지표에는 병원이용률, 병상이용률, 병상점유율, 병상회전율, 병상회전간격, 병상회전기간 등이 있다.

① 병원이용률(%)

병원이용률(Hospital utility ratio)은 일정기간 중 연 입원환자수(총 재원일수)에 연 외래환자수를 환자 1인당 부담진료비를 기준으로 입원환자수를 환산 합계하여 연 가동병상수로 나눈 지표이다. 병상이용률이 입원환자 만을 대상으로 한 지표라면, 병원이용률은 입원과 외래를 동시에 평가하는 지표라고 할 수 있으며, 병원 인력시설의 활용도를 종합적으로 나타내는 지표이다.

$$\text{병원이용률} = \frac{\text{조정환자수}}{\text{연가동병상수}} \times 100$$

- 조정환자수란 일정기간 중 연입원환자수에 환자 1인당 부담진료비를 기준으로 하여 연외래환자수를 입원환자수로 환산하여 더한 것을 말한다. 따라서 병원이용률은 조정환자수를 연간 가동병상수로 나눈 백분율을 말한다. 참고적으로 조정환자수는 다음과 같은 공식에 의하여 계산된다.

$$조정환자수 = 총재원일수(연입원환자수) + 연외래환자수 \times \frac{외래환자당\ 일평균진료비}{입원환자당\ 일평균진료비}$$

(실례) : 총재원일수 : 500일, 연외래환자수 : 1,000명, 입원환자 1인당 평균진료비 : 20,000원, 외래환자 1인당 일평균 진료비 : 10,000원인 경우 조정환자수는 500 + 1,000 × = 1,000명이다.

② 병상이용률(%)

병상이용률(Bed occupancy ratio)은 일정기간 중 환자를 수용할 수 있는 상태로 가동한 병상(연 가동병상)이 실제 환자에 의해 점유될 비율이다. 병상이용률이 80%라 한다면 100병상에 대하여 80병상이 이용되고 있다는 것을 의미한다. 병상이용률은 병원의 인력 및 시설의 활용도를 간접적으로 나타내지만 이는 단편적으로 점유병상의 상황을 나타내는 정태적인 분석에 지나지 않는다. 병상이 효율적으로 운영되어 입원환자가 이용한다면 그 만큼 시설이용도가 높아지고 수익성이 좋아지며, 국가적으로 지원을 효율적으로 활용하는 결과라고 할 수 있다. 가동 연병상수는 일정기간 동안의 매일 매일 가동병상수를 더한 병상수를 말한다.

$$병상이용률 = \frac{총재원일수}{연가동병상수} \times 100$$

- 일반적 경영분석에서 양방병원의 병상가동율이 85% 이상이면 양호한 것으로 평가되며, 절대로 100%를 초과할 수는 없으며, 병상규모가 클수록 이 지표의 값이 높아지는 경향이 있다. 연가동병상수 계산방식은 다음과 같다.

연가동병상수 = (평균가동병상수 × 입원진료일수)

- 보유병상수

㉮ 보유병상수는 병원이 입원환자의 진료를 위하여 병실에 실제 투입한 보유하고 있는 병상(즉 환자가 입원하더라도 입원을 할 수 있도록 대기상태에 있는 병상)을 말하며 일반병상, 중환자병상, 보육기(Incubator) 등이 있다. 따라서 연 보유병상수는 매일 매일의 보유병상수를 누계한 것을 말한다(보유병상수 × 365일).

㉯ 보유병상수의 산출방법은 매일의 보유병상수를 누계하여 기간 중 일수로 나누어 계산한다.

(Ex : 1일부터 10일까지는 100병상, 11일부터 30일까지는 200병상 보유한 병원의 월평균 보유병상수 =(10일 × 100병상 + 20일 × 200병상)/30일 = 167병상)

③ 병상회전율(회)

병상회전율(Bed turnover ratio)은 일정기간에 1병상이 평균 몇 명의 입원환자를 수용하였는가를 나타내는 지표이다. 즉 일정기간 중 실제 입원 또는 퇴원한 환자수를 평균가동병상수로 나눈 지표를 말한다. 병상이용률이 높은 경우에는 평균재원일수가 짧을수록 병상회전율이 높게 나타난다. 따라서 병상회전율은 병상이용률과 병행하여 분석하는 것이 좋다.

$$병상회전율 = \frac{퇴원(입원)실인원수}{평균가동병상수}$$

④ 병상회전간격(일)

병상회전간격(Duration of Idle Bed)은 퇴원하고 나서 다음 환자가 입원할 때까지 병상이 평균적으로 며칠간 유휴상태(유휴일수)에 있는가를 나타내는 지표이다. 병상회전간격이 짧을수록 병상이용률이 높다는 것을 의미한다. 따라서 평균재원일수가 길어지면 병상이용률은 높아지나 병상회전율은 낮아지고 진료건당 진료비는 증가되는 반면, 입원환자 1인당 1일 평균부담 진료비는 감소된다.

$$병상회전간격 = \frac{연가동병상수 - 퇴원환자\ 총재원일수}{퇴원실\ 인원수}$$

⑤ 병상회전기간(일)

병상회전기간은 병상회전율 공식을 역수로 하여 산출된다. 이 지표는 연간 1병상당 다음환자를 수용하는데 평균적으로 걸리는 기간을 의미한다. 따라서 병상회전율이 36.5회라면 병상회전기간은 365 ÷ 36.5는 10일이 된다. 그리고 병상회전기간은 평균재원일수에 병상회전간격을 더한 것이 된다. 또한 병상이용률과의 관계는 병상이용률은 평균재원일수/평균재원일수 + 병상회전간격 × 100이다.

$$병상회전기간 = \frac{평균가동병상수}{입원(퇴원)환자\ 실인원수} \times 365$$

(4) 진료권 관련 분석지표

진료권 관련 분석지표는 특정병원을 이용하는 환자들의 공간적 범위를 그 병원의 진료권이라 한다. 병원 진료권은 지역사회 안에서 병원의 역할과 지역사회 주민의 점유상태를 파악하고 향후 의료수요와 의료서비스량의 변화를 추정하기 위해 분석할 필요가 있다.

진료권 관련지표에는 지역별 환자분포율, 지역별 친화도, 거리별 환자분포율, 소요시간별 환자분포율 등이 있다.

① 지역별 환자분포율(%)

지역별 환자분포율은 특정지역으로부터 오는 환자가 몇 %나 되는가를 분석함으로써 특정병원의 진료권과 환자의 분포상황을 알 수 있다. 이 지표는 진료과별, 환자유형별 등과 같이 세분하여 분석할 수 도 있다. 또한 이 지표는 세부지역으로 나누어 분석하고 내원환자가 없는 지역은 그 원인을 심층 분석할 필요가 있다.

$$\text{지역별외래(입원)환자분포율(\%)} = \frac{\text{특정지역의외래실인원수(특정지역의 입원실인원수)}}{\text{총외래실인원수(총입원실인원수)}}$$

② 친화도(%)

친화도(Relevance index : RI)란 특정병원이 지역사회 안에서 지역사회 주민들의 점유상태를 나타내는 지표이다. 즉 일정기간 단위지역에서 퇴원한 환자수 중 특정병원에서 퇴원한 환자수의 정도를 나타낸다. 병원을 설립하거나 증축하고자 할 경우에는 병원의 설립지역에 대한 의료수요조사를 하여야 한다. 의료수요에 대한 조사가 이루어지면 이를 바탕으로 친화도나 지역별 환자분포비율 같은 분석이 이루어 질 수 있다.

$$\text{지역별 친화도} = \frac{\text{일정기간단위지역내의특정병원에서 퇴원한 환자수}}{\text{일정기간 단위지역에서 퇴원환자수}} \times 100$$

- 따라서 친화도는 특정지역의 퇴원환자수 중 특정병원에서 퇴원한 환자가 몇 명인가를 알아내기 위하여 계산되며, 이 비율이 높으면 높을수록 그 지역의 주민들은 특정병원을 많이 이용하고 있다는 것을 의미한다.

③ 거리별 환자분포율(%)

거리별 환자분포율은 병원으로부터 거리별로 분류하여 거리별 환자분포를 파악하는 지표이다. 예를 들어 1km 내에서 오는 환자의 비율, 1km에서 2km 사이에서 오는 환자의 비율을 파악할 수 있다.

$$\text{거리별 환자분포율} = \frac{\text{일정한 거리내의 외래(입원)실인원수}}{\text{총외래(입원)실인원수}} \times 100$$

④ 소요시간별 환자분포율(%)

소요시간별 환자분포율은 환자들이 병원에 오는 데 걸리는 시간별로 환자분포 상태를 파악하는 지표이다. 예를 들어 병원에 오는데 5분 이내 걸리는 환자비율, 5분에서 10분 이내 걸리는 환자비율을 파악할 수 있다. 그러나 환자의 교통수단에 따라 소요시간 차이가 크기 때문에 거리별 환자분포율보다는 불확실한 정보를 제공한다고 볼 수 있다.

$$\text{소요시간별 환자분포율} = \frac{\text{일정기간 소요시간대에 속하는 외래(입원)실인원수}}{\text{총외래(입원)실인원수}} \times 100$$

- 진료권은 특정의료기간을 이용하는 환자의 공간적 분포인데 일반적으로 의료기관과 이용자의 거리가 가까울수록 특정병원의 이용환자수가 많고, 멀어질수록 감소한다. 그러나 특수한 진료를 담당하는 특수병원이나 전문병원, 상급종합병원의 경우에는 다르다고 할 수 있다.

⑤ 기타 지표

환자들의 병원시설이용도 만족지수를 산출하기 위한 기초자료로는 진료 및 검사대기시간, 건강검진 예약 소요시간, 병원체류시간, 진료예약 소요시간, Refer 환자 회신기간, 입퇴원수속 대기시간, 각종 접수창구 대기시간, 주차시설 이용 대기시간 등이 있다.

⑥ 환자원조사

환자원조사란 조사지역 내의 각 병원에서 일정기간동안에 퇴원한 환자의 주소를 1년 단위로 계절변동을 고려하여 표본을 추출하고 이를 근거로 어떤 지역의 환자가 어느 병원을 이용하는가를 조사하는 것을 말한다.

(5) 진료실적지표 작성 및 분석 실례

A병원의 최근 3년간 외래환자 진료실적지표 분석, 응급실이용환자 지표분석, 건강진단수진자 이용지표분석 및 입원환자 진료실적을 비교 분석해 본다.

① 외래환자 진료실적 지표 분석

표 15-1 외래환자 진료실적 지표 분석 (단위 : 명, 원, %)

구 분	2019년	2020년	2021년	증감	전국평균
100병상당 월평균 외래환자수					
일평균 외래환자수					
외래환자당 일평균 진료비					
초진환자율					
응급환자율					
입원환자 대비 외래환자비율					

(주) 1. 100병상당 월평균 외래환자수 = (연외래환자수÷12월) ÷ (병상수/100병상)
2. 일평균 외래환자수= 연외래환자수(검진 제외)÷총진료일수(순수진료일수)
3. 외래환자당 일평균 진료비 = 연외래수익 ÷ 연외래환자수
4. 초진환자율 = 초진환자수 ÷ 연외래환자수
5. 입원환자 대비 외래환자비율 = 연외래환자수 ÷ 연입원환자수
응급환자율(%) = 응급환자수 ÷ 연외래환자수

○ 100병상당 월평균 외래환자수는 본원의 외래환자수가 적정한 수준인가의 여부를 타 병원이나 전국평균 등과 비교하기 위한 지표이다.

② 응급환자 진료실적

표 15-2 응급환자 진료실적 (단위 : 명, %)

구 분		2019년	2020년	2021년	증감
총환자수	주간				
	야간 및 공휴일				
	계				
월평균 환자수					
일평균 환자수					
입원환자수(입원율)					
후송/전원환자(후송률)					
일평균 환자지수					

③ 건강진단 수진자 실적

표 15-3 건강진단 수진자 실적

(단위 : 명)

구 분 \ 연도별		2019년	2020년	2021년	증감
① 국가 검진	건강검진				
	암검진				
	생애전환기				
	학생검진				
	소계				
② 일반검진(채용신검 등)					
③ 종합검진					
합계(①+②+③)					
월평균 검진자수					
일평균 검진자수					

④ 입원환자 진료실적지표 분석

표 15-4 입원환자 진료실적지표 분석

(단위 : %, 일, 원)

구 분	2019년	2020년	2021년	증감	전국평균
가동병상수					
병상이용(가동)률					
실입원환자수					
실퇴원환자수					
총재원일수(연인원)					
평균재원일수					
환자당 일평균 진료비					
외래환자 입원율					
의료급여 환자비율					

(주) 1. 병상이용률 = 연입원환자수 ÷ (병상수 × 365일)
2. 평균재원일수 = 연입원환자수 ÷ 실입원환자수
3. 환자당 일평균 진료비 = 연입원수익 ÷ 연입원환자수
4. 외래환자 입원율 = 실입원환자수 ÷ 연외래환자수
5. 의료급여환자비율 = 연입원환수 ÷ 의료급여 연입원환자수

◈ A병원의 월별 환자진료실적을 작성하고 분석한다.

① 월별 외래환자수 및 수익 분석

표 15-5 월별 외래환자수 및 수익 분석 (단위 : 명, 일, 천 원, %)

구분		월별						
		1월	2월	3월	4월	5월	6~12월	합계
진료일수								
환자수	초진							
	재진							
	계							
월평균 환자수								
일평균 환자수								
수익								
평균진료비								

(주) 각 진료과별로도 작성한다.

② 월별 입원환자수 및 수익 분석

표 15-6 월별 입원환자수 및 수익 분석 (단위 : 명, 일, 천 원, %)

구분		월별						
		1월	2월	3월	4월	5월	6~12월	합계(평균)
환자수	실입원							
	실퇴원							
	연인원							
일평균 재원환자수								
평균재원일수								
병상이용률								
수익								
평균진료비								

(주) 진료과별로도 작성한 후 합계를 산출한다.

③ 월별 건강진단 수진자수 및 수익 분석

표 15-7 건강진단 수익실적 (단위 : 명, 천 원, 원)

구분	1월			2~12월			합계		
	인원	수익	1인당 건진료	인원	수익	1인당 건진료	인원	수익	1인당 건진료
국가 검진									
일반 검진									
종합 검진									
계									

㈜ 1. 국가검진은 국민건강보험공단 등에서 실시하는 건강검진(일반건강검진, 생애전환기, 암검진, 영유아검진, 학생검진)이며,
2. 일반검진은 비급여 대상인 신체검사, 비자신검, 채용신검 등이다.
3. 종합검진은 비급여 대상인 종합검진, 정밀검진, 장기별검진 등이다.
4. 특수검진을 실시하는 기관은 별도 여백을 이용하여 작성한다.

④ 장례식장의 운영실적

표 15-8 장례식장의 운영실적 (단위 : 개, 건, 천 원)

구분		1월	2월	3월	4월	5~12월	합계
빈소수							
안치건수 (상가수)	원내						
	원외						
	계						
	월평균						
	일평균						
수익	연간						
	월평균						
상가당 평균수익							

㈜ 기타 부대사업(편의점, 식당, 제과점, 커피점 등)실적은 별도 작성한다.

◈ 월별 환자의 유형별·지역별·연령대별 이용 점유율을 작성하고 분석한다.

① 환자 유형별 점유율 분석

표 15-9 환자 유형별 점유율 분석 (단위 : %)

구분 / 유형	외래			입원		
	1월	2~12월	합계	1월	2~12월	합계
건강보험						
의료급여						
자동차보험						
산재보험						
일반						
계	100	100	100	100	100	100

② 지역별 환자 점유율 분석

표 15-10 지역별 환자 점유율 분석 (단위 : %)

구분 / 지역별		외래			입원		
		1월	2~12월	합계	1월	2~12월	합계
① 주진료 지역							
② 부진료 지역							
계(1)+(2)		100	100	100	100	100	100

③ 연령대별 수진인원 비율

표 15-11 연령대별 수진인원 비율 (단위 : %)

구분 / 연령대별	외래			입원		
	1월	2~12월	합계	1월	2~12월	합계
20대 미만						
20~29						
30~39						
40~49						

50~59						
60~69						
70대 이상						
계	100	100	100	100	100	100

◈ 특수검사 및 수술실적을 작성하고 월별 비교 분석한다.

① 영상의학과 검사실적

표 15-12 영상의학과 특수 검사실적 (단위 : 건)

구분	1월				2~12월				합계
	외래	입원	검진	계	외래	입원	검진	계	
CT									
MRI									
초음파									
기타 검사									
계									
일평균									

② 내시경(위/대장) 검사실적

표 15-13 내시경(위/대장) 검사실적 (단위 : 건)

구분	1월				2~12월				합계
	외래	입원	검진	계	외래	입원	검진	계	
위									
대장									
기타 검사									
계									
일평균									

③ 진료과별 수술실적

표 15-14 진료과별 수술실적 (단위 : 건)

과별	월별						
	1월	2월	3월	4월	5월	6~12월	합계
00과							
계							
월평균							
일평균							

(주) 1. 병원의 규모에 따라 마취종류별, 빈도높은 수술별로도 작성한다.

◈ 진료행위별 수익실적에 대한 행위별 구성비율을 유사규모의 병원과 비교 분석한다.

표 15-15 A외래진료 행위별 수익실적비율 (단위 : %)

① 진찰료	② 검사료	③ 영상 진단	④ 투약 및 조제	⑤ 주사료	⑥ 마취료	⑦ 이학 요법	⑧ 처치 수술	⑨ 캐스트	⑩ 응급 관리료	⑪ 기타	계
24.1	11.6	27.0	1.6	7.5	0.1	4.1	14.1	1.5	8.3	0.1	100

표 15-16 입원진료 행위별 수익실적비율 (단위 : %)

① 진찰료	② 입원료	③ 식대	④ 검사료	⑤ 영상 진단	⑥ 투약 조제	⑦ 주사료	⑧ 마취료	⑨ 이학 요법	⑩ 처치 수술료	⑪ 캐스트	⑫ 상급 병실료	⑬ 기타	계
1.1	19.5	8.8	10.9	13.2	5.0	13.6	2.0	2.4	15.6	0.9	6.1	0.9	100

㈜ 표의 구성비율은 지방소재 응급의료센터가 지정된 A병원(250병상 규모)의 구성비율임

◈ 월별 보험청구 심사 조정률을 작성하고 비교 분석한다.

표 15-17 건강보험 월별 진료비 청구 심사조정률 분석 (단위 : 건, 천 원, %)

구분		월별						합계
		청구내용 및 조정액				조정(삭감)률		
		청구건수	총진료비	청구액	조정액	총진료비 대비	청구액 대비	
건강 보험	외래							
	입원							
	계							
분석								

(주) 상기 양식에 의거 보험유형별(건강보험, 의료급여, 산재보험, 자동차보험)로 작성하여 분석한다.

3. 경영분석 및 경영진단

(1) 경영분석의 의의

일반적으로 경영진단이라고 하는 것은 경영내용을 분석하여 그 실정을 정확하게 이해하는 것을 목적으로 한 진단을 의미한다.

① 경영분석은 주로 기업재무의 유동성, 재무구조의 안전성, 그리고 기업의 수익성을 파악할 목적으로 수행되는 경우가 많다.

② 병원경영진단은 협의적으로는 재무제표를 이용하여 경영상의 각종 비율을 계산하여 병원경영내용의 취약점을 도출하고 경쟁병원을 포함한 병원의 진료권 분석을 통해서 해당병원의 강점과 약점을 분석한 후 경쟁병원과 지표를 비교함으로써 향후 경영성과를 향상시키는 데 목적이 있다. 또한 광의적으로 병원경영진단은 진료실적, 재무구조, 생산성, 의료수익, 적정직원수 산출 등에 대한 분석도 포함하는 개념으로 이해할 수 있다.

(2) 원무팀의 경영분석방법

원무팀에서 사용되는 경영분석방법으로 환자진료실적 분석, 환경분석 및 진료권분석 등이 있다.

① 환자진료실적 분석

병원에서만 독특하게 사용되는 분석방법으로 진료환자수를 병상규모와 인력 및 기간 등의 단위에 의하여 분류 집계하고 이를 실적대비 투입형태로 비교분석하는 것이다. 즉 병원이 사회에 제공한 서비스의 양과 수익을 파악하여 진단하는 방법이며, 크게 3가지로 구분하면 진료량분석, 의료수익분석, 병상이용도분석 등으로 분류할 수 있다.

② 환경(SWOT) 분석

원무팀의 강점과 약점을 파악하고, 외부의 기회와 위협요인을 규명하여 대응전략을 수립하는 분석이다. 조직은 내부능력의 강점과 약점이 존재하며, 외부환경은 병원의 기회와 동시에 위협요인이 될 수 있다. 따라서 강점은 최대한 활용하고 약점은 최소화하여 위협요인을 극복하여야 하며, SWOT분석을 통한 대응전략과 중점전략과제를 도출하여 시행하도록 한다. 또한 SWOT분석을 통하여 해당병원의 강점(Strength), 약점(Wea-kness)과 외부환경인 기회(Opportunity), 위협(Threats)요인을 분석하고 전략을 수립하는 것이 병원경영분석에 매우 중요한 부분을 차지한다.

따라서 병원의 강점은 최대한 활용하고 약점은 최소화하여 위협요인을 극복하여야 하며, 병원의 SWOT 분석과 중점전략과제를 도출하는 데는 ㉮ 경쟁자분석 ㉯ 본원(자사)분석 ㉰ 고객 분석 등이 활용되고 있다.

◈ 병원의 SWOT 분석

표 15-18 SWOT 분석 내용

강점(Strengths)	약점(Weakness)
병원이 경쟁병원에 비교하여 우위를 점하는 조직의 특별한 속성	병원이 경쟁병원에 비교하여 활동 능력이 우위에 있지 않은 속성
기회(Opportunities)	**위협(Threats)**
병원을 둘러싸는 환경 요인 중 병원에 큰 편익을 가져올 가능성이 큰 환경 요인	병원을 둘러싸는 환경요인 중 병원이 큰 손실을 줄 가능성이 큰 환경 요인

표 15-19 A병원의 SWOT 분석(사례)

강점(Strengths)	약점(Weakness)
• 오랜 역사와 전통을 가진 병원 • 지역의 유일한 종합병원 • 쾌적한 시설환경 및 첨단장비 • 진료권의 인구 및 교통의 접근성	• 진료의 특성화 및 전문화 기능 • 조직문화 및 의사소통, CS기능 • 고객중심 업무프로세스 기능 • 홍보 및 마케팅 경영전략 미흡
기회(Opportunities)	**위협(Threats)**
• 새로운 조직문화 및 MBO 도입 • 내과 및 정형외과의 진료특성화 • 응급실 운영 및 검진센터 활성화 • 고객중심의 업무프로세스 개선	• 인접 병원의 홍보마케팅 활동 강화 • 대형 및 전문병원 선호로 환자이탈 • 시내 개원의 신 의료기술도입 진료 • 최신 의료정보시스템 구축, 이용편리

자료참고: A병원 경영진단보고서(김회창)

◈ SWOT 분석 대응전략

표 15-20 SWOT 분석 대응전략 내용

내부요인 / 외부요인	내부강점(S) (Strengths)	내부약점(W) (Weakness)
외부기회(O) (Opportunities)	SO전략(공격적 전략)	WO전략(방향전환 전략)
외부위협(T) (Threats)	ST전략(다각화 전략)	WT전략(방어적 전략)

㉠ SO전략은 병원 내부의 강점과 외부환경의 기회를 활용하여 극대화하는 전략으로 병원의 입장에서는 가장 바람직하다고 볼 수 있다.

㉡ ST전략은 병원이 내부적으로 다른 기관과 비교한 결과 장점이 있으나 외부적으로 위협이 되는 상황에 부닥친 경우이다. 이때에는 외부의 위협을 최소화하거나 없애고자 조직 내부의 강점, 예를 들어 마케팅능력, 조직 관리능력 등을 최대한 활용하는 전략이 필요하다.

㉢ WO전략은 병원이 외부적으로 기회는 있으나 내부적으로 부족한 면이 있는 상황에 부닥친 경우로서 내부의 약점을 보완하기 위하여 조직 외부로부터 필요로 하는 기술이나 인력 등을 확보하여 활용하는 전략이다.

㉣ WT전략은 병원이 외부적으로나 내부적으로 좋지 않은 상황에 부닥친 경우로서 이때에는 약점과 위협을 최소화하는 전략 수립이 필요하다.

표 15-21 S병원의 대응전략 사례

구분	추진전략
SO전략 (강점활용–기회요인 강화)	• 내과질환 특성화 진료 및 건강진단 프로그램변경 • 유관기관과 MOU체결확대 및 대외협력, 홍보확대
ST전략 (강점활용–위협요인극복)	• 응급실진료체계 및 운영시스템 구축 • 지역사회와 함께하는 전략 추진(격주 토요일) • 목표관리제(MBO) 및 의료진 성과급 도입실시
WO전략 (약점보완–기회요인강화)	• 외과계 진료기능 강화(의료진, 특수클리닉, 수술) • 고객위주 업무프로세스 전환 및 정기적 CS교육
WT전략 (약점보완–위협요인극복)	• 병원의 새로운 조직문화도입(조직문화, 의사소통) • 쾌적한 진료환경 조성 및 진료지원기능 강화 • 진료과장 및 부서장 Work Shop/직원직무교육확대

자료참고: S병원 경영진단보고서(김회창)

③ 진료권 분석

진료권이란 어떤 의료기관이 있을 경우 그 기관을 이용할 주민들의 공간적 분포 범위로서 병원이 위치한 곳에서 환자가 주로 내원하는 지역을 의미하며, 주 진료권과 부 진료권으로 구분된다. 따라서 진료권 분석은 병원의 시장분석과 경영진단에 유용하게 활용되고 있다.

따라서 병원이 위치한 지역적 · 인구학적 · 의료적 특성을 분석하고 지역 내 경쟁병원이나 보완관계의 병원경영 환경을 파악하는 것이 진료권분석의 핵심이다. 이러한 분석을 통하여 현재의 문제점을 발견하고 향후 병원경영의 정책 방향설정에 필요한 정보를 찾아내는 노력이 가능하다.

㉮ 진료권은 병원과 진료과에 따라 많은 차이가 있으며, 특수전문병원의 진료권은 일반병원보다 넓으며, 안과나 피부과 등은 일반과에 비해 진료권지역이 넓다고 볼 수 있다.

㉯ 일반적으로 주 진료권은 내원 환자의 70% 이상을 점하는 지역, 부 진료권은 20~40%의 내원 환자가 찾아오는 지역을 의미한다.

- 기존 연구에 따르면 종합병원 이용환자의 70% 정도는 반경 10Km 내 주민이다.
- 그러나 전문분야는 이용자의 의료서비스 이용방법에 따라 일반병원과 차이가 있으며, 주로 반경 10km 이내 주민이 주로 이용하는 것으로 판단된다.

표 15-22 진료권의 구분

의료기관 종별	추진전략	부 진료권
일반병 · 의원	반경 600m 이내 도보로 10분 이내	반경 1000m 이내 교통수단이용 20분 이내
전문병원	반경 10km 이내 교통수단이용 30분 이내	위치하는 행정구역 전체
종합병원	반경 10km 이내 교통수단이용 30분 이내	위치하는 대도시 및 주변 소도시

표 15-23 강원도 소재 S의료원의 진료권 분석(사례)

S의료원의 주 진료권은 지역환경(교통) 및 생활여건의 특성상 00시 전지역(동)으로 하며, 부 진료권은 인접지역인 00군 및 00군 지역으로 설정함.

구분	범위	대상지역	인구수
주 진료권 (제1진료권)	• 병원지역에서 근거리에 있는 지역 • 반경 10km 이내, 교통수단 30분 이내	00시내 전지역	83,159명
부 진료권 (제2진료권)	• 현 병원 지역에서 원거리에 있는 지역 • 반경 20km 이내, 교통수단 1시간 이내	00군 및 00군	58,168명

자료참고: S의료원 경영진단보고서(김회창)

제 15장. 실전대비 요약정리 사항 및 예상문제

원무통계 및 진료실적분석

1 원무통계의 정의와 목적 및 원무통계 종류

2 진료실적 분석

① 진료량 분석지표(일평균외래환자수, 외래환자초진율, 외래환자입원율, 응급환자율, 응급환자 입원율, 평균재원일수 등)

② 진료비 분석지표(외래환자 1인 1일당 평균진료비,입원환자 1인 1일당 평균진료비 등)

③ 병상이용도 분석지표(병원이용률, 병상이용률, 병상회전율 등)

④ 진료권 분석지표(지역별 환자분포율, 친화도 등)

3 SWOT분석 및 대응전략, 진료권분석

◆참고문헌

[서적 및 연구보고서]

1. 직업능력개발원/교육부(2014). NCS 원무관리. 직업능력개발원/교육부
2. 김회창(2014). 최신 의료보험실무. 장솔출판사
3. 김회창(2020). NCS 기반 건강보험심사청구(제3판). 보문각
4. 김회창(2014). NCS 기반 병원경영실무. 보문각
5. 김회창(2017). NCS 기반 병원경영기획(제3판). 장솔출판사
6. 김회창(2021). NCS 기반 병원경영평가(제2판). 보문각
7. 김회창(2016). NCS 기반 원무관리실무. 보문각
8. 김회창(2020). 의료의 질 관리(제2판). 보문각
9. 김회창(2018). 산재보험 및 자동차보험관리. 보문각
10. 김회창(2020). NCS 기반 건강보험실무(제4판). 보문각
11. 김회창(2018). 건강검진관리. 보문각
12. 김회창(2019). 최신 공중보건학. 보문각
13. 임환열, 김회창(2015). 전략적 병원경영. 장솔출판사
14. 김회창 외 (2020). 병원행정사/건강보험사. 보문각
15. 김회창, 임배만(2012~2013).병원경영진단 및 컨설팅 보고서. HM & Company
16. 김회창(2018). 노인장기요양보험관리. 장솔출판사
17. 김회창, 이정우, 민인순 외(2009). 원무. 보험관리. 대한병원행정관리자협회
18. 김회창(2004). 종합건강진단을 통한 암발견 수진자의 특성분석(박사논문)
19. 김회창(1988). 병원의 의료보험교육 실태에 관한 연구. 대한병원협회지
20. 김수배, 이도연(2018). 원무관리론. 에듀팩토리
21. 김영훈 외(2011). 원무관리. 수문사
22. 이정우(2017). 스마트 원무관리. 보문각
23. 의료행정연구회(2013). 원무관리. 현문사
24. 김회창(2021). NCS 기반 원무관리. 보문각
25. 김회창(2021). 실무중심 원무관리(제2판). 보문각
26. 보건복지부(2020). 요양급여의 적용기준 및 방법에 관한 세부사항. 보건복지부
27. 김회창, 임배만(2013). S병원 및 J병원 컨설팅. 교육지원사업보고서
28. 김회창(2020). 병원경영과 기획. 보문각
29. 서울아산병원 원무팀(2003), 업무매뉴얼, 서울아산병원 원무팀
30. 홍준현(2013). 의무기록정보관리학, 고문사
31. 건강보험심사평가원(2018). 건강보험 심사기준(지침). 건강보험심사평가원
32. 통계청(2020). 2019년 사망원인통계. 통계청

33. 보건복지부(2021). 건강보험 행위급여 및 급여 상대가치점수. 보건복지부
34. 한국의료정보교육협회(2013). 보건의료정보학. 현문사
35. 양옥렬 외 4인(2013). NEW 병원정보시스템. 메디시언
36. 보건복지부(2021). 요양급여비용 청구방법, 명세서서식 및 작성요령. 보건복지부
37. 보건복지부(2021). 국민건강보험법, 국민건강보험법 시행규칙. 보건복지부
38. 국민건강보험공단(2020). 2019년 건강보험통계연보. 국민건강보험공단
39. 의료분쟁조정중재원(2020). 2019년 의료분쟁통계연보.의료분쟁조정중재원
40. 국민건강보험공단(2020). 2019년 건강검진통계연보. 국민건강보험공단
41. 김회창(2011). 진료비수익 및 미수금관리와 보험청구, 심사관리. 대한병원협회
42. 김회창, 임배만(2012). B병원 및 G병원 컨설팅 사업보고서. HM&Company
43. 대한병원행정관리자협회(2020). 원무.보험관리. 대한병원행정관리자협회
44. 보건복지부(2021). 의료급여수가의 기준 및 일반기준. 보건복지부
45. 보건복지부(2020). 2019년 보건복지백서. 보건복지부
46. 보건복지부(2020). 2019년 보건복지통계연보. 보건복지부

[사이트]

1. 한국산업인력공단 http://www.hrdkorea.or.kr
2. 국가직무능력표준 : www.ncs.go.kr
3. 서울대학교병원: http://www.snuh.go.kr
4. 서울아산병원: http://www.amc.seoul.kr
5. 한국보건산업진흥원: http://www.khidi.or.kr
6. 대한병원협회: http://www.kha.or.kr
7. 의료기관평가인증원: http://www.koiha.or.kr
8. 고용노동부: http://www.moel.go.kr
9. 근로복지공단: http://www.kcomwel.or.kr
10. 국토교통부; http: //www.molit.go.kr
11. 법제처 : http://www.moleg.go.kr
12. 보건복지부: http://www.mw.go.kr
13. 국민건강보험공단 : http://www.nhis.or.kr
14. 건강보험심사평가원: http://www.hira.or.kr
15. 한국의료분쟁조정중재원 http://www.k-medi.or.kr
16. 보험개발원: http://www.kidi.or.kr
17. 네이버 지식 IN: www.naver.com
18. 다음 http://www.daum.net

▣ 학습교재 집필에 자문과 도움을 주신 분 ▣

성명	소속	직위
임종진	서울아산병원	관리부원장
박철환	서울아산병원	경영지원실장
박정미	서울아산병원	원무팀 외래Unit 차장
김형모	서울아산병원	원무팀 입원Unit 차장
이종훈	경희대병원	본부장
정영권	서울대학교병원	행정처장
김충경	한림대 강동성심병원	재무부장
조형래	평택박애병원	행정원장
육성수	순천의료재단 정병원	행정부원장
김원식	조인트힐병원	행정원장
남종우	예스병원	경영본부장
신민규	분당 H병원	행정부원장
한경화	한솔병원	행정부장
강희순	창원 한마음병원	원무부장
유재문	서울아산병원	응급실 부장
박상욱	현대유비스병원	행정국장
전현구	참조은병원	경영지원본부장
유종성	바른세상병원	원무차장
서현석	남기세병원	행정부장
마무현	서재곤링거병원	행정부장
김태욱	하남SD병원	원무팀장
김순덕	유린원광노인요양원	원장